GESUNDHEITSSYSTEMFORSCHUNG

Herausgegeben von W. van Eimeren und B. Horisberger

Die Kosten – Nutzen – Analyse

Methodik und Anwendung
am Beispiel von Medikamenten

Herausgegeben von
B. Horisberger und W. van Eimeren

Mit 37 Abbildungen und 60 Tabellen

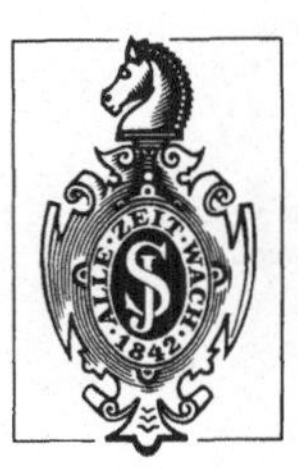

Springer-Verlag
Berlin Heidelberg New York
London Paris Tokyo

Dr. med. Bruno Horisberger
Interdisziplinäres Forschungszentrum
für die Gesundheit St. Gallen
Rorschacher Straße 103 c
CH-9007 St. Gallen, Schweiz

Prof. Dr. med. Wilhelm van Eimeren
GSF-Gesellschaft für Strahlen- und
Umweltforschung mbH München
MEDIS-Institut für Medizinische
Informatik und Systemforschung
Ingolstädter Landstraße 1
D-8042 Oberschleißheim

ISBN-13:978-3-540-15471-6   e-ISBN-13:978-3-642-70521-2
DOI: 10.1007/978-3-642-70521-2

CIP-Kurztitelaufnahme der Deutschen Bibliothek
Die Kosten-Nutzen-Analyse: Methodik u. Anwendung am Beispiel von Medikamenten/hrsg.
von B. Horisberger u. W. van Eimeren. – Berlin ; Heidelberg ; New York ; London ; Paris ;
Tokyo : Springer, 1986.
(Gesundheitssystemforschung)
ISBN-13:978-3-540-15471-6

NE: Horisberger, Bruno [Hrsg.]

2119/3145-543210

Vorwort

Unter dem Eindruck der Kostenentwicklung im Gesundheitswesen gewinnen ökonomische Überlegungen im Gesundheitswesen zunehmend an Bedeutung. Die Notwendigkeit, den Gesundheitszustand effektiv und effizient zu verbessern, ruft nach einer Auswahl wirkungsvoller Verfahren aufgrund objektivierbarer Kriterien. In der heutigen Situation kann die früher geäußerte Ansicht, daß Geld keine Rolle spielen dürfe, wo Gesundheit und das menschliche Wohlbefinden auf dem Spiel stehen, nicht mehr länger aufrechterhalten werden, da sie bei beschränkten Mitteln unweigerlich zu Ungleichheiten in der Behandlung führen müßte. Die vielfältigen Anforderungen an den modernen Sozialstaat verpflichten vielmehr alle Beteiligten zu einem möglichst rationellen Einsatz der Ressourcen, unter Abwägen der Beurteilung der Alternativen.

Der Ruf nach Methoden zur Bewertung der Leistungen des Gesundheitswesens und des Nutzens der einzelnen Verfahren ist nicht neu. Es sind jetzt gut 20 Jahre her, seit Fuchs seine Monographie unter dem Titel ,Who shall live?‘[1] veröffentlicht hat und darin das zentrale Thema der Auswahl verschiedener Verfahren auf individueller und auf sozialer Ebene als Notwendigkeit für das Gesundheitswesen entwickelte.

Versucht man allerdings den Aufwand für das Gesundheitswesen mit dem Gewinn an Gesundheit zu vergleichen, der mit dem Aufwand verbunden ist, wird sehr rasch offensichtlich, daß eine rein ökonomische Betrachtungsweise der Rentabilität gesundheitsdienstlicher Maßnahmen dem Wesen der Medizin nicht gerecht werden kann. Neben der naturwissenschaftlichen und medizinischen Komponente besitzt ärztliches Handeln seit jeher eine entscheidende *soziale Dimension*. Es ist ein offenes Geheimnis, daß über weite Strecken unserer sozialen Entwicklung die Angehörigen verschiedener Bevölkerungsschichten in ganz unterschiedlicher Art von der Wohltat einer ärztlichen Behandlung profitierten. In der Tat hat erst die Einführung der sozialen Krankenversicherung die wirtschaftlich schwächeren Teile der Bevölkerung in die Lage versetzt, medizinische Dienste bei Bedarf, ohne Sorge um finanzielle Konsequenzen, beanspruchen zu können. Die Chancengleichheit der Behandlung – ohne Rücksicht auf die Person – ist zu einem wesentlichen Begriff unseres sozialen Gesundheitswesens geworden. Dieses kann aber auf die Dauer nur gewahrt werden, wenn es uns gelingt, Aufwand und Ertrag in einem ausgewogenen Verhältnis zueinander zu erhalten. Die anhaltenden Diskussionen um die „Kostenexplosion" im Gesundheitswesen lassen erkennen, daß die Ausgewogenheit unse-

---

[1] Fuchs V. R. (1974): *Who shall live? Health, Economics and social Choice.* Basic Books, New York

res Gesundheitssystems zunehmend in Frage gestellt, und daß die Kostenfrage zu einem zentralen Thema der Gesundheitssicherung wird. Geld wird zum „Ersatzausdruck" für grundlegendere Werte, die mit persönlicher und kollektiver Freiheit, Unabhängigkeit, Wohlergehen, Gesundheit, Sicherheit und Energieverteilung (insbesondere menschlicher Energie in Form von Arbeitskraft) zusammenhängen. Geld drückt direkt oder indirekt die Werte aus, die wir jenen schwer faßbaren Qualitäten zuordnen, die so tiefgreifend das menschliche Wesen beeinflussen (K. L. White).

Wir stehen heute vor der Notwendigkeit, die Diskussionen um die Ausgestaltung eines zukünftigen Gesundheitswesens auf verschiedenen Ebenen zu führen und neben den Klinikern und Epidemiologen auch Ökonomen, Betriebswirtschafter, Soziologen, Versicherungsfachleute und die breitere Öffentlichkeit in den Meinungsbildungsprozeß einzubeziehen. Die Komplexität der Thematik darf uns nicht hindern, wenigstens den Versuch zu unternehmen, einzelne Bereiche des Gesundheitswesens zu analysieren und die dazu notwendigen Instrumente zu entwickeln.

Von besonderem Interesse sind in diesem Zusammenhang Verfahren, welche es gestatten, den therapeutischen *Wert von Arzneimitteln* zu ermitteln. Dabei müssen wir allerdings einschränkend feststellen, daß eine umfassende Wertanalyse der medikamentösen Anwendungen im Gesundheitswesen von vorneherein nicht in Betracht kommt, da – im internationalen Vergleich – kein logischer, d. h. rationaler Zusammenhang zwischen dem Arzneimittelkonsum und den Krankheitszuständen erkennbar ist. In einer umfassenden internationalen Studie über das Gesundheitswesen wurde im Zusammenhang mit dem Gebrauch von Medikamenten festgestellt, daß für größere Anteile des Medikamentenkonsums kein direkter Zusammenhang zwischen der Diagnose (des Schweregrades oder der Chronizität) und den verordneten oder selbstgekauften Medikamenten nachgewiesen werden kann[2]. Der Arzneimittelkonsum unterliegt einem komplexen Konglomerat von Abhängigkeiten, die von äußeren Umständen wie Tradition, Alter, Geschlecht, Informationsstand der Patienten, Kostenrückerstattung usw. stark beeinflußt werden. Auch können die Verschreibungsgewohnheiten für bestimmte Medikamente bei vergleichbaren Ärztegruppen regional bis zum 10fachen vom Durchschnitt in anderen Regionen abweichen. Ferner schätzt man, daß etwa ein Drittel der verordneten oder selbstgekauften Medikamente nicht oder nicht vorschriftsmäßig konsumiert werden (patient non-compliance).

Trotz dieser verwirrenden Ausgangslage sollte der Versuch unternommen werden, den therapeutischen Wert von bestimmten Medikamenten oder Medikamentengruppen zu erfassen. Dafür können verschiedene Gründe angeführt werden.

Die Diskussion um den Wert oder Unwert eines Medikamentes (oder eines prophylaktischen Wirkstoffs) wird in Zukunft mit zunehmender Heftigkeit geführt werden; schließlich machen die Ausgaben für Medikamente insgesamt je nach Land 10–30% der gesamten Gesundheitsausgaben aus (in Japan sogar gegen 40%).

An der Diskussion werden sich viele interessierte Parteien beteiligen – Ärzte, Patientenvertreter, Versicherer, Industrie, Politiker und andere –, denen über den Weg einer Analyse die Komplexität des Problems vor Augen geführt werden kann.

---

[2] Kohn R., White K.L. (1976): *Health Care. An International Study.* Oxford University Press, pp. 223–276 (Use of Medicines)

Wir werden uns bewußt werden müssen, daß die Evaluation eines Medikamentes sowohl geldmäßige als auch nicht in Geld ausdrückbare Werte wie Wohlbefinden, Sicherheit, Symptombefreiung usw. einschließen muß. Dazu benötigen wir nicht nur entsprechende Verfahren oder Methoden, sie müssen als solche auch Anerkennung finden, was nur auf dem Weg der Diskussion erreicht werden kann.

Vergleichende Analysen zwischen Aufwand und Nutzen – auf individueller wie auf sozialer Ebene – tragen vielleicht dazu bei, Konflikte bei der Zuteilung der Mittel rationaler zu bewältigen.

Im vorliegenden Band über *Kosten-Nutzen-Analysen (KNA) im Bereich der Arzneimittel* wurde eine ausgewählte Anzahl von Arbeiten zum Thema zusammengefügt.

Im Beitrag von Bapst wird der *konzeptionelle Rahmen der mehrdimensionalen KNA* dargestellt und am Beispiel der medikamentösen Behandlung der Ulkuskrankheit illustriert. Dabei wird besonders auch auf das Problem der *Verknüpfung von Mikro- und Makrodaten* eingegangen.

Die Ergebnisse einer KNA der *Ulkusbehandlung mit Cimetidin* werden in der Arbeit von Bapst, Horisberger und Sierp für die Bundesrepublik expliziert.

Stolz ermittelt in seiner Arbeit den volkswirtschaftlichen Nutzen der *Psychopharmaka* nach der Alternativmethode, d. h. er verzichtet auf die direkte Ermittlung des Nutzens. In Situationen, in denen verschiedene Behandlungsalternativen das gleiche Behandlungsergebnis haben, führt die Untersuchung der Kosten zu einer hinreichenden Bewertung des (relativen) Kosten-Nutzen-Verhältnisses.

In der Analyse von Leu wird ein neues Verfahren zur Messung des Gesundheitszustands und der *Lebensqualität* entwickelt und am Beispiel der medikamentösen Behandlung der *Psoriasis* (Schuppenflechte) überprüft. Die dargestellte Methode ist nützlich für die Evaluation von Behandlungsverfahren, welche in erster Linie die Lebensfreude und das Wohlbefinden der betroffenen Patienten steigern.

Im Anhang findet der Leser schließlich eine ergänzende Bibliographie von Joglekar und Paterson zum Thema der Kosten-Nutzen-Analyse von Arzneimitteln.

Die genannten Arbeiten der verschiedenen Autoren stellen in sich geschlossene Beiträge dar. Sie basieren auf Untersuchungen, die in den letzten Jahren durchgeführt wurden und in einem Fall (Tranquilizer) über 10 Jahre zurückliegen. Daraus den Schluß zu ziehen, die Arbeiten seien überholt, wäre falsch. Es ging uns in erster Linie um die *Darstellung verschiedener Ansätze* zur Kosten-Nutzen-Analyse von spezifischen Arzneimitteln oder Arzneimittelgruppen und darum, diese anhand von konkreten Beispielen zu illustrieren. Daß das Zahlenmaterial (in einem Fall) über ein Jahrzehnt zurückliegt, tut der Methode keinen Abbruch.

Wir hoffen, mit diesem Band einen Diskussionsbeitrag zum Thema „Arzneimittel – Kosten und Nutzen" zu liefern und damit der Frage der Bewertung von Arzneimitteln einen neuen Impuls zu verleihen. Zu diesem Zweck haben wir versucht, in einem zusätzlichen Kapitel einige grundsätzliche Überlegungen zur Kosten-Nutzen-Analyse von Arzneimitteln zusammenzufassen.

Der Leser findet darin eine Übersicht der Anwendungen von Arzneimitteln in der modernen Medizin und der Probleme, die sich daraus für eine zukünftige Bewertung von Medikamenten ergeben.

St. Gallen, Mai 1986   B. Horisberger

Inhaltsverzeichnis

Mitarbeiterverzeichnis

Bapst, L., Dr. oec.
Chef der Zentralstelle
für Medizinaltarife UVG
Chef des Medizinaltarifdienstes
der Schweizerischen
Unfallversicherungsanstalt
(SUVA) Luzern
Fluhmattstraße 1
CH-6004 Luzern

Deutschmann, R., Dipl. Psych.
Forschungskreis für Gesundheit
und Gesellschaft
Clara Graben 54
CH-4058 Basel

Doppmann, R. J., Dr., Dozent
Höhere Wirtschafts- und
Verwaltungsschule HWV
Schöntalstraße 6
CH-8004 Zürich

privat:
Pfeffingerstr. 32
CH-4147 Aesch

Joglekar P., Ph. D.
Professor of Management
Department of Management
Lasalle University
20th and Olney Avenues
Philadelphia, PA 19141, USA

Keller, T., lic. rer. pol.
Institut für Sozialwissenschaften
Universität Basel
Petersgraben 29
CH-6051 Basel

Leu, R. E. PD Dr.
Institut für Sozialwissenschaften
Universität Basel
Petersgraben 29
CH-6051 Basel

Paterson, M. L., Ph. D.
Director Cost-Benefit Studies
Smith Kline and French
Laboratories
1500 Spring Garden Street
Philadelphia, PA 19101, USA

Sierp, D., Dr.
Manager, Health Economics
Smith Kline Dauelsberg GmbH & Co.
Sapporobogen 6–8
D-8000 München 40

Stolz, P. Prof. Dr.
Extraordinarius für
Nationalökonomie
und Wirtschaftsgeschichte
an der Universität Basel

privat:
Lindenplatz 4
CH-4126 Bettingen

Die mehrdimensionale Kosten-Nutzen-Analyse als Evaluationsinstrument im Gesundheitswesen

L. Bapst*

---

* L. Bapst, Dr. oec. HSG, Chef der Zentralstelle für Medizinaltarife UVG, Chef des Medizinaltarifdienstes der Schweizerischen Unfallversicherungsanstalt (SUVA), Luzern

Einführung

Der Beginn des Einsatzes der Kosten-Nutzen-Analyse (KNA) im Gesundheitswesen liegt nunmehr schon einige Jahrzehnte zurück. Dementsprechend ist heute ein umfangreiches Angebot an Publikationen über das Instrument der KNA vorhanden. Sie behandeln ihre verschiedenen Einsatzgebiete und zeigen, wie dieses Evaluationsinstrument eingesetzt wird und welche Stärken und Schwächen bei seiner Anwendung und Interpretation gegeben sind.

Eine Sichtung des vorliegenden Schrifttums macht deutlich, daß entsprechende Analysen jeweils für einzelne Teilbereiche des Gesundheitswesens (ambulant, stationär etc.), für unterschiedliche Betrachtungsebenen (Mikro-, Makroebene) und für verschiedene Analysenebenen (medizinisch, sozial, ökonomisch) mehr oder weniger umfassend (unterschiedliche Einbeziehung der berücksichtigten Kosten-Nutzen-Komponenten) und für mannigfaltige Auftraggeber ausgearbeitet wurden. Als weiteres Merkmal fällt dabei auf, daß die jeweiligen Projekte nur selten von Anfang an von einem multidisziplinär zusammengesetzten Projektteam durchgeführt wurden. Das Interdisziplinäre Forschungszentrum für die Gesundheit in St. Gallen (IFZ) unter Leitung von B. Horisberger hat sich daher aufgrund der verschiedenen Nachteile der eben genannten Teil- und Ad-hoc-Studien die Aufgabe gestellt, ein Konzept für eine mehrdimensionale KNA zu entwickeln und praktisch anzuwenden. Die Mehrdimensionalität bezieht sich dabei auf die Analyse des Heilungserfolges alternativer Maßnahmen entlang der ganzen Patientenkarriere, also durch das gesamte Gesundheitssystem. Zudem werden neben den ökonomischen Aspekten einer Behandlungsmethode auch die medizinischen und sozialen Gesichtspunkte umfassend miteinbezogen. Die Betrachtungsebenen für die Datenbeschaffung sind daher sowohl auf der Mikro- als auch auf der Makroebene zu lokalisieren. Die Multidisziplinarität des Projektteams wird von Projektbeginn an gewährleistet. Zur besseren Veranschaulichung einzelner Aspekte wird dabei Bezug auf die vom Projektteam durchgeführten KNA-Projekte genommen.

Dieser Beitrag ist folgendermaßen aufgebaut: Kapitel 1 erläutert die der KNA zugrundeliegenden Zwecksetzungen. Dabei wird auf die Bedeutung der KNA als Entscheidungshilfeinstrument aus gesellschaftlicher Warte eingegangen.

In Kapitel 2 wird aufgrund gesundheitsökonomischer Überlegungen die Mehrdimensionalität der KNA als wichtiges Erfordernis abgeleitet. Hieraus ergibt sich zwingend die Realisierung der KNA durch ein multidisziplinär zusammmgesetztes Projektteam.

In Kapitel 3 werden die Gründe dargelegt, welche den Einsatz der KNA als Entscheidungshilfeinstrument rechtfertigen.

In Kapitel 4 wird der konzeptuelle Rahmen der mehrdimensionalen KNA vorgelegt. Es wird dabei gezeigt, wie die zu berücksichtigenden Kosten-Nutzen-Komponenten aus dem konzeptbezogenen Ineinandergreifen des Anwendungsgebietes einer Maßnahme und aus den verschiedenen Analysedimensionen abgeleitet werden können.

Kapitel 5 erläutert die methodische Durchführung der mehrdimensionalen KNA. Aufgrund praktischer Erfahrungen gehen wir dabei in 2 Phasen vor: In der Phase der Grobanalyse werden die notwendigen Grunderkenntnisse aufgearbeitet. Die daran anschließende Feinanalyse hat die detaillierte Realisierung der KNA zum Inhalt. Im Zusammenhang mit der Datenbeschaffung wird dargelegt, warum und wie durch Verknüpfung von patientenbezogenen Mikrodaten und gesellschaftlichen Makrodaten die für die KNA benötigten Eckwerte erarbeitet werden können. Die wichtige Zusammenführung quantitativer und qualitativer Daten zum Zweck der Gesamtbetrachtung und Gegenüberstellung der Ergebnisse der untersuchten Behandlungsstrukturen erfolgt im Rahmen der Nutzwertanalyse.

In Kapitel 6 wird auf die Umsetzung und Interpretation der Ergebnisse der KNA eingegangen. Insbesondere wird dargelegt, inwiefern die mit der KNA erarbeiteten Vor- und Nachteile einer Maßnahme verschiedene gesellschaftliche Gruppen in unterschiedlicher Weise betreffen bzw. begünstigen.

Kapitel 7 behandelt die für den Erfolg der KNA wichtigen Voraussetzungen für die Zusammensetzung der Projektgruppe.

In Kapitel 8, dem letzten Kapitel, werden aufgrund praktischer Erfahrungen mit verschiedenen Kosten-Nutzen-Projekten die mit dem Analyseinstrument zusammenhängenden Möglichkeiten und Grenzen dargelegt und diskutiert.

Das in diesem Buch dargestellte mehrdimensionale Konzept der KNA kann damit als eklektischer Ansatz für die Evaluation praxisbezogener Problemstellungen im Gesundheitswesen bezeichnet werden. Mithin sollte es auf der Grundlage solcher umfassenden Analysen möglich sein, die Frage zu klären, ob im Gefolge der vielzitierten Kostenexplosion im Gesundheitswesen eine entsprechende Nutzenexplosion feststellbar ist.

1   Zweck der Kosten-Nutzen-Analyse (KNA)

In jeder Wirtschaft muß zu beliebigen Zeitpunkten entschieden werden, welche Güter und Dienstleistungen in welchem Umfang, wann und wo hergestellt und für wen abgesetzt werden sollen. Im Mittelpunkt steht damit die Frage, durch welches Angebot die bestehende Nachfrage nach Gütern und Dienstleistungen befriedigt werden soll. Aufgrund der Knappheit des vorhandenen Ressourcenangebotes hat die Erstellung und Verteilung der anzubietenden Güter und Dienstleistungen unter wirtschaftlichen Gesichtspunkten zu erfolgen. Wirtschaftlichkeit bzw. Effizienz als Handlungskriterium bedeutet dabei zweierlei: Zum einen ist ein bestimmtes Produkt mit einem minimalen Ressourcenaufwand bereitzustellen, zum anderen soll mit dem gegebenen Ressourcenpotential ein Maximum an Gütern und Dienstleistungen produziert werden können. Die Nachfrage nach einem bestimmten Wirtschaftsgut ergibt sich ihrerseits aus der persönlichen Nutzenmaximierung des das jeweilige Gut konsumierenden Individuums. Die individuelle Zweckmäßigkeit des gewünschten Gutes erschließt sich dabei aus der Differenz zwischen dem Nutzenzugang durch das konsumierte Gut und dem Nutzenentgang aufgrund der für den Erwerb des entsprechenden Gutes notwendigen Auslagen. Da im Gesundheitswesen der Patient in den wenigsten Fällen selbst Art, Zeitpunkt und Umfang der zur Erhaltung und Wiederherstellung der Gesundheit notwendigen Dienstleistungen bestimmen kann, ist die Aufgabe der Nachfragebestimmung dem Arzt übertragen. Es ist demnach der Arzt, welcher weitestgehend die Nachfrage nach Gesundheitsgütern festlegt. Er hat in jedem konkreten Fall zu entscheiden, welche gesundheitsbezogenen Tätigkeiten bzw. welche gegebenen Technologien zur Erreichung des Heilungserfolges am zweckmäßigsten sind. Für den Gesundheitsbereich stellt demnach das Kriterium der Zweckmäßigkeit neben dem Kriterium der Wirtschaftlichkeit ein zusätzliches Entscheidungsmoment dar.

Da in jeder Gesellschaft die vorhandenen Mittel beschränkt sind, muß immer eine Auswahl aus den gegebenen Möglichkeiten der Güterversorgung getroffen werden. Für diese Auswahl haben sich die jeweiligen Entscheidungsträger bei der Verwendung der Mittel an Wirtschaftlichkeits- und Zweckmäßigkeitsüberlegungen auszurichten. Zur Befolgung des Wirtschaftlichkeitskriteriums sind grundsätzlich 2 Vorgehensstrategien möglich. Auf der einen Seite übernimmt bei marktwirtschaftlichen Gegebenheiten der anonyme Markt, d.h. die spezifisch gegebene Angebots- und Nachfragesituation die Funktion der Entscheidungsfindung. Als Entscheidungskriterium dient dabei der Preis der einzelnen Wirtschaftsgüter, welcher unter optimalen Bedingungen als Knappheitsindikator wirkt. Auf der anderen Seite besteht die Möglichkeit, daß die Koordination zwischen Angebot und Nachfrage durch den Staat bzw. durch seine Entscheidungsträger wahrgenommen wird. Bei dieser Strategie kann der Preis nicht mehr als Knappheitsindikator bzw. Koordinationsmechanismus für die Bestimmung von Art, Umfang und Zeitpunkt der von der Gesellschaft benötigten Güter und Dienstleistungen dienen. Es muß demnach ein dem Markt bzw. Preis adäquates Koordinationsinstrument eingesetzt werden, welches quasi eine Preisfunktion übernehmen kann. Die KNA kann daher als Versuch betrachtet werden, die Ergebnisse eines gut funktionierenden, freien Wettbewerbs am Markt zu simulieren (Weisbrod 1984). Für die gesellschaftliche Entscheidungsfindung bildet somit die KNA ein gangbares Evaluationsinstrument. In diesem Zusammenhang ist jedoch wichtig, daß die KNA nur die Entscheidungsvorbereitung, nicht jedoch die Entscheidung selbst zum Inhalt hat. Es ist daher angebracht, die KNA als Entscheidungshilfeinstrument zu bezeichnen: „(...) CBA and CEA do not make decisions, but only assist the policy-maker in evaluating options on the basis of a common denominator so that health care resources can be effectively allocated" (Bloom 1983).

Die KNA will dabei Aufwendungen und Erträge einer bestimmten Maßnahme erfassen und einander gegenüberstellen. Als Entscheidungskriterium dienen dabei einmal die Art der jeweiligen Aufwendungen und Erträge und zum anderen der sich aus der Gegenüberstellung der Kosten und Nutzen ergebende absolute oder relative Saldobetrag. Die Entscheidungsfindung kann dabei durch Vergleich einer bestimmten Maßnahme mit der Nullvariante (keine Handlungsalternative) oder durch die Gegenüberstellung verschiedener alternativer Maßnahmen erfolgen. Diese nach dem Opportunitätsprinzip vorgehende Handlungsweise, d.h. die Einhaltung des Grundsatzes, daß sich die Kosten einer Maßnahme nach Maßgabe der bestmöglichen alternativen Verwendungsmöglichkeiten der benötigten Ressourcen errechnen, wurde früher auf die Gesamtheit der staatlichen Tätigkeiten bezogen. Nunmehr ist man wegen der aufwendigen und komplizierten Vorgehensweise dazu übergegangen, auch einen Vergleich alternativer Maßnahmen innerhalb desselben staatlichen Bereichs zu akzeptieren.

Entwickelt wurde die KNA aus dem Instrument der Investitionsrechnung, welches für einzelbetriebliche Entscheidungen die Ausgaben und Einnahmen eines größeren Investitionsvorhabens einander gegenüberstellt. Während bei der Investitionsrechnung nur die mit dem Investitionsvorhaben im Zusammenhang stehenden einzelbetrieblichen Ausgaben und Einnahmen berücksichtigt werden, umfaßt die KNA die gesamtgesellschaftlichen Kosten und Nutzen einer Maßnahme. Der wesentliche Unterschied bei dieser Betrachtungsweise liegt darin, daß damit auch diejenigen Vor- und Nachteile einer Maßnahme erschlossen werden, welche sich nicht nur beim Verursacher der Maßnahme, sondern auch bei unbeteiligten Dritten ergeben können. Als Beispiel hierfür kann die Lärmbekämpfung mittels Lärmschutzwänden im Zusammenhang mit dem Privatverkehr angeführt werden.

Während sich sowohl die Investitionsrechnung als auch die vorher erläuterte eindimensionale KNA auf rein ökonomische Aspekte beziehen, bedingt eine gesellschaftliche Würdigung aller mit einer bestimmten Maßnahme in Zusammenhang stehenden Aufwendungen und Erträge auch die Mitberücksichtigung von nicht nur geldwertmäßig ausdrückbaren Komponenten (intangible Komponenten). Das subjektive Lärmempfinden kann dabei als Beispiel für eine nichtökonomische Komponente angeführt werden.

Die Weiterentwicklung der eindimensionalen ökonomisch ausgerichteten KNA zur ökonomische und nichtökonomische Aspekte einbeziehenden mehrdimensionalen KNA bildet dabei die problemadäquate Erweiterung der KNA. Der nachfolgende Beitrag will das vom interdisziplinären Forschungszentrum für die Gesundheit in St. Gallen (IFZ) entwickelte und in verschiedenen Projekten angewendete mehrdimensionale Modell der KNA eingehender darstellen und erläutern.

2   Gesundheitsökonomische Begründung für die Mehrdimensionalität der KNA

Bei der Einbeziehung der KNA in das Gesundheitswesen ist es wichtig, den spezifischen Charakter des Gesundheitsgutes zu berücksichtigen. Als Gesundheitsgut wird dabei der individuelle Gesundheitszustand der Mitglieder einer bestimmten Bevölkerung bezeichnet. Der spezielle Charakter des Gesundheitsgutes (gegenüber anderen Wirtschaftsgütern) leitet sich aus dem Sachverhalt ab, daß bestimmte Eigenschaften des Gesundheitsgutes und die zu dessen Erhaltung und Wiederherstellung einzuleitenden Maßnahmen aus dem gesellschaftlichen Blickwinkel zu würdigen sind. Die gesellschaftliche Betrachtung ergibt sich einerseits aus dem Umstand, daß das von einer bestimmten Krankheit betroffene Individuum nur in engen Grenzen die Möglichkeit hat, die zur Krankheitsabwendung und -heilung notwendigen Maßnahmen zum richtigen Zeitpunkt, in der geeigneten Art und im benötigten Umfang einzuleiten. Die hierbei zu treffenden Entscheidungen werden in der Regel vom jeweils behandelnden Arzt vorgenommen und eingeleitet. Die Bestimmung der zur Gesundheitserhaltung und -wiederherstellung notwendigen Maßnahmen und damit die Nachfrage nach den jeweiligen gesundheitlichen Gütern und Leistungen erfolgt – von wenigen Ausnahmen abgesehen (Selbstmedikation) – durch den Arzt. Im Gesundheitswesen treten zudem Situationen auf, bei denen ein gesellschaftliches Interesse darin besteht, ein erkranktes bzw. einem bestimmten Krankheitsrisiko ausgesetztes Individuum einer medizinischen Behandlung zuzuführen. Als Beispiele hierfür können die prophylaktischen Impfungen und die Untersuchungen zur Krankheitsfrüherkennung angeführt werden. Charakteristisch für diese Maßnahmen ist, daß ihr Einsatz nicht vom individuellen Entscheidungskalkül bestimmt wird. Andererseits akzeptiert es die heutige Sozialpolitik nicht mehr, daß die im Zusammenhang mit einer Krankheit oder Behinderung notwendigen Heilungsmaßnahmen und die im Gefolge der Gesundheitsbeeinträchtigung bestehenden Beschränkungen der sozialen Funktion des Individuums (Arbeitsunfähigkeit, Rehabilitation, Berentung etc.) vom jeweils betroffenen Patienten allein und im vollen Umfang selbst zu tragen sind.

Da aus den genannten Gründen das auf Preise ausgerichtete Marktmodell nicht in vollem Umfang auf das Gesundheitswesen übertragbar ist bzw. die Ergebnisse einer marktgemäßen Verhaltensweise der Entscheidungsträger zu unerwünschten Auswirkungen führen können, wird in der gesundheitsökonomischen Literatur die Gesundheit als öffentliches Gut bezeichnet. Damit soll zum Ausdruck gebracht werden, daß aufgrund der gesellschaftlichen Bedeutung der Gesundheit allgemeingültige Rahmenbedingungen für die diagnostische und therapeutische Behandlung von Krankheiten[1] aufzustellen sind. Dem Staat wird dabei die Aufgabe übertragen, die Koordination zwischen Angebot und Nachfrage nach gesundheitsbezogenen Gütern und Leistungen vorzunehmen. Mit der Übernahme dieser Koordinationsaufgabe wird jedoch kein Präjudiz für eine Verstaatlichung des Gesundheitswesens geschaffen. Der Zweck der vom Staat aufzustellenden Rahmenbedingungen liegt hauptsächlich darin, für das Gesundheitswesen alternative Entscheidungskriterien anzubieten, mittels derer das Angebot und die Nachfrage an Gesundheitsgütern sachgerecht koordiniert werden können. Die im Marktmodell vom Markt bewirkten Entscheidungen über Art, Umfang, Preis und Zeitpunkt der Bereitstellung einer gesundheitlichen Maßnahme müssen daher auf einem anderen Weg getroffen werden. Ein solches alternatives Entscheidungshilfeinstrument für das Gesundheitswesen bildet die KNA. Der Zweck der KNA liegt darin, Entscheidungen über den Einsatz von bestehenden und neuen Maßnahmen zur Erhaltung und Wiederherstellung der Gesundheit vorzubereiten und umfassend abzuklären. Die dabei alternativ zum Preis zu berücksichtigenden Entscheidungskriterien umfassen hauptsächlich folgende Aspekte:

- Wirksamkeit (Effektivität),
- Sicherheit,
- Wirtschaftlichkeit (Effizienz),
- Qualität,
- Akzeptierbarkeit.

Die Wirksamkeit bezieht sich dabei auf den Anspruch, daß eine bestimmte Maßnahme unter medizinischen Gesichtspunkten den gewünschten Heilungserfolg herbeiführt. Das Kriterium der Sicherheit geht davon aus, daß jeder medizinische Behandlungseingriff mit einem gewissen Behandlungsrisiko verbunden ist. Die im Gefolge einer medizinischen Maßnahme gegebene Möglichkeit unerwünschter Nebeneffekte muß unter Kontrolle gebracht werden. Dies bedeutet zum einen, daß et-

---

[1] Wenn im folgenden von Krankheiten gesprochen werden soll, sind damit immer auch Unfälle, Behinderungen und andere Funktionsbeeinträchtigungen miteingeschlossen

waige Nebenwirkungen nur selten auftreten dürfen, und zum anderen, daß das Auftreten solcher unerwünschter Effekte beherrschbar sein muß. Wirtschaftlichkeit als Kriterium meint den Umstand, daß die zur Erziehung des Heilungserfolges einzusetzenden Mittel ökonomisch vertretbar sind. Das Qualitätskriterium bezieht sich auf den Anspruch, daß die zur Erreichung des Heilungserfolges eingesetzten Mittel bestimmten Qualitätsanforderungen genügen müssen. Die Akzeptierbarkeit meint letztlich die Notwendigkeit, daß eine bestimmte Maßnahme von den am Heilungsprozeß beteiligten und betroffenen Personen akzeptiert wird.

Eine KNA hat demnach zu untersuchen, welche gesundheitsbezogene Maßnahme unter Berücksichtigung knapper personeller, technischer, infrastruktureller und finanzieller Mittel und hinsichtlich der vorgenannten Kriterien eingesetzt werden soll. In bezug auf die angeführten Entscheidungskriterien bedeutet dies, daß einmal aus medizinischer Sicht für jede Maßnahme abzuklären ist, ob und inwieweit ein bestimmtes Heilverfahren geeignet ist, die beeinträchtigte Gesundheit von Personen wieder herzustellen. Es gilt damit, die für die Heilbehandlung zweckmäßigen Maßnahmen einzuleiten. Die eingesetzten Maßnahmen müssen dabei unerwünschte Nebeneffekte vermeiden, und einmal aufgetretene Nebenwirkungen müssen beherrschbar sein. Zusätzlich ist zu berücksichtigen, welche Auswirkungen ein bestimmtes Heilverfahren auf das Gesundheitsversorgungssystem insgesamt hat. Als eine solche Auswirkung kann dabei z. B. die mit einer bestimmten medizinischen Maßnahme verbundene Verschiebung der Patientenströme zwischen dem ambulanten und dem stationären Bereich angeführt werden. Weiter ist aus sozialer Sicht zu prüfen, welche Auswirkungen eine bestimmte medizinische Behandlungsmethode auf die vorliegenden individuellen und gesellschaftlichen Werte hat. Als solche Werte gelten hauptsächlich die mit einer Krankheit verbundene Unbill, wie Schmerz, Angst, Beschwerden etc., die mit der Krankheitsbehandlung einhergehende Beeinträchtigung der sozialen Funktion des erkrankten Individuums und der Anspruch, daß jedes von einer bestimmten Krankheit betroffene Individuum dieselbe Möglichkeit hat, eine adäquate Behandlung zu bekommen. Die hier aufgeführten Aspekte lassen sich unter dem Begriff der Lebensqualität zusammenfassen.

Letztlich ist aus ökonomischer Sicht zu erforschen, welche monetären Aufwendungen und Erträge mit einer bestimmten Maßnahme verbunden sind. Im Rahmen der Erfassung der geldwertmäßig quantifizierbaren Aufwendungen sind alle direkt und indirekt mit der diagnostischen und therapeutischen Behandlung einer Krankheit im Zusammenhang stehenden Aufwendungen aufzuführen. Dazu gehören auch Aspekte wie die durch die Krankheitsbehandlung bedingte Arbeitsunfähigkeit bzw. Beeinträchtigung der sozialen Funktion, die Berentung nicht mehr heilbarer Patienten, die Todesfälle etc. Als Erträge sind z. B. die mit einer bestimmten Krankheitsbehandlung einhergehende Veränderung der Hospitalisationshäufigkeit und -dauer, der Operationshäufigkeit, der Krankheits- und Behandlungsdauer etc. zu berücksichtigen.

Im Rahmen der geldwertmäßigen Bewertung der mit einer Maßnahme verbundenen Aufwendungen (Kosten) und Erträge (Nutzen) sind nicht nur die direkt mit einer Maßnahme einhergehenden ökonomischen Kosten und Nutzen, sondern auch die indirekt damit in Zusammenhang stehenden Konsequenzen miteinzubeziehen. Als Beispiel einer solchen indirekten Auswirkung kann die mit der Behandlung zusammenhängende Arbeitsunfähigkeit angeführt werden.

Solche direkten und indirekten Konsequenzen einer Maßnahme sind dabei aus medizinischer, sozialer und ökonomischer Sicht zu berücksichtigen und sowohl hinsichtlich der Kosten- als auch der Nutzenkomponenten zu erforschen. Diese Vorgehensweise ist für jede Maßnahme des alternativen Mittelverwendungsbündels durchzuführen, wobei jeweils der maßnahmenbezogene Kosten-Nutzen-Saldo zu bestimmen ist. Ein positiver Saldo bzw. die im Vergleich mit alternativen Maßnahmen gegebene Saldogröße bildet nunmehr eine Entscheidungshilfe für die Auswahl einer bestimmten Maßnahme. Dabei ist es natürlich auch möglich, daß jene Maßnahme bevorzugt wird, welche den kleinsten Kostenüberhang aufweist.

Durch die bisher dargelegten Überlegungen wird sowohl die mehrdimensionale Betrachtungsweise als auch der multidisziplinäre Charakter der KNA als Instrument zur Entscheidungshilfe verdeutlicht. Die Multidisziplinarität bezieht sich dabei auf den Umstand, daß die Berücksichtigung der medizinischen, sozialen und ökonomischen Aspekte die Zusammenarbeit zwischen Medizinern, Epidemiologen, Ökonomen, Medizinsoziologen etc. voraussetzt. Damit soll erreicht werden, daß die Realisierung der KNA alle relevanten Aspekte berücksichtigt. Zudem soll verhindert werden, daß z.B. eine ökonomische Analyse erst im Nachhinein und meist anhand einer suboptimalen Datenbasis einer medizinischen Bewertung angehängt wird. Die hier vorgetragene Sichtweise hat zur Konsequenz, daß die im Rahmen der marktwirtschaftlichen Betrachtungsweise im Vordergrund stehenden rein ökonomischen Entscheidungskriterien problemadäquat durch medizinische und soziale Aspekte erweitert werden. Diese Auffächerung der für eine Entscheidung im Gesundheitswesen notwendigen Entscheidungskriterien erweist sich immer wieder und je länger, desto mehr als zweckmäßig. Dies rührt hauptsächlich daher, daß es gerade die nicht ökonomisch bewertbaren Konsequenzen einer Krankheit sind, welche dazu führen, daß Erhaltung und Wiederherstellung der Gesundheit nicht mit rein ökonomischen Kriterien bewertet werden dürfen.

Bevor nunmehr die methodische Vorgehensweise der KNA näher dargestellt und ausgeführt wird, soll auf jene Entscheidungssituationen näher eingegangen werden, welche die Voraussetzung für den erfolgsversprechenden Einsatz der KNA als Instrument zur Entscheidungshilfe charakterisieren.

3 Einsatz der KNA als Entscheidungshilfeinstrument

Setzt man voraus, daß die Verteilung des von der Gesellschaft innerhalb eines Jahres erarbeiteten Sozialproduktes auf die verschiedenen gesellschaftlichen und individuellen Bereiche und Bedürfnisse unter Knappheitsaspekten zu erfolgen hat, kann die Erhaltung und Wiederherstellung der Gesundheit nicht zu jedem Preis erfolgen. Daraus folgt, daß an die Verwendung der begrenzten Mittel im Gesundheitswesen folgende Fragen gestellt werden müssen:

1. Sind die bisher verfolgten Aktivitäten nach Maßgabe ihres Kosten-Nutzen-Verhältnisses gerechtfertigt?
2. Sind die neuen technischen Möglichkeiten der diagnostischen und therapeutischen Krankheitsbehandlung aufgrund ihres Kosten-Nutzen-Verhältnisses gerechtfertigt?

3. Gibt es Bereiche, wo das vorgegebene Ziel mit weniger Aufwand erreicht werden kann?
4. Gibt es Bereiche, wo das vorgegebene Ziel mit demselben Aufwand besser erreicht werden kann?
5. Gibt es Bereiche, wo zur Erreichung des vorgegebenen Zieles mehr Mittel eingesetzt werden müssen?
6. Welche Maßnahmen sollen bei konkurrierenden Mittelverwendungen bevorzugt werden?

Diese in der heutigen Zeit von jedem Verantwortlichen im Gesundheitswesen hier und heute zu beantwortenden Fragen drängen immer mehr und häufiger nach einer sachlich begründeten, transparenten und überprüfbaren Antwort. Dies gilt um so mehr, als sich ständig neue technische Möglichkeiten zur Diagnose und Therapie von Krankheiten eröffnen. Zusätzlich erfordert das veränderte Krankheitspanorama, welches hauptsächlich durch das Überhandnehmen von chronischen Krankheiten geprägt ist, neue und anders zusammengesetzte Behandlungsinstitutionen und -möglichkeiten. Daneben erfordert die mehrjährige Realisierungsdauer von Investitionsprojekten eine breit abgestützte, solide Entscheidungsgrundlage, welche zu den vorgenannten Fragen Stellung bezieht. Diese Fragen beziehen sich insbesondere auf die folgenden Entscheidungsschwerpunkte:

- Abwägung des Mitteleinsatzes zwischen den heute gegebenen und den zukünftig abschätzbaren Krankheiten und Behandlungsmöglichkeiten;
- Abwägung des Mitteleinsatzes zwischen den Möglichkeiten der Krankheitsverhinderung und Krankheitsbekämpfung;
- Abwägung des Mitteleinsatzes zwischen der Erforschung der Krankheitsentstehung und -entwicklung und der Krankheitsbekämpfung;
- Abwägung des Mitteleinsatzes bei der Behandlung verschiedener Krankheiten;
- Abwägung des Mitteleinsatzes zwischen alternativen Möglichkeiten der Diagnostik und Therapie bei derselben Krankheit;
- Abwägung des Mitteleinsatzes zwischen zentralen und dezentralen und zwischen stationären, semistationären und ambulanten Behandlungseinrichtungen.

Die Liste erhebt keinen Anspruch auf Vollständigkeit und stellt keine abschließende Aufzählung aller Erwägungen dar. Zur Beantwortung derartiger Fragen ist die KNA ein geeignetes und äußerst hilfreiches Instrument zur Erhellung der Entscheidungsprobleme. Da die jeweiligen Entscheidungssituationen die verschiedenen Aspekte gesellschaftlicher Werthaltungen in unterschiedlichem Maße miteinbeziehen, ist die Entscheidungsvorbereitung auf der Grundlage einer mehrdimensionalen Analyse durchzuführen. Für den Einsatz der KNA spricht zudem, daß aufgrund verschiedener Verzerrungen bei der Preisbildung im Gesundheitswesen (Versicherungsschutz, Subventionierung u. a. m.) die Patienten eine medizinische Technologie häufig kostenlos oder doch zu einem Preis, der weit unter den tatsächlichen Kosten liegt, konsumieren können. Hier bildet die KNA einen wichtigen Mechanismus einer sozialen Bewertung von Gesundheitsmaßnahmen (Weisbrod 1984). Im folgenden Kapitel soll der konzeptuelle Rahmen der mehrdimensionalen KNA noch eingehender dargelegt werden. Zur Illustration der einzelnen Vorgehensschritte werden dazu Beispiele aus einer von uns durchgeführten mehrjährigen

KNA über alternative Möglichkeiten der Ulkusbehandlung verwendet (Bapst und Horisberger 1980a, 1981a, 1981b).

4 Konzeptueller Rahmen der mehrdimensionalen KNA

Wir stellten uns die Aufgabe, aufzuzeigen, wie die anspruchsvolle Aufgabe der mehrdimensionalen Bewertung gesundheitsbezogener Leistungen (Diagnose, Therapie und Heilungserfolgskontrolle) durchgeführt werden kann[2]. Als Inhalt des konzeptuellen Rahmens der KNA sind folgende Aspekte zu berücksichtigen:

- der Anwendungsbereich einer medizinischen Maßnahme,
- die einzubeziehenden Analysedimensionen,
- die maßgebenden Kosten-Nutzen-Komponenten.

Das Gerüst des konzeptuellen Rahmens umfaßt damit 3 verschiedene Gesichtspunkte, welche für die Durchführung einer KNA zu beachten sind. Diese 3 Dimensionen sind in Abb. 1 dargestellt.

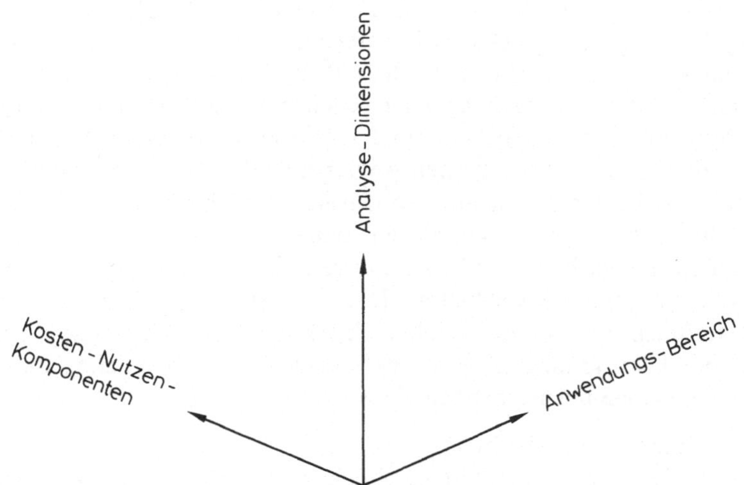

Abb. 1. Das Gerüst der mehrdimensionalen KNA

4.1 Anwendungsbereich einer medizinischen Maßnahme

Das Anwendungsgebiet einer medizinischen Maßnahme umfaßt 2 verschiedene Betrachtungsebenen, die geographisch-institutionelle und die krankheitsdiagnostische Ebene.

---

[2] Die Mehrdimensionalität bezieht sich dabei auf die berücksichtigten Analysedimensionen

Im Rahmen der geographisch-institutionellen Ebene geht es einmal darum, die Analyse der Anwendung einer bestimmten medizinischen Maßnahme geographisch einzugrenzen. Hierzu muß vor Beginn der Analyse festgelegt werden, für welches geographische Gebiet die Anwendung einer Maßnahme analysiert werden soll. Als Kriterien für die geographische Abgrenzung können politische Grenzen (Bundesgebiet, einzelne Länder, Bezirke, Gemeinden, Ortschaften u. a. m.) oder versicherungstechnische Gegebenheiten (Art der Kranken- bzw. Unfallversicherung etc.) dienen. Die institutionellen Randbedingungen der zu analysierenden Maßnahme sind zu berücksichtigen. Dazu gehört die Abgrenzung der Behandlungsbereiche, innerhalb derer eine bestimmte Maßnahme durchgeführt wird. Bewährt hat sich dabei die Differenzierung aufgrund der Patientenkarriere (Verhinderung und Früherkennung von Krankheiten; ambulante, stationäre, semistationäre und rehabilitative Behandlung). Im Rahmen des Anwendungsbereiches einer Maßnahme ist demnach festzulegen, in welchem bzw. für welche Behandlungsbereiche die Analyse durchgeführt werden soll.

In diagnostischer Hinsicht ist das Anwendungsgebiet der zu analysierenden Maßnahme so weit festzulegen, daß aus der Fülle der möglichen Gesundheitsbeeinträchtigungen diejenigen ausgewählt werden können, welche für den Einsatz bestimmter Technologien in Betracht kommen. Je nach der vorgegebenen Indikation einer Maßnahme bzw. aufgrund der relevanten Behandlungsbereiche sind symptombezogene, diagnostische oder Ad-hoc-Diagnosen für die diagnostische Bestimmung des Anwendungsgebietes zu verwenden, am besten anhand eines allgemein anerkannten Schlüssels oder Code, z. B. ICD-Code usw. Vielfach ist jedoch bei der Durchführung einer KNA vom gegebenen, meist lückenhaften statistischen Datenmaterial der Gesundheitsämter und Versicherungen auszugehen. Eine weitere Differenzierung der diagnostischen Abgrenzung des Anwendungsgebietes einer Maßnahme bezieht sich einmal auf den Umstand, daß bei einem Patienten gleichzeitig verschiedene Krankheiten vorliegen können, bzw. dieselbe Krankheit in mehreren Schüben zu verschiedenen Zeiten auftreten kann. Zum anderen ist zu beachten, daß eine bestimmte Krankheit als Haupt- oder als Nebendiagnose vorliegen kann. Im Rahmen der von uns durchgeführten KNA für die medikamentöse Behandlung der Ulkuskrankheit wurde entschieden, die Abgrenzung des Anwendungsgebietes gemäß nachstehenden Kriterien vorzunehmen:

- gesamtes Bundesgebiet der BRD,
- Versicherte der Allgemeinen Ortskrankenkassen (AOK) gemäß ICD-Diagnoseschlüssel für den stationären Bereich und für das peptische Ulkus als Hauptdiagnose (Vollerhebung),
- Krankheitsfälle beim niedergelassenen Arzt (repräsentative Auswahl) mit einem Ulcus duodeni (Krankheitsdiagnose aufgrund einer röntgenologischen und/oder endoskopischen Untersuchung),
- Krankheitsfälle bzw. Krankheitsschübe.

Aufgrund der Tatsache, daß die Abgrenzung des Anwendungsgebietes der zu analysierenden Maßnahme nicht immer einfach ist, hat sich die vorherige Durchführung einer Grobanalyse bewährt, welche die Erfassung der relevanten Aspekte zum Inhalt hat. Auf der Basis einer solchen Grobanalyse ist es möglich, die für die eigentliche KNA maßgebenden Kriterien für die problem- und untersuchungsbezogene Festlegung des Anwendungsgebietes einer gesundheitlichen Maßnahme zu bestimmen und einzugrenzen.

4.2 Analysedimensionen

Weil eine KNA von gesundheitsbezogenen Maßnahmen nicht nur eindimensional die ökonomischen Aspekte berücksichtigen darf, ist der Ansatz der KNA mehrdimensional aufzufächern. Dabei müssen nach Maßgabe der praktischen Erfordernisse folgende Analysedimensionen miteinbezogen werden:

- medizinische Dimension,
- soziale Dimension,
- ökonomische Dimension.

Im Rahmen der medizinischen Dimension soll die medizinische Wirksamkeit der zu beurteilenden Maßnahme aus der Sicht des behandelnden Arztes analysiert werden. Zusätzlich gilt es, die Auswirkungen der zu untersuchenden Maßnahme auf das Gesundheitsversorgungssystem insgesamt zu erfassen. Diese beiden Aspekte werden nachfolgend näher ausgeführt. Zur Beurteilung der Wirksamkeit einer medizinischen Maßnahme muß von den eigentlichen Therapiezielen ausgegangen werden. Je genauer und präziser das Anwendungsgebiet einer Maßnahme bestimmt werden konnte, desto einfacher und klarer lassen sich die für die Beurteilung der medizinischen Wirksamkeit einer Maßnahme notwendigen Kriterien bestimmen. Zudem kann damit die objektive Überprüfung des Erfüllungsgrades der einzelnen Zielkriterien verbessert werden.

Im Rahmen der von uns durchgeführten Studie wurde zur objektiven Erfassung des Heilungserfolges 2stufig vorgegangen. Zunächst wurden die niedergelassenen Ärzte nach ihren Therapiezielen befragt. Danach wurde die medizinische Wirksamkeit alternativer medikamentöser Therapieformen durch den behandelnden Arzt nach Maßgabe der vorher erhobenen Therapieziele beurteilt. Hierfür hatte der behandelnde Arzt jeweils den Erfüllungsgrad der Therapieziele durch die angewendete Maßnahme zu dokumentieren. Als zusätzliches Kriterium zur Prüfung des Heilungserfolges diente die röntgenologische bzw. endoskopische Kontrolluntersuchung. Bei diesen Erhebungen wurde nicht nur der Gesundheitszustand der untersuchten Patienten vor und nach der medizinischen Behandlung erfaßt, sondern die Ärzte wurden auch gebeten, während der gesamten Behandlungsdauer (4 Wochen) anläßlich jeder Konsultation (wöchentlich) ihr Urteil über den Heilungsfortschritt abzugeben. Damit war es möglich, den ganzen Verlauf der Krankheitsbehandlung zu erfassen.

Die medizinische Wirksamkeit einer Maßnahme kann somit auf der Grundlage von allgemein anerkannten Therapiezielen objektiv, quantitativ und qualitativ beurteilt werden. Die Bewertung der medizinischen Dimension erfolgt damit aus objektiv-ärztlicher Sicht. Im Rahmen der medizinischen Dimension muß ebenfalls untersucht werden, inwieweit und in welchem Umfang eine bestimmte Maßnahme die Patientenkarriere beeinflußt. In diesem Zusammenhang ist dem Umstand Rechnung zu tragen, daß von der Anwendung einer bestimmten Maßnahme Auswirkungen auf das Gesundheitssystem ausgehen können. Eine solche mögliche Auswirkung ist z. B. die durch eine Maßnahme verursachte Verschiebung der Patientenströme von der stationären zur ambulanten Behandlung.

Die Auswirkungen einer bestimmten Maßnahme auf individuelle und gesellschaftliche Werte werden über die soziale Dimension erfaßt. Dabei geht es um die Frage der Gerechtigkeit, der Chancengleichheit und der Lebensqualität der Patienten in bezug auf ihre jeweilige Krankheit, auf deren Heilungsfortschritt und auf die maßgebende soziale Umwelt. Die Betrachtungsweise richtet sich damit auf die patientenbezogene-subjektive Beurteilung und Bewertung einer bestimmten medizinischen Maßnahme und des erzielten Heilungserfolges. Wie im Rahmen der objektiv-ärztlichen Beurteilung der Maßnahme geht es hier um die subjektive Selbstbewertung des Gesundheitszustandes bzw. dessen Veränderung durch den Patienten. Zum Zwecke der intersubjektiven Vergleichbarkeit dieser Beurteilung sind die benötigten Erhebungs- bzw. Beurteilungskriterien dem Patienten vorzugeben. Diese Beurteilungskriterien können dem Patienten in der Form eines standardisierten Fragebogens anläßlich jeder Arztkonsultation vorgelegt werden. Die Periodizität kann sich dabei an den ärztlichen Behandlungsrhythmus anlehnen.

Im Rahmen der von uns durchgeführten Studie wurden die Ulkuspatienten bei repräsentativ ausgewählten niedergelassenen Ärzten in der Bundesrepublik Deutschland anläßlich von 5 Konsultationen während einer 4wöchigen Behandlungsdauer nach ihrem subjektiven Befinden befragt. Die Befragung richtete sich gezielt auf eine Reihe von typischen Ulkussymptomen sowie auf allgemeine Beschwerden und auf das Befinden der Patienten. Als typische Ulkussymptome wurden folgende Aspekte berücksichtigt:

- postprandiale Schmerzen (d. h. nach den Mahlzeiten),
- Nüchternschmerz,
- „food relief",
- Nachtschmerz, der den Schlaf störte.

Um den Grad der jeweiligen subjektiven Beeinträchtigung feststellen zu können, wurden die Beurteilungsgrade „gering", „mäßig", „deutlich" und „schwer" vorgegeben. Als unspezifische Symptome hatten die Patienten ferner Angaben zu folgenden Aspekten einzutragen: Übelkeit, Sodbrennen, Erbrechen. Diese unabhängig vom behandelnden Arzt zu registrierenden subjektiven Patientenangaben waren für jede untersuchte Alternativbehandlung zu erheben. Die Gegenüberstellung der für jede Therapiealternative angegebenen Symptome mit unterschiedlich bewertetem Beeinträchtigungsgrad ermöglicht einen quantitativen Vergleich der genannten qualitativen Behandlungsaspekte.

Bei der wirtschaftlichen Analyse werden die Folgen einer bestimmten Maßnahme unter gesamtwirtschaftlichen Aspekten gewürdigt. Dies bedeutet, daß die im Zusammenhang mit einer gesundheitsbezogenen Maßnahme bewirkten direkten und indirekten Vermehrungen und Verminderungen des Sozialproduktes erfaßt und quantifiziert werden. Das Sozialprodukt dient dabei als Maßstab der wirtschaftlichen Leistungserbringung einer Gesellschaft. Der Umfang dieser Leistungserbringung ist dabei neben anderen Faktoren auch vom Gesundheitszustand der Bevölkerung abhängig. Unter Berücksichtigung des wirtschaftlichen Kreislaufs bedeutet dies, daß bei einer hohen Krankheitshäufigkeit und -dauer der Bevölkerung einerseits das Sozialprodukt niedriger ausfällt, als es sein könnte (Entstehungsseite), andererseits muß berücksichtigt werden, daß infolge der Mittelverwendung für die Krankheitsbehandlung entsprechende Ressourcen abgezweigt werden müssen. In diesem Zusammenhang ist darauf hinzuweisen, daß aufgrund der für die Berechnung des Sozialproduktes angewendeten Rechnungsprinzipien die zur Wiederherstellung der Gesundheit eingesetzten Aktivitäten das Sozialprodukt wieder vermehren (Bau von Krankenhäusern, Entwicklung und Produktion von diagnostischen und therapeutischen Maßnahmen, Herstellung von Medikamenten u.a.m.).

Im Rahmen der wirtschaftlichen Analyse erfolgt eine geldwertmäßige Bewertung der gesundheitsbezogenen Aktivitäten bzw. deren Auswirkungen auf die Veränderung des Gesundheitszustandes. Da nun aber neben den erwerbstätigen Personen auch nicht erwerbstätige Personen, wie Betagte, Hausfrauen, Schüler etc., von einer Krankheit betroffen sind und damit eine Beeinträchtigung der sozialen Rolle erfahren, ist es angebracht, auch diese Funktionsbeeinträchtigungen geldwertmäßig zu erfassen. Abweichend vom theoretischen Konzept der Berechnung des Sozialproduktes einer Volkswirtschaft hat sich in diesem Zusammenhang die Bewertung der Funktionsbeeinträchtigung nicht erwerbstätiger Personen zum durchschnittlichen Beitrag einer erwerbstätigen Person zum Sozialprodukt bewährt. Die so berechneten volkswirtschaftlichen Auswirkungen einer Krankheit und ihrer Behandlung basieren auf der berechtigten Annahme, daß jedes Mitglied einer Gesellschaft – unabhängig vom Vorliegen einer Erwerbstätigkeit – einen Beitrag zum gesellschaftlichen Gesamtwohl leistet. Es ist klar, daß durch diese Vorgehensweise das rechnerische Sozialprodukt überhöht erscheint. Da üblicherweise der jeweilige durchschnittliche Beitrag des einzelnen Mitgliedes der Gesellschaft zum Sozialprodukt berücksichtigt wird, steht hinter dieser Vorgehensweise immer die Annahme, daß die von einer bestimmten Krankheit betroffenen Gesellschaftsmitglieder gleichmäßig über die verschiedenen Einkommensschichten verteilt sind. Da inzwischen jedoch erkannt wurde, daß die Mitglieder der einzelnen Einkommensschichten unterschiedlichen Risikogruppen angehören und daher die einzelnen Bezieher von Einkommen je nach ihrer Erwerbstätigkeit bzw. Einkommensschicht unterschiedliche Krankheiten erfahren, ist eine differenziertere, von der durchschnittlichen Einkommensbewertung abweichende Betrachtung angebracht.

Bei der von uns durchgeführten Studie wurde die Zugehörigkeit der erkrankten Personen zu einzelnen Erwerbsgruppen im Rahmen der repräsentativen Studie gemäß dem Vorgehen des statistischen Bundesamtes erfaßt. Damit wird es möglich, die unterschiedliche Betroffenheit durch Krankheit der sozialen Schichten bzw. Risikogruppen in die Bewertung der wirtschaftlichen Analyse miteinzubeziehen. Dies erlaubt, die volkswirtschaftlichen Kosten einer Krankheit differenzierter zu erfassen.

Ein weiteres Element der ökonomischen Bewertung einer gesundheitlichen Maßnahme bezieht sich auf den Sachverhalt, wonach die mit der untersuchten Maßnahme im Zusammenhang stehenden ökonomischen Aufwendungen und Erträge über mehrere Jahre verteilt anfallen können. Da im Rahmen einer KNA immer der Gegenwartswert der maßnahmenbezogenen Aufwendungen und Erträge von Interesse ist, sind beide Komponenten auf das jeweilige Bezugsjahr zu diskontieren. Dies bedeutet, daß die geldwertmäßigen Beträge der über mehrere Jahre verteilt anfallenden Aufwendungen und Erträge gleichnamig gemacht werden müssen. Als gemeinsamer Nenner dient dabei das Basisjahr, für welches die KNA durchgeführt wird, wobei die später anfallenden Aufwendungen und Erträge auf das gewählte Basisjahr abdiskontiert werden. Bei dieser Diskontierung, welche dem Prinzip nach einer Umkehrung der Zinseszinsrechnung entspricht, wird üblicherweise als Diskontsatz die durchschnittliche Verzinsung von Staatspapieren verwendet.

4.3 Kosten-Nutzen-Komponenten

Im Zusammenhang mit dem dritten Gesichtspunkt der mehrdimensionalen KNA geht es darum, die im Zusammenhang mit dem festgelegten Anwendungsgebiet einer Maßnahme und den 3 Analysedimensionen zu berücksichtigenden Kosten- und Nutzenkomponenten abzuleiten. In Hinsicht auf das Vorgehen muß demnach davon ausgegangen werden, daß im Rahmen der Festlegung des Anwendungsgebietes einer Maßnahme bestimmt wird, welche Bereiche des Gesundheitswesens miteinbezogen werden. Die Erfassung dieser Bereiche ist erfahrungsgemäß mittels Systemanalyse vorzunehmen. Der Inhalt dieser Systemanalyse besteht darin, zu ermitteln, wie häufig die untersuchte Krankheit aufgrund der Patientenströme in der maßgebenden Bevölkerung in einem bestimmten Zeitabschnitt auftritt (Prävalenz) und wie hoch die Zahl der Neuerkrankungen pro Zeiteinheit, z. B. pro Jahr, ist (Inzidenz). Prävalenz und Inzidenz einer Krankheit bilden damit zusammen ein wichtiges Maß für die Beurteilung der gesellschaftlichen Relevanz einer Krankheit. Berücksichtigt man zudem noch sozioökonomische Kriterien bei den einzelnen Krankheitsträgern, so wird es möglich, einzelne gesellschaftliche Risikogruppen zu erkennen.

Weiterhin ist es für die gesellschaftliche Beurteilung einer Krankheit wichtig zu wissen, wie stark die einzelnen Krankheitsträger von der analysierten Krankheit betroffen sind (Krankheitsintensität). Als Maß für die Bestimmung der Krankheitsintensität dient die Art der institutionellen Behandlung der untersuchten Krankheit. Je häufiger und länger ein Patient ambulant, stationär oder rehabilitativ behandelt wird, desto manifester und „intensiver" ist die jeweilige Krankheit einzustufen.

Die Durchführung der vorhin beschriebenen Systemanalyse erfolgt im Rahmen einer epidemiologischen Studie, welche zum Ziel hat, Häufigkeit, Auftreten und Verteilung einer Krankheit in der Gesellschaft zu erfassen. Damit läßt sich im Zusammenhang mit der Durchführung der KNA feststellen, wie häufig die Krankheit vorkommt und in welchen Bereichen des Gesundheitswesens in welchem Umfange die Krankheitsträger behandelt werden (Bapst und Horisberger 1984). In Abb. 2 ist der Behandlungsablauf der Ulkuskrankheit modellhaft dargestellt.

Aus der Gesamtpopulation begeben sich jene Patienten zur ambulanten ärztlichen Behandlung, welche symptomatisch Magenschmerzen aufweisen. Die Notwendigkeit einer medizinischen Behandlung ist im Rahmen der ärztlichen Objektivierung als Behandlungsbedarf zu identifizieren. Führt nun eine ambulante medizinische Behandlung nicht zum gewünschten Erfolg, so wird der Patient dem stationären Bereich überwiesen. Dort wird je nach Schweregrad der Krankheit die Therapie mit einem operativen Eingriff abgeschlossen und der Patient anschließend wieder der ambulanten Nachbehandlung zugeführt. Dieser iterative Behandlungsprozeß wird so lange wiederholt, bis der Patient als geheilt entlassen werden kann. Im Zusammenhang mit der direkten Krankheitsbehandlung ist die mögli-

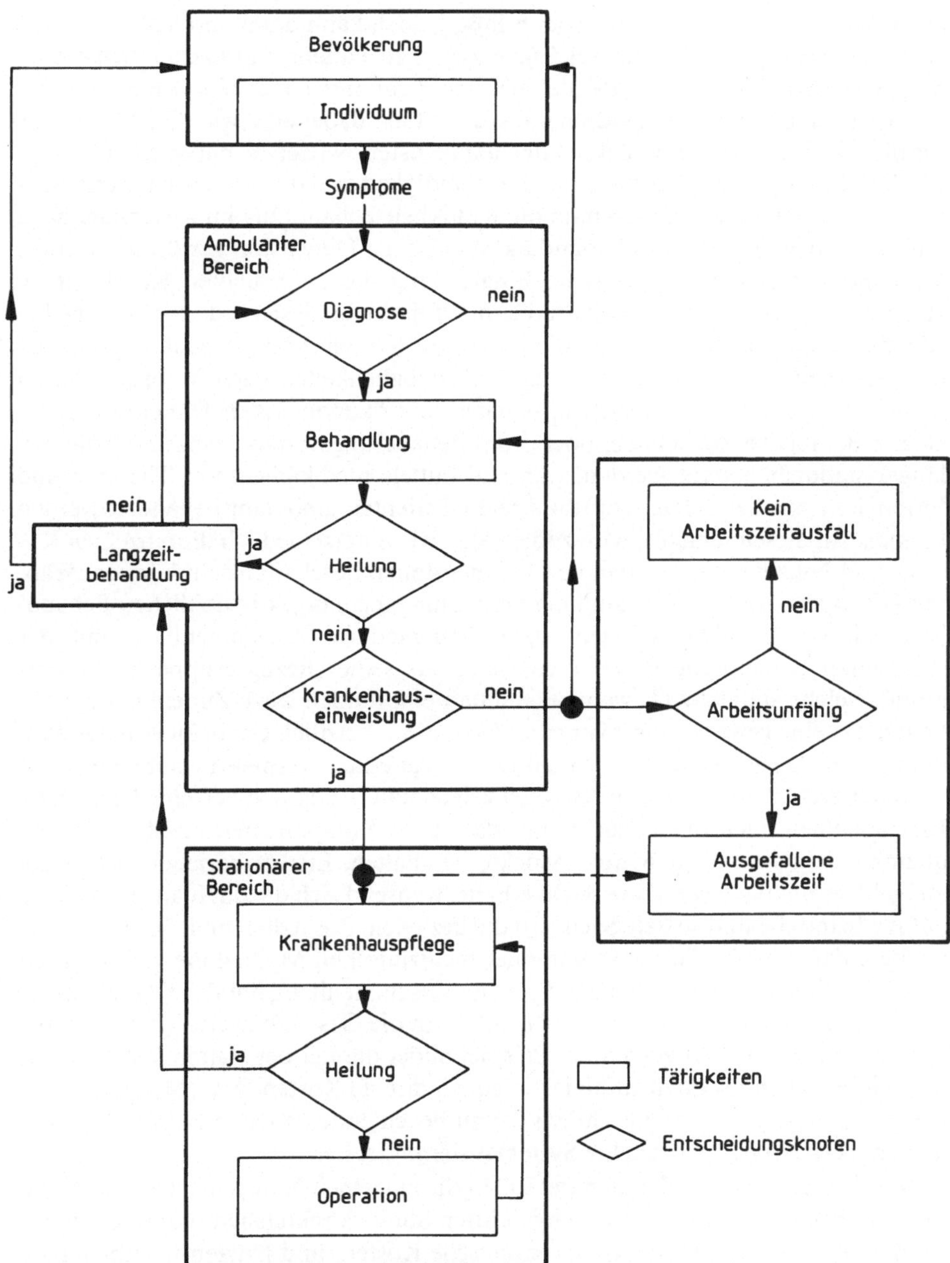

Abb. 2. Der Behandlungsablauf bei der Ulkuskrankheit

cherweise mit der ambulanten Behandlung und die sicher mit der stationären Behandlung verbundene Funktionseinschränkung (z. B. der Arbeitsfähigkeit) zu beachten.

Es ist klar, daß diese Darstellung nicht alle Gesichtspunkte des tatsächlich sich abspielenden Behandlungsprozesses erfaßt, jedoch kann damit modellhaft auf die sich hierbei abspielenden Interaktionen zwischen Patient und Gesundheitswesen hingewiesen werden. Die epidemiologischen Kenntnisse über eine Krankheit und die Systemanalyse des Behandlungsablaufs bilden dabei eine wichtige Grundlage für die Ableitung der zu berücksichtigenden Kosten-Nutzen-Komponenten.

Sind die Angaben über die Krankheitshäufigkeit und die Art der Krankheitsbehandlung erhoben worden, so muß die Krankheitsbehandlung im Zusammenhang mit der medizinischen, sozialen und ökonomischen Dimension gewürdigt werden. Während vorher die diagnostische Eingrenzung der untersuchten Krankheit im Rahmen der epidemiologischen Studie durch die zu analysierende Maßnahme bestimmt wurde, ergeben sich jetzt die jeweiligen Kosten- und Nutzenkomponenten der verschiedenen alternativen Behandlungsmöglichkeiten nach Maßgabe der zu berücksichtigenden medizinischen, sozialen und ökonomischen Dimensionen. So ist es z. B. möglich, daß bei der operativen Behandlungsvariante einzelne Patienten länger stationär betreut werden, während mittels medikamentöser Therapie und Prophylaxe mit demselben Aufwand mehr Patienten ambulant behandelt werden können. An diesem Beispiel wird zudem klar, wie unterschiedlich die einzelnen Kosten- und Nutzenkomponenten der 3 Dimensionen beschaffen sein können. Während die operative Ulkusbehandlung immer mit einem objektiv-ärztlichen Behandlungsrisiko verbunden ist, steht beim Patienten im Zusammenhang mit der stationären Behandlung die Herauslösung aus seiner Bezugsgruppe im Vordergrund, welche subjektiv als wenig vorteilhaft empfunden wird. Zudem hat der Patient meist eine gewisse Angst vor einer Operation. Letztlich erscheint es unter ökonomischen Gesichtspunkten vorteilhafter, Patienten vermehrt ambulant statt stationär zu behandeln. Dieses Beispiel zeigt somit neben den verschiedenen KN-Komponenten auch die Tatsache auf, daß diese Komponenten meistens sowohl quantitative als auch qualitative Aspekte beinhalten. Erstere beziehen sich dabei auf geldwertmäßig bewertbare Sachverhalte, während sich die qualitativen Aspekte auf medizinische und soziale Sachverhalte beziehen. Zusätzlich muß berücksichtigt werden, daß sowohl die direkt mit einer medizinischen Maßnahme verbundenen Kosten und Nutzen als auch die indirekt im Zusammenhang mit der Krankheitsbehandlung anfallenden Vorteile und Nachteile in die Gesamtbewertung miteinzubeziehen sind. Beim eben erwähnten Beispiel bildet die mit der stationären Behandlung einhergehende Arbeitsunfähigkeit eine indirekte Kosten- bzw. Nutzenkomponente. Damit ergibt sich hinsichtlich der zu beachtenden Kosten-Nutzen-Komponenten das in Abb. 3 dargestellte Systematisierungsraster.

Zur besseren Veranschaulichung sollen die einzelnen Komponenten dieses Rasters am Beispiel der von uns durchgeführten Studie konkretisiert und beschrieben werden. Als direkte quantitative ökonomische Kosten- und Nutzen-Komponenten werden folgende Aspekte berücksichtigt:

- Behandlung mit Medikamenten,
- ambulante Behandlung,
- stationäre Behandlung,
- Operationen.

Als indirekt quantifizierbare Kostenkomponenten werden die mit der ambulanten und stationären Behandlung einhergehende Arbeitsunfähigkeit der erwerbstätigen

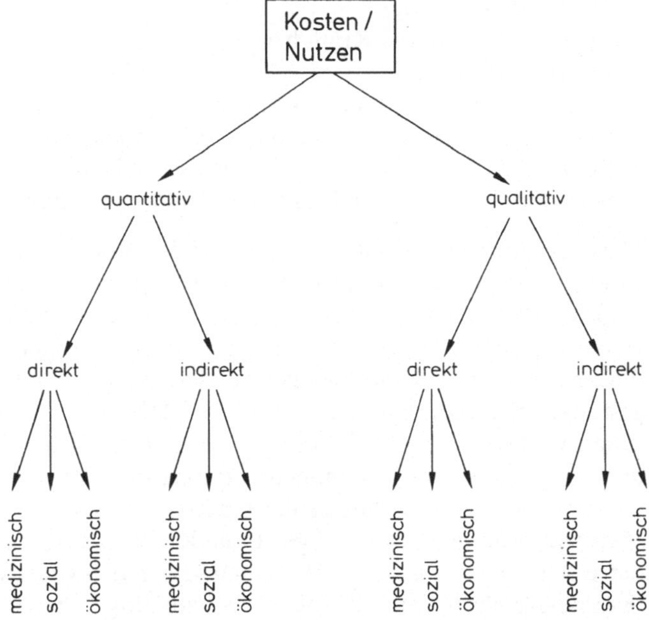

Abb. 3. Systematisierungsraster der Kosten- und Nutzenkomponenten

Ulkuspatienten miteinbezogen. Ebenso sind die im Zusammenhang mit der Ulkuskrankheit bestehenden Aspekte der Berentung, der Funktionsbeeinträchtigung der nicht erwerbstätigen Personen, der Produktivitätseinbußen und der krankheitsbedingten Todesfälle zu berücksichtigen.

Im Rahmen der qualitativen Komponenten werden bezüglich der medizinischen Dimension folgende Aspekte berücksichtigt:

- rasche Beschwerdefreiheit,
- möglichst lange Rezidivfreiheit,
- Verhütung bzw. Verhinderung von Komplikationen,
- möglichst wenig Nebenwirkungen,
- Möglichkeit der ambulanten Versorgung,
- objektive Abheilung des Ulkus,
- endgültige Heilung der Krankheit.

Diese vom behandelnden Arzt als eigentliche Therapieziele angegebenen Aspekte bilden damit einen Bestandteil der objektiv-ärztlichen medizinischen Dimension. Der Grad der Übereinstimmung der verschiedenen alternativen Therapiemöglichkeiten mit diesen ärztlichen Zielsetzungen kann mittels Nutzwertanalyse ermittelt werden. Im Rahmen dieser Nutzwertanalyse sind die unterschiedlichen Gewichte der einzelnen Therapieziele und das Ausmaß des von den alternativen Behandlungsmöglichkeiten erbrachten Zielerreichungsgrades berücksichtigt.

Im Rahmen der sozialen Komponenten stehen folgende Zielsetzungen alternativer Therapiemöglichkeiten im Vordergrund:

- Schmerzbeseitigung,
- Risiken von Tod und Krankheit,
- Langzeitbehandlung,
- Ursachen- bzw. Symptombekämpfung,
- psychische Wirkung der Verfahren auf den Patienten,
- Berücksichtigung bekannter und möglicher Nebenwirkungen,
- Syndrom des zu kleinen Magens und andere Komplikationen bei der Resektion.

Die angeführten medizinischen und sozialen Komponenten umschließen dabei sowohl die direkten als auch die indirekten Aspekte der einzelnen Maßnahmen.

Zur inhaltlichen Ausgestaltung der in der KNA zu bewertenden Kosten-Nutzen-Komponenten ist es von Vorteil, zweistufig vorzugehen: In der ersten Stufe sind die entsprechenden Komponenten zu identifizieren. Zudem ist deren konkrete Ausgestaltung zur Beurteilung der einzelnen Maßnahmen festzulegen (Operationalisierung). In der zweiten Stufe sind die alternativen Behandlungsmaßnahmen mittels des vorher genannten Komponentenrasters zu bewerten.

Erfassung und Bewertung der einzelnen Komponenten einer KNA verdeutlichen wiederum die Notwendigkeit, die KNA 2phasig durchzuführen. Im Rahmen der ersten Phase wird eine Grobanalyse zur Erfassung der wichtigsten Eckwerte (Krankheitshäufigkeit, Krankheitsbehandlung, Behandlungsalternativen etc.) durchgeführt. In der zweiten Phase erfolgt eine Verfeinerung der Grobanalyse mit dem Ziel der eigentlichen Erarbeitung der einzelnen Elemente der KNA (Feinanalyse).

4.4 Gesamtkonzept

Aufgrund der bisherigen Ausführungen ist es nunmehr möglich, das Konzept der mehrdimensionalen Kosten-Nutzen-Analyse in seiner Gesamtheit darzustellen. Es kann dabei von den im Zusammenhang mit der medizinischen, sozialen und ökonomischen Dimension gezeigten Abbildungen und den jeweiligen inhaltlichen Erläuterungen ausgegangen werden.

Abbildung 4 zeigt zusammenfassend das vom IFZ entwickelte Konzept der mehrdimensionalen KNA. Der Begriff der Mehrdimensionalität bezieht sich dabei auf die 3 analytischen Dimensionen Medizin, Sozialbereich und Ökonomie, welche den Gesundheitsbereich kennzeichnen. Die von uns durchgeführte Ulkusstudie zeigt beispielhaft, wie aus dem gesamten möglichen Indikationsbereich der verschiedenen Ulkustherapeutika das spezifische Anwendungsgebiet „Ulcus duodeni" herausgelöst werden konnte. Als 3. Dimension sind die relevanten Kosten-Nutzen-Komponenten aufgeführt, welche durch den Schnittpunkt der 3 analytischen Dimensionen mit dem maßgebenden Anwendungsbereich definiert werden. Dabei sind sowohl quantitative wie auch qualitative Aspekte zu berücksichtigen. Ein erster Vorteil dieses mehrdimensionalen Konzeptes liegt darin, daß die analytische Würdigung einer gesundheitsbezogenen Maßnahme nicht lediglich eindimensional ökonomisch durchgeführt wird. Unter Einbeziehung der medizinischen und sozialen Dimension wird eine Maßnahme auch aus objektiv-ärztlicher und aus subjektiv-patientenbezogener Warte gewürdigt. Damit ist gewährleistet, daß die KNA

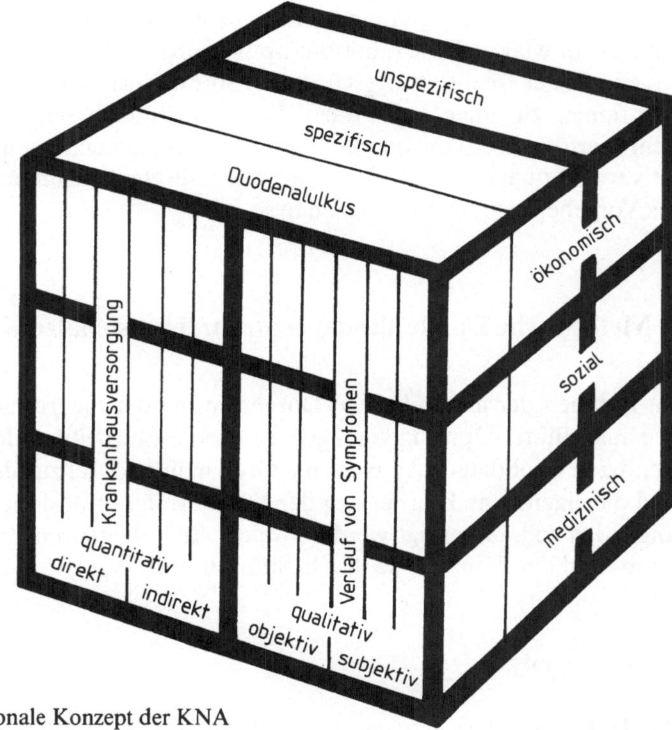

Abb. 4. Das mehrdimensionale Konzept der KNA

problembezogen und umfassend aus der Sicht aller Beteiligten und Betroffenen durchgeführt wird.

Als weiterer Vorteil können mit diesem Vorgehen die einzelnen Dimensionen des Konzeptes bzw. deren Aspekte problembezogen zusammengestellt werden. Aufgrund dieses Vorgehens ist es dem Adressat der KNA immer möglich, den Umfang der in die Analyse einbezogenen Dimensionen und Aspekte zu erkennen.

Zur datenmäßigen Ausgestaltung des vorgeführten mehrdimensionalen Analysenrahmens muß auf 2 verschiedenen Ebenen vorgegangen werden. Auf der patientenbezogenen Ebene (Mikroebene) sind Analysen durchzuführen, welche die verschiedenen Behandlungsdifferenzierungen und die Wirkungen der angewandten Therapien auf den Heilungserfolg und damit auch den Gesundheitszustand des Patienten zum Inhalt haben; die gesellschaftlichen Auswirkungen einzelner Krankheiten und deren unterschiedliche Behandlungsmethoden sind mittels Analysen aggregierter Daten auf der Makroebene zu erforschen. Die Motivation für die unterschiedliche Vorgehensweise resultiert sowohl aus der mit Mängeln behafteten Datenbasis im Gesundheitswesen als auch aus der besonderen Datenbeschaffungsproblematik bei individuellen Gesundheitsauswirkungen. Diese Betrachtungsweise leitet sich auch aus der Tatsache ab, daß nicht alle diagnostischen und therapeutischen Maßnahmen so häufig angewendet werden bzw. das ihnen zugrunde liegende Krankheitsbild so häufig vorkommt, daß ihre gesellschaftlichen Konsequenzen klar zum Ausdruck kommen. Aus diesem Grund und zum Zweck der Plausibilisierung der Daten sind Mikro- und Makroerhebungen durchzuführen, wobei die gegenseitige Abstimmung von der Makro- zur Mikroebene („top-down") und von der Mikro- zur Makroebene („bottom-up") erfolgt.

Ein letzter Realisierungsschritt betrifft die Zusammenführung der 3 Analysedimensionen zu einer gesamtheitlichen zusammenfassenden Betrachtung. Dieser Schritt erfolgt über eine quantitative Gleichnamigmachung unterschiedlicher qualitativer und quantitativer Werte. Das methodische Instrument zur Realisierung dieses Vorgehens ist die Nutzwertanalyse.

5 Methodische Durchführung der mehrdimensionalen KNA

Im Rahmen der methodischen Durchführung der mehrdimensionalen KNA ist – wie ausgeführt – 2phasig vorzugehen; für die Erarbeitung der für die Analyse notwendigen Grobdaten ist zuvor eine Grobanalyse durchzuführen. Die Verfeinerung und die eigentliche Erarbeitung der KNA erfolgt im Rahmen der Feinanalyse. Im folgenden soll aufgezeigt werden, welche Teilarbeiten im Zusammenhang mit der Grob- und der Feinanalyse durchzuführen sind.

5.1 Grobanalyse

Bei der Grobanalyse geht es darum, die für die Erarbeitung der KNA notwendigen Vorabklärungen durchzuführen. Diese Vorabklärungen haben dabei zum Ziel, die zu analysierenden gesundheitsbezogenen Behandlungsmaßnahmen exakt zu definieren. Bei der Einführung von neuen technischen Behandlungsmöglichkeiten ist es v. a. wichtig zu wissen, für welche Krankheiten die zur Diskussion stehenden Behandlungsmaßnahmen eingesetzt werden können. So ist es z. B. denkbar, daß nach der Einführung der extrakorporalen Nierensteinzertrümmerung nicht nur diejenigen Steinträger behandelt werden, die bisher wegen akuter Beschwerden offen operiert wurden, sondern auch solche, die bisher nicht auf eine offene Operation eingehen wollten. Dazu zählen auch Rezidivsteinträger, welche das Risiko eines Nierenverlustes infolge der Zweitoperation nicht auf sich nehmen wollen. (Schweizerisches Krankenhausinstitut 1984). Aufgrund dieser Gegebenheiten wäre daher im vorliegenden Beispiel die Zahl der zu berücksichtigenden potentiellen Patienten, welche einer entsprechenden Behandlung mit der Stoßwellentherapie zugeführt werden könnten, zu erhöhen. Es ist somit von wesentlicher Bedeutung, daß das für die Analyse relevante Krankheitsbild im Zeitverlauf, d. h. im Rahmen der praktischen Anwendung einer bestimmten Behandlungsmethode, erweitert werden kann.

Im Zusammenhang mit der Festlegung des Untersuchungsgegenstandes sind zudem die möglichen Behandlungsalternativen zur gegebenen Maßnahme festzulegen. Minimal steht der analysierenden Behandlungsmöglichkeit immer die Nullvariante, d. h. die Entscheidung für keine Behandlung, gegenüber. Die Problematik liegt darin, daß im gegebenen Zeitpunkt nicht immer alle Behandlungsmöglichkeiten bekannt sind. Hinzu kommt, daß gewisse Behandlungsalternativen nur scheinbar als ebenbürtige Behandlungsmöglichkeiten bezeichnet werden können. So kann z. B. ein Patient mit einem perforierenden Ulkus nicht der Risikogruppe der

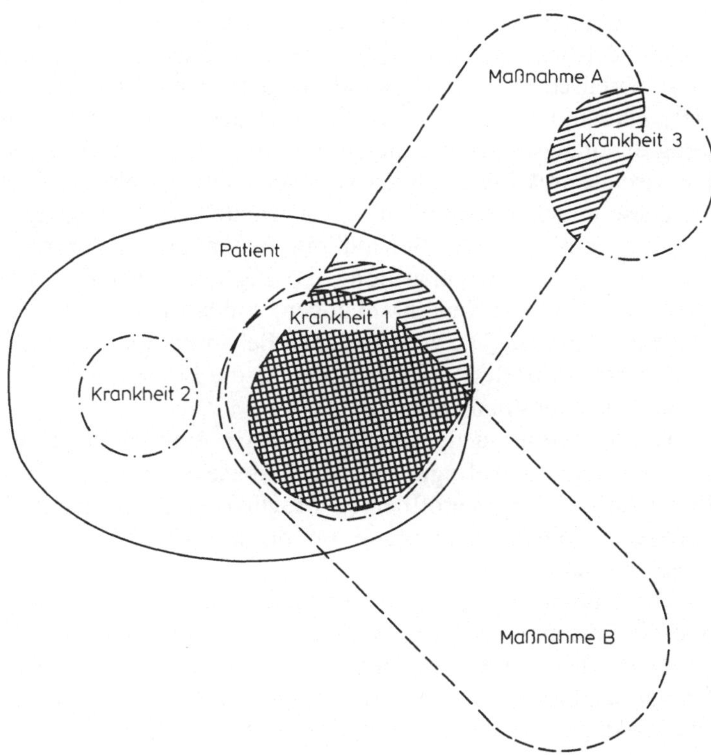

Abb. 5. Das Beziehungsgeflecht zwischen Patient, Krankheit und Behandlungsmaßnahme

akutkranken Ulkuspatienten zugerechnet werden, d.h. für das perforierte Ulkus ist die medikamentöse Behandlung keine Alternative zur Operation. Zur Bestimmung des Anwendungsgebietes einer Maßnahme ist daher von dem in Abb. 5 gezeigten Beziehungsgefüge zwischen Patient, Krankheit und Behandlungsmaßnahme auszugehen.

Aufgrund des dargelegten Beziehungsgefüges ergibt sich damit der Anwendungsbereich einer bestimmten Behandlungsmaßnahme (Maßnahme A) nach Maßgabe der bei einem Patienten vorliegenden Krankheit (Krankheit 1). Dieselbe Maßnahme mag auch bei einer weiteren Krankheit (Krankheit 3) zur Anwendung kommen. Beim Krankheitsträger ist zudem zu berücksichtigen, daß dieser sowohl die zur Untersuchung anstehende als auch gleichzeitig eine weitere Krankheit (2) haben kann, welche die Heilungs- und Behandlungsmöglichkeit der in Frage kommenden Krankheit beeinträchtigt. Zur Behandlung der Krankheit 1 ist alternativ zur Maßnahme A die Maßnahme B einsetzbar. Da – wie ausgeführt – unterschiedliche Maßnahmen verschiedene Krankheitsrisikogruppen betreffen, ist in bezug auf die Krankheit 1 für die Maßnahme A von der doppelt schraffierten Fläche als alternativer Behandlungsmöglichkeit auszugehen. Die einfach schraffierte Fläche stellt zwar die Gesamtheit des Behandlungseinsatzes der Maßnahme A dar; zur Beurteilung alternativer Maßnahmeeinsätze im Rahmen einer KNA steht aber nur die doppelt schraffierte Fläche zur Diskussion.

Da es auch Patienten gibt, welche zur gleichen Zeit an mehreren Krankheiten leiden oder bei denen die analysierte Krankheit als Nebendiagnose vorliegt, muß das theoretisch mögliche Anwendungsgebiet einer Maßnahme auf jene Fälle reduziert werden, bei welchen nur die untersuchte Krankheit vorliegt. Die Beschränkung der analysierbaren Fälle auf nur von einer Krankheit beeinträchtigte Patienten wird als praktisch analysierbares Anwendungsgebiet bezeichnet.

Diese mittels Expertenbefragung ermittelbare Festlegung des praktischen Anwendungsgebietes einer Behandlungsmaßnahme ist nunmehr im Rahmen einer epidemiologischen Untersuchung in bezug auf die Häufigkeit der Krankheitsträger (Krankenstand und Neuerkrankungen) und hinsichtlich der Behandlungsart quantitativ zu erkunden. Die verschiedenen Behandlungsarten (ambulant, stationär etc.) sind mittels einer Systemanalyse, welche die Erfassung der Patientenkarriere zum Inhalt hat, zu bestimmen.

Die Ausgestaltung der einzubeziehenden Analysedimensionen ergibt sich einerseits aus Expertenbefragungen und anderseits aufgrund einer Literatursichtung. Beide Stoßrichtungen eröffnen die Möglichkeit, die medizinische, soziale und ökonomische Dimension in bezug auf die krankheits- und behandlungsrelevanten Aspekte zu konkretisieren.

Die Durchführung der epidemiologischen Untersuchung, der Systemanalyse und die Bestimmung der relevanten Analysedimensionen ermöglichen die Festlegung der für die KNA maßgebenden Komponenten. Die Konkretisierung dieser Komponenten zum Zweck der Erarbeitung von Beurteilungskriterien erfolgt zweckmäßigerweise im Rahmen eines Expertengespräches.

Zusammenfassend ergeben sich danach folgende Teilschritte einer Grobanalyse:

1. Festlegung des Untersuchungsgegenstandes,
2. Bestimmung des Anwendungsgebietes einer Maßnahme,
3. Zusammenstellung der Behandlungsalternativen,
4. Durchführung der epidemiologischen Untersuchung,
5. Durchführung der Systemanalyse,
6. Ausgestaltung der zu berücksichtigenden Analysedimensionen,
7. Identifikation der zu berücksichtigenden Kosten-Nutzen-Komponenten,
8. Festlegung der Bewertungskriterien für die Kosten-Nutzen-Komponenten.

Abschließend ist mit der Grobanalyse abzuklären, welche Informationserfordernisse aufgrund der Punkte 1–8 abzudecken sind. Die zur Befriedigung dieser Informationserfordernisse notwendigen Daten sind zu definieren, wobei geprüft werden soll, welche Daten aus vorhandenen Statistiken entnommen werden können und welche Informationen mittels eigener Erhebungen beizubringen oder zu ergänzen sind. Da die benötigten Daten nicht immer als Vollerhebungen vorliegen, müssen meist repräsentative Untersuchungen durchgeführt werden. Der Umfang der dabei zu befragenden Ärzte bzw. Patienten ergibt sich aus dem erwünschten Differenzierungsgrad der Datenauswertungen. Diese Datenbeibringung wird rasch umfangreich und damit kostenintensiv, weshalb die Informationsbeschaffung unter dem Gesichtspunkt einer Kosten-Nutzen-Überlegung auf Grenzen stößt. Je umfangreicher die Datenliste ist, desto langwieriger gestalten sich Datenbeschaffung und -auswertung, ein Umstand der, ganz abgesehen von den Kosten, in Rechnung zu stellen ist. Ansonsten läuft der Untersucher Gefahr, daß die Ergebnisse der KNA schon überholt sind ehe sie endgültig vorliegen, weil sich die ursprünglichen Voraussetzungen und Rahmenbedingungen der Studie inzwischen bereits weitgehend verändert haben (neue Behandlungsmethoden, andere Kostenstrukturen, epidemiologische Veränderungen u. a. m.).

5.2 Feinanalyse

Im Anschluß an die Grobanalyse ist in der zweiten Phase der KNA die Feinanalyse durchzuführen. Sie umfaßt die konkrete Ausgestaltung der im Rahmen der mehrdimensionalen KNA zu berücksichtigenden Kosten-Nutzen-Komponenten, d. h. insbesondere den Behandlungsablauf (Systemanalyse) und die Krankheitshäufigkeit (epidemiologische Studie). Dabei sind folgende Schritte durchzuführen:

1. Erfassung der Krankheits- und Behandlungshäufigkeiten im Rahmen des definitiven Anwendungsgebietes,
2. Konkretisierung und Verfeinerung der zu berücksichtigenden Kosten-Nutzen-Komponenten bzw. Analysedimensionen,
3. Bestimmung der benötigten Informationen und Wahl der geeigneten Erhebungsverfahren,
4. Durchführung der Beschaffung, Erhebung, Auswertung, Hochrechnung und Plausibilisierung der benötigten Daten,
5. Bewertung der Kostenkomponenten je Behandlungsalternative,
6. Bewertung der Nutzenkomponenten je Behandlungsalternative,
7. Gegenüberstellung der bewerteten Kosten-Nutzen-Komponenten je Behandlungsalternative,
8. Gesamtbewertung der quantitativen und qualitativen Kosten-Nutzen-Komponenten im Rahmen einer Nutzwertanalyse,
9. Bildung des Kosten-Nutzen-Verhältnisses je Behandlungsalternative,
10. Zusammenfassung der Studienergebnisse.

Die Erfassung der Krankheits- und Behandlungshäufigkeiten im Rahmen der epidemiologischen Studie und der Systemanalyse erschließt zwei für die Durchführung der Feinanalyse wichtige Aspekte. Einmal erbringt sie Erkenntnisse darüber, wie häufig die einzelnen Krankheitsträger innerhalb eines Jahres durch die untersuchte Krankheit eine Beeinträchtigung ihrer Gesundheit erleiden. Die dabei maßgebliche Unterscheidung von bereits vorhandenen Krankheitsträgern (Prävalenz) und neuerkrankten Personen (Inzidenz) ermöglicht einen tieferen Einblick in die Krankheitsentwicklung. Zudem können innerhalb dieser Krankheitsträger jene Patienten besonders bezeichnet werden, welche z. B. aufgrund der Vorgeschichte oder wegen der Begleitumstände eine spezielle Risikogruppe bilden. Zum anderen ergibt die Systemanalyse einen vertieften Einblick in die Art der durchgeführten Behandlung (ambulant, stationär etc.) und in die angewendeten diagnostischen und therapeutischen Verfahren. Diese Erkenntnisse berücksichtigen dabei die vorher genannten Angaben für alle vorhandenen Behandlungsmöglichkeiten.
Konkretisierung und Verfeinerung der für die KNA relevanten Komponenten erschließen sich aus dem mehrdimensionalen Raster des analytischen Konzeptes. Für die medizinische, soziale und ökonomische Dimension werden jeweils die maßge-

benden Komponenten inhaltlich konkretisiert und datenmäßig ausgestaltet. Zur besseren Verdeutlichung dieses Schrittes wird im folgenden auf unsere Studie zurückgegriffen.

In Abb. 6 sind die entsprechenden Verhältnisse für die medizinische Dimension angegeben. Für den spezifischen Anwendungsbereich Ulcus duodeni sind hier die medizinischen Komponenten der KNA hervorgehoben. Gemäß dem in Abb. 3 gezeigten Systematisierungsraster sind im Rahmen der medizinischen Dimension objektiv-qualitative Komponenten zu berücksichtigen. Als Beispiel sind dabei die Komponenten Krankheitsverlauf, Nebenwirkungen und Heilungserfolg aufgeführt.

Im Rahmen der Komponente „Krankheitsverlauf" wird die Verteilung des Patientengutes auf die ambulante und die stationäre Behandlung untersucht. Es wird zudem die Indikation und Häufigkeit von operativen Eingriffen erfaßt und ausgewertet. Von großer Bedeutung für den Krankheitsverlauf ist auch das ärztliche Patientenmanagement, d.h. die konsequente Behandlungsführung des Patienten durch den Arzt aufgrund des dem Arzt bekannten Therapieverlaufes. Die Einbeziehung der Langzeitwirkungen einer Behandlung in den Krankheitsverlauf ist im Rahmen einer auf ein Erhebungsjahr bezogenen KNA nicht möglich. Entsprechende Erkenntisse können jedoch aus vorliegenden Paralleluntersuchungen beigebracht werden.

„Sicher" ist im Interesse des Patienten eine Therapie nur, wenn sie a) wirksam und b) ungefährlich ist. Die Komponente „Heilungserfolg" und damit die medizinische Wirksamkeit einer Maßnahme aus ärztlicher Sicht muß mittels objektiver Kri-

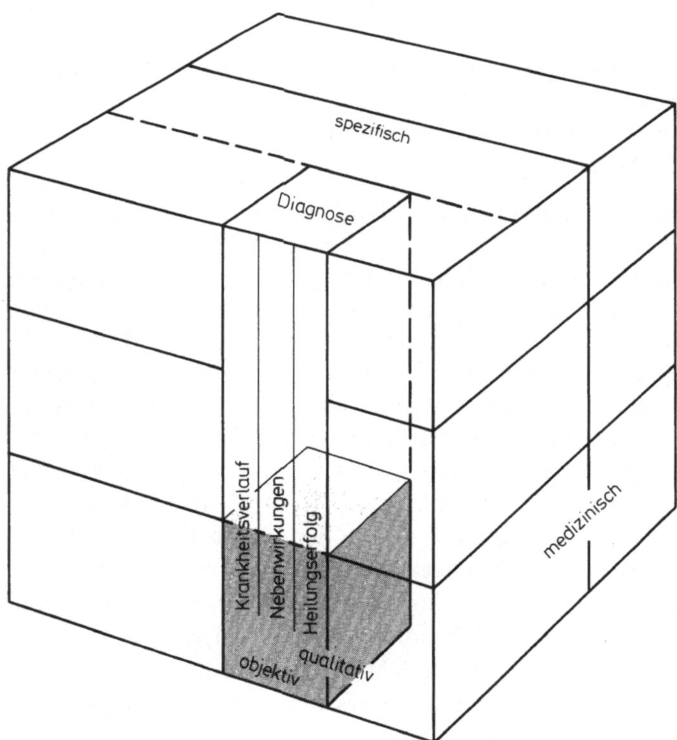

Abb. 6. Kosten-Nutzen-Komponenten aus medizinischer Sicht

terien beurteilt werden. Rasche Schmerzbefreiung und die Beibehaltung der Arbeitsfähigkeit bilden hierfür aus ärztlicher Sicht wichtige Parameter. Da z.T. unterschiedliche Krankheitsschweregrade differenzierte Behandlungsstrategien bedingen, erweist sich die Berücksichtigung des Krankheitsschweregrades als wichtiges Kriterium für die Beurteilung des therapeutischen Heilungsverlaufes und des Therapieerfolges. Eine Verbesserung des Heilungserfolges bei einem geringen Schweregrad der Krankheit ist demnach anders zu würdigen als die Veränderung einer schweren gesundheitlichen Beeinträchtigung. Die Erfassung der Komponente „Nebenwirkungen" ist notwendig, weil im Gefolge einer medizinischen Maßnahme nicht nur gewünschte, sondern auch unerwünschte Behandlungsauswirkungen, d.h. Komplikationen, auftreten können. Art und Intensität solcher Nebenwirkungen sind zur Beurteilung der Behandlungsalternativen miteinzubeziehen, denn sie sind ein Maß für die Sicherheit der Therapie.

Bei der sozialen Dimension werden subjektiv-qualitative Komponenten in die KNA einbezogen. In Abb. 7 ist am Beispiel unserer Ulkusstudie aufgezeigt, welche Komponenten hier von Bedeutung sein können.
Als solche subjektiv von den Patienten zu bewertende Komponenten können berücksichtigt werden:

- Symptomverlauf,
- Befindlichkeit,
- Heilungserfolg.

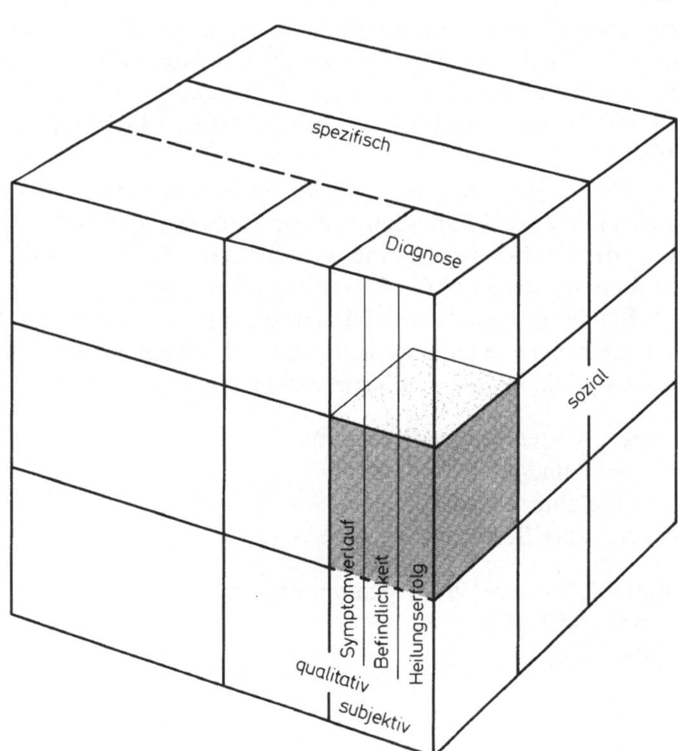

Abb. 7. Kosten-Nutzen-Komponenten aus sozialer Sicht

Bei diesen subjektiven Komponenten spielen Aspekte eine Rolle, welche im Zusammenhang mit dem Begriff der Lebensqualität von Bedeutung sind. Zur Beurteilung der Veränderung des Symptomverlaufes können die in 4.2 erläuterten Aspekte verwendet werden. Unter zusätzlicher Berücksichtigung unterschiedlicher Ausprägungsgrade dieser Aspekte ist es möglich, die entsprechenden patientenbezogenen Selbsteinschätzungen intersubjektiv vergleichbar zu machen und deren therapieabhängige Veränderung quantitativ festzustellen.

Die Befindlichkeit umfaßt Aspekte, welche der Patient im Zusammenhang mit dem Krankheitsverlauf und dem Therapieeinsatz subjektiv empfindet. Angstgefühle, Unannehmlichkeiten der Therapie (z. B. das Einführen von Magensonden), Herauslösung des Patienten aus seiner gewohnten Umgebung infolge einer stationären Behandlung u. a. m. sind Aspekte, welche hier zu beachten sind.

Bei der Beurteilung des Heilungserfolges aus patientenbezogener Sicht geht es darum, die subjektiv erfahrene Veränderung der Krankheit im Gefolge der angewandten Therapie zu bewerten. Diese Bewertung kann anhand des Symptomverlaufes vorgenommen werden. In diesem Zusammenhang ist jedoch als behandlungsbeeinflussendes Element die Therapietreue (Compliance) des Patienten zu berücksichtigen. Verschiedene Untersuchungen weisen dabei darauf hin, daß durch die unterschiedliche Compliance der tatsächliche Behandlungserfolg einer Maßnahme stark vom (aufgrund von klinischen Untersuchungen) theoretisch möglichen Erfolg abweichen kann. Kosten-Nutzen-Analysen, welche aufgrund klinisch geprüfter Behandlungsergebnisse auf die praktischen Verhältnisse zu schließen versuchen, überschätzen systematisch den jeweiligen Heilungserfolg. Im angelsächsischen Schrifttum wird daher zu Recht eine begriffliche Differenzierung in „efficacy" und „effectiveness" vorgenommen. „Efficacy" bezieht sich dabei auf die unter experimentellen Bedingungen erzielbaren Behandlungsergebnisse. Die unter praktischen Bedingungen bei breiterer Anwendung des Verfahrens erreichten Ergebnisse sind dagegen Ausdruck der „effectiveness", der praktischen Wirksamkeit (White 1984).

Bei der Erfassung der subjektiven Analysedimension ist wie bei der medizinischen Dimension zu berücksichtigen, daß die persönliche Beurteilung der Veränderung des Krankheitszustandes vom Schweregrad der Krankheit abhängig ist. Dieser ist daher auch hier in die Bewertung miteinzubeziehen.

Bei der ökonomischen Dimension sind die direkten und indirekten quantitativen Komponenten von Bedeutung. Nach Maßgabe der in Abb. 8 gezeigten Verhältnisse sind dabei folgende Komponenten unterscheidbar:

direkte Kosten-Nutzen-Komponenten:
- Medikamente,
- ambulante Behandlung,
- stationäre Behandlung;

indirekte Kosten-Nutzen-Komponenten:
- Arbeitsfähigkeit,
- Berentung,
- Tod.

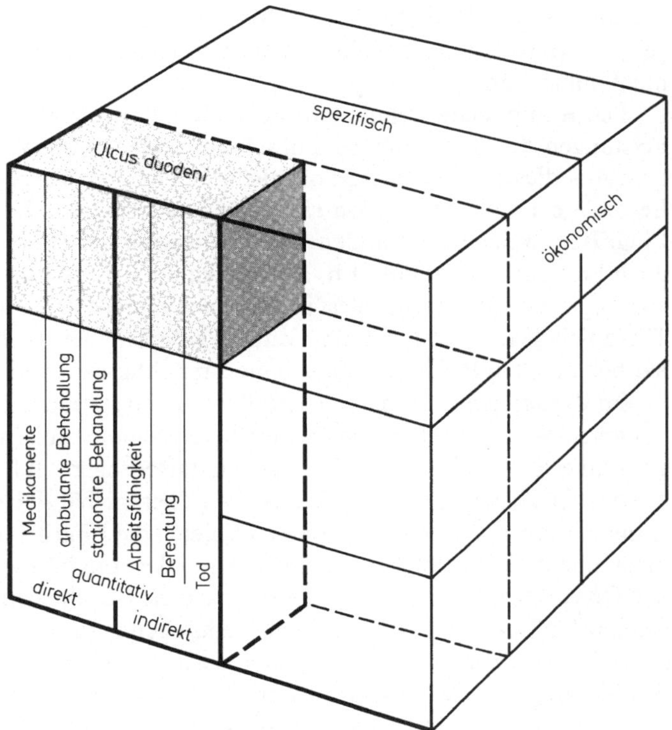

Abb. 8. Die Kosten-Nutzen-Komponenten aus ökonomischer Sicht

Da sich erfahrungsgemäß im Laufe der Patientenkarriere die Patienten schon vor der ärztlichen Behandlung selbst behandeln (Selbstmedikation), ist mittels der Komponente „Medikamente" der prämedizinische Behandlungsaspekt berücksichtigt. Von Interesse sind dabei Art, Dosierung und Häufigkeit der vom Patienten eingenommenen Medikamente. Zusätzlich wird dabei die Häufigkeit von Therapiewechseln bzw. der Umfang von kombinierten Therapien dokumentiert. Die Komponente „ambulante Behandlung" umfaßt die diagnostischen und therapeutischen Maßnahmen im Rahmen der ärztlichen Praxis. In diesem Zusammenhang ist darauf hinzuweisen, daß hier auch die ambulant in der Klinik vorgenommene ärztliche Tätigkeit miteinzubeziehen ist.

Da im System der ärztlichen Einzelleistungsverrechnung („fee for service") auf dem Krankenschein aufgeführt ist, welche Leistungen für die Behandlung welcher Krankheiten erbracht werden, kann die Bewertung relativ einfach erfolgen. Problematisch ist hier jedoch der aus Datenschutzgründen erschwerte Zugriff auf diese Informationen. Werden ambulante Leistungen in der Klinik erbracht, sind sie z.T. aufgrund von Behandlungspauschalen nur teilweise differenzierbar. Als zusätzliches Erfassungsmerkmal können Häufigkeit und Dauer der ambulanten Behandlung ausgewertet werden. Eine weitere Datenquelle für die Erfassung der ambulanten Behandlung und insbesondere der Medikamentenverschreibung sind auch die

Erhebungen des IMS (Institut für Medizinstatistik). Diese Daten, die sich auf die gesamte Bevölkerung der Bundesrepublik Deutschland beziehen, sind allerdings nicht immer verfügbar.

Die Komponente „stationäre Behandlung" ist nicht direkt erfaßbar, wenn die Leistungen des Krankenhauses durch Teil- oder Vollpauschalen entschädigt werden. Aus diesem Grund ist es oft nicht möglich, auf Einzeldaten zurückzugreifen. Besondere Probleme ergeben sich daher auch bei der Erfassung von operativen Eingriffen, welche wohl in den Krankheitsakten der Patienten aufgeführt sind, jedoch bezüglich Aufwand, d.h. Kosten, kaum ausgewertet werden können. Einen Ausweg bietet der von Infratest in München repräsentativ erhobene Diagnose- und Therapieindex. Er gestattet eine Verlaufskontrolle bei einer Stichprobe von stationär behandelten Patienten in der Bundesrepublik Deutschland.

Im Zusammenhang mit den ambulanten und stationären Kosten-Nutzen-Komponenten ist auf verschiedene Problembereiche hinzuweisen; einmal liegen aus versicherungstechnischen Gründen nur quartalsbezogene Informationen vor, was zu einer Überschätzung der Krankheits- und Therapiehäufigkeiten führen kann. Zum anderen brauchen sich im stationären Bereich die Eintritts- und Austrittsdiagnosen nicht immer zu entsprechen. Trotzdem kann der vom Bundesverband der Allgemeinen Ortskrankenkassen (AOK) herausgegebene Berichtsband, welcher die Hospitalisationshäufigkeit und -dauer diagnosebezogen zusammenstellt, als nützliche Datenbasis bezeichnet werden. Dies auch deshalb, weil ca. 45% der bundesdeutschen Bevölkerung in den AOK versichert ist. Weitere Datenprobleme ergeben sich dadurch, daß aufgrund von Patientenüberweisungen im ambulanten und stationären Bereich die jeweils gemeldeten Häufigkeitsangaben überhöht erscheinen. Letztlich muß berücksichtigt werden, daß im Übergang vom ambulanten zum stationären Bereich je nach Krankheitsbild eine andere Diagnose gestellt wird. Obwohl die Verwendung eines Diskontsatzes aus grundsätzlichen Überlegungen bei einem Teil der Ökonomen sehr umstritten und über seine Höhe ebenfalls kein Konsens vorhanden ist, geht die Meinung der Mehrheit dahin, daß ein positiver Diskontsatz von 5% i.allg. vertretbar ist (Williams 1984). Bei der praktischen Durchführung der KNA wird daher zweckmäßigerweise mit einem variablen Diskontsatz von 0–5% gerechnet. Dabei wird geprüft, ob sich durch Variation des Diskontsatzes eine signifikante Veränderung der errechneten quantitativen Beträge ergibt. Sind die jeweiligen Rechnungsunterschiede statistisch nachgewiesen, müssen die verschiedenen Rechnungsvarianten dokumentiert und den Entscheidungsträgern vorgelegt werden.

Ein weiterer Diskussionspunkt betrifft die zu vermeidende Doppel- und Mehrfachbewertung desselben Sachverhalts. Die entsprechende Fehlerquelle liegt hierbei darin, daß echte Ressourcen mit Transferzahlungen vermengt werden (Williams 1984). Eine Lohnfortzahlung im Krankheitsfall beruht auf einem Anspruch auf Arbeitsleistung und ist daher als echte Ressource in die Berechnung miteinzubeziehen. Einer Rentenzahlung liegt demgegenüber jedoch kein solcher Anspruch zugrunde, d.h. es liegt keine entsprechende Gegenleistung vor. Solche Transferzahlungen sind lediglich eine Umverteilung der echten Ressourcen über die Sozialversicherungen. Sie sind daher nicht den echten Ressourcen zuzurechnen. Damit entsprechende Doppelzählungen vermieden werden können, sind die jeweiligen Beträge einem Transferkonto gutzuschreiben und unabhängig vom Ressourcenkonto aufzuführen (Williams 1984).

Die im Zusammenhang mit den ökonomischen Komponenten vorzunehmende quantitative Bewertung erfolgt in geldwertmäßigen Einheiten. Dabei ist – wie ausgeführt – zu berücksichtigen, daß die Geldbeträge der einzelnen Kosten- und Nutzenkomponenten unterschiedlich auf mehrere Jahre verteilt anfallen können. Die Bildung eines gemeinsamen Nenners für das gewählte Bezugsjahr erfolgt daher über den Diskontsatz. Auch im Zusammenhang mit der stationären Behandlung sind die Häufigkeit der Krankenhauseinweisungen und die fallbezogene durchschnittliche Verweildauer von Bedeutung. Im Vergleich zwischen ambulanter und stationärer Behandlung ist es dabei von großem Interesse, inwieweit eine medizinische Behandlungsart eine Verlagerung vom stationären zum ambulanten Bereich zur Folge hat. Da heute hauptsächlich die stationäre Behandlung hohe Kostenfolgen zeitigt, ist diese Fragestellung von maßgebender Bedeutung. Solche therapiebezogenen Systemeffekte werden z. B. auch im Rahmen des Bayern-Vertrages und in Niedersachsen angestrebt.

Im Zusammenhang mit der Komponente „Arbeitsfähigkeit" wird die krankheitsbedingte Funktionsbeeinträchtigung der in die Studie einbezogenen Patienten erfaßt. Von Interesse sind dabei Häufigkeit und Dauer des Arbeitsausfalles. Dieser Indikator kann zudem als Gradmesser für die Schwere der vorliegenden Krankheit interpretiert werden. Ein weiterer Aspekt umfaßt die krankheitsbedingte Produktivitätseinbuße nicht arbeitsfähiger Patienten. Damit werden das Vorfeld der Krankheit und die Wiedereingliederung berührt. Da Erfassung und Bewertung solcher Produktivitätseinbußen relativ schwierig und aufwendig sind, wird auf ihre Berücksichtigung meist verzichtet.

Bei der Komponente „Berentung" soll dem Umstand Rechnung getragen werden, daß in jenen Fällen, in denen der Patient nicht mehr voll oder nur noch teilweise einer Erwerbstätigkeit nachzugehen vermag, der entsprechende Erwerbsausfall durch eine Rente kompensiert wird. Bei solchen Rentenzahlungen ist zu beachten, daß diese unter verschiedenen Titeln zur Auszahlung gelangen können (soziale oder medizinische Wiedereingliederung, Teil- oder Ganzinvalidität u.a.m.). Die Komponente „krankheitsbedingter Todesfall" (Letalität) wird ebenfalls als indirekte Kosten-Nutzen-Komponente erfaßt und bewertet. Dabei spielen die Häufigkeit und die jeweilige Altersgruppe solcher Patienten eine wichtige Rolle. Krankheiten, welche Todesfälle von Patienten in jungen Jahren zur Konsequenz haben, sind dabei von besonderer Bedeutung.

In bezug auf die Informationsbeschaffung und die Wahl geeigneter Erhebungsverfahren wurde schon verschiedentlich auf die vorhandenen Möglichkeiten in der Bundesrepublik hingewiesen. Zur Gewinnung der für die datenmäßige Ausgestaltung der medizinischen und sozialen Komponenten notwendigen Informationen sind repräsentative Erhebungsverfahren einzusetzen. Erfahrungsgemäß hat sich hierfür die Delegation dieses Arbeitsschrittes an ein in demoskopischen Erhebungen erfahrenes Institut bewährt. Dies auch deshalb, weil es je nach Krankheitsbild schwierig sein kann, die für die repräsentative Auswahl der Patienten relevanten Kriterien zu bestimmen. Eine wichtige durch das Projektteam wenn möglich schon in der Grobanalyse festzulegende Voraussetzung für die Informationsbeschaffung bildet die Bestimmung des Bezugsjahres für die KNA. Je nach Umfang der vorhandenen Sekundärdaten und den Möglichkeiten, selbst Primärerhebungen durchzuführen, ist für die Aussagekraft der Studienergebnisse die Wahl des Bezugsjahres von entscheidender Bedeutung, und zwar v. a. deshalb, weil gewisse Erhebungen nur periodisch und nicht in derselben Periodizität wie andere vergleichbare Informationsgrundlagen vorliegen. Die Notwendigkeit, entsprechende Daten sowohl individuenbezogen als auch für die Gesellschaft insgesamt zu erheben, führt zur Mehrebenenbetrachtung. Die gesellschaftlichen aggregierten Daten und die patientenorientierten Daten sind auf der Makro- bzw. Mikroebene beizubringen. Auf diese beiden analytischen Behandlungsebenen wird im folgenden näher eingegangen.

5.3 Mikro- und Makroanalysen

Die Durchführung von Mikro- und Makroanalysen ist von verschiedenen Seiten her begründbar; einmal gilt es patientenbezogene Daten über den Krankheitszustand, die eingeleiteten diagnostischen und therapeutischen Maßnahmen und über den erzielten Heilungserfolg beizubringen. Diese Erhebungen sind aus objektivärztlicher und aus patientenbezogener subjektiver Sicht durchzuführen. Wo die hierfür benötigten Gesundheitsindikatoren nicht zur Verfügung stehen, sind die entsprechenden Morbiditätsangaben mittels eigener Mikroerhebungen bereitzustellen. Die gesellschaftlichen Auswirkungen einer Krankheit auf übergeordneter Ebene sind durch aggregierte Daten zu dokumentieren. Die Makrodaten und die auf ihnen beruhenden Analysen zeigen damit die Wirkungen entsprechender medizinischer Maßnahmen bzw. Krankheiten auf aggregierter Ebene. Die Ergründung des ursächlichen Zusammenhanges zwischen den einzelnen Handlungsalternativen und deren Auswirkungen auf den objektiv und subjektiv bewerteten Gesundheitszustand erfolgt mittels Analyse der Mikrodaten. Mikro- und Makroanalysen bedingen sich in ihrer Durchführung daher gegenseitig und bilden somit eine notwendige Ergänzung.

Drei weitere wichtige Teilschritte im Rahmen der Datenanalyse sind die Hochrechnung von patientenbezogenen Daten auf eine höhere Betrachtungsebene und die Plausibilisierung der mittels unterschiedlicher Erhebungsmethoden beigebrachten Daten zum Zwecke der Bildung von Eckwerten. Aufgrund dieser Eckwerte wird es möglich, die in der KNA erarbeiteten Ergebnisse zu relevanten Aussagen zu verdichten. Nachfolgend sollen diese Teilschritte näher erläutert werden.

Eine Datenhochrechnung ist aus 2 Gründen notwendig. Einmal gilt es, repräsentative Daten, welche beim einzelnen Patienten erhoben werden, auf die relevanten Bevölkerungs- bzw. Risikosegmente hochzurechnen. Die Problematik der Mikrodaten läßt sich dabei dadurch kennzeichnen, daß die für repräsentativ ausgewählte Patienten erhobenen Daten für die maßgebende Behandlungsebene (z. B. alle ambulant und/oder stationär behandelten Patienten, alle Personen mit einer bestimmten Krankheit u. a. m.) hochgerechnet werden müssen. Zum anderen sind Hochrechnungen für Datenreihen durchzuführen, welche aus Erhebungen auf der Ebene einzelner Risikogruppen resultieren (bestimmte Berufsversicherungen bzw. Versichertengruppen mit bestimmten sozioökonomischen Verhältnissen, erkrankte Personen in einzelnen Bundesländern bzw. Erhebungen in einzelnen Spezialpraxen bzw. Agglomerationen u. a. m.). Die Ergebnisse solcher Erhebungen sind dabei auf eine höhere Aggregations- bzw. Bezugsebene (gesamte Bevölkerung der Bundesrepublik Deutschland, Gesamtheit der Krankheitsfälle mit einer bestimmten Diagnose, alle Erwerbstätigen etc.) zu übertragen.

Die aus verschiedenen Quellen stammenden und hochgerechneten Datenreihen müssen nun zur Bildung von Eckwerten gegenseitig abgestimmt werden. Diese Plausibilisierung als Überprüfung der Glaubhaftigkeit der einzelnen Datenreihen ist notwendig, damit die Studienergebnisse möglichst genau mit den tatsächlichen Verhältnissen übereinstimmen. Im Rahmen dieser Eckwertbildung ist es zudem von Vorteil, die im Gefolge der eigenen Studie erarbeiteten Zahlenreihen auf der Mikro- und Makroebene mit Daten aus Drittstudien zu vergleichen. Diese Quervergleiche haben zudem den Vorteil, daß das Projektteam auf mögliche Fehlinterpretationen frühzeitig aufmerksam gemacht wird.

Die beschriebene mehrstufige Erarbeitung von Eckwerten ist deshalb nicht zu vermeiden, weil im Gesundheitswesen allgemein und für spezielle Fragestellungen im besonderen kaum alle benötigten Datengrundlagen aus vorhandenen statistischen Werken entnommen werden können. Die Erarbeitung dieser Eckwerte muß deshalb das für die KNA notwendige Mengengerüst bereitstellen. Aufgrund dieses Datenkranzes wird es möglich, die mengenmäßigen Bezüge für die quantitative Fassung der einzelnen Kosten-Nutzen-Komponenten herzustellen. Die Anzahl der einzelnen Krankheitsträger im ambulanten und stationären Sektor, die Verteilung des Krankheitsschweregrades, die Art und die Häufigkeit der durchgeführten diagnostischen und therapeutischen Maßnahmen usw. sind Beispiele für solche Eckwerte.

In Tabelle 1 ist aufgezeigt, wie ausgehend von der Mikro- und Makroebene zur Bildung von Eckwerten übergegangen wird. Die Verknüpfung der beiden Analyseebenen erfolgt dabei dergestalt, daß von oben nach unten („top-down") und von unten nach oben („bottom-up") eine gegenseitige Abstimmung der Mikro- und Makrodaten erfolgt, und zwar für jede der 3 Analysedimensionen. Zur besseren Veranschaulichung dieser Datenabstimmung wird im folgenden ein Beispiel aus unserer Ulkusstudie angeführt (Bapst u. Horisberger). In bezug auf die durchschnittliche Arbeitsunfähigkeitsdauer ambulanter Ulkuspatienten wurde auf der Makroebene ermittelt, daß die aggregierten Angaben über die Arbeitsunfähigkeit im Vergleich der Jahre nach Einführung von Cimetidin (1977) mit der Periode vor der Cimetidineinführung einen statistisch signifikanten Trendbruch aufwiesen. Dabei wurde die Periode von 1977 bis 1980 derjenigen von 1971 bis 1976 gegenübergestellt. Diese Wirkung der medikamentösen Behandlung auf die aggregierten Daten ist nunmehr auf den ursächlichen Zusammenhang zwischen Behandlungsart und Therapieerfolg zu untersuchen („top-down-approach"). Auf der Mikroebene konnte aufgrund der repräsentativen Daten gezeigt werden, daß im Rahmen der ambulanten Behandlung die mit Cimetidin behandelten Patienten früher arbeitsfähig sind als die nach einem anderen Therapieschema behandelten Patienten. Umgekehrt ist zu zeigen, welche gesellschaftlichen Auswirkungen die Ergebnisse der Mikroanalysen zur Folge haben („bottom-up-approach").

Im nachfolgenden Schritt sind die für die KNA relevanten Kosten-Nutzen-Komponenten zu bewerten. Im Rahmen der einzelnen Komponenten der jeweiligen Analysedimension bildet die Bewertung der Kostenkomponenten gemäß den bisherigen Ausführungen eine relativ einfach zu bewältigende Aufgabe, weil die einmal quantifizierten Aspekte der Kostenkomponenten jeweils für sich aufaddiert werden können. Die Frage, wie die einzelnen Aspekte und Komponenten der einzelnen Dimensionen bzw. die Gesamtbewertungen der Analysedimensionen selbst gegeneinander aufaddiert werden können, wird später eingehender behandelt.

Tabelle 1. Verknüpfung von Mikro- und Makrodaten

Analyse-ebenen	Analyse-dimen-sionen	Medizinisch　Sozial　Ökonomisch
Makroanalyse	„top-town"	– Aufarbeitung und Interpretation von aggregiertem Zahlenmaterial – Erfassung der Auswirkungen von medizinischen Maßnahmen auf den Gesundheitszustand der Bevölkerung bzw. der untersuchten Krankheitsträger – Bewertung der medizinischen, sozialen und ökonomischen Aspekte der gesellschaftlichen Auswirkungen einer Maßnahme
Analyseergebnisse		– Zusammenführung der Daten und Ergebnisse der Mikro- und Makroanalyseebenen zum Zweck der Plausibilisierung, Hochrechnung und Eckwertbildung
Mikroanalyse	„bottom-up"	– Zurückführung der analysierten Wirkungen medizinischer Maßnahmen auf ursächliche Zusammenhänge – Durchführung und Auswertung von repräsentativen Erhebungen – Erfassung und Bewertung des Heilungserfolges und Heilungsverlaufes bei repräsentativ ausgewählten Patienten – Qualitative und quantitative Bewertung der medizinischen, sozialen und ökonomischen Aspekte der einzelnen Behandlungsalternativen – Analyse der vorliegenden Behandlungsunterschiede

Etwas schwieriger gestaltet sich dagegen die Erfassung und Bewertung der Nutzenkomponenten. Die Schwierigkeiten ergeben sich hierbei hauptsächlich beim Vergleich der Erfolge der verschiedenen alternativen Behandlungsmethoden. Der Zweck solcher Analysen liegt dabei darin, zu untersuchen, ob und, wenn ja, in welchem Umfang, der medizinische Behandlungserfolg mit den jeweiligen Behandlungsmethoden zusammenhängt. Der statistische Nachweis solcher Behandlungsunterschiede ist 2stufig durchzuführen. Im Rahmen der ersten Stufe ist auf der Ebene von aggregierten Datenreihen zu analysieren, inwieweit entsprechende Trendbrüche gegeben sind. In der zweiten Stufe ist dann zu klären, inwieweit solche Behandlungswirkungen ursächlich auf einzelne Behandlungsverfahren zurückzuführen sind. Als Datenquellen der zweiten Stufe dienen die Ergebnisse der durchgeführten Mikrostudien.

Dieses 2stufig gegliederte Vorgehen soll im folgenden näher ausgeführt werden. Als Grundlage dient das in Abb. 9 dargestellte Vorgehensprinzip, welches am Beispiel unserer Studie näher erläutert werden soll. Die in Abb. 9 aufgezeigten Sachverhalte beziehen sich auf die Ergebnisse der Makrostudie. Auf der Abszisse sind dabei die einzelnen Erhebungsjahre aufgeführt. Von Bedeutung ist der Sachverhalt, daß im Jahr 1977 ein neues Therapieverfahren – die Ulkusbehandlung mit Cimetidin – eingeführt wurde. Die Erhebungsjahre 1971–1976 reflektieren daher die Datenreihen vor und diejenigen von 1977–1980 die Datenreihen nach der Markteinführung von Cimetidin in der Bundesrepublik Deutschland. Auf der Ordinate sind die jeweils analysierten Datenreihen näher ausgeführt.

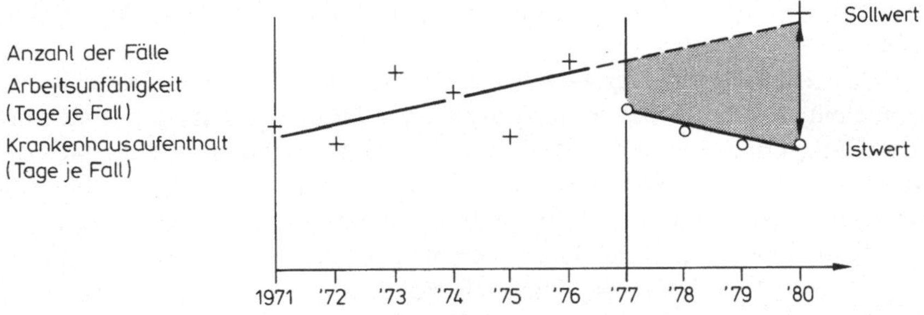

Abb. 9. Bewertung der Nutzenkomponenten (aggregierte Daten)

Als solche Datenreihen wurden in der durchgeführten Studie hauptsächlich die mit der ambulanten und stationären Behandlung einhergehende Häufigkeit und Dauer der Arbeitsunfähigkeit der erwerbstätigen Personen untersucht. Der Zweck dieser Analysen besteht demnach darin, zu untersuchen, ob und inwieweit die zuvor erläuterten Trendentwicklungen der ambulant und stationär behandelten Patienten mit einem Ulcus duodeni vor der Einführung von Cimetidin (1971–1976) von derjenigen nach der Einführung von Cimetidin (1977–1980) verschieden sind.

Die Verschiedenheit dieser Trendentwicklungen soll dabei statistisch nachgewiesen werden. Die in Abb. 9 eingezeichneten Kreuze symbolisieren die jeweiligen aggregierten Daten der Jahre 1971–1976. Die auf dieser Basisperiode beruhenden Trendentwicklungen wurden mittels Trendextrapolation bis zum Bezugsjahr 1980 fortgesetzt. Der mit einem + bezeichnete Punkt für das Jahr 1980 zeigt demnach jenen Wert an, welcher nach Maßgabe der Trendentwicklung vor der Einführung von Cimetidin im Jahre 1980 zu erwarten gewesen wäre. Dieser Wert kann als Sollwert bezeichnet werden. Auf der anderen Seite werden dieser Trendentwicklung jene Daten gegenübergestellt, welche sich aufgrund der Therapie mit Cimetidin ergeben. Die entsprechenden Daten sind hierfür durch Kreise symbolisiert. Diese Datenreihen setzen mit dem Jahr 1977 ein (Einführungsjahr von Cimetidin in der Bundesrepublik Deutschland) und beinhalten die tatsächliche Entwicklung bis zum Jahr 1980. Der im Jahr 1980 tatsächlich festgestellte Wert ist demnach als Istwert zu bezeichnen.

Zur Erfassung und Quantifizierung des unterschiedlichen Therapieerfolges wird im Bezugsjahr 1980 ein Vergleich zwischen dem erwarteten Sollwert und dem tatsächlich festgestellten Istwert durchgeführt. Eine gegebene und statistisch nachgewiesene Differenz (Vertrauenshyperbel) zwischen den beiden Werten wird dabei als Maß für einen vorliegenden Erfolgsunterschied in der angewendeten therapeutischen Maßnahme interpretiert (Hertzman et al. 1979; Fineberg u. Pearlman 1981). Dieser Unterschied im Therapieerfolg zum Vorteil der einen Therapieform im Vergleich mit den anderen Therapieformen kann damit als vorteilhaftere medizinische Wirkung der eingesetzen Behandlung bezeichnet werden.

Auf diesen Grundlagen wird untersucht, inwieweit diese Wirkungen ursächlich auf die Behandlung mit Cimetidin zurückzuführen sind. Die Begründung eines Kausalzusammenhanges zwischen den auf der Ebene von aggregierten

Datenreihen vorliegenden Trendbrüchen (Makroanalyse) und ihre Rückführung auf eine bestimmte Therapieform ist auf der Ebene der Mikrostudien nachzuweisen.

Als Grundlage hierfür werden die repräsentativ erhobenen Daten in 2 Gruppen eingeteilt, wobei die Behandlung mit Cimetidin bzw. diejenige ohne Cimetidin als Zuteilungskriterium dient. Nachfolgend wird das Behandlungsergebnis dieser beiden Gruppen daraufhin analysiert, ob bestimmte Behandlungsparamter (diagnostische und therapeutische Maßnahmen, Behandlungshäufigkeiten und -dauer) der mit Dimetidin behandelten Ulkuspatienten gegenüber denjenigen der ohne Cimetidin behandelten Patienten statistisch signifikant abweichen. Ist das der Fall, so kann die Behandlungswirkung einer Therapie aller Wahrscheinlichkeit nach auf eine bestimmte Therapieform zurückgeführt werden.

Bei den patientenbezogenen Mikrostudien erfolgt ein statistischer Vergleich zwischen verschiedenen Behandlungskohorten. Die Kriterien für die analytische Zuteilung der einzelnen Patienten zu den jeweiligen Kohorten ergibt sich aufgrund der zur Krankheitsbehandlung angewendeten Therapiemöglichkeiten. Im Rahmen der von uns durchgeführten KNA werden 3 Behandlungsgruppen unterschieden. Die 1. Gruppe umfaßt alle Patienten, welche keine medikamentöse Therapie erhielten. Zur 2. Gruppe gehören jene Patienten, die mit Antazida behandelt wurden. Der 3. Kohorte wurden alle Patienten zugeteilt, welche mit Cimetidin behandelt wurden. Die Bildung der Cimetidingruppe erfolgte dabei unabhängig davon, ob das Präparat allein oder zusammen mit einem anderen Medikament ein- oder mehrmals verabreicht wurde.

Der Vergleich der mit den 3 beschriebenen Therapievarianten erzielten Behandlungserfolge kann mittels Nutzwertanalyse durchgeführt werden. Da dieselbe Vorgehensweise auch für die Zusammenführung der medizinischen, sozialen und ökonomischen Dimensionen im Rahmen der mehrdimensionalen KNA zur Anwendung kommt, kann hier auf die Ausführungen im Abschn. 5.4 verwiesen werden.

Können nun die Ergebnisse der Makroanalyse auf der Grundlage der Mikroanalyse bestätigt werden, so wird es möglich, die im Rahmen des Soll-Ist-Vergleiches festgestellte Differenz zwischen dem erwarteten und dem tatsächlich vorliegenden Datenwert als Nutzen- bzw. Kostenüberhang zu interpretieren. Liegt dabei der Sollwert über dem Istwert, so bedeutet dies, daß der entsprechende Behandlungserfolgsindikator der einen Therapieform gegenüber den alternativen Behandlungsmöglichkeiten besser abschneidet. Dieser Sachverhalt läßt sich am Beispiel der durchschnittlichen stationären Verweildauer näher erläutern. Der Sollwert entspricht dabei jenem Durchschnittswert, welcher aufgrund der herkömmlichen Therapieform im Jahre 1980 zu erwarten gewesen wäre. Der Istwert weist den für das Jahr 1980 mit der Cimetidintherapie tatsächlich festgestellten Wert auf. Wenn nun der tatsächliche Wert unter dem Sollwert liegt, ist daraus zu schließen, daß die stationäre Behandlung mit Cimetidin eine kürzere durchschnittliche Verweildauer in der Klinik ermöglicht. Die dabei festgestellte Differenz zwischen dem Soll- und dem Istwert ist demnach als Nutzen der Behandlungsalternative mit Cimetidin im stationären Sektor zu bezeichnen. Die Nutzengröße bezieht sich somit auf die Abweichung zwischen dem Soll- und dem Istwert.

Dieses Vorgehen ist für alle untersuchten Behandlungsparameter durchzuführen. Die dabei errechneten Kosten- bzw. Nutzenüberschüsse der einen Therapieform im Vergleich mit den übrigen Behandlungsmöglichkeiten bilden nunmehr die für die KNA maßgebenden Bewertungsgrundlagen alternativer Therapieformen.

Bei der Gegenüberstellung von Kosten- und Nutzenwerten müssen die Kosten- und Nutzenkomponenten der ökonomischen, der medizinischen und der sozialen Dimension zusammen betrachtet werden. Dies bedeutet, daß zunächst qualitative und quantitative Größen miteinander verglichen und gegenseitig aufgerechnet werden müssen. Außerdem sind alternative Behandlungsmethoden einander gegenüberzustellen. Gemeinsam ist beiden Aspekten, daß unterschiedliche Beurteilungskriterien der Krankheitsbehandlung auf eine gemeinsame Betrachtungsebene, d. h. auf einen gemeinsamen Nenner gebracht werden müssen, wobei das für eine bestimmte Krankheitsbehandlung maßgebende Zielbündel als gemeinsamer Nenner anzusehen ist. Dieses Zielbündel ist mehrdimensional aufzufassen. Da die Krankheitsbehandlung neben ärztlich-objektiven und patientenbezogenen subjektiven auch wirtschaftliche Aspekte zu berücksichtigen hat, zeigt sich die Mehrdimensionalität dieses Zielbündels klar. Auf dieser Betrachtungsebene sind damit qualitative und quantitative Behandlungsaspekte zu vergleichen.

5.4 Nutzwertanalyse

Sollen alternative Behandlungsstrategien bzw. deren Auswirkungen miteinander verglichen werden können, so müssen die entsprechenden Zielbeträge der untersuchten Behandlungsmöglichkeiten erfaßt und quantitativ aufaddiert werden. Als methodisches Instrument zur Durchführung dieser Gleichnamigmachung dient die Nutzwertanalyse. Zweck der Nutzwertanalyse ist dabei, alternative Handlungsstrategien in Beziehung zu einem mehrdimensionalen Zielbündel zu setzen. (Besteht das Zielbündel nur aus einem einzigen Ziel, so erfolgt die Gleichnamigmachung alternativer Zielbeiträge mittels Kosten-Wirksamkeits-Analyse.) Das Vorgehen im Rahmen der Nutzwertanalyse wird im folgenden am Beispiel der quantitativen Gegenüberstellung unterschiedlicher Behandlungsmöglichkeiten beim Vorliegen eines mehrdimensionalen Zielbündels aufgezeigt. Das methodische Vorgehen bei der Nutzwertanalyse umfaßt folgende Schritte:

1. Erarbeitung der Therapieziele,
2. Gewichtung der Therapieziele,
3. Analyse alternativer Therapieformen,
4. Erfassung des Zielerreichungsbeitrages der einzelnen Therapieformen,
5. Gleichnamigmachung der alternativen Therapieformen.

Die Erarbeitung der Therapieziele geht von den seitens der behandelnden Ärzte für die Ulkustherapie verfolgten Zielen aus. Diese für den praktizierenden Arzt relevanten Therapieziele werden bei repräsentativ ausgewählten Ärzten erhoben. Im Rahmen unserer Ulkusstudie wurden für die Ulkustherapie folgende objektiv-ärztliche Behandlungsziele festgestellt:

- Schmerzfreiheit des Patienten,
- Beschleunigung der Ulkusheilung,
- Senkung der Rezidivrate,
- Senkung der Letalitätsrate,

- Verhinderung eines Krankenhausaufenthaltes,
- Verringerung der Dauer der Rekonvaleszenz,
- Verringerung der Dauer der Arbeitsunfähigkeit.

Diese Zielstruktur hat jedoch nicht für jeden Arzt dieselbe Bedeutung, d. h. der einzelne Arzt mißt den jeweiligen Zielen ein unterschiedliches Gewicht zu. Aus diesem Grunde sind die genannten Ziele nach Maßgabe ihrer Bedeutung für den jeweils behandelnden Arzt zu gewichten. Im Rahmen unserer Studie hatte jeder beteiligte Arzt die Möglichkeit, die Therapieziele mit 1–10 Punkten individuell zu gewichten, wobei einem wichtigen Ziel mehr Punkte beizumessen waren als einem weniger wichtigen (Bapst u. Horisberger 1980b). In Tabelle 2 sind die Durchschnittswerte der von den Ärzten angegebenen Zielgewichte aufgeführt.

Tabelle 2. Zielgewichtung für die Ulkustherapie

Ziele der Ulkustherapie	Ärztliche Gewichtung der Ziele
Schmerzfreiheit des Patienten	9,5
Senkung der Rezidivrate	9,0
Beschleunigung der Ulkusheilung	8,9
Verhinderung der Notwendigkeit einer operativen Behandlung	8,3
Senkung der Letalitätsrate	8,2
Verhinderung eines Krankenhausaufenthaltes	8,2
Verringerung der Dauer der Rekonvaleszenz	7,9
Verringerung der Dauer der Arbeitsunfähigkeit	7,8

Der nächste Schritt der Nutzwertanalyse besteht darin, für die alternativen Therapieformen angeben zu lassen, wieweit diese die einzelnen Therapieziele erreichen. Zu diesem Zweck wurden in der durchgeführten Studie den Ärzten folgende Behandlungsalternativen zur Bewertung vorgelegt:

- Cimetidintherapie,
- Antazidatherapie,
- nichtmedikamentöse Therapie.

Die befragten Ärzte hatten für jede dieser 3 Therapieformen anzugeben, wie gut die Therapieziele ihrer Erfahrung nach erreicht wurden. Anhand einer Skala von 1 (das Therapieziel wurde nicht erreicht) bis 10 Punkten (das Therapieziel wurde voll erreicht) wurden die Antworten der niedergelassenen Ärzte erfaßt und ausgewertet. Wie in Tabelle 2 dargestellt ist, können nun für die genannten 3 Therapieformen die von den Ärzten angegebenen Durchschnittswerte aufgelistet werden.

   Im nächsten Schritt sind die vorliegenden Therapiealternativen gleichnamig zu machen. Diese Gleichnamigmachung erfolgt mit dem Zweck, die von den Ärzten angegebenen Therapieziele und ihre Erfüllung durch die einzelnen Therapiealternativen quantitativ vergleichbar zu machen. In vorgehensorientierter Hinsicht wer-

den hierfür die von den Ärzten angegebenen Zielgewichte mit den Durchschnitts-
werten der jeweiligen Zielerfüllung multipliziert. So ist z. B. beim Ziel „Schmerzfreiheit des Patienten" das Zielgewicht 9,5 mit der Zielerfüllung bei der Cimetidintherapie von 9,0 zu multiplizieren. Führt man dieses Vorgehen für alle genannten
Therapieziele und für jede der angeführten Therapieformen durch, so erhält man
durch Addition der einzelnen Zielwerte für jede Therapiealternative den gesamten
Nutzwert. Das Ergebnis dieses Verfahrens ist in Tabelle 3 zusammengestellt.

Tabelle 3. Nutzwertanalyse von alternativen Ulkustherapien

Ziele der Ulkustherapie	Cimetidintherapie (Gewicht · Erfüllung)	Antazidatherapie (Gewicht · Erfüllung)	Nichtmedikamentöse Therapie (Gewicht · Erfüllung)
Schmerzfreiheit des Patienten	$9,5 \cdot 9,0 = 85,5$	$9,5 \cdot 6,3 = 59,9$	$9,5 \cdot 2,8 = 26,6$
Senkung der Rezidivrate	$9,0 \cdot 7,4 = 66,6$	$9,0 \cdot 5,3 = 47,7$	$9,0 \cdot 3,1 = 27,9$
Beschleunigung der Ulkusheilung	$8,9 \cdot 7,4 = 66,6$	$8,9 \cdot 5,9 = 52,5$	$8,9 \cdot 2,8 = 24,9$
Verhinderung der Notwendigkeit einer operativen Behandlung	$8,3 \cdot 7,6 = 63,1$	$8,3 \cdot 4,9 = 40,7$	$8,3 \cdot 2,2 = 18,3$
Senkung der Letalitätsrate	$8,2 \cdot 6,9 = 56,6$	$8,2 \cdot 5,0 = 41,0$	$8,2 \cdot 2,5 = 20,5$
Verhinderung eines Krankenhausaufenthaltes	$8,2 \cdot 7,7 = 63,1$	$8,2 \cdot 5,0 = 41,0$	$8,2 \cdot 2,5 = 20,5$
Verringerung der Dauer der Rekonvalenz	$7,9 \cdot 7,8 = 61,6$	$7,9 \cdot 5,2 = 41,1$	$7,9 \cdot 2,7 = 21,3$
Verringerung der Dauer der Arbeitsunfähigkeit	$7,8 \cdot 7,6 = 59,3$	$7,8 \cdot 5,1 = 39,8$	$7,8 \cdot 2,5 = 19,5$
Nutzwert der Therapien	533,2	363,7	179,5

Mit der Nutzwertanalyse ist es damit möglich, unterschiedliche qualitative und
quantitative Aspekte alternativer Zielerreichungsmöglichkeiten wertmäßig vergleichbar zu machen. Von den in Tabelle 3 dargestellten Ergebnissen der Nutzwertanalyse sind dabei folgende Punkte von besonderem Interesse:

1. Die das Wohlbefinden des Patienten betreffenden Therapieziele werden aus ärztlicher Sicht am stärksten gewichtet.
2. Der volkswirtschaftliche Aspekt der Verringerung der Arbeitsunfähigkeit des behandelten Patienten steht in der angeführten Nutzwertanalyse an letzter Stelle.

Aufgrund dieser Ergebnisse wird nochmals die Bedeutung der Berücksichtigung
nichtökonomischer Komponenten klar, da gezeigt werden kann, daß aus der Sicht
des behandelnden Arztes dem Wohlbefinden des Patienten ein gegenüber der ökonomischen Dimension höherer Wert beigemessen wird. In Abb. 10 sind die Ergebnisse der Nutzwertanalyse graphisch veranschaulicht.
Das für die Gleichnamigmachung alternativer Behandlungsverfahren gezeigte Vorgehen im Rahmen der Nutzwertanalyse läßt sich ebenso auf die Vergleichbarma-
chung von ökonomischen mit nichtökonomischen Aspekten anwenden. Auf einer
gleichsam höheren Ebene sind hierfür wiederum entsprechende Ziele, Zielgewichte, alternative Vorgehensstrategien, die Erfassung der Zielbeiträge der einzelnen Be-

handlungsstrategien und letztlich deren numerische Gegenüberstellung als Vorgehensschritte durchzuführen. Die Schritte der Zielerfassung und -gewichtung sind auf der gesellschaftlichen Ebene durch die Verantwortlichen im Gesundheitswesen vorzunehmen. Im Rahmen unserer Studie wurde die Gleichnamigmachung dieses Aspektes nicht durchgeführt.

Nachdem aufgezeigt wurde, wie die einzelnen Schritte im Rahmen der KNA zu realisieren sind, folgen noch einige Überlegungen zur weiteren Umsetzung der KNA. Zunächst ist davon auszugehen, daß eine KNA zuerst als Grobanalyse durchgeführt wird. Im Rahmen dieser Grobanalyse sollen der epidemiologische Hintergrund einer Krankheit, die einzelnen Behandlungsalternativen, die Patientenkarriere, der Behandlungsverlauf und die mit der Krankheitsbehandlung im Zusammenhang stehenden Kosten und Nutzen grob erfaßt werden. Hierdurch wird es möglich, die für die detaillierte Durchführung der KNA notwendigen Kenntnisse

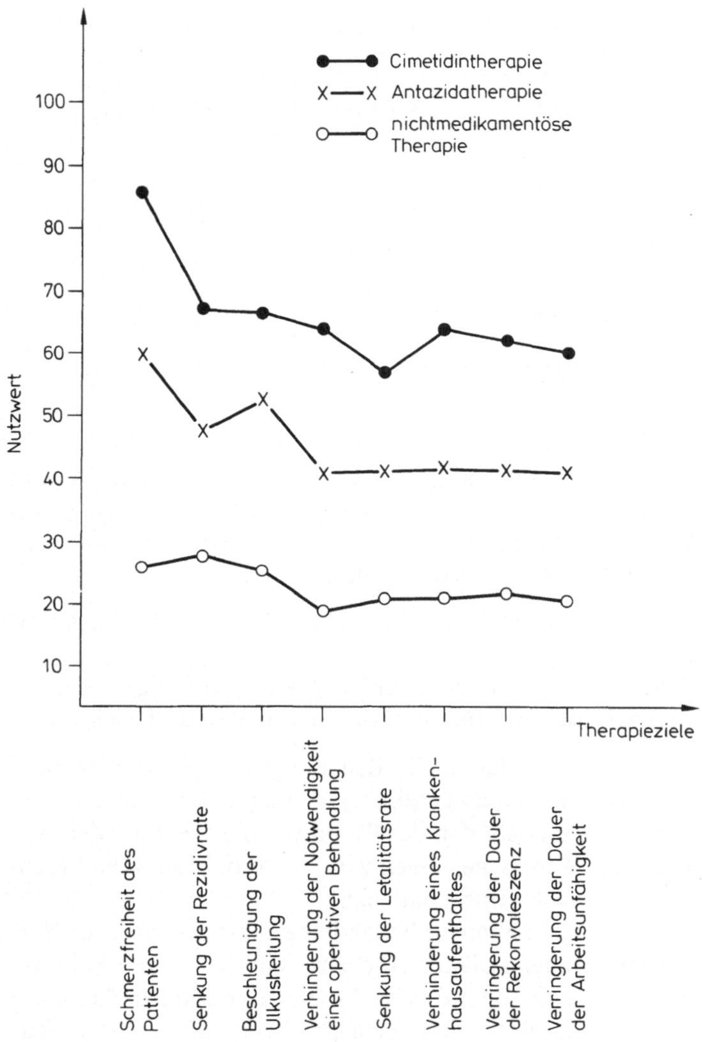

Abb. 10. Ergebnisse der Nutzwert-Analyse

hinsichtlich Art und Häufigkeit der Krankheit, ihrer hauptsächlichen Behandlungsmethoden, deren Behandlungserfolge usw. beizubringen. Auf dieser Grundlage kann auch abgeschätzt werden, in welchen Bereichen und mit welchen Fragestellungen die notwendigen Teilerhebungen durchzuführen sind. Zudem ist zu beachten, daß bei der Einführung einer neuen Behandlungsmethode bzw. eines neuen Behandlungsverfahrens Auswirkungen auf die Struktur des Gesundheitssystems zu erwarten sind. Als solche Auswirkungen sind z. B. Verschiebungen in den Patientenströmen zwischen der ambulanten und der stationären Behandlung zu sehen. Als weitere solche Systemeffekte können die Veränderungen der angewandten diagnostischen und therapeutischen Methoden und die behandlungsbedingte Beeinflussung des Krankheitsverlaufes betrachtet werden (Fineberg u. Pearlman 1981). Ebenso sind laufend die zur untersuchten Behandlungsmethode in Konkurrenz stehenden Alternativmethoden, Nebenwirkungen der jeweiligen Therapie, mögliche Langzeitwirkungen etc. in die Analyse miteinzubeziehen.

Als Ergebnis der KNA ergibt sich neben einer Gegenüberstellung der mit einer bestimmten Behandlungsmethode verbundenen Kosten und Nutzen eine transparente Sicht über den Krankheitsverlauf, die Patientenkarriere und den Behandlungsaufwand. Mit diesen Erkenntnissen eröffnet sich nunmehr die Möglichkeit, Empfehlungen hinsichtlich des Patienten- und des Systemmanagements vorzulegen. Als mögliche Stoßrichtungen sind Maßnahmen zu sehen, die dazu führen, daß die Patienten früher einen Arzt aufsuchen, solche die der Behandlungsoptimierung in bezug auf den vorliegenden Krankheitsschweregrad dienen oder solche, die Nebenwirkungen einzelner Behandlungsalternativen usw. beachten (Bapst 1982). Diese für den behandelnden Arzt bedeutsamen Informationen sind in geeigneter Form praktisch auszuwerten und umzusetzen.

Ohne diese Transparenz hinsichtlich der Entscheidungsgrundlagen ist es dem Auftraggeber nicht möglich, die ausstehenden Entscheidungen bzw. die Auswirkungen der zu treffenden Entscheidungen in vollem Umfang abzuschätzen. Die KNA als Instrument zur Entscheidungshilfe kann daher ihren Auftrag nur dann richtig erfüllen, wenn neben der Entscheidungsvorbereitung auch die Rahmenbedingungen der Entscheidungssituation bekannt sind.

Neben der wichtigen konzeptmäßigen Abstützung der KNA und der korrekten analytischen Durchführung ist es für die Verwendbarkeit der KNA maßgebend, die praktische Umsetzung der Ergebnisse der Analyse zu beachten. Es wird daher im nächsten Kapitel auf die Umsetzung und Interpretation der Ergebnisse der KNA näher eingegangen.

6 Umsetzung und Interpretation der Ergebnisse der KNA

Wie aus den zuvor kurz skizzierten Erkenntnissen über die mit Hilfe der KNA erarbeiteten Ergebnisse hervorgeht, richten sich die entsprechenden Aussagen an verschiedene Adressaten. Ergibt z. B. die Analyse, daß die Zeitspanne des erstmaligen Auftretens der typischen Ulkussymptome bis zum Aufsuchen des niedergelassenen Arztes zu lang ist („patient delay"), so bildet der Ulkuspatient den anzusprechenden Adressaten. Erhellt die Studie, daß z. B. vermehrt Ulkuspatienten – aufgrund des neuen Therapieverfahrens – ambulant behandelt werden können, so sind die Allgemeinmediziner und die Internisten anzusprechen (Systemmanagement). Wird andererseits festgestellt, daß z. B. durch eine bestimmte Therapieform die Operationshäufigkeit beim Ulkus (Vagotomie, Resektion) verringert bzw. hinausgeschoben wird, so kann die Behandlungsführung des Patienten im Krankenhaus anders gesteuert werden (Patientenmanagement). Eine Optimierung des Behandlungsablaufes kann sich dadurch ergeben, daß die verschiedenen alternativen Therapieauswirkungen im Zusammenhang mit dem je nach Patient und Krankheitsverlauf unterschiedlichen Schweregrad der Krankheit differenziert und problembezogen eingesetzt werden.

Ganz allgemein kann die Publikation der Studienergebnisse bewirken, daß die vom Arzt vorzunehmenden Entscheidungen für oder gegen eine bestimmte Therapie bzw. Therapiekombination umfassender begründet werden können. Die Verbesserung der Information der verschiedenen Entscheidungsträger ist mithin ein bedeutendes Ergebnis der KNA. Die Erhöhung der Problem- und Entscheidungstransparenz aufgrund der Ergebnisse der KNA bildet so einen wichtigen Beitrag zur Information und Weiterbildung der Entscheidungsträger, welche über die KNA in die Lage versetzt werden, ihre Mittel problembezogen und unter Beachtung der Behandlungsökonomie einzusetzen. Die speziellen Bedürfnisse der Patienten bilden dabei einen maßgebenden Bestandteil der Behandlungsbeurteilung. Wichtig ist aber auch die Erkenntnis, daß wesentliche Kosten- und Nutzenfolgen gar nicht direkt mit der Krankheit in Zusammenhang stehen, sondern zur Kategorie der indirekten Folgen zählen.

In einer für das Jahr 1976 für die Bundesrepublik Deutschland und in bezug auf die Ulkuskrankheit durchgeführten Kostenberechnung konnte beispielsweise gezeigt werden, daß Gesamtkosten von über 1,9 Mrd. DM anfallen. Davon entfielen 30% auf direkte und 70% auf indirekte Kostenkomponenten (Sonnenberg et al. 1982). Diese Studie unterstreicht die große Bedeutung der indirekten Kostenkomponenten.

Im Zusammenhang mit der Umsetzung der Ergebnisse der KNA ist zudem auf den Umstand hinzuweisen, daß die verschiedenen Kosten und Nutzen einer Behandlungsmethode unterschiedliche Träger betreffen. Bewirkt z. B. die Einführung einer neuen Behandlungsmethode, daß

- mehr Patienten ambulant behandelt werden,
- weniger Patienten hospitalisiert werden,
- sich die stationäre Verweildauer verkürzt,
- weniger häufig operiert wird,
- mehr Medikamente verschrieben werden,
- mehr Nebenwirkungen auftreten,
- weniger krankheitsbedingte Arbeitsunfähigkeitstage anfallen,
- die Patienten früher schmerzfrei sind,

so wird rasch klar, daß einmal der Patient, dann der niedergelassene Arzt, der Klinikarzt, der Träger der Klinik, der Arbeitgeber, die Pharmahersteller usw. als Betroffene bzw. Begünstigte zu bezeichnen sind. Dieser Sachverhalt ist in Tabelle 4 dargestellt. Ein direkter Nutzen, welcher sich z. B. dadurch ergibt, daß Hospitalisationshäufigkeit und -dauer therapiebezogen verringert werden können, wird aus der Sicht des Klinikträgers (je nach Finanzierungsform) als Umsatzverlust und somit nicht als Nutzen beurteilt. Ebenso erbringt eine Verringerung der Häufigkeit und Dauer der krankheitsbedingten Arbeitsunfähigkeit beim Vorliegen einer größeren Arbeitslosigkeit höchstens einen hypothetischen indirekten Nutzen. Bei diesem Argument ist zu berücksichtigen, daß mit dem Begriff der Arbeitsfähigkeit auch nicht erwerbstätige Personen wie Frauen, Schüler u. a. m. miteingeschlossen sind. Für den Arbeitgeber stellt jedoch eine Verringerung der Arbeitsabwesenheitstage immer einen Nutzen dar, da ein krankheitsbedingter Erwerbsausfall z. B. Lohnfortzahlungen zur Folge hat. Ebenso sind dabei entsprechende Produktivitätseinbußen durch den reduzierten Arbeitseinsatz in Betracht zu ziehen. Williams (1984) weist daher mit dem Recht darauf hin, daß eine KNA an den jeweiligen Umfang der für die relevante Entscheidungsebene in Betracht kommenden Auswirkungen angepaßt werden muß.

Diese Ausführungen erhellen, daß die Würdigung der Ergebnisse der KNA je nach Betrachtungsebene oder aufgrund veränderter Rahmenbedingungen nach unterschiedlichen Kriterien erfolgt. Die im Zusammenhang mit einer Krankheit und der spezifischen Behandlung anfallenden Kosten und Nutzen beziehen sich daher nicht nur auf das Gesundheitswesen selbst, sondern auch auf andere wirtschaftliche und gesellschaftliche Bereiche. Selbst innerhalb des Gesundheitswesens ist zu beachten, daß nichtstaatliche und staatliche Bereiche und innerhalb letzterer die verschiedenen staatlichen Ebenen (Bund, Länder, Gemeinden usw.) unterschiedlich von einer bestimmten Therapieform beeinflußt werden. Es stellt sich somit die Frage, an welchen bzw. an welche Entscheidungsträger sich die Umsetzung der KNA zu richten hat.

Der geschilderte Sachverhalt hat zur Folge, daß mögliche Auftraggeber einer KNA u. U. dazu neigen, nur einen Teilbereich (z. B. Untersuchung einer Therapieform im niedergelassenen Bereich) zu berücksichtigen und die gesellschaftlichen „Nebenwirkungen" einer untersuchten Maßnahme zu vernachlässigen. Es sollte daher Aufgabe der Projektgruppe sein, immer auch die Auswirkungen einer medizinischen Maßnahme auf andere als auf den isoliert untersuchten Bereich in die KNA miteinzubeziehen.

Tabelle 4. Betroffene und Begünstigte der KNA

Analysedimensionen	Kosten-Nutzen-Komponenten	Nutzen	Kosten
Medizinisch	Krankheitsverlauf	Patienten, Ärzte	Patienten mit anderen Krankheiten
	Nebenwirkungen		Patienten
	Heilungserfolg	Patienten, Ärzte	
Sozial	Symptomverlauf	Patienten	
	Befindlichkeit	Patienten	
	Heilungserfolg	Patienten	
Ökonomisch	Medikamente	Patienten	Prämienzahler, Patienten
	Ambulante Behandlung	Ärzte, Patienten	Prämienzahler
	Stationäre Behandlung	Patienten	Prämienzahler, Steuerzahler
	Arbeitsfähigkeit	Patienten	Arbeitgeber
	Berentung		Sozialversicherungen
	Tod	Patienten	Sozialversicherungen

Diese Ausführungen verweisen auf die wichtige Frage nach dem nutzbringenden Einsatz der KNA. Da jede KNA selbst unter dem Aspekt von Kosten und Nutzen zu würdigen ist, ist aus dem theoretisch möglichen Umfeld eines KNA-Einsatzes jener praktisch sinnvolle Einsatzbereich zu bestimmen, welcher die Durchführung der KNA vom zu erwartenden Nutzen her rechtfertigt. Für den Einsatz der KNA als Entscheidungshilfeinstrument kann von folgenden Entscheidungskriterien ausgegangen werden:

- hohe Investitions- und/oder Betriebskosten einer Maßnahme;
- Zwang, Realisierungsprioritäten zwischen verschiedenen und/oder alternativen Maßnahmen zu setzen;
- qualitative Konkretisierung von neuen Technologien mit „Durchbruchcharakter";
- Vorliegen diffuser Entscheidungssituationen;
- Offenlegung der Nutznießer (Patienten) einer Maßnahme;
- Erarbeitung von Entscheidungskriterien für die Bestimmung von Maßnahmen, welche bei einer Mittelreduktion beschränkt bzw. aufgehoben werden sollen.

Der Vorteil des dargelegten 2stufigen Vorgehens bei der Realisierung der KNA liegt darin, daß mittels Grobanalyse erste Entscheidungskriterien erarbeitet werden können. Hierfür ist es auch möglich, auf ausländische Arbeiten zurückzugreifen, welche - trotz anderer Voraussetzungen und der Andersartigkeit des jeweiligen Gesundheitswesens - erste Hinweise für die Richtung der zu erwartenden Ergebnisse zu liefern vermögen. Die Feinanalyse ist dann zu realisieren, wenn verfeinerte und breiter abgestützte Entscheidungskriterien erarbeitet werden müssen.

7 Personelle Zusammensetzung der Projektgruppe

Die bisherigen Ausführungen zeigen klar, wie notwendig es ist, zur Bewältigung der mehrdimensionalen KNA Fachspezialisten aus verschiedenen Wissensgebieten in der Projektgruppe zusammenzufassen. Eine minimale Konfiguration umfaßt daher je einen Mediziner, Epidemiologen, Statistiker und Ökonomen. Für die Durchführung von Expertenbefragungen (Delphi-Methode) kann ergänzend auf externe Spezialisten zurückgegriffen werden. Die Wahl solcher Fachspezialisten erfolgt nach Maßgabe ihres Tätigkeitsgebietes. Die studienbegleitende Realisierung von repräsentativen Erhebungen kann mit Vorteil einem hierfür spezialisierten Institut übertragen werden.

Ein dergestalt zusammengesetztes multidisziplinäres Projektteam sieht sich rasch mit dem Problem der Integration verschiedener Wissensgebiete bzw. unterschiedlicher Betrachtungs- und Vorgehensweisen konfrontiert. Damit jedes der Projektmitglieder rasch und eindeutig die Bedürfnisse der anderen Projektmitglieder zu erkennen vermag, bildet ein interdisziplinär anwendbarer Denk- und Bezugsrahmen ein wichtiges Verständigungsmittel und Vorgehensinstrument. Als ein solcher gemeinsamer Bezugsrahmen ist der Systemansatz zu bezeichnen. Der Systemansatz verbindet dabei die analytische Durchdringung der verschiedenen Betrachtungsebenen und deren wechselseitige Vernetzung mit den kybernetischen Steuerungs-, Regelungs- und Lenkungsprozessen, welche die handlungsorientierten Prozeßabläufe erfassen. Dieses Zusammenspiel zwischen der statischen Aufgliederung des Analysegegenstandes in eine Hierarchie von Bezugsebenen und dem dynamischen Charakter der Handlungsabläufe vermag als Bezugsrahmen wertvolle Dienste zu liefern. Dem Projektteam wird mit diesem Bezugsrahmen die Voraussetzung dafür geboten, daß unterschiedliche Denkweisen projektbezogen integriert und koordiniert werden können. Im Zusammenhang mit der Forderung nach einem multidisziplinär zusammengesetzten Projektteam ist gemeint, daß es sich dabei nicht um eine zeitlich nachgeschaltete Auseinandersetzung einzelner Fachspezialisten mit dem KNA-Projekt handeln kann. Vielmehr geht es darum, daß die einzelnen Spezialisten gemeinsam und gleichzeitig das anstehende Projekt aus medizinischer, sozialer und ökonomischer Sicht angehen. Dadurch wird es möglich, Ad-hoc-Analysen, d.h. das nachträgliche Anhängen einer ökonomischen Analyse an die medizinische, zu vermeiden (Culyer u. Horisberger 1984).

Bei der KNA ist wie bei jeder anderen Methode zur Entscheidungshilfe davon auszugehen, daß das Instrument nicht allen theoretischen und praktischen Anforderungen zu genügen vermag. Im folgenden Kapitel sollen daher die Möglichkeiten und Grenzen der KNA näher ausgeführt werden.

8 Möglichkeiten und Grenzen der KNA

Die Vorzüge und Schwächen der KNA liegen einerseits im theoretischen Konzept selbst. Andererseits bestehen Vorzüge und Probleme bei seiner Übertragung auf das Gesundheitswesen. Schließlich ergeben sich Vor- und Nachteile bei der praktischen Anwendung im Zusammenhang mit der Evaluation einer spezifischen medizinischen Maßnahme. Im folgenden werden die Möglichkeiten und Grenzen der Anwendung der KNA im Gesundheitswesen aufgeführt.

Möglichkeiten

- Systemanalyse der Patientenkarriere, der an der Krankheitsbehandlung beteiligten Gesundheitsinstitutionen, der eingesetzten diagnostischen und therapeutischen Maßnahmen, des Heilungserfolges etc.

- Kenntnis über die vorliegenden Patientenströme bei den entsprechenden Krankheiten und hinsichtlich der eingesetzten Mittel.

- Kenntnis über das gegebene Kostengefüge bei einer bestimmten Krankheitsbehandlung.

- Kenntnis über den Behandlungserfolg alternativer Behandlungsmaßnahmen.

- Entscheidungsgrundlagen für ein aktives Patientenmanagement und für ein problembezogenes Systemmanagement.

Grenzen

- zum Teil schwierige Systemabgrenzung.

- Dynamische Veränderungen der Patientenströme über längere Zeitperioden sind schwierig und nur mit aufwendigen Studien erhebbar.

- Die einer KNA unterzogenen medizinischen Behandlungsverfahren zeigen hinsichtlich ihrer praktischen Einführung die für neue Technologien und Verfahren typischen Diffusionsprozesse.

- Bei der Erhebung von neuen medizinischen Behandlungsmöglichkeiten ist es schwierig, zwischen substitutiven und kumulativen Wirkungen zu unterscheiden, d.h. es ist nicht immer möglich, abzuschätzen, ob eine bestimmte neue Maßnahme eine schon beste-

- Die mehrdimensionale KNA bewertet eine bestimmte Maßnahme aufgrund verschiedener analytischer Dimensionen.

- Die Maßnahmenbeurteilung erfolgt aus objektiv-ärztlicher und aus subjektiv-patientenbezogener Sicht.

- Die KNA schafft klare Transparenz hinsichtlich der Kosten- und Nutzenaspekte der maßnahmenbezogenen Kosten-Nutzenkomponenten.

- Die KNA stellt die evaluierte Maßnahme den alternativen Möglichkeiten gegenüber.

- Die KNA erlaubt die Evaluierung einer bestimmten Maßnahme v o r ihrer praktischen Einführung.

- Mittels KNA können bereits eingeführte Maßnahmen n a c h t r ä g l i c h evaluiert werden.

hende ablöst oder zusätzlich zur bestehenden Maßnahme eingesetzt wird.

- Langzeitwirkungen einer analysierten Maßnahme sind nur schwierig in die KNA einzubeziehen.

- Gegenüber der Kostenseite ist der behandlungsbezogene Nutzen komplizierter zu quantifizieren.

- Die Gleichnamigmachung quantitativer und qualitativer Aspekte ist z. T. problematisch, ebenso die von geldwertmäßigen mit nicht geldwertmäßigen Aspekten.

- Die Kooperationsbereitschaft der befragten Personen (Ärzte und Patienten) bildet eine bedeutsame Voraussetzung für die Erfassung von behandlungsbezogenen Aspekten.

- Die berücksichtigten KNA-Komponenten betreffen verschiedene Bereiche des Gesundheitswesens und der Gesellschaft insgesamt, was zur Folge hat, daß Kostenträger und Nutznießer einer Maßnahme nicht dieselben Personen bzw. Institutionen sind.

- Es ist z. T. schwierig, alle für eine Krankheitsbehandlung in Frage kommenden Behandlungsalternativen zu bestimmen.

- Bei ex ante-Analysen stößt die Durchführbarkeit der KNA dort an Grenzen, wo die konkreten praktischen Bedingungen einer bestimmten Maßnahme nicht im voraus bekannt und erkennbar sind.

- Bei ex post-Analysen ist zu berücksichtigen, daß die unter experimentellen Bedingungen erzielten Analyseergebnisse unter praktischen Verhältnissen starken Veränderungen unterworfen sein können.

- Zeigt die KNA, daß eine neue Behandlungsmethode gegenüber einer bereits eingeführten besser abschneidet, so stellt sich das Problem, daß es schwieriger ist, eine praktisch eingeführte Methode einzuschränken, als eine neue einzuführen.

- Je detaillierter die zu analysierende Problemstellung der KNA angegangen werden soll, desto umfangreichere repräsentative Erhebungen sind durchzuführen.

- Je umfangreicher eine KNA eine bestimmte Problemstellung erfassen soll, desto aufwendiger und damit zeitintensiver wird die Analyse, und desto eher besteht die Möglichkeit, daß sich für den untersuchten Zeitraum bestimmte Untersuchungsparameter verändern.

Die Möglichkeiten und Grenzen der KNA ergeben sich hauptsächlich dadurch, daß die objektiven und subjektiven Effekte einer medizinischen Maßnahme nicht immer präzis gefaßt werden können. Die Ursache liegt im spezifischen Umfeld einer Maßnahme (Krankheitsdiagnose, -schweregrad und -verlauf; Vorliegen einer oder mehrerer Begleitkrankheiten; patientenabhängige Behandlungstreue usw.). Da es darum geht, kurzfristige Auswirkungen bestimmter Maßnahmen auf den Gesundheitszustand zu erfassen, sind Mortalitätsraten nicht geeignet. Die benötigten umfassenden Gesundheitsindikatoren müssen erst noch entwickelt werden (White 1984). Die dabei einzuschlagende Vorgehensweise, die Ableitung entsprechender Indikatoren und eine Bestandesaufnahme bestehender Möglichkeiten wurden in einer Studie von Bapst (1984) aufgezeigt. Die Erfassung und Bewertung hauptsächlich der Nutzenkomponenten kann daher mittels Verwendung entsprechender Gesundheitsindikatoren stark verbessert werden (Culyer u. Horisberger 1984).

Hinzu kommt, daß mit der allgemeinen praktischen Verbreitung einer Maßnahme auch andere als die ursprünglich bezeichneten Anwendungsbereiche berührt werden. Dies kann dazu führen, daß mit zunehmender Anwendungsdauer die Anwendungshäufigkeit einer Maßnahme zunimmt. Dadurch erhöhen sich die Anwendungskosten der entsprechenden Maßnahme, wobei sich der jeweilige Nutzen – bedingt durch den Maßnahmeneinsatz in nicht indizierten Bereichen – nicht immer im Gleichschritt mit dem Maßnahmeneinsatz erhöht. Schließlich ist darauf hinzuweisen, daß mit der Anwendungsdauer einer Maßnahme die Wahrscheinlichkeit zunimmt, daß entsprechende Nebenwirkungen auftreten und bekannt werden, und zwar im Gegensatz zur weniger häufig eingesetzten Maßnahme. Das Auftreten von entsprechenden Nebenwirkungen ist daher neben der Güte der jeweiligen Maßnahme auch von ihrer Einsatzhäufigkeit abhängig. Da die Einsatzhäufigkeit einer Maßnahme jedoch durch die behandelnden Ärzte bestimmt wird, sind die zu erwartenden Nebenwirkungen aufgrund des bestehenden Risiko-Nutzen-Verhältnisses als verantwortbar zu bezeichnen. Diese Ausführungen verweisen auf die für die Durchführung der KNA wichtige Frage nach der Wahl des richtigen Zeitpunktes. Da die Unsicherheiten mit der Zeit abnehmen, wäre es vorteilhaft, mit der Analyse zu warten. Nur läuft man damit Gefahr, mit der Analyse reine Geschichtsschreibung zu betreiben. Die Lösung dieses Dilemmas läßt sich nach Williams (1984) durch die Durchführung der KNA als Grobanalyse erreichen. Die Durchführung der Grobanalyse bildet damit einen wichtigen Bestandteil bei der Realisierung der KNA, sei es als Voruntersuchung zur Abschätzung der maßgebenden Elemente der KNA, sei es für die Abschätzung der Größenordnungen des mit einer neuen Technologie erzielbaren Kosten-Nutzen-Verhältnisses.

Einen interessanten Ansatz zur Grobabschätzung der positiven und negativen Auswirkungen einer neuen Maßnahme bietet eine Studie der Robinson Associates Inc. (1978). Im Rahmen einer Delphi-Erhebung wurden ausgewählte Ärzte nach ihrer Meinung zum Therapieerfolg einer Maßnahme befragt. Die Angaben dieser befragten Ärzte wurden nach verschiedenen Teilfragen differenziert erhoben und nachträglich statistisch ausgewertet.

Im Zusammenhang mit dem Faktor Zeit ist zudem zu berücksichtigen, daß einzelne Krankheiten nach einer gewissen Zeit mit einer bestimmten Wahrscheinlichkeit von selbst abheilen. Es ist daher unzulässig, die Dauer eines auf die medizinische Technologie zurückzuführenden Nutzens länger anzusetzen als es dem natürlichen Krankheitsverlauf entspricht (Culyer u. Horisberger 1984). Umgekehrt dauert es immer eine gewisse Zeit, bis sich die Anwendung einer Maßnahme allgemein durchsetzt. Die Wahl des richtigen Zeitpunktes für die Durchführung der KNA ist damit für den Erfolg der Analyse maßgebend.

Bei der Diskussion der Möglichkeiten und Grenzen der KNA ist für die nahe Zukunft davon auszugehen, daß die benötigten Entscheidungsgrundlagen im Gesundheitswesen weitgehend fehlen. Dieses Manko führt dazu, daß viele für den behandelnden Arzt wichtigen Informationen nicht oder nicht im gewünschten Umfang vorliegen. Zudem können veränderte Behandlungsabläufe mit den entsprechenden Auswirkungen auf das Gesundheitssystem nicht rechtzeitig erkannt und in ihrer Bedeutung ausgemessen werden. Schließlich muß bei der KNA beachtet werden, daß die Beschaffung und Verarbeitung der notwendigen Datengrundlagen selbst wieder unter Kosten-Nutzen-Überlegungen zu erfolgen hat. Dies bedeutet, daß die für die Durchführung der KNA notwendigen personellen, zeitlichen, informationellen und finanziellen Mittel nicht unbegrenzt zur Verfügung stehen. Die Möglichkeiten der KNA ergeben sich dabei hauptsächlich aus den krankheitsbezogenen Häufigkeits- und Therapieangaben, welche die Chance für ein aktives und problemorientiertes Informations- und Patientenmanagement eröffnen. Zudem ist es denkbar, ein Krankheits- und Systemmanagement zum Zweck einer optimalen Behandlungsstrategie einzusetzen. Die Grenzen der KNA liegen hauptsächlich in jenem Bereich, für welchen sie ursprünglich eingesetzt werden sollte: in der Verbesserung der Problem- und Entscheidungstransparenz. Je diffuser die informationellen Entscheidungsgrundlagen für oder gegen den Einsatz einer medizinischen Maßnahme sind, desto eher ist die Motivation für den Einsatz der KNA gegeben und um so mehr sind die Möglichkeiten der KNA begrenzt, weil das hierfür benötigte Datenmaterial nicht vorhanden bzw. verfügbar ist.

Insgesamt kann jedoch die KNA als nützliches Hilfsinstrument für Entscheidungsprobleme bezeichnet werden, mit dessen Hilfe die Entscheidungstransparenz und die Systemwirkungen von Entscheidungen problembezogen und detailliert angegangen werden können. Der mehrdimensionale Ansatz der KNA und ein multidisziplinär zusammgesetztes Projektteam bilden dabei die zur Entscheidungsvorbereitung wichtigen und notwendigen Grundlagen. Neben der Entscheidungsbildung sind die Ergebnisse auch für die Verbesserung der Informationsgrundlagen der praktizierenden Ärzte einsetzbar.

Literatur

Bapst L (1982) Kosten-Nutzen-Analyse der Ulkustherapie. In: Andreae C-A (Hrsg) 1. Hochschulkurs aus Gesundheitsökonomik, Schloß Hofen, S 25–31
Bapst L (1984) Möglichkeiten und Grenzen von Gesundheitsindikatoren als Voraussetzung für die Anwendbarkeit von integrierten Planungssystemen im schweizerischen Gesundheitswesen. Schweizerisches Krankenhausinstitut (SKI), Aarau
Bapst L, Horisberger B (1980a) Field studies in private medical practice in the Federal Republic of Germany, autumn 1978: 150 ulcer Patients, autumn 1979: 103 ulcer patients. Interdisciplinary Research Centre for Public Health, St. Gallen
Bapst L, Horisberger B (1980b) Urteil des Arztes über Ulkusbehandlung mit Tagament in der freien Praxis. Interdisziplinäres Forschungszentrum für die Gesundheit, St. Gallen
Bapst L, Horisberger B (1981a) Analyses of data of the diagnosis and therapy index (DTI). Survey

performed by Infratest Gesundheitsforschung Munich, 1974–1981. Interdisciplinary Research Centre for Public Health, St. Gallen

Bapst L, Horisberger B (1981 b) Analyses of 101 interviews with physicians in private practice in the Federal Republic of Germany. Interdisciplinary Research Centre for Public Health, St. Gallen (unpublished)

Bapst L, Horisberger B (1984) Epidemiologische Entwicklung der peptischen Ulzera und Evaluation der Duodenalulzera in der Bundesrepublik Deutschland vor und nach der Einführung von Cimetidin. In: Culyer A J, Horisberger B (Hrsg) Technologie im Gesundheitswesen, medizinische und wirtschaftliche Aspekte. Springer, Berlin Heidelberg New York Tokyo, S 250–275

Bapst L, Horisberger B (im Druck) Das peptische Ulkus in der Bundesrepublik Deutschland 1970–80. Eine Kosten-Nutzen-Analyse, IFZ, Juli 1983

Bloom B S (1983) Presentations: Costs and benefits: The essence of health care decision making – a case analyses; systematic analyses: cost-benefit and cost-effectiveness techniques; systematic decision making: Values, conflicts and examples; political decision, making and the use oft cost-benefit and cost-efectiveness analyses: The Michigan Hospital Capacity Reduction Program for 1976 to 1979. In: Bloom B S, Berki S E (eds) Cost-benefit, cost-effectiveness and other decision making techniques in health care resource allocation. Proceedings of a Regional Symposium, May 19–21. Biomedical Information Corporation Publications, Chicago New York, pp 5–7

Bundesverband der Ortkrankenkassen. Statistik der Ortskrankenkassen. Krankheitsarten-, Krankheitsursachen- und Sterblichkeits-Statistik. Bonn, verschiedene Jahrgänge

Culyer A J, Horisberger B (Hrsg) (1984) Technologie im Gesundheitswesen, medizinische und wirtschaftliche Aspekte. Springer, Berlin Heidelberg New York Tokyo

Culyer A J, Horisberger B (1984) Die medizinische und die ökonomische Evaluation – ein Postskriptum. In: Culyer A J, Horisberger B (Hrsg) Technologie im Gesundheitswesen, medizinische und wirtschaftliche Aspekte. Springer, Berlin Heidelberg New York Tokyo, S 405–418

Hertzman P, Jönsson B, Lindgren B (1979) The economic costs of ulcer disease. The Swedish Institute for Health Economics

Horisberger B, Eimeren W van (Hrsg) (1986) Die Kosten-Nutzen-Analyse – Methodik und Anwendung am Beispiel von Medikamenten. Springer, Berlin Heidelberg New York Tokyo

Robinson Associates Inc. (1978) The impact of cimetidine on the national cost of duodenal ulcers. Bryn Mawr Mall

Schweizerisches Krankenhausinstitut (1984) Bedarf und Betrieb von extrakorporalen Nierensteinzertrümmerungsanlagen (ESWL) in der Schweiz. Bericht einer Arbeitsgruppe des Schweizerischen Krankenhausinstitutes (SKI) im Auftrage der Schweizerischen Sanitätsdirektorenkonferenz, Aarau

Sonnenberg A, Fritsch A, Sierp D, Bapst L, Horisberger B (1982) Was kostet ein Ulkus? In: Blum A L, Sievert J R (Hrsg) Ulkus-Therapie, 2, überarbeitete Auflage. Springer, Berlin Heidelberg New York Tokyo, S 138–150

Weisbrod B A (1984) Ökonomische Ansätze zur Evaluation einer neuen medizinischen Technologie: Das Medikament Cimetidin. In: Culyer A J, Horisberger B (Hrsg) Technologie im Gesundheitswesen, medizinische und wirtschaftliche Aspekte. Springer, Berlin Heidelberg New York Tokyo, S 220–241

White K L (1984) Evaluation und Medizin. In: Culyer A J, Horisberger B (Hrsg) Technologie im Gesundheitswesen, medizinische und wirtschaftliche Aspekte. Springer, Berlin Heidelberg New York Tokyo, S 3–18

Williams A (1984) Die Rolle der Ökonomie in der Evaluation von Technologien für die Gesundheitsversorgung. In: Culyer A J, Horisberger B (Hrsg) Technologie im Gesundheitswesen, medizinische und wirtschaftliche Aspekte. Springer, Berlin Heidelberg New York Tokyo, S 47–80

Kosten-Nutzen-Analyse der medikamentösen Ulkusbehandlung mit Tagamet

L. Bapst, B. Horisberger und D. Sierp

---

* L. Bapst, Dr. oec. HSG, Chef der Zentralstelle für Medizinaltarife UVG, Chef des Medizinaltarifdienstes der Schweizerischen Unfallversicherungsanstalt (SUVA), Luzern

Einleitung

Das weltweit große Interesse an Untersuchungen über den Nutzen von Tagamet in der Ulkusbehandlung, das in zahlreichen Arbeiten seinen Niederschlag gefunden hat (Culyer u. Horisberger 1983) gründet in erster Linie auf 2 Fakten:

1) *Cimetidin* (Tagamet) als Vertreter einer neuen Klasse von Histaminantagonisten, sog. H_2-Rezeptorantagonisten, hat die Behandlung der peptischen Ulkuskrankheiten revolutioniert. Schon kurze Zeit nach seiner in den Jahren 1976–1977 erfolgten Einführung zeichnete sich in den betreffenden Ländern ein starker Rückgang der Operationshäufigkeit beim peptischen Ulkus ab (vgl. Drummond, in: Culyer u. Horisberger 1983, S. 181 ff.; Horisberger, in: Culyer u. Horisberger 1983, S. 213 ff.).

Im Sommer 1977 gelangte das Medikament in der Bundesrepublik Deutschland unter der Bezeichnung Tagamet auf den Markt. Drei Jahre später betrugen seine Verordnungsanteile in der ambulanten Behandlung des peptischen Ulkus etwa ein Drittel. Im Herbst 1980 erreichte die Anzahl der Verordnungen in der ambulanten Praxis beim Ulcus duodeni knapp 40% und überstieg 30% beim Ulcus ventriculi. Im Jahre 1980 wurden für Cimetidin (Tagamet) 457 000 Verordnungen bei Ulcus duodeni berechnet. Zusammen mit den Anwendungen in den Krankenhäusern stand Cimetidin damals an der Spitze sämtlicher Verordnungen gegen Ulkus.

Die Gründe für den Erfolg von Tagamet waren in erster Linie sowohl die therapeutische Wirksamkeit als auch das zuverlässige Wirkungsprofil und die gute Verträglichkeit. Die Ärzte bewerteten das Wirkungsprofil von Cimetidin bezüglich einer Reihe von Kriterien, die sie als wichtig erachteten, besser als alternative Therapien (Tabelle 1).

Tabelle 1. Punktebewertung der Erreichung von Behandlungszielen unter verschiedenen Therapien. Bewertungsskala der Ärzte von 1 („schlecht") bis 10 („sehr gut"). [Ergebnis der Befragung einer repräsentativen Stichprobe von 101 niedergelassenen Ärzten in der Bundesrepublik (eigene Erhebungen (Feldstudie) in der Bundesrepublik 1979, Infratest/IFZ)]

Kriterien	Cimetidin	Alternative Therapien	Kontrollwert Spontanverlauf
Raschere Schmerzfreiheit	8,6	6,0	2,7
Raschere Ulkusheilung	7,7	5,3	2,5
Geringere Hospitalisationsrate	6,3	4,1	2,1
Kürzere Rekonvaleszenz	6,2	4,1	2,1
Kürzere Arbeitsunfähigkeit	5,9	4,0	2,0

2) Die Verbreitung der Ulkuskrankheit macht diese zu einem medizinischen und zugleich auch volkswirtschaftlichen Problem. Die peptische Ulkuskrankheit, das „Magengeschwür", zählt in den industrialisierten Ländern zu den „häufigen Krankheiten". In der Bundesrepublik leiden 1–2% der Bevölkerung an der Erkrankung, und die Schätzung der Zahl der Neuerkrankungen belaufen sich bis auf 250 000 pro Jahr, d. h. 0,4% der Bevölkerung (vgl. Horisberger, in: Culyer u. Horisberger 1983, S. 228 ff.). Allein das Duodenalulkus verursachte 1980 bei den knapp 10 Mio. pflichtversicherten Mitgliedern der AOK einen Verlust von 2,65 Mio. Gesamtarbeits-

tagen[1]. Der Gesamtverlust an Arbeitstagen wegen dieser Krankheit beziffert sich in der Bundesrepublik schätzungsweise auf über 7 Mio. Arbeitstage pro Jahr.

Die in Tabelle 2 aufgeführten Morbiditätsangaben der AOK-versicherten Pflichtmitglieder (rapportierte Daten) illustrieren die Häufigkeit der Arbeitsausfälle durch das Duodenalulkus für den Zeitraum 1975–1980 je für die ambulante, die stationäre und die Gesamtarbeitsunfähigkeit.

Tabelle 2. Arbeitsausfälle der AOK-versicherten Pflichtmitglieder in-den Jahren 1975–1980 wegen Duodenalulkus (532 ICD; rapportierte Daten; eigene Berechnungen aufgrund der *Krankheitsarten-, Krankheitsursachen- und Sterblichkeitsstatistik der AOK,* verschiedene Jahrgänge)

Morbiditäts-katero-rien / Jahr	Gesamtarbeitsunfähigkeit			Ambulante Arbeitsunfähigkeit			Stationäre Arbeitsunfähigkeit		
	Fälle	Tage	Tage je Fall	Fälle	Tage	Tage je Fall	Fälle	Tage	Tage je Fall
1975	72700	2563200	35.3	58600	2196000	37,5	14100	366600	26,0
1976	82700	2773900	33,5	67100	2373400	35,4	15600	400500	25,6
1977	87900	2785300	31,7	72600	2447200	33,7	15300	338100	22,1
1978	88700	2699600	30,4	74600	2396000	32,1	14200	303500	21,4
1979	90000	2690000	29,9	76700	2419300	31,5	13300	270600	20,4
1980	92100	2653700	28,8	78900	2392700	30,3	13200	261000	19,8

Zwei weitere Aspekte kommen hinzu. Zum ersten ist die Ulkuskrankheit (Duodenalulkus) eine Gesundheitsstörung, welche den aktiven Teil der Bevölkerung betrifft. Anhand von 2 eigenen repräsentativen Stichprobenerhebungen von 103 bzw. 150 Fällen von verifizierten Duodenalulzera in der ambulanten Praxis in der Bundesrepublik aus den Jahren 1979 bzw. 1981 fanden wir folgende Altersverteilung des Duodenalulkus in der Bevölkerung (Abb. 1).

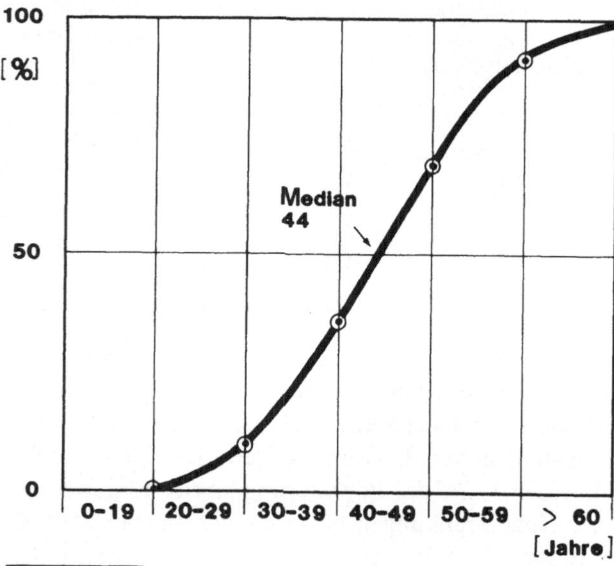

Abb. 1. Kumulierte Verteilung des Duodenalulkus in der Bundesrepublik nach Altersklassen (n = 253). Der Medianwert für das Alter aller Ulkuskranken beträgt 44 Jahre; 90% der Kranken sind jünger als 60 Jahre

---

[1] Nach Bundesverband der Ortskrankenkassen: *Statistiken der Ortskrankenkassen, Krankheitsarten-, Krankheitsursachen- und Sterblichkeitsstatistik,* Bonn

Zum zweiten kommen bei dieser Erkrankung sehr häufig Rückfälle vor. In der eben erwähnten Stichprobenerhebung fanden wir bei den Patienten mit gesichertem Duodenalulkus eine mittlere Anzahl von 5 ± 1 Schüben in der Vorgeschichte, über 20% dieser rezidivierenden Fälle wiesen anamnestisch auf Jahre verteilt 10 und mehr Schübe auf.

Studiengruppe

Kurz nach der Einführung von Tagamet in Deutschland bildete sich mit Unterstützung der Fa. Smith Kline Dauelsberg in München unter Leitung des Interdisziplinären Forschungszentrums für die Gesundheit (IFZ) in St. Gallen eine Studiengruppe aus Mitarbeitern des IFZ und des Instituts für Betriebswirtschaft (IfB) der Hochschule St. Gallen. Sie hatte das Ziel, gemeinsam mit Dr. Sierp von der Fa. Smith Kline Dauelsberg eine Reihe von Untersuchungen über Kosten und Nutzen der Ulkusbehandlung mit Tagamet durchzuführen. Bis zu diesem Zeitpunkt waren zu diesem Thema in der Bundesrepublik kaum Untersuchungen durchgeführt worden, und die Datenbasis mußte von Grund auf erarbeitet werden.

Die Studiengruppe analysierte in der Folge das vorhandene Quellenmaterial aus Gesundheitsstatistiken und Versicherungsdaten für die Zeit von 1971 bis 1980 und organisierte gezielte Primärerhebungen im Bereich der niedergelassenen Ärzte in den Jahren 1979 und 1981. Die Feldarbeiten für diese Erhebungen wurden von der Fa. Infratest Gesundheitsforschung GmbH & Co., 8000 München 21 übernommen; sie lieferte uns auch die Daten des Diagnose- und Therapieindex (sog. DTI-Panel) über die Krankenhausbehandlung bei Ulkus[2].

Diagnostische Klassifikation

Tabelle 3 zeigt die peptischen Ulkuskrankheiten, die im Rahmen dieser Studien berücksichtigt wurden.
In den Sammelstatistiken ist dieser ICD-Code heute allgemein üblich. In früheren

Tabelle 3. ICD-Code für Ulkuskrankheiten. (Nach *Manual of the International Statistical Classification of Diseases, Injuries and Causes of Death*, 9th Revision 1978, WHO)

ICD-Code	Bezeichnung
531.	Ulcus ventriculi
531.0	mit Perforation
531.9	ohne Perforation
532.	Ulcus duodeni
532.0	mit Perforation
532.9	ohne Perforation

[2] Allen Mitarbeitern sei an dieser Stelle für Ihren Einsatz gedankt. Ohne ihre immerwährende Mitarbeit wäre die vorliegende Studie nicht zustande gekommen. Der Firma Smith Kline Dauelsberg danken wir für die wohlwollende Unterstützung dieses mehrjährigen Projekts und für die jederzeit bereitwillig geleistete Hilfe

Jahren wurden allerdings häufig andere, oft weniger differenzierte Diagnoseschlüssel angewandt.

Probleme ergaben sich dort, wo in Sammelstatistiken im Verlauf der Zeit die Systematik geändert wurde. Das ist z. B. bei den Angaben der Allgemeinen Ortskrankenkassen (AOK) der Fall. Diese umfassendste Datensammlung im Bereich der Bundesrepublik (1980 wurden ca. 46,6% der gesetzlich krankenversicherten Bundesbürger darin erfaßt) wurde bis 1974 gemäß der Klassifikation der deutschen Systematik (DS) geführt. Unter der Rubrik 61 DS wurden das Ulcus ventriculi und das Ulcus duodeni zusammengefaßt, erst ab 1975 wurden die beiden Ulkusformen gemäß der ICD-Systematik unterschieden.

In der ambulanten Praxis erfolgen die Angaben wohl nur in den seltensten Fällen nach dem ICD-Code, sondern im Klartext („Ulcus duodeni", „Ulkusblutung", „Ulkusrezidiv" usw.). Bei unseren Erhebungen im ambulanten Bereich haben wir uns an die Fälle mit einem „diagnostisch gesicherten Ulcus duodeni" gehalten.

Zur Wahl des analytischen Ansatzes

Im Zusammenhang mit der Analyse alternativer Behandlungsmethoden von Krankheiten stellen sich eine Reihe von Problemen, die sich nicht ohne weiteres in einem Zug lösen lassen. Neben der ökonomischen Dimension, die für den Gesundheitspolitiker heutzutage mit wenigen Ausnahmen im Vordergrund steht, spielen die medizinischen und sozialen Dimensionen aus ärztlicher und ethischer Sicht eine maßgebliche Rolle. Geht es dem Politiker, gemäß seinem Auftrag, um die Kollektivgutproblematik, so hält der Arzt – und der Patient – diesem Aspekt die Maximierung der individuellen Lebensqualität entgegen. Eine bestimmte medizinische Behandlungsform hat demzufolge gesundheitssystem- und individualbezogene Auswirkungen. Eine vollständige Analyse der Auswirkungen einer Behandlungsform hat diese unterschiedlichen Gesichtspunkte zu berücksichtigen. Grundsätzlich ergibt sich daraus die Forderung nach einer mehrdimensionalen Betrachtungsweise.

Der Sachverhalt wird noch dadurch kompliziert, daß jedes therapeutische (und diagnostische) Verfahren angemessen, d. h. spezifisch, aber auch extensiv und unspezifisch zur Anwendung gelangen kann. Jede dieser Anwendungsarten oder Modalitäten hat ihre eigenen ökonomischen, sozialen und medizinischen Auswirkungen.

Im Falle von Tagamet läßt sich der Sachverhalt in einem Würfel darstellen (Abb. 2).
Aus diesem Würfel können bei der späteren Analyse „Blöcke" herausgeschnitten werden, welche sich auf ökonomische, soziale und medizinische Aspekte gesondert beziehen.

Dieser methodische Rahmen bildet im folgenden das Raster für die Bewertung der spezifischen Therapie des Duodenalulkus mittels Tagamet. Bei der Verknüpfung der medizinischen, sozialen und ökonomischen Dimensionen mit den relevanten Kosten-Nutzen-Komponenten wurde den geldwertmäßig quantifizierbaren Daten ein breiterer Raum deswegen eingeräumt, weil diese im Rahmen der Studie über den Systemaspekt der Ulkustherapie im Vordergrund stehen. Es wäre aber falsch,

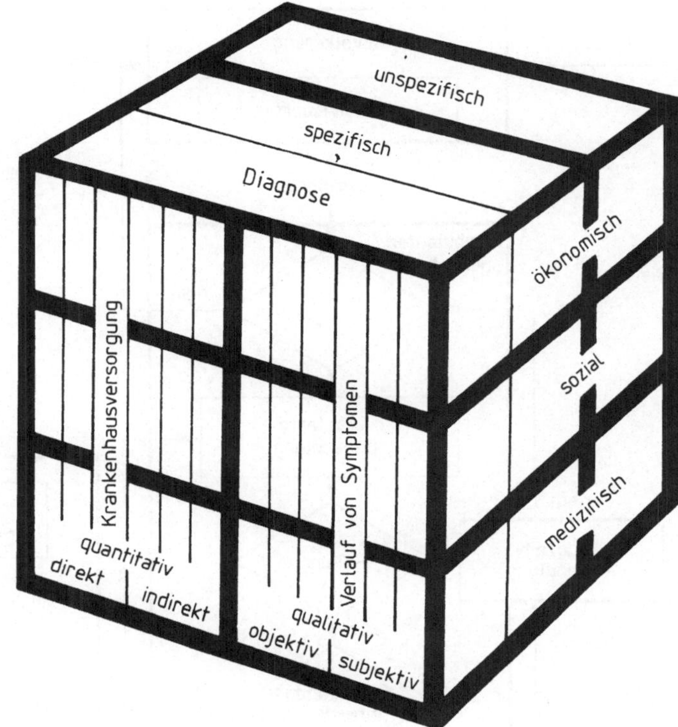

Abb. 2. Mehrdimensionale Darstellung der Zusammenhänge zwischen den Anwendungsbereichen von Tagamet und deren Auswirkungen in ökonomischer, sozialer und medizinischer Hinsicht

außer acht zu lassen, daß die breite Anwendung von Tagamet bei der Ulkusbehandlung primär nicht ökonomische, sondern ausschließlich medizinische und soziale Gründe (Wirksamkeit, Zuverlässigkeit, leichte Anwendbarkeit, Vermeidung von Operationen) hat. Die ökonomischen Konsequenzen sind eine Folge eben dieser Qualitäten und Vorteile, die Tagamet vor anderen Behandlungsalternativen auszeichnet.

Inhalt und Zweck der Analyse

Die Studie behandelt die Häufigkeit und die Entwicklung des Duodenalulkus in der Bundesrepublik über den Beobachtungszeitraum 1971–1980. Sie umfaßt eine Darstellung der für diesen Zeitabschnitt aufgearbeiteten Daten und bezweckt:

- eine Darstellung der für die Studie verwendeten bzw. erarbeiteten Unterlagen;
- eine quantitative Bewertung der Ulkuskrankheit und der dadurch verursachten direkten und indirekten Folgen für den Patienten und für die Volkswirtschaft;
- eine qualitative Darstellung der Ulkuskrankheit, insbesondere des Duodenalulkus aus der klinischen Sicht;
- eine Darstellung der Veränderung in der Behandlung und im Verlauf der Ulkuskrankheit seit der Einführung von Tagamet im Jahre 1977;
- den Nachweis eines Trendbruchs in der ambulanten und stationären Behand-

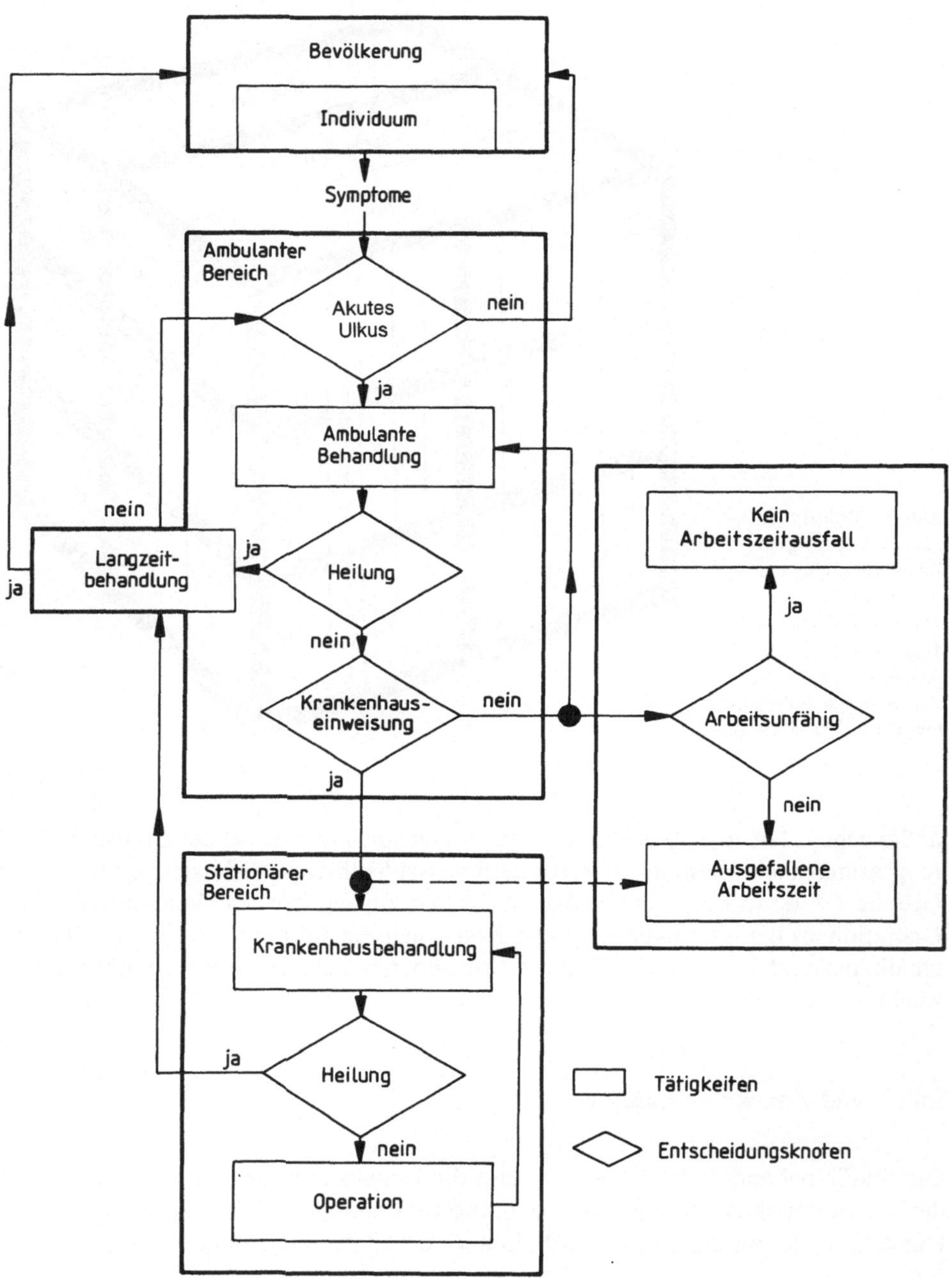

Abb. 3. Vereinfachtes Modell für das Patientenmanagement bei der Ulkuskrankheit (Flußdiagramm) mit den 3 Hauptkomponenten „ambulante Behandlung", „stationäre Behandlung" und „Arbeitsfähigkeit"

lung, Abnahme der Hospitalisation und Abnahme der Arbeitsunfähigkeit wegen Ulkus seit 1977;
- die Darstellung einer ökonomischen Kosten-Nutzen-Analyse für das Modelljahr 1980 mit einer Gegenüberstellung der volkswirtschaftlichen Kosten und des Nutzens von Tagamet;
- Diskussion der Ergebnisse und zukünftige Möglichkeiten für ein effizienteres, kosteneffektives Management der Ulkuskrankheit.

Datenmaterial

Die für die vorliegende Studie über die Ulkuskrankheit in der Bundesrepublik verwendeten Unterlagen und Datenerhebungen lassen sich gemäß dem Modell der Behandlungskette beim Duodenalulkus (Abb. 3) unterscheiden in

1. Daten aus dem ambulanten Behandlungsbereich,
2. Daten aus dem Behandlungsbereich Krankenhaus,
3. Daten über indirekte Folgen der Ulkuskrankheit, insbesondere über die Arbeitsfähigkeit, getrennt nach den Behandlungsbereichen ambulant und stationär, Daten der Krankenversicherung.

Der Ablauf der diagnostischen und therapeutischen Prozesse ist in Abb. 3 schematisch dargestellt. Das Modell zeigt einerseits die für die Kosten-Nutzen-Analyse maßgebenden Meßgrößen und berücksichtigt andererseits die im medizinischen Ablauf des Ulkusschubes wichtigen Entscheidungsgrößen.

Primärerhebungen im ambulanten Bereich

Der objektive und subjektive Verlauf des akuten Ulcus duodeni wurde in 2 Feldstudien bei je einer nach demographischen Gesichtspunkten strukturierten Gruppe von niedergelassenen Ärzten in den Jahren 1979 und 1981 erfaßt. Insgesamt konnte so der Diagnose-, Behandlungs- und Heilungsverlauf bei insgesamt 253 Patienten mit einer entsprechenden Anzahl von akuten Schüben eines diagnostisch gesicherten Ulcus duodeni dokumentiert werden. Da über 95% aller behandelten Ulzera von Allgemeinmedizinern oder Internisten behandelt wurden, haben wir die Erhebungen auf diese beiden Praxiskategorien beschränkt.

Erhebungsmethode
Die Ärzte hatten die Ulkusanamnese bezüglich der Art der Objektivierung, der Zahl der früher durchgemachten Schübe sowie der bisherigen Behandlung zu notieren. Als Ergänzung waren Angaben über Rauch- und Trinkgewohnheiten anzugeben. Die Befunde, die klinischen (Palpation) und ergänzenden Untersuchungen (Labor) waren festzuhalten. Die Diagnose war objektiv ferner nach der Lokalisation des Ulkus zu spezifizieren.

- Zur Person des Kranken wurde Alter, Geschlecht und Familienstand festgehalten. Ferner wurde nach dem Auftreten von Ulkuskrankheiten in der Familie (Eltern, Geschwister) gefragt.

- Der Zeitraum zwischen dem Auftreten der ersten Symptome und der ersten ärztlichen Konsultation war für den vorliegenden akuten Schub anzugeben.
- Die Therapie (medikamentös) war bei der ersten Konsultation schriftlich zu fixieren, Kombinationstherapie war möglich. Eine Einschränkung in der Art der Mittel bestand nicht. Die beabsichtigte therapeutische Wirkung war nach Möglichkeit anzugeben, ebenso der Grund für eine etwaige spätere Änderung der Therapie.
- Bei den nachfolgenden Konsultationen waren in wöchentlichen Abständen die Fortsetzung der Therapie, deren Änderung oder Ergänzung (wo möglich) objektiv zu begründen.
- Die Kooperation sowie die Krankheitsprognose des Patienten war bei jeder Konsultation aus ärztlicher Sicht abzuschätzen.
- Bei den Fällen, in denen eine Krankschreibung erfolgte, wurde diese in wöchentlichen Intervallen festgehalten.
- Überweisungen (an Facharzt oder Krankenhaus) waren zu vermerken.

Da die Wahl der Behandlung, die Dauer derselben, die Krankschreibung, die Wiederherstellung der Symptomfreiheit, die Ausheilung des Ulkus usw. vom Schweregrad der Krankheit abhängig sind, mußte ein Weg gefunden werden, diese Größe zu operationalisieren. Wir haben uns entschlossen, den subjektiven Gesamteindruck des behandelnden Arztes hierfür als unabhängige Variable vorzugeben, und die Ärzte angewiesen, den Schweregrad in 4 Kategorien der Beeinträchtigung des Allgemeinzustands („gering", „mäßig", „deutlich", „schwer") einzuteilen. Diese Kategorisierung ist wichtig, um verschiedene Verläufe und Behandlungsergebnisse vergleichbar zu machen.

Vom Arzt war ferner in wöchentlichen Intervallen der subjektive Eindruck über den therapeutischen Effekt (Besserung) anzugeben.

Erfolgten zwischen den in wöchentlichen Intervallen geplanten Konsultationen „Spontankonsultationen" auf Veranlassung des Patienten, waren diese unter Angabe des Grundes und einer (etwaigen) Änderung der Therapie festzuhalten. Der überwiegende Teil der „Zwischenkonsultationen" erfolgte zur Vornahme der i.v.-Injektion eines bestimmten Medikaments.

Die Patienten wurden nach Beschwerden gefragt, die zur typischen Ulkussymptomatologie gehören:

1. Schmerzlokalisation im mittleren Oberbauch mit Beschreibung der Schmerzqualität, evtl. Ausstrahlung in den Rücken,
2. Auftreten von Schmerzen nach dem Essen (postprandiale Schmerzen),
3. Nüchternschmerz, besonders mit nächtlichen Schlafstörungen infolge Schmerzen,
4. Besserung der Schmerzsymptome nach Einnahme kleiner Mahlzeiten oder nach Milchtrinken („food relief").

Außerdem wurde nach einer Reihe unspezifischer Symptome gefragt, insbesondere nach Übelkeit, Erbrechen, Sodbrennen.

Das Patientenheft mit den Fragebogen enthielt ferner auch eine Befindlichkeitstabelle mit einer größeren Anzahl von gegensätzlichen Begriffspaaren (z.B. frisch-matt, entspannt-gespannt, gutgelaunt-verstimmt usw.) zur Konstruktion einer Befindlichkeitsskala (nach Zerssen).

Da die Beschwerden und damit der Schweregrad eines Ulkusschubes von Fall zu Fall differieren können, ist es notwendig, zwecks Vergleichbarkeit vom Verlauf (und von Therapieerfolg) her die einzelnen Fälle nach Schweregrad zu operationalisieren. Berücksichtigt man den Schweregrad nach Angabe der behandelten Ärzte nach 4 Beschwerdeklassen mit den Kriterien „gering", „mäßig", „deutlich" und „schwer", so ergibt sich folgende Verteilung (Tabelle 4).

Tabelle 4. Verteilung der Beschwerden in 4 Beschwerdekategorien; ⅓ der Beschwerden werden als „gering bis mäßig" bezeichnet, ⅔ als „deutlich bis schwer". (Feldstudien 1979 und 1981)

Grad der Beschwerden	Anteil Patienten in der ambulanten Praxis		
	n	[%]	
Gering	17	6,7	34
Mäßig	69	27,3	
Deutlich	149	58,9	66
Schwer	18	7,1	
Gesamt	253	100	

2 von 3 Patienten leiden während eines akuten Ulkusschubs unter „deutlichen bis schweren" Beeinträchtigungen des Wohlbefindens. Dazu zählen v. a. Schmerzen im Oberbauch in Abhängigkeit von der Nahrungsaufnahme sowie auch nachts.

Die typischen Ulkussymptome wurden, nach Schweregrad, mit folgenden Häufigkeiten angegeben (Tabelle 5).

Die Häufigkeit der Schmerzsymptome eines Ulkusschubs ist von besonderer Bedeutung für die Bewertung des therapeutischen Erfolgs, weil Symptom- und Schmerzfreiheit von den Ärzten als erstes Therapieziel genannt wird. Die rasche Schmerzbefreiung bildet ein wesentliches Kriterium einer erfolgreichen Behandlung. In Tabelle 5 kommt die Intensität der Schmerzen nicht zum Ausdruck. Man muß aber annehmen, daß neben der Häufigkeit besonders die Heftigkeit des Schmerzes den Grad der Beeinträchtigungen durch die Krankheit bestimmt.

Zwischen dem Schweregrad der Beschwerden und der Zeit, die verstreicht, bis der Patient den Arzt aufsucht, besteht ein Zusammenhang, der im sog. „patients delay" zum Ausdruck kommt (s. „Diskussion", S. 97).

Tabelle 5. Häufigkeit der Nennung typischer Ulkussymptome unter Berücksichtigung des Schweregrades (n = 253)

Art der Symptome	Grad der Beeinträchtigung	
	Gering bis mäßig (n = 86) [%]	Deutlich bis schwer (n = 167) [%]
Postprandiale Schmerzen	76	67
Nüchternschmerz	61	65
Nachtschmerz, stört den Schlaf	60	68

Zur Diagnose

Ein Duodenalulkus kann durch den erfahrenen Arzt aufgrund der Vorgeschichte und beim Vorhandensein typischer sog. „Ulkussymptome" (Nüchternschmerz mit Besserung bei Nahrungsaufnahme, Nachtschmerz im Oberbauch, Völlegefühl nach dem Essen) vermutet werden. Zweifellos beginnt ein Teil der Ärzte bereits aufgrund der Symptomatologie eine spezifische Ulkusbehandlung. Das weitere Vorgehen und auch die Indikation zu weiteren Abklärungen werden durch den Krankheitsverlauf bestimmt.

In den letzten Jahren hat sich die Diagnostik beim Ulcus duodeni insofern gewandelt, als sowohl an der Klinik (und in der klinischen Ambulanz) als auch in der freien Praxis vermehrt spezialärztliche Untersuchungen der Therapie vorausgehen. Die Diagnosen haben dadurch insgesamt an Zuverlässigkeit gewonnen.

Mit Sicherheit läßt sich aber ein Duodenalulkus nur durch die Röntgenuntersuchung oder durch die Endoskopie belegen, wobei letztere in guten Händen zuverlässiger ist als die Darstellung des Magens durch die Füllung mit einem röntgenologischen Kontrastmittel. Während 1979 noch 90% der Diagnosen lediglich durch Röntgenuntersuchungen gesichert wurden, sank dieser Anteil 1981 auf 80%. Dementsprechend stieg der Anteil der endoskopischen Diagnosen von 8 auf 24%. Bei einem Teil der Patienten war nicht ersichtlich, ob die Diagnose durch Röntgenuntersuchung oder durch Endoskopie gestellt worden war. Bei einem kleinen Prozentsatz der Patienten wurden sowohl Röntgen- als auch Endoskopieuntersuchungen durchgeführt. Die Tendenz zu einer zunehmenden Anwendung der Endoskopie ist unverkennbar und dürfte mit der Zunahme von gastroenterologischen Facharztpraxen zusammenhängen. Die Gruppe der Patienten mit einer Ulkusvorgeschichte hatte bei einem Mittelwert von knapp 5 vorangegangenen Schüben 3,64 Röntgenuntersuchungen und 1,04 Endoskopien durchgemacht, was bedeutet, daß in bekannten Fällen der Befund offenbar nicht mehr bei jedem Schub abgeklärt wird. Wenn ein Ulkusschub im Schnitt 0,8 Röntgenuntersuchungen und 0,2 Endoskopien auslöst, so resultieren aus 1,57 Schüben pro Jahr 1,25 Röntgenuntersuchungen und 0,3 Endoskopien pro Patient.

Aus sozialer Sicht ist die vermehrte Anwendung spezialärztlicher Untersuchungsmethoden in der abulanten Praxis zu begrüßen, da dadurch die Notwendigkeit zur Hospitalisation zwecks Diagnose häufiger entfällt. Allerdings fordert diese Entwicklung auch ihren Preis, indem die Abklärung der Krankheit dadurch eindeutig teurer geworden ist. Die Diagnosekosten sind heute insgesamt ebensohoch wie die Therapiekosten, ein deutlicher Hinweis darauf, daß die Kostenentwicklung im Zusammenhang mit der Ulkuskrankheit für die einzelnen Komponenten (Diagnose und Therapie) getrennt beurteilt werden muß.

In unseren Feldstudien (eigene Feldstudien 1979 und 1981 in der Bundesrepublik, Infratest/IFZ) wurden nur diagnostisch belegte Ulkuserkrankungen berücksichtigt. Der für die Diagnose notwendige Aufwand wurde dementsprechend für die korrekte und vollständige Diagnose berechnet.

Zur Therapie

Die Therapie des Duodenalulkus hat sich in den vergangenen 10 Jahren stark gewandelt. Während in der Vergangenheit 20–30% der Träger eines Ulcus duodeni schließlich beim Chirurgen landeten, der dann klassischerweise eine sog. Resektionsbehandlung durchführte und ⅔ des Magens entfernte, wurde seit Anfang der 70er Jahre in zunehmendem Maße eine gezielte und selektive Durchtrennung des N. vagus ausgeführt (sog. Vagotomie) und der Magen nicht herausgeschnitten. Beide Verfahren haben Risiken. Während bei der Resektionsbehandlung das Operationsrisiko etwas höher ist, muß bei der Vagotomie andererseits das Rückfallrisiko höher eingestuft werden. Genügend lange Erfahrungen für die Vagotomie fehlen noch, doch beträgt die Rezidivrate für Ulkus nach Vagotomie sicher mehr als 10%.

Aus den genannten Gründen sind die Ärzte, vorab besonders die Gastroenterologen, bei der Operationsindikation zurückhaltender geworden. Die Einführung von Tagamet hat diesen Trend zur konservativen Ulkusbehandlung beschleunigt, so daß in bezug auf die Ulkusbehandlung mit Tagamet tatsächlich von einem Durchbruch gesprochen werden kann.

Allerdings muß der Vollständigkeit halber festgestellt werden, daß einzelne Ulzera (die chronisch rezidivierenden) auch heute noch mit Vorteil operiert werden sollen und andere (die leichten Fälle) wahrscheinlich auch ohne Tagamet ausheilen. Wie in anderen Fällen in der Medizin, so braucht es auch für den Einsatz von Tagamet in der Ulkusbehandlung eine saubere Indikation.

Primärerhebungen im stationären Bereich

Der von Infratest seit 1973 erhobene und 1978 neue konzipierte Diagnose- und Therapieindex (DTI) basiert auf einer fortlaufenden Erhebung und repräsentiert das Patientengut in Krankenhäusern für Akutkranke mit mindestens 50 Betten in der BRD und Westberlin. Die im Jahre 1978 gegenüber 1973 vorgenommene konzeptionelle Änderung besteht hauptsächlich darin, daß sich die Stichprobenerhebung bis 1978 auf einzelne Pflegetage und die an diesen Pflegetagen festgestellten Diagnosen bezieht. Mit dem Jahre 1978 wurden neu die patientenbezogenen Krankheitsgeschichten und die hierbei festgestellten Diagnosen erfaßt.

Die Grundgesamtheit des DTI besteht aus allen Patienten in Krankenhäusern für Akutkranke mit mindestens 50 Betten in der BRD und Westberlin. Die DTI-Stichprobe ist nun eine mehrstufige, geschichtete Zufallsstichprobe aus dieser Grundgesamtheit (Abb. 4).

In einer ersten Stufe erfolgt die Bildung des Krankenhausmastersample aufgrund einer detaillierten Schichtung nach:

- 10 Bundesländern,
- 10 Bettengrößenklassen,
- 6 Differenzierungen der Zweckbestimmung.

Mittels einer systematischen Zufallsauswahl wurden aus den so geschichteten Krankenhäusern proportional zur Zahl der Planbetten in den einzelnen Schichten 300 Krankenhäuser ausgewählt. Diese 300 Krankenhäuser bilden das Krankenhausmastersample.

Damit werden insgesamt 13% aller Krankenhäuser für Akutkranke und 34% aller Akutbetten mittels DTI repräsentiert.

Bezüglich des DTI-Datenmaterials von Infratest sind noch folgende Bemerkungen angebracht:

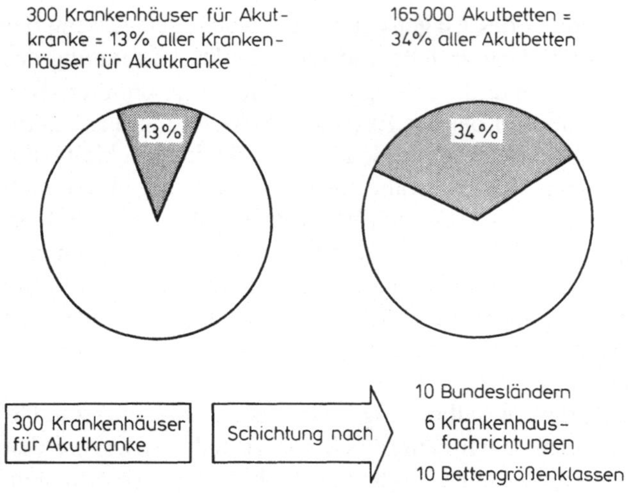

Abb. 4. Auswahlgrundlage des DTI[a], Bildung des Krankenhausmastersample.
[a] Vgl. Diagnose- und Therapieindex (DTI), Studienbeschreibung, Infratest Gesundheitsforschung GmbH & Co., 8000 München 21

– Der DTI ist repräsentativ für alle Akutkrankenhäuser der BRD mit mehr als 50 Betten.
– Der DTI beinhaltet einen repräsentativen Risikomix.
– Überweisungen zwischen einzelnen Krankenhäusern und Abteilungen (sog. Verlegungen) werden mehrfach erfaßt, d. h. nicht gesondert ausgeschieden.
– Der DTI ist repräsentativ in bezug auf die Krankenhäuser, jedoch nicht unbedingt bezüglich der Hospitalisierungsfälle (Alter, Geschlecht, Beruf usw.).

Diese aus dem Datenmaterial des DTI-Panels hochgerechnete Stichprobe bildet neben den AOK-Statistiken die wesentliche Grundlage dieser Studie, da nur hiermit die für den Untersuchungszweck gewünschten differenzierten Aussagen möglich sind. Zum Zweck von Plausibilitätsüberlegungen können die Datenreihen der Allgemeinen Ortskrankenkassen (AOK) ergänzend beigezogen werden, und zwar unter Berücksichtigung der Tatsache, daß die beiden Erhebungsmethoden von einer unterschiedlichen Grundgesamtheit ausgehen.

Unterlagen der Allgemeinen Ortskrankenkassen (AOK), Sekundärerhebungen

Die Auswertungen von AOK-Angaben basieren auf den Krankheitsarten-, Krankheitsursachen- und Sterblichkeitsstatistiken, gemäß der angeführten ICD-Klassifikation. Es handelt sich damit um die Auswertung von Sekundärdatenmaterial auf aggregierter Ebene (Makroanalyse). Es wurden dabei die entsprechenden Statistiken der Jahre 1971–1980 aufgearbeitet, ausgewertet und analysiert. Die jährlich vom Bundesverband der Ortskrankenkassen erhobenen Daten beruhen zum einen Teil auf Voll- und zum anderen Teil auf Repräsentativerhebungen bei den einzelnen Ortskrankenkassen. Die einzelnen Statistiken werden bis 1974 gemäßt der Klassifikation der deutschen Systematik (DS) und ab 1975 nach der ICD-Systematik aufgeschlüsselt. Dieser Wechsel in der Klassifizierung hat zur Folge, daß bis 1974 das Ulcus ventriculi und das Ulcus duodeni zusammen unter der Rubrik 61 DS und erst ab 1975 mit der ICD-Systematik je einzeln in die Teilrubriken Ulcus ventriculi (531 ICD) und Ulcus duodeni (532 ICD) aufgeschlüsselt wurden. Die im Rahmen dieser Studie durchgeführten Analysen beziehen sich daher für den genannten Zeitraum auf das peptische Ulkus. Die entsprechenden Anteile für das Ulcus duodeni werden nachträglich mitberücksichtigt. Hinsichtlich der Repräsentativität der verwendeten AOK-Daten in bezug auf die BRD insgesamt ist darauf hinzuweisen, daß die AOK im Jahre 1980 ca. 46,6% der gesetzlich krankenversicherten Bundesbürger erfaßten, wobei ca. 10% der Bundesbürger nicht gesetzlich krankenversichert waren. In demographischer Hinsicht ist zu berücksichtigen, daß die AOK-Versicherten in bezug auf die Alters- und Sozialstruktur nur bedingt für die BRD repräsentativ sind. Andererseits bildet das Datenmaterial der AOK das z. Z. vollständigste und umfassendste Quellenmaterial zur Morbiditätserfassung (Hospitalisierung und Arbeitsunfähigkeit) auf der Ebene von einzelnen Krankheiten für größere Bevölkerungsteile und über längere Zeiträume.

Berücksichtigt man die Veränderung des Pflichtmitgliederbestands der AOK, so lassen sich aus den rapportierten Daten gemäß Tabelle 3 standardisierte Werte für die Arbeitsausfälle wegen Duodenalulkus pro 1000 Pflichtmitglieder berechnen. Diese Unterlagen sind in Tabelle 6 dargestellt.

Tabelle 6. Standardisierte Morbiditätsentwicklung der AOK-versicherten Pflichtmitglieder in den Jahren 1975–1980 für das Ulcus duodeni (532 ICD) pro 1000 Pflichtmitglieder, rapportierte Daten; (eigene Berechnungen aufgrund der *Krankheitsarten-, Krankheitsursachen- und Sterblichkeitsstatistik der AOK*, verschiedene Jahrgänge)

Morbiditäts-kategorien	Gesamtarbeitsunfähigkeit			Ambulante Arbeitsunfähigkeit			Stationäre Arbeitsunfähigkeit		
Jahr	Fälle	Tage	Tage je Fall	Fälle	Tage	Tage je Fall	Fälle	Tage	Tage je Fall
1975	7,65	269,87	35,3	6,17	231,26	37,5	1,48	38,60	26,0
1976	8,77	293,97	33,5	7,11	251,53	35,4	1,66	42,44	25,6
1977	9,31	294,80	31,7	7,69	259,01	33,7	1,62	35,79	22,1
1978	9,31	283,36	30,4	7,83	251,50	32,1	1,49	31,86	21,4
1979	9,32	278,43	29,9	7,94	250,42	31,5	1,37	28,01	20,4
1980	9,40	270,93	28,8	8,06	244,28	30,3	1,34	26,65	19,8

In erhebungsmäßiger Hinsicht wurden für die einzelnen Versicherungsgruppen (Pflichtmitglieder, freiwillige Mitglieder, Rentner) die Angaben bezüglich der Hospitalisation dem AOK-Quellenwerk entnommen (rohe Daten), um die AOK-Repräsentativität der einzelnen Erhebungsjahre korrigiert (rapportierte Daten) und letztlich für die BRD insgesamt hochgerechnet (aggregierte Daten). In bezug auf die erwerbstätige Bevölkerung (Pflichtmitglieder) war es zudem möglich, entsprechende Datenreihen für die Entwicklung der Arbeitsunfähigkeit abzuleiten. Die Hospitalisierung entspricht damit einer stationären Arbeitsunfähigkeit und bildet zusammen mit der ambulanten Arbeitsunfähigkeit die Gesamtarbeitsunfähigkeit. Diese Datenreihen wurden zudem aufgeschlüsselt in die Entwicklung von entsprechenden Krankheitsfällen und -tagen. Aus diesen beiden Angaben war letztlich je die durchschnittlichen Krankheitsanteile zu errechnen. Der hier erläuterte Sachverhalt bezüglich der verwendeten Morbiditätskategorien und der maßgebenden Aggregationsebenen ist in Tabelle 7 dargestellt. Die schraffierten Flächen bilden dabei die entsprechenden Analysefelder.

Diese – im Sinne von Eckdaten und zum Zweck von Plausibilitätsüberlegungen – hochgerechneten AOK-Statistiken ermöglichen für die vorliegende Untersuchung die Erfassung folgender Datenreihen:

- Gesamtfälle und -tage (Arbeitsunfähigkeit und Hospitalisierung) mit der Diagnose Ulcus ventriculi (531 ICD) und Ulcus duodeni (532 ICD);
- durchschnittliche Falltage (Arbeitsunfähigkeit und Hospitalisierung) mit der Diagnose Ulcus ventriculi (531 ICD) und Ulcus duodeni (532 ICD);
- ambulante Arbeitsunfähigkeitsfälle und -tage (näherungsweise als Differenz zwischen Gesamtarbeitsunfähigkeit und stationärer Arbeitsunfähigkeit gerechnet);
- Zeitreihenanalysen.

Tabelle 7. Übersicht über die berücksichtigten Diagnosegruppen. Die *schraffierten Felder* zeigen die einzeln erfaßten Gruppen der Versicherten sowie die Aggregationsebenen. Bezüglich der Arbeitsunfähigkeit wird nach Fällen und Tagen insgesamt (für die Krankheit) und nach Tagen je Fall (pro Schub) unterschieden

<table>
<tr>
<th colspan="3" rowspan="4">Diagnosegruppen

Aggregationsebenen der Sekundärdaten</th>
<th colspan="18">Hauptdiagnosen</th>
</tr>
<tr>
<th colspan="9">Peptisches Ulkus (531 und 532 ICD)</th>
<th colspan="9">Ulcus Duodeni (532 ICD)</th>
</tr>
<tr>
<th colspan="3">Gesamtarbeitsunfähigkeit</th>
<th colspan="3">Ambulante Arbeitsunfähigkeit</th>
<th colspan="3">Stationäre Arbeitsunfähigkeit</th>
<th colspan="3">GesamtArbeitsunfähigkeit</th>
<th colspan="3">Ambulante Arbeitsunfähigkeit</th>
<th colspan="3">Stationäre Arbeitsunfähigkeit</th>
</tr>
<tr>
<th>Fälle</th><th>Tage</th><th>Tage je Fall</th>
<th>Fälle</th><th>Tage</th><th>Tage je Fall</th>
<th>Fälle</th><th>Tage</th><th>Tage je Fall</th>
<th>Fälle</th><th>Tage</th><th>Tage je Fall</th>
<th>Fälle</th><th>Tage</th><th>Tage je Fall</th>
<th>Fälle</th><th>Tage</th><th>Tage je Fall</th>
</tr>
<tr>
<td rowspan="4">B</td>
<td rowspan="4">Gestzlich Krankenversicherte</td>
<td>Pflichtmitglieder</td>
<td></td><td></td><td></td><td></td><td></td><td></td><td></td><td></td><td></td><td></td><td></td><td></td><td></td><td></td><td></td><td></td><td></td><td></td>
</tr>
<tr>
<td>freiwillige Mitglieder</td>
<td></td><td></td><td></td><td></td><td></td><td></td><td></td><td></td><td></td><td></td><td></td><td></td><td></td><td></td><td></td><td></td><td></td><td></td>
</tr>
<tr>
<td>Rentner</td>
<td></td><td></td><td></td><td></td><td></td><td></td><td></td><td></td><td></td><td></td><td></td><td></td><td></td><td></td><td></td><td></td><td></td><td></td>
</tr>
<tr>
<td>Familienangehörige</td>
<td></td><td></td><td></td><td></td><td></td><td></td><td></td><td></td><td></td><td></td><td></td><td></td><td></td><td></td><td></td><td></td><td></td><td></td>
</tr>
<tr>
<td>R</td>
<td colspan="2">privat Krankenversicherte</td>
<td></td><td></td><td></td><td></td><td></td><td></td><td></td><td></td><td></td><td></td><td></td><td></td><td></td><td></td><td></td><td></td><td></td><td></td>
</tr>
<tr>
<td>D</td>
<td colspan="2">Krankenversicherte insgesamt</td>
<td></td><td></td><td></td><td></td><td></td><td></td><td></td><td></td><td></td><td></td><td></td><td></td><td></td><td></td><td></td><td></td><td></td><td></td>
</tr>
<tr>
<td rowspan="5">A

O

K</td>
<td rowspan="5">Versicherte der Allgemeinen Orts-Krankenkassen</td>
<td>Pflichtmitglieder</td>
<td></td><td></td><td></td><td></td><td></td><td></td><td></td><td></td><td></td><td></td><td></td><td></td><td></td><td></td><td></td><td></td><td></td><td></td>
</tr>
<tr>
<td>freiwillige Mitglieder</td>
<td></td><td></td><td></td><td></td><td></td><td></td><td></td><td></td><td></td><td></td><td></td><td></td><td></td><td></td><td></td><td></td><td></td><td></td>
</tr>
<tr>
<td>Rentner</td>
<td></td><td></td><td></td><td></td><td></td><td></td><td></td><td></td><td></td><td></td><td></td><td></td><td></td><td></td><td></td><td></td><td></td><td></td>
</tr>
<tr>
<td>Familienangehörige</td>
<td></td><td></td><td></td><td></td><td></td><td></td><td></td><td></td><td></td><td></td><td></td><td></td><td></td><td></td><td></td><td></td><td></td><td></td>
</tr>
<tr>
<td>Versicherte insgesamt</td>
<td></td><td></td><td></td><td></td><td></td><td></td><td></td><td></td><td></td><td></td><td></td><td></td><td></td><td></td><td></td><td></td><td></td><td></td>
</tr>
</table>

Das Datenmaterial der Allgemeinen Ortskrankenkassen (AOK) (AOK-Statistik)

- erfaßt einen großen Teil der BRD-Bevölkerung, ist jedoch nur bedingt für die BRD repräsentativ (es werden alle Krankenhauskategorien erfaßt);
- in bezug auf die Hochrechnung der AOK-Daten auf die BRD insgesamt ergeben sich dabei folgende spezielle Probleme:
  - schwierige Ermittlung der privatversicherten BRD-Bürger (Doppel- und Mehrfachversicherungen),
  - problematische Erfassung der mitversicherten Familienmitglieder,
  - Mehrfacherfassung einzelner Fälle infolge der quartalsweisen Datenerhebung und hinsichtlich der Überweisung von Patienten zwischen einzelnen Krankenhäusern (wird in der AOK-Statistik korrigiert).

Die einzeldiagnosebezogenen Angaben beruhen immer auf Hauptdiagnosen und werden als Entlassungsdiagnosen signiert. Es muß aber noch einmal festgehalten werden, daß das AOK-Quellenmaterial die z.Z. umfassendste Datenbasis der Bevölkerung der BRD darstellt (46% der Bevölkerung).

Die Datenreihen der AOK (ambulante und stationäre Fälle) und diejenigen des DTI (Stichproben aus allen Akutkrankenhäusern) wurden zunächst je einzeln analysiert und ausgewertet.

Anschließend wurden die Datenreihen aus beiden Quellen (AOK und DTI) für die gesamte BRD hochgerechnet und daraus nach gegenseitiger Abstimmung Eckdaten für die volkswirtschaftliche (Makro-)Analyse des Duodenalulkus bestimmt.

Bezüglich der Anzahl hospitalisierter Fälle und der Hospitalisationstage gelangt man auf diese Weise zu Grundlagen, die in den nachfolgenden Tabellen 8 und 9 dargestellt sind.

Tabelle 9 zeigt die aufgrund der Angaben der AOK und des DTI gemittelten Eckwerte für die Hospitalisation von Ulcus duodeni und Ulcus ventriculi. Im Gegensatz zu Tabelle 8 sind hier nur die Hauptdiagnosen berücksichtigt.

Aus den vorangegangenen Überlegungen und Tabellen lassen sich mit Bezug auf das Ulcus duodeni in der Bundesrepublik für das Jahr 1980 die in Tabelle 10 dargestellten Kennzahlen ableiten.

Methodisches Vorgehen

Aufbau der Studie

Auf der Ebene der einzelnen Arztpraxen wurden für jeden Ulkusschub die spezifischen Voraussetzungen (Anamnese, Schweregrad) erfaßt, der Krankheits- und Symptomverlauf registriert, die Diagnose gesichert und der Behandlungserfolg dokumentiert. Methodologisch ist zu berücksichtigen, daß ein Teil dieser Beobachtungen auf der Mikroebene für die differenzierte Beurteilung des Behandlungserfolgs sehr wesentlich ist (z.B. Verlauf der subjektiven Beschwerden). Bei alleiniger Betrachtung der Makroebene sind solche Angaben in der Regel nicht mehr faßbar, da derartige Daten in Sammelstatistiken gewöhnlich nicht aufgeführt werden.

Diesen Mangel kann man beheben, indem man mittels statistisch repräsentati-

Tabelle 8. Entwicklung der Eckdaten der Hospitalisierung in der BRD insgesamt für das Ulcus duodeni (532 ICD; hochgerechnete Daten; eigene Berechnungen aufgrund der *Krankheitsarten-, Krankheitsursachen- und Sterblichkeitsstatistik der AOK,* verschiedene Jahrgänge, und den *Erhebungen des DTI,* verschiedene Jahrgänge)

Jahr	Morbiditäts-kategorien	Hospitalisierungsfälle			Hospitalisierungstage		
		Haupt-diagnosen	Neben-diagnosen	Haupt- und Neben-diagnosen	Haupt-diagnosen	Neben-diagnosen	Haupt- und Neben-diagnosen
1971							
1972							
1973							
1974[b]		56 000	10 000	66 000	1 519 000	278 000	1 797 000
1975		56 900	13 000	69 900	1 346 300	325 800	1 672 100
1976		50 600	16 300	66 900	1 324 200	388 800	1 713 000
1977		53 300	25 700	79 000	1 266 400	495 900	1 762 300
1978		46 900	[a]	[a]	1 123 900	[a]	[a]
1979		44 000	13 000	57 000	1 022 600	303 700	1 326 300
1980		56 900	14 300	71 200	1 134 350	323 700	1 458 050

[a] Keine Werte gerechnet, zu kleine Stichprobe.
[b] 1974 nur aufgrund der DTI-Daten hochgerechnet.

Tabelle 9. Geschätzte Hospitalisierung für Patienten mit der Diagnose Ulkus für die BRD der Jahre 1971–1980 (hochgerechnete Daten; gemittelte Angaben aus den *AOK-Statistiken* und des *DTI,* hochgerechnet für die BRD)

Jahr	Hospitalisierte Patienten mit Ulkus		Hospitalisationsrate auf 10 000 Einwohner	
	Ulcus ventriculi und Ulcus duodeni (531 und 532 ICD)	Ulcus duodeni (532 ICD)	Ulcus ventriculi und Ulcus duodeni (531 und 532 ICD)	Ulcus duodeni (532 ICD)
1971	94 700[a]	–	15,5	–
1972	99 900[a]	–	16,2	–
1973	113 600[a]	–	18,3	–
1974	105 100	56 000[b]	16,9	9,0[b]
1975	94 700	56 900	15,3	9,2
1976	102 100	50 600	16,6	8,2
1977	96 800	53 300	15,8	8,7
1978	90 900	46 900	14,8	7,7
1979	87 400	44 000	14,2	7,0
1980	88 000	56 900	14,3	9,2

[a] Nur aufgrund der AOK-Daten hochgerechnet.
[b] Nur aufgrund der DTI-Daten hochgerechnet.

ver Methoden Einzelfalldaten auswählt und analysiert und diese dann aufgrund der beobachteten Häufigkeiten auf die Grundgesamtheit der Ulkuskrankheit hochrechnet. Bei diesem Vorgehen kann der operationalisierte Schweregrad der Erkrankung in vollem Umfang mitberücksichtigt werden.

Tabelle 10. Epidemiologische Daten zum Ulcus duodeni in der Bundesrepublik im Jahre 1980

Anzahl der Verschreibungen wegen Ulcus duodeni	1327000[a]
Tagametverschreibungen	457000[a] (34,4%)
Geschätzte Zahl der Ulkusschübe	625000
auf der Basis von 1327000 Verschreibungen	
Geschätzte Zahl der behandelten Patienen	398000[b]
(1,57 Schübe/Jahr)	
Davon Neuerkrankungen (ohne Ulkusvorgeschichte)	172000[c]
Geschätzte Prävalenz auf 1000 Einwohner über 18 Jahre	14–18
Geschätzte Inzidenz auf 1000 Einwohner	2,73
Geschätzte Gesamtzahl der hospitalisierten Patienen	71200[d,e]
mit der Diagnose Ulcus duodeni (Haupt- und Nebendiagnosen)	
Ulcus duodeni nur als Hauptdiagnose	56900[d,e]
Durchschnittliche Dauer des Krankenhausaufenthalts bei	19,9 Tage[d]
Ulcus duodeni als Hauptdiagnose	
Anzahl der Patienten der AOK mit Gesamtarbeitsunfähigkeit wegen Ulcus duodeni als Hauptdiagnose (rapportierte Daten)	
Gesamtarbeitsunfähigkeit (Fälle)	92100 Fälle[f]
Gesamtarbeitsunfähigkeit (Tage)	2653700 Tage[f]
Anzahl der Fälle mit stationärer Behandlung	13200 Fälle[f]
Verlorene Arbeitstage durch stationäre Behandlung	261000 Tage[f]
Anzahl ambulanter Fälle mit Arbeitsunfähigkeit	78900 Fälle[f]
Verlorene Arbeitstage durch ambulante Behandlung	2392700 Tage[f]
Geschätzte Anzahl der Patienten mit Krankschreibungen wegen Ulkus 1980 (Stichprobe), 53% aller Ulkusfälle	310000 Fälle[g]
Hochgerechnet aus dem Datenmaterial der AOK	252600 Fälle[h]
Geschätzter Mittelwert	281300 Fälle
Hochgerechnete Anzahl verlorener Gesamtarbeitsunfähigkeitstage	7280500 Tage[h]
Geschätzte Anzahl der Hospitalisationstage	1134350 Tage[d]
Geschätzte Anzahl verlorener Arbeitstage pro Schub	28,8 Tage[f]
Verlorene Arbeitstage pro Krankschreibung: ambulant	30,3 Tage[f]
stationär	19,8 Tage[f]

[a] IMS-Statistiken.
[b] PSL: Professional Studies (Pharmaceuticals) Ltd., London.
[c] Neuerkrankungen ohne Ulkusvorgeschichte in 3 repräsentativen Samples (eigene Feldstudien).
[d] Vgl. Tabelle 8.
[e] Eckdaten aufgrund von gemittelten AOK- und DTI-Daten.
[f] AOK-Daten 1980.
[g] Hochgerechnete Daten aus einer Stichprobe von 3312 Ulkuspatienten in der ambulanten Praxis 1981 (Neiss).
[h] Hochgerechnete AOK-Daten.

Andererseits benötigt man zur Einschätzung der bei diesem Vorgehen unvermeidlichen Hochrechnungsunsicherheiten die aggregierten Daten der Sammelstatistiken (Krankenhausstatistiken) zur Plausibilitätsüberprüfung der Ergebnisse.

Im Rahmen der vorliegenden umfassenden Analyse über die Entwicklung des Duodenalulkus in der BRD vor und nach Tagamet werden daher Untersuchungen sowohl auf der Mikroebene als auch auf der Makroebene durchgeführt. Im einzelnen handelte es sich dabei um folgende Teilstudien:

- Mikroebene (Primärerhebung):
  - eigene Feldstudie: „Der objektive und subjektive Verlauf des akuten Ulcus duodeni in der freien Praxis", Feldzeit Herbst 1979 und Herbst 1981, dabei wurden 1979 103 und 1981 wiederum 150 gesicherte Fälle von Ulcus duodeni erfaßt;
  - eigene Erhebung über „Die Beurteilung der Ulkusbehandlung mit Tagamet aus der Sicht des Arztes in der freien Praxis", Feldzeit Herbst 1979;
  - eigene Erhebung über „Diagnosehäufigkeit, Hospitalisationsdauer und Therapieformen beim Ulcus duodeni und Ulcus ventriculi im Krankenhaus", Erhebungszeitraum 1974–1981.
- Makroebene (Sekundärdatenerhebungen):
  - aufgearbeitete Versicherungsdaten der Allgemeinen Ortskrankenkassen bezüglich „Arbeitsunfähigkeitsfälle, -dauer und Hospitalisationsfälle und -dauer beim Ulcus duodeni und Ulcus ventriculi", Erhebungszeitraum 1971–1980.

Die Auswertung auf der Makroebene erlaubte einerseits eine quantitative Berechnung der Konsequenzen für die Gesamtheit aller Ulkuserkrankungen in der Bundesrepublik (Hochrechnung). Andererseits boten die rapportierten Daten der AOK über den Zeitraum von 1971–1980 die Möglichkeit, die Wirkung der Cimetidineinführung im Jahre 1977 mittels eines Vergleichs der Regressionsdaten aufgrund der Daten der Jahre 1971–1976 (vor der Einführung von Cimetidin) und derjenigen der Jahre 1977–1980 (nach der Einführung von Cimetidin) zu analysieren. Diese Regressionsanalysen (Makroanalysen) erlauben einen Vergleich der tatsächlichen Entwicklung seit der Einführung von Cimetidin gegenüber der prognostizierten Entwicklung ohne dieses neue Medikament.

Die Auswertungen auf der Mikroebene gaben Aufschluß über tatsächlich meßbare Unterschiede im Heilungsverlauf des Duodenalulkus bei Patienten mit und ohne Cimetidin. Auf diese Weise konnten die aufgrund der Makroanalysen festgestellten Trendveränderungen ursächlich auf die Wirkung von Cimetidin zurückgeführt werden.

Wahl des Zeithorizonts

Für die Wahl des Zeithorizonts der datenmäßigen Konkretisierung der angeführten Kosten-Nutzen-Komponenten ist von folgenden Randbedingungen auszugehen:

1. Einführung von Tagamet als Ulkustherapeutikum (1977) und Entwicklung der Verschreibungsgewohnheiten des niedergelassenen Arztes seit diesem Zeitpunkt;
2. Verfügbarkeit des Quellenmaterials bzw. der Möglichkeit für spezifische Auswertungen aus geeigneten Datenbanken (DTI, AOK);
3. genügend lange Beobachtungszeiträume vor und nach der Einführung von Tagamet (1977), die es gestatten, Zeitreihenanalysen mit statistischen Vertrauensbereichen >95% durchzuführen.

Aufgrund der angeführten Randbedingungen wurde als Zeithorizont ein Kalenderjahr gewählt, wobei das Jahr 1980 als geeignet erschien, da uns die Erkenntnisse von Voruntersuchungen aus den Jahren 1979 und 1981 im Mikrobereich vorlagen und die aggregierten Makrodaten bis und mit 1980 zur Verfügung standen.

Berechnung der Kosten

Spezifikation der Kostenkomponenten

In Anlehnung an das Modell des medizinischen Behandlungsablaufs in Abb. 3 und
unter Beachtung des mehrdimensionalen Kosten-Nutzen-Analyseansatzes gilt für
die Erfassung der relevanten Kostenkomponenten für das Ulcus duodeni folgender
Ausschnitt aus dem Würfel der Abb. 2:

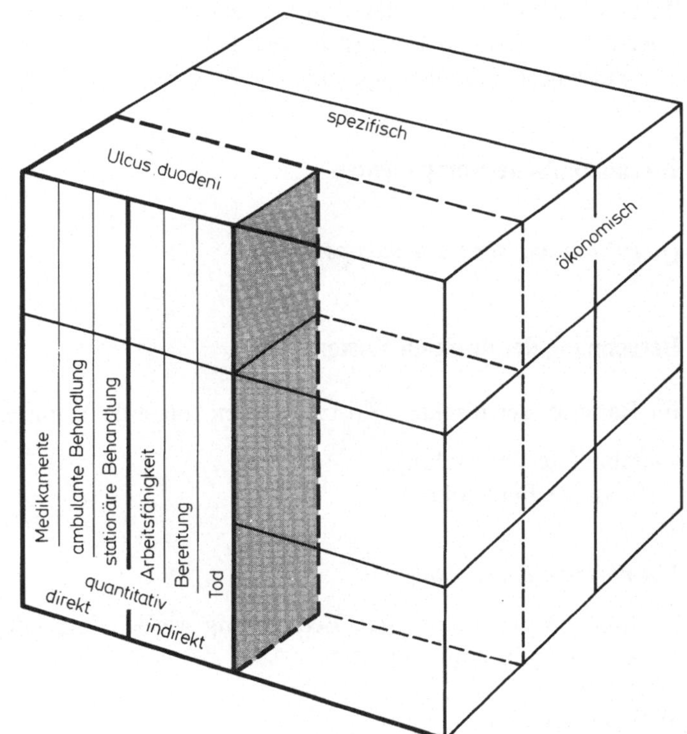

Abb. 5. Darstellung der
ökonomischen Kom-
ponenten für die Ko-
sten-Nutzen-Analyse
des Duodenalulkus

In diesem „Block" können nachfolgende Kostenkomponenten identifiziert werden:

I. Ökonomische Komponenten

Direkte Kosten

1. Ambulante Behandlung
   - Diagnosekosten
     - Arztkosten
     - Röntgen und/oder Endoskopie
     - Labor
   - Therapiekosten
     - Artzkosten
     - Medikamente

- Kosten der Kontrolle der Abheilung
  - Arztkosten
  - Röntgen und/oder Endoskopie
2. Stationäre Behandlung
  - Behandlungskosten
  - Operationskosten

Indirekte Kosten

3. Ambulante Arbeitsunfähigkeitskosten
4. Stationäre Arbeitsunfähigkeitskosten

Auf die Berechnung der indirekten Kosten infolge Berentung und vorzeitigem Tod mußte im Rahmen dieser Studie verzichtet werden, da noch keine Unterlagen über den Nutzen von Tagamet hinsichtlich dieser beiden Komponenten ausgewiesen wurden, so daß eine Gegenüberstellung noch nicht möglich ist.

I. Ökonomische Komponenten

Quantifizierung der Kostenkomponenten

Berechnung der direkten Kosten

Im Rahmen der direkten Kosten werden folgende Komponenten berücksichtigt:

- ambulante Behandlung,
- stationäre Behandlung.

1. Ambulante Behandlung

Im Rahmen der ambulanten Behandlung werden folgende Kostenkomponenten berücksichtigt und quantifiziert:
a) Diagnosekosten
b) Therapiekosten
c) Kosten der Kontrolle der Abheilung.

Ausgangspunkte für die Berechnung der ambulanten Behandlungskosten bilden die ermittelte Anzahl der 625 000 Ulcus-duodeni-Schübe (Tabelle 1) und die Mikroerhebungen aus den Jahren 1979 und 1981. Die verwendeten Angaben aus den Mikroerhebungen sind in den nachfolgenden Tabellen 11–13 zusammengefaßt.

a) Diagnosekosten

Im Rahmen der Diagnosekosten wurden die Komponenten „Arztkosten", „Röntgenkosten und/oder Endoskopiekosten" und „Laborkosten" berechnet. Dies ergab für das Jahr 1980 folgende Kostenstruktur (Tabelle 11).

Tabelle 11. Kostenkomponenten für Diagnosekosten

Kostenkomponenten	[Mio. DM]	[%]
Arztkosten	7,8[a]	8
Röntgenkosten und/oder Endoskopie	51,5[b]	54
Laborkosten	36,5[c]	38
Gesamt	95,8	100

[a] Kosten für 1 Konsultation = DM 12,50.
[b] Pro Schub 0,73 Röntgenuntersuchungen zu DM 80 und 0,16 Endoskopien zu DM 150.
[c] Pro Schub 2,9 Laboruntersuchungen.

b) Therapiekosten

Als Therapiekosten wurden die Komponenten „Arztkonsultationen", „Spontanbe-suche" und „Medikamentenkosten" berechnet, was folgende Kostenaufstellung er-gibt (Tabelle 12).

Tabelle 12. Kostenkomponenten für Therapiekosten

Kostenkomponten	[Mio. DM]	[%]
Arztkonsultationen	33,3[a]	36
Medikamente	59,1[b]	64
Gesamt	92,4	100

[a] 4,26 Konsultationen pro Schub aufgrund einer Stichprobenerhebung (n = 250).
[b] Ermittelt aus IMS-Publikationen: (*DPM:* Deutscher Pharmamarkt, Apothekenverbrauch; *VIP:* Verschreibungsindex Pharmazentika).

c) Kontrolle der Abheilung

Als Objektivierungskosten wurden die Komponenten „Arztkonsultationen", „Röntgen und/oder Endoskopie" wie folgt berechnet (Tabelle 13).

Tabelle 13. Kostenkomponenten für Kontrolle der Abheilung

Kostenkomponenten	[Mio. DM]	[%]
Arztkonsultationen	7,8	23
Röntgen und/oder Endoskopie	26,6[a]	77
Gesamt	34,4	100

[a] Kontrolle der Abheilung in 40% der Schübe objektiviert, Grundlagen Stichprobenerhebung 1981 (n = 150).

Als Grundlage für die Berechnung der reinen Arztkosten dienten die Ergebnisse der Feldstudie 1979 und 1981. Daraus ermittelten wir im Durchschnitt 4,26 Konsul-tationen pro Schub.

d) Zusammenfassung

Zusammenfassend ergeben sich somit für das Ulcus duodeni in der BRD und für das Jahr 1980 folgende ambulante Kosten:

Tabelle 14. Kostenkomponenten für ambulante Kosten (Tabelle 14)

Kostenkomponenten	[Mio. DM]	[%]
Diagnose	95,8	43
Therapie	92,4	42
Kontrolle der Abheilung	34,4	15
Gesamt	222,6	100

Tabelle 14 zeigt, daß Diagnose und Kontrolle der Abheilung unabhängig von der Therapie Kosten verursachen, die zusammen rund 50% höher sind als die reinen Behandlungskosten durch Medikamente.

2. Stationäre Behandlung

Ausgangspunkt für die Berechnung der stationären Behandlungskosten bilden die für die BRD insgesamt und für das Jahr 1980 berechneten hospitalisierten 56 900 Fälle mit Ulcus duodeni (532 ICD) als Hauptdiagnose. Diese wurden im Durchschnitt während 19,9 Tagen stationär behandelt, was insgesamt 1 134 350 stationären Pflegetagen entspricht (Tabelle 10). Daraus ergeben sich folgende Kosten (Tabelle 15):

Tabelle 15. Kostenkomponenten für stationäre Kosten. Berechnung: 1 134 350 Pflegetage zu DM 182,37 (AOK 1980); in die Pflegepauschale sind die belegärztlichen Kosten miteingeschlossen

Kostenkomponente	[Mio. DM]
Stationäre Behandlungskosten	206,9

Die stationäre Versorgung verursachte im Krankenhaus (ohne Kur- oder Spezialeinrichtungen) im Durchschnitt für den Kostenträger (AOK) etwa Kosten in der Höhe von 12,89 Mrd. DM (stationäre und belegärztliche Behandlung) im Jahre 1980. Im selben Zeitraum beanspruchten die AOK-Versicherten zusammen 70,7 Mio. stationäre Pflegetage. Damit errechnet sich ein durchschnittlicher stationärer Pflegetag zu DM 182,37. Dies sind die Kosten, die dem Versicherungsträger in Rechnung gestellt werden, sie enthalten nicht die Beiträge der Krankenhausträger für Bau und Betrieb der Krankenhäuser. Der Verwendung der letzteren - höheren - Pflegesätze wird im Rahmen von Kosten-Nutzen-Analysen aus ökonomischer Sicht i. allg. mit der Begründung abgelehnt, daß infolge der stationären Behandlung bzw. Nichtbehandlung einer bestimmten Krankheitsgruppe keine Veränderung der Investitions- und Betriebspläne erfolgt. Diese Betrachtungsweise folgt damit dem Konzept der Grenzkostenbetrachtung.

In bezug auf die Interpretation der so berechneten stationären Pflegekosten ist zu beachten, daß die Investitionskosten als Teil der stationären Gesamtkosten nicht berücksichtigt wurden. Ferner wurde den Berechnungen der durchschnittliche Pflegesatz für alle Krankheiten insgesamt zugrunde gelegt und nicht ein spezifischer Pflegesatz für Patienten mit der Diagnose Ulcus duodeni.

In den stationären Behandlungskosten werden somit die Kosten für chirurgische Operationen nicht gesondert ausgewiesen, da sie (für Patienten der allgemeinen Abteilung) nicht nach dem tatsächlichen Aufwand berechnet werden, sondern im Pflegesatz, z.T. pauschal, abgegolten werden. Würde man eine betriebswirtschaftliche Kosteneberechnung für die einzelnen Operationen durchführen, wären die stationären Behandlungskosten noch bedeutend höher.

Eine genaue betriebswirtschaftliche Berechnung der Operationskosten ist auch deswegen schwierig, weil für die verschiedenen gängigen Operationsverfahren (Resektionsbehandlung bzw. Vagotomie) je nach Krankenhaus ein unterschiedlicher Aufwand getrieben wird.

Zusammenfassend ergeben sich nunmehr in der BRD und für das Jahr 1980 insgesamt folgende direkten Kosten der ambulanten und stationären Ulkusbehandlung (für Ulcus duodeni, Tabelle 16).

Tabelle 16. Kostenkomponenten für direkte Kosten der ambulanten und stationären Ulkusbehandlung

Kostenkomponenten	[Mio. DM]	[%]
Ambulante Kosten	222,6	52
Stationäre Kosten	206,9	48
Gesamt	429,5	100

Die direkten Kosten der Behandlung des Duodenalulkus fallen also je etwa zur Hälfte auf den ambulanten und den stationären Bereich. Da 625000 Schüben im ambulanten Bereich 56900 hospitalisierte Fälle (Schübe!) gegenüberstehen, folgt daraus, daß die Behandlung eines Ulkusschubs im Krankenhaus im Schnitt rund 10mal teurer ist als die ambulante Behandlung.

Berechnung der indirekten Kosten

Im Rahmen der indirekten Kosten werden die ulkusbedingten volkswirtschaftlichen Arbeitsunfähigkeitskosten berechnet. Hierbei ist davon auszugehen, daß ein Ulkuspatient im Verlaufe seiner ärztlichen Ulkusbehandlung ambulant und/oder stationär behandelt wird. Somit muß zwischen einer ambulanten und einer stationären Arbeitsunfähigkeit unterschieden werden.

3. Ambulante Arbeitsunfähigkeitskosten

Diese haben wir für die BRD auf 2 verschiedenen Wegen ermittelt:

Bottom-up approach

Anhand der Mikroerhebungen 1979 und 1981 wurde festgestellt, daß auf 100 Schübe 58,5 Patienten krankgeschrieben wurden (1979: 58%, 1981: 59%).

In einer weiteren Stichprobe von 3 312 Schüben (1980, Prof. Neiss München) wurden 1758 Fälle krankgeschrieben (53%). Wir können mit gutem Grund annehmen, daß etwa 55% aller Patienten mit akuten Ulkusschüben krankgeschrieben werden. Durch Hochrechnung (625 000 Schübe/1980) erhalten wir so 344 000 ambulante Krankschreibungen im Jahre 1980. Davon können wahrscheinlich 10% der ambulanten Krankschreibungen in Abzug gebracht werden, da diese ohne Arbeitsverhältnis waren, so daß daraus 310 000 echte ambulante Krankschreibungen abgeleitet werden können.

Die mittlere Dauer der Krankschreibung bei der ambulanten Behandlung betrug bei unseren Stichproben 1979 und 1981 (149 Fälle) 3,43 Wochen oder 24 Tage. Bezogen auf alle Schübe ergibt sich pro Schub eine durchschnittliche Arbeitsunfähigkeit von 14,43 Tagen. Daraus errechnet sich ein geschätzter Gesamtwert (hochgerechnet) von 7,44 Mio. verlorenen Arbeitstagen bei den wegen Duodenalulkus ambulant behandelten Patienten.

Top-down approarch

Anhand der rapportierten Daten der Ortskrankenkassen haben die Pflichtversicherten (9,8 Mio.), d. h. die erwerbstätigen Personen 1980 pro 1000 Versicherte 244 Arbeitstage wegen Ulcus duodeni in der ambulanten Behandlung verloren, das entspricht 2,4 Mio. Arbeitstagen. Da in der Bundesrepublik 1980 insgesamt 26,9 Mio. Personen erwerbstätig waren, dürfte für die BRD die Gesamtzahl der ambulanten Arbeitszeitverluste wegen Ulcus duodeni nach dieser Rechnung etwa 6,56 Mio. Arbeitstage betragen.

Aus dem Mittel des „Bottom-up" (7,44 Mio.) und „Top-down" (6,56 Mio.) schätzen wir den Verlust an Arbeitstagen bei den ambulanten Fällen auf 7,00 Mio. Arbeitstage (1980).

Aufgrund der im Rahmen der Mikroerhebung ermittelten Verteilung der ambulant behandelten Ulkusfälle nach Berufskategorien läßt sich ein mittleres monatliches Arbeitseinkommen von DM 1998 pro Fall errechnen. Hieraus ergeben sich die ambulanten Arbeitsunfähigkeitskosten von 466,3 Mio. DM.

4. Stationäre Arbeitsunfähigkeitskosten

Für die zusätzlichen Verluste an Arbeitstagen durch Hospitalisierung geben die AOK-Zahlen eine gute Basis (Tabelle 10). Von den 9,8 Mio. pflichtversicherten Mitgliedern der AOK wurden im Jahre 1980 13 200 mit der Hauptdiagnose Ulcus duodeni hospitalisiert, was einer Gesamtzahl von 261 000 Krankenhaustagen entspricht. Aus den genannten AOK-Angaben errechnet sich die Gesamtzahl von 36 100 Patienten mit Ulcus duodeni als Hauptdiagnose für die gesamte BRD im Jahre 1980. Daraus ergeben sich 716 100 Arbeitsunfähigkeitstage für hospitalisierte Patienten.

Unter Verwendung der obengenannten Verteilung der Patienten nach Berufskategorien errechnen sich die stationären Arbeitsunfähigkeitskosten zu 47,7 Mio. DM.

Somit ergeben sich für die indirekten Kosten 7,7 Mio. ambulante und stationäre Arbeitsunfähigkeitstage, was einem volkswirtschaftlichen Verlust von 514,0 Mio. DM entspricht. Dieser verteilt sich wie folgt auf die einzelnen indirekten Kostenkomponenten (Tabelle 17).

Tabelle 17. Kostenkomponenten für Arbeitsunfähigkeitskosten

Kostenkomponenten	[Mio. DM]	[%]
Ambulante Arbeitsunfähigkeitskosten	466,3	91,0
Stationäre Arbeitsunfähigkeitskosten	47,7	9,0
Gesamt	514,0	100

Tabelle 18. Kostenkomponenten für direkte und indirekte Kosten des Duodenalulkus in der BRD

Kostenkomponenten	[Mio. DM]	[%]
Direkte Kosten	429,5	45,5
ambulante Kosten	222,6	23,6
stationäre Kosten	206,9	21,9
Indirekte Kosten	514,0	54,5
ambulante Arbeitsunfähigkeitskosten	466,3	49,4
stationäre Arbeitsunfähigkeitskosten	47,7	5,1
Gesamt	943,5	100

Zusammenfassung

Unter Berücksichtigung aller berechneten direkten und indirekten Kostenkomponenten ergeben sich für die BRD und das Jahr 1980 folgende ulkusbedingten Gesamtkosten (Tabelle 18).

Aus dieser Zusammenfassung wird das Überwiegen der indirekten gegenüber den direkten Kosten ersichtlich, wobei die ambulanten Arbeitsunfähigkeitskosten als größte Kostenkomponenten anzumerken sind.

Internationaler Vergleich

Berechnungen für die Kostenstruktur der Ulkuserkrankung in den USA, den Niederlanden, Italien und Schweden für verschiedene Jahre ergeben folgendes Bild (Tabelle 19).

Tabelle 19. Internationaler Vergleich der Kostenkomponenten für die Ulkuskrankheit in einigen industrialisierten Ländern (Angaben in %)

Kostenkomponenten	USA	USA		Nieder-lande	Italien	Schweden	BRD
		NCDD	SRI				
Direkte Kosten	53	78	51	21	42	24	46
ambulant	15	16	16	3	18	7	24
stationär	38	62	35	18	24	17	22
Indirekte Kosten[a]							
Arbeitsunfähigkeit	47	22	49	79	58	76	55
Gesamt	100	100	100	100	100	100	100

[a] Diejenigen Studien, welche zusätzliche indirekte Kostenkomponenten berücksichtigen (Mortalitäten, etc.), wurden entsprechend umgerechnet.

Aus NCDD: Almy T.P. et al: „Report of the Workgroup on the Socioeconomic Impact of Digestive Diseases of the Subcommittee on Epidemiology and Impact", in: *Report to the Congress of the United States of the National Commission on Digestive Diseases,* 1979; SRI: Haunalter G. van, Chandler V.V.: *Cost of Ulcer Disease in the United States,* 1977.

Berechnung des Nutzens

Spezifikation der Nutzenkomponenten

Aufgrund eigener Felderhebungen (Mikroanalysen), mittels Analyse von rapportierten Versicherungsdaten (Makroanalysen) und durch Vergleich internationaler Häufigkeitsentwicklungen konnten folgende Nutzenkomponenten spezifiziert werden.

I. Ökonomische Komponenten

Direkter Nutzen

1. Ambulante Behandlung
2. stationäre Behandlung
   - Hospitalisationsquote
   - Durchschnittliche Verweildauer
   - Operationshäufigkeit

Indirekter Nutzen

3. Ambulante Arbeitsunfähigkeit
4. Stationäre Arbeitsunfähigkeit

II. Medzinische Komponenten

1. Krankheitsverlauf
2. Nebenwirkungen
3. Heilungserfolg

III. Soziale Komponenten

1. Symptomverlauf
2. Befindlichkeit
3. Heilungserfolg

I. Ökonomische Komponenten

Quantifizierung der Nutzenkomponenten

Berechnung des direkten Nutzens

Im Rahmen der Quantifizierung der ökonomischen Nutzenkomponenten wurde iterativ vorgegangen. In einem ersten Schritt wurde mittels Makroanalysen das rapportierte und standardisierte Sekundärdatenmaterial der AOK-Pflichtmitglieder und Rentner analysiert. Bedingt duch die Einführung von Tagamet im Jahre 1977 war zu untersuchen, ob und inwieweit die Entwicklung der rapportierten Versicherungsdaten im Zeitraum von 1971–1980 ab dem Jahr 1977 einen signifikanten ($p <$ 0,05) Trendbruch erfahren hat. Hierbei wurden die AOK-Versichertengruppen der Pflichtmitglieder (erwerbstätige Versicherte) und der Rentner (nichterwerbstätige Versicherte) hinsichtlich der Hospitalisation (Fälle, Tage, durchschnittliche Verweildauer) analysiert (vgl. Tabelle 2). Da bei den erwerbstätigen Versicherten (Pflichtmitglieder) die Hospitalisation mit einer entsprechenden Arbeitsunfähigkeit verbunden ist, wird bei den Pflichtmitgliedern der Begriff der „stationären Arbeitsunfähigkeit" verwendet. Diese stationäre Arbeitsunfähigkeit bildet zusammen mit der ambulanten Arbeitsunfähigkeit die krankheitsbedingte Gesamtarbeitsunfähigkeit. Mittels Regressionsanalysen wurde nun für die genannten Versicherungsgruppen einerseits für die Bereiche der Gesamt-, der ambulanten und der stationären Arbeitsunfähigkeit und andererseits hinsichtlich der Aspekte der Entwicklung der Datenreihen für die Krankheitsfälle, Krankheitstage und der durchschnittlichen Krankheitsanteile untersucht, ob und inwieweit entsprechende signifikante Trendbrüche vorliegen. In bezug auf die Pflichtmitglieder wurden zusätzlich die Anteile der stationären Arbeitsunfähigkeit bzw. der ambulanten Arbeitsunfähigkeit an der Gesamtarbeitsunfähigkeit hinsichtlich der Krankheitsfälle und -tage analysiert.

In einem zweiten Schritt wurden die so gefundenen Tagametwirkungen auf der Systemebene mittels Mikroanalysen (Primärdaten) hinsichtlich ihres ursächlichen Zusammenhangs mit Tagamet untersucht. Dabei wurde schwergewichtsmäßig der ambulante Sektor und damit die ambulante Arbeitsunfähigkeit (als ökonomische Nutzenkomponente) analysiert.

In einem dritten Schritt wurden die hierbei mittels Makroanalysen (Top-down approach) festgestellten signifikanten Trendbrüche mit den Ergebnissen der Mikroanalysen (Bottom-up approach) in Beziehung gesetzt, auf ihre Plausibilität geprüft und für die BRD insgesamt hochgerechnet. Die Quantifizierung der mittels der Makroanalysen gefundenen und durch die Mikroanalysen bestätigten Nutzenkomponenten erfolgte gemäß den im Beitrag von Bapst (S.32) aufgezeigten Überlegungen.

Ein Nutzen liegt hierbei dann vor, wenn die Differenz zwischen Soll- und Ist-Werten (im Jahre 1980) eine positive Größe ist (bei signifikanter Trendabweichung), wobei diese Differenz als quantitatives Maß des Nutzens gerechnet wird.

Da die vorliegenden Analysen signifikante Trendbrüche hauptsächlich bezüglich des AOK-Versichertenkreises der Pflichtmitglieder aufweisen, beziehen sich die entsprechenden Nutzenberechnungen auf die erwerbstätige Bevölkerung.

1. Ambulante Behandlung

Für den Bereich der ambulanten Behandlung konnte keine direkte Nutzenkomponente zugunsten der mit Tagamet behandelten Gruppe festgestellt werden.

Der diagnostische Aufwand war in unserer Studie für die Patientengruppe mit oder ohne Tagamet identisch, und die Behandlungsdauer der mit Tagamet behandelten Patienten war nicht signifikant kürzer als in der Gruppe ohne Tagamet. Die Medikamentenkosten wurden in der Gesamtrechnung am Schluß berücksichtigt (Tabelle 23).

2. Stationäre Behandlung

Hospitalisationsquote

Im Rahmen der Hospitalisationsquote wurde untersucht, ob und inwieweit der Anteil der stationären Arbeitsunfähigkeit an der Gesamtarbeitsunfähigkeit bezüglich der Entwicklung der Krankheitsfälle und -tage ab dem Jahre 1977 einen signifikanten Trendbruch aufweist.

Aufgrund der durchgeführten Regressionsanalysen wurde sowohl in bezug auf den Anteil der Krankheitsfälle als auch hinsichtlich der Krankheitstage ein signifikanter Trendbruch festgestellt. Abb. 6 zeigt, daß der Anteil der stationären Krankheitsfälle im Jahre 1980 16,05% (n = 22900) gegenüber dem projizierten Wert von 24,65% (n = 35200) beträgt. Mittels Hochrechnung auf die BRD läßt sich hieraus eine Verminderung der Hospitalisationsquote um 21700 Fälle ermitteln. In bezug auf

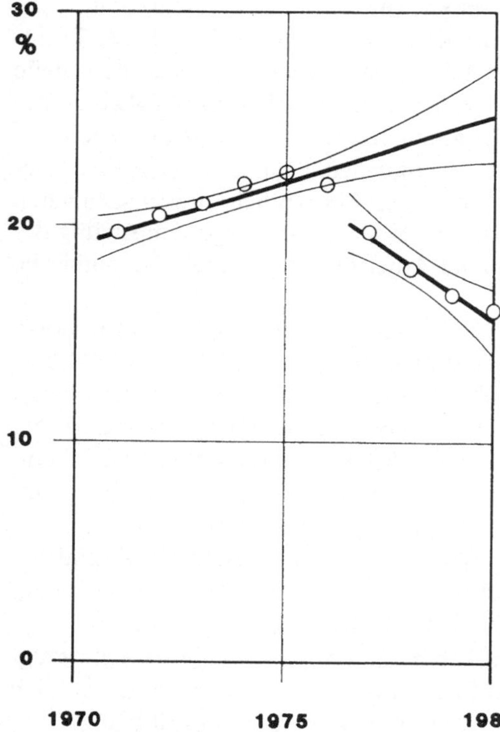

Abb. 6. Prozentuale Anteile der stationären Arbeitsunfähigkeitsfälle an den Gesamtarbeitsunfähigkeitsfällen (100%) aufgrund der rapportierten Daten der pflichtversicherten AOK-Mitglieder (Regression mit Vertrauensgrenzen, p = 0,05)

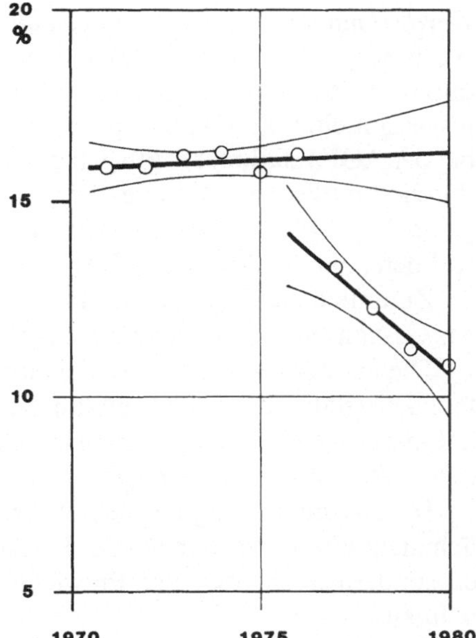

Abb. 7. Prozentuale Anteile der stationären Arbeitsunfähigkeitstage an den Gesamtarbeitsunfähigkeitstagen (100%) aufgrund der rapportierten Daten der pflichtversicherten AOK-Mitglieder (Regression mit Vertrauensgrenzen, p = 0,05)

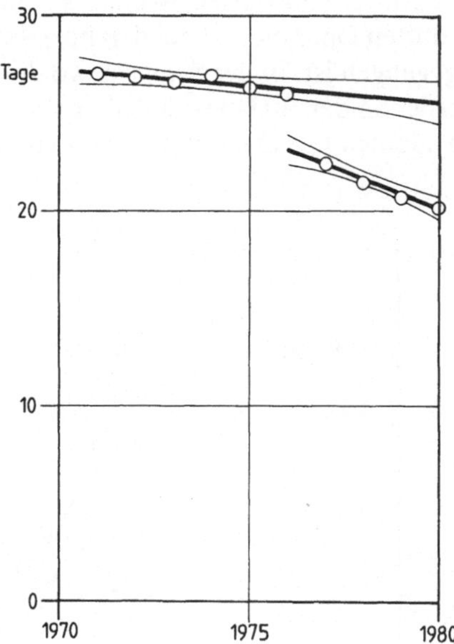

Abb. 8. Entwicklung der durchschnittlichen stationären Verweildauer aufgrund der rapportierten Daten der pflichtversicherten AOK-Mitglieder (Regression mit Vertrauensgrenzen, p = 0,05)

die Entwicklung bei den Anteilen der Krankheitstage gibt Abb. 7 Auskunft. Die entsprechenden Anteile verringern sich dabei signifikant von 16,25% auf 10,75%. Diese Abnahme des Anteils der stationären Tage um 5,5% entspricht einem Umfang von 145900 Tagen auf der Ebene der AOK-Pflichtmitglieder und einem solchen von 400300 Tagen für die BRD insgesamt. Bei einem durchschnittlichen Pflegesatz von DM 182,37 errechnet sich ein Nutzenwert infolge der reduzierten Hospitalisation von 73 Mio. DM.

Durchschnittliche stationäre Verweildauer

Analysiert man, ebenfalls für die AOK-Pflichtversicherten, die Entwicklung der durchschnittlichen stationären Verweildauer für die Jahre 1971–1980, so ergibt sich insgesamt eine signifikante (p=0,05) Abnahme um hochgerechnet 190200 (69300 bei der AOK) stationärer Pflegetage, welche gemäß Abb. 8 aus einer Reduktion der durchschnittlichen stationären Verweildauer von 25,4 Tagen (Soll-Wert) auf 20,1 Tage im Jahre 1980 hervorgeht. Hieraus läßt sich ein Gewinn von 34,7 Mio. DM errechnen (190200 Pflegetage · DM 182,37).

Zusammenfassend kann im Rahmen der direkten Nutzenkomponenten folgender Gesamtnutzen errechnet werden (Tabelle 20).

Die mit der veränderten Hospitalisierung verbundene Abnahme der Arbeitsunfähigkeit (stationäre Arbeitsunfähigkeitstage) und der höheren ambulanten Arbeitsunfähigkeitsquote (verminderte Hospitalisierungsquote) wird im Rahmen des indirekten Nutzens berücksichtigt.

Im Zusammenhang mit dem Nutzen der Tagametbehandlung stellt sich natürlich nicht nur die Frage nach der Hospitalisierungsquote und nach der Verweildauer, sondern auch nach der Entwicklung der Operationshäufigkeit beim Duodenalulkus.

Zuverlässige Zahlen stehen uns für die BRD z. Zt. nicht zur Verfügung. Mit einiger Berechtigung darf man aber hier auf die Erfahrungen im internationalen Schrifttum hinweisen, wonach seit der Einführung von Tagamet die Zahl der ausgeführten Operationen bei den hospitalisierten Ulkuspatienten seit 1977 stark zurückgegangen ist. In der Schweiz, wo die Verhältnisse in dieser Hinsicht am ehesten mit jenen in der BRD vergleichbar sind, ist die Operationsquote auf 100 hospitalisierte Patienten mit Duodenalulkus zwischen 1977 und 1980 von 31,3 auf 20,4% zurück-

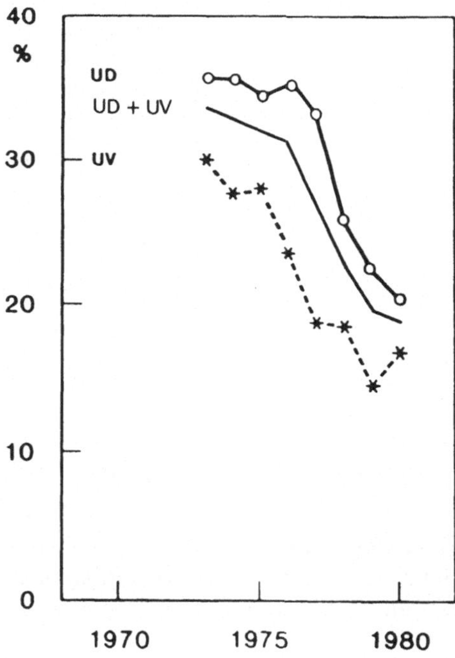

Abb. 9. Entwicklung der Anzahl der Operationen für Duodenalulkus *(UD)* bzw. Magenulkus *(UV)* bei 100 hospitalisierten Ulkuspatienten von 1973 bis 1980 in schweizerischen Akutspitälern. (Nach *VESKA Medizinische Statistik,* Sonderauswertung)

Tabelle 20. Nutzenkomponenten für stationäre Behandlung

Nutzenkomponenten	[Mio. DM]	[%]
– Stationäre Behandlung		
• verminderte Hospitalisationsquote	73,0	68
• kürzere durchschnittliche stationäre Verweildauer	34,7	32 '
Gesamt	107,7	100

Tabelle 21. Anzahl der Ulkusoperationen auf 100 hospitalisierte Patienten mit Ulkus als Hauptdiagnose in schweizerischen Akutspitälern. (Nach *VESKA Medizinische Statistik*, Sonderauswertung)

Jahr	Magenulkus (UV)	Duodenalulkus (UD)	Gesamt
1973	30,0	35,6	33,6
1974	27,5	35,7	32,7
1975	27,9	34,5	32,2
1976	23,6	35,2	31,0
1977	18,7	31,3	26,4
1978	18,4	25,8	22,8
1979	14,4	22,5	19,3
1980	16,8	20,4	18,9

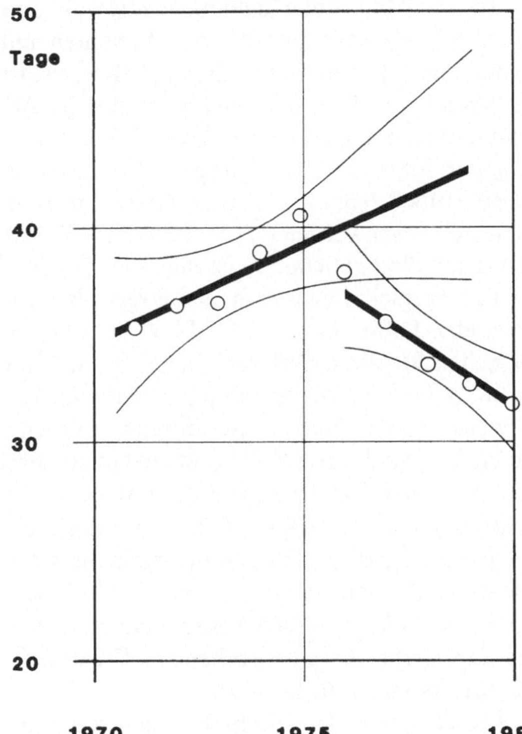

Abb. 10. Ambulante Arbeitsunfähigkeitstage je Fall der AOK-Pflichtversicherten

gegangen. Man darf daher mit einiger Vorsicht vermerken, daß sich der Aufwand für Operationen seit der Einführung von Tagamet um rund ⅓ vermindert hat (vgl. Abb. 9 und Tabelle 21). Die Schätzungen in den USA liegen ebenfalls in dieser Größenordnung (Fineberg, in Culyer u. Horisberger 1983, S. 262 ff.).

Berechnung des indirekten Nutzens

Im Rahmen des indirekten Nutzens sind die Komponenten ambulante und stationäre Arbeitsunfähigkeit zu berücksichtigen.

Diese Komponenten werden im folgenden näher dargestellt.

3. Ambulante Arbeitsunfähigkeit

In bezug auf die durchschnittliche ambulante Arbeitsunfähigkeitsentwicklung ergibt die Makroanalyse einen signifikanten Trendbruch der entsprechenden Größe der Nach-Cimetidinperiode gegenüber der Vor-Cimetidinperiode. Der Soll-Ist-Wertvergleich zeigt einen projektierten Wert von 42,86 Tage je Fall, einen tatsächlichen Wert von 31,89 durchschnittlichen ambulanten Arbeitsunfähigkeitstagen je Krankheitsfall.

Die hierbei vorliegende Nutzendifferenz von 10,97 Tagen ergibt unter Berücksichtigung der 78 900 rapportierten Fälle der AOK einen Gewinn von 865 300 ambulanten Arbeitsunfähigkeitstagen bzw. 2 374 000 Tage für die BRD.

In den Mikrountersuchungen zeigte Tagamet eine eindeutige Verkürzung der Krankschreibungsdauer bei den Patienten mit „deutlichen oder schweren" Beschwerden um durchschnittlich 3,7 Tage, während ein solcher Effekt bei den Patienten mit „leichten oder mäßigen" Beschwerden nicht nachweisbar war. Rechnet man daraus den Gewinn an Arbeitstagen für die mit Cimetidin behandelten Fälle, so gelten folgende Überlegungen: Wegen Ulcus duodeni wurden 1980 schätzungsweise 310 000 Fälle krankgeschrieben. Davon hatten 66% (rund ⅔) „deutliche bis schwere" Beschwerden (s. Tabelle 4), also 204 000. Davon wurden 48% mit Tagamet behandelt (98 200 Schübe). 98 200 · 3,7 = 363 340 Tage Gewinn.

Ein Vergleich zwischen den Ergebnissen der Mikro- und der Makroanalyse weist eine Differenz von ca. 2 Mio. ambulanten Arbeitsunfähigkeitstagen auf. Die Ursachen für diese Differenz liegen einmal in der unterschiedlich hohen Fallzahl der ambulanten Arbeitsunfähigkeitsfälle und zum andern in einer entsprechenden Abweichung des Nutzens der durchschnittlichen ambulanten Arbeitsunfähigkeitsdauer. Die Erklärung für die unterschiedliche Fallzahl mag einmal in der unterschiedlichen Erhebungsmethode und zum andern in der differenzierten Berücksichtigung unterschiedlicher Operationalisierungsgrade im Rahmen der Mikrostudie liegen. Letztlich gilt es zu beachten, daß die diagnostische Differenzierung von Haupt- und Nebendiagnosen nur im Rahmen der Makroanalysen, jedoch nicht durch die Mikroanalysen berücksichtigt werden. Durch diese Unschärfe werden, wie dargestellt, die entsprechenden Ergebnisse der Makrostudien gegenüber den Mikroergebnissen begünstigt.

Die Differenz der durchschnittlichen ambulanten Arbeitsunfähigkeitsdauer begründet sich einmal dadurch, daß im Rahmen der Mikrostudie unterschiedlich behandelte Patientengruppen mit „deutlichen" oder „schweren" Beschwerden einander gegenübergestellt und analysiert werden. Zum andern berücksichtigt diese Betrachtungsweise die mit der Einführung von Tagamet im Jahre 1977 eingetretenen Systemeffekte (auf der Makroebene) sowohl für die mit Tagamet behandelte Patientengruppe als auch für die nicht mit Tagamet behandelte Gruppe. Die für die Mikroanalyse zutreffende Fragestellung bezieht sich damit auf die Behandlungsergebnisse unterschiedlicher Therapieverfahren bei gegebener alternativer Therapieform, während im Rahmen der Makroanalyse das Ergebnis beider Therapiealternativen zusammen für das Jahr 1980 dem projektierten Ergebnis der Therapie ohne Cimetidin gegenübergestellt wird. Der Unterschied der Mikro- gegenüber der Makroanalyse liegt damit hauptsächlich darin, daß erstere die durch Tagamet bedingten Systemeffekte miteinbezieht. Die Differenz im Umfang der oben errechneten 2 Mio. ambulanten Arbeitsunfähigkeitstage kann daher als quantitatives Maß der im Rahmen der Makroanalyse nicht berücksichtigten Systemeffekte bezeichnet werden. Im Rahmen einer eher vorsichtigen Schätzung werden die berechneten Nutzenbeträge der Mikro- und Makroanalyse gemittelt. Damit ergibt sich aufgrund der signifikanten Trendänderung der ambulanten Arbeitsunfähigkeitstage ein Nutzenbetrag von 1 368 700 Tagen.

Aufgrund dieser Überlegungen läßt sich der Nutzen nach der signifikant geringeren durchschnittlichen ambulanten Arbeitsunfähigkeitsdauer mit 91,2 Mio. DM bewerten. Bei diesem Wert muß jedoch zusätzlich berücksichtigt werden, daß in Verbindung mit der Abnahme der Hospitalisationsquote eine signifikante Zunahme der ambulanten Arbeitsunfähigkeitsquote von 75,3% auf 84,0%, entsprechend hochgerechneten 404 600 Tagen, vorliegt, was einem Verlust von 24,6 Mio. DM entspricht. Damit ergibt sich ein Nutzensaldo von 66,6 Mio. DM.

4. Stationäre Arbeitsunfähigkeit

Aus der signifikant verringerten Hospitalisationsquote der Arbeitsunfähigen von 16,25% auf 10,75% (Abb. 7) resultierte eine Einsparung von 400 300 Tagen. Aus der signifikant tiefen durchschnittlichen stationären Verweildauer von 20,1 statt 25,4 Tagen (Abb. 8) resultiert eine Abnahme der stationären Arbeitsunfähigkeitstage um 190 200 Tage. Beide Faktoren zusammen ergeben eine Verminderung der stationären Arbeitsunfähigkeit um 590 500 Tage, was einem volkswirtschaftlichen Nutzen an gewonnenen Arbeitstagen von 39,3 Mio. DM entspricht.

Zusammenfassend kann im Rahmen der indirekten Nutzenkomponenten folgender Gesamtnutzen errechnet werden (Tabelle 22).

Tabelle 22. Indirekte Nutzenkomponenten

Nutzenkomponenten	[Mio. DM]	[%]
– Ambulante Arbeitsunfähigkeit	66,6	63
– Stationäre Arbeitsunfähigkeit	39,3	37
Gesamt	105,9	100

Zusammenfassung des ökonomischen Nutzens

Zusammenfassend können folgende direkten und indirekten Nutzen berechnet werden (Tabelle 23).

Tabelle 23. Nutzenkomponenten für den direkten und indirekten Nutzen

Nutzenkomponenten	[Mio. DM]	[%]
– Direkter Nutzen		
• stationäre Behandlung	107,7	50
– Indirekter Nutzen		
• Arbeitsunfähigkeit	105,9	50
Gesamt	213,6	100

Tagamet hat den Ablauf des einzelnen Schubes des Ulcus duodeni wie auch den Verlauf der Ulkuskrankheit grundlegend geändert. Mit Tagamet behandelte Patienten werden signifikant früher beschwerdefrei, und ihre Arbeitsfähigkeit wird signifikant besser (Verminderung der Arbeitsabwesenheit). Die Hospitalisierungshäufigkeit ist rückläufig (verbunden mit einer Abnahme der Operationen wegen Ulkus). Es resultiert eine signifikante Abnahme des Anteils der Krankenhaustage an der Gesamtdauer der Arbeitsabwesenheit infolge Ulkus.

Der Gesamtnutzen, soweit geldwertmäßig meßbar, lag 1980 in der Größenordnung von 213,6 Mio. DM (vgl. Tabelle 23).

Internationaler Vergleich

Berechnungen für die Nutzenstruktur der Ulkusbehandlung mit Cimetidin in den USA (1977) und für die BRD (1980) zeigen folgendes Bild (Tabelle 24).

Tabelle 24. Internationaler Vergleich der Kostenkomponenten (in %) für die Ulkuskrankheit in den USA und in der BRD. (Nach USA: Robinson Associates Inc.: *The Impact of Cimetidine on the National Cost of Duodenal Ulcers* (Final Report), May 1978; BRD: eigene Feldstudien 1980)

Nutzenkomponenten	USA	BRD
– Direkter Nutzen		
• stationäre Behandlung	44	50
– Indirekter Nutzen		
• Arbeitsunfähigkeit	56	50
Gesamt	100	100

II. Medizinische Komponenten

Qualifizierung der medizinischen Nutzenkomponenten

Für die Bewertung der Kosten-Nutzen-Relation mit Bezug auf die medizinischen Komponenten halten wir uns an die Darstellung in Abb. 11, die aus dem Würfel in Abb. 2 herausgeschnitten wurde.

Aus diesem „Block" können nachfolgende Kostenkomponenten abgeleitet werden, für welche Nutzenbewertungen angestellt werden müssen.

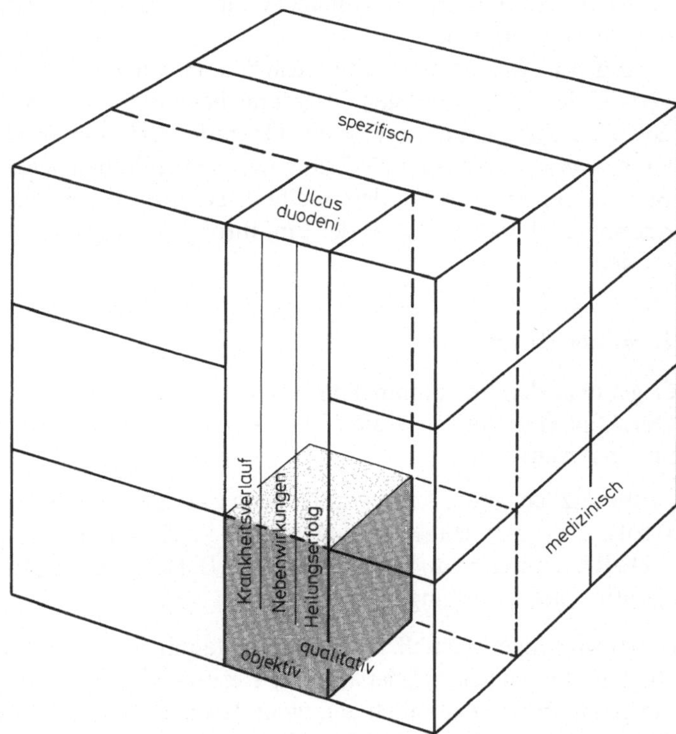

Abb. 11. Darstellung der medizinischen Komponenten für eine Kosten-Nutzen-Analyse

1. Krankheitsverlauf

Da es sich um eine sog. intangible Größe handelt, für welche die Kosten nicht direkt in monetären Werten angegeben werden können, wenden wir uns direkt der Frage zu, welche positiven Veränderungen Tagamet in bezug auf den Krankheitsverlauf objektiv, d.h. objektivierbar hervorgerufen hat.

Zunächst ist der positive Einfluß auf die Qualität der Diagnose hervorzuheben. Die mit der Einführung von Tagamet einsetzende Fülle von klinischen Untersuchungen über die Wirkung von Tagamet beim Duodenalulkus hatte als Voraussetzung die saubere Abgrenzung dieser Krankheit gegenüber dem Magenulkus sowie gegenüber der Gastritis, und zwar in höherem Maß, als das bei der früher geübten symptomatischen Therapie mit Antazida der Fall war. Allein schon die höheren Kosten der Tagamettherapie zwangen den Arzt zu einer objektiven Begründung für den Einsatz des teureren Mittels. Die dadurch erreichte größere diagnostische Sicherheit stellt indirekt einen Nutzen des spezifischen Therapeutikums Tagamet dar.

Die Verfügbarkeit von Tagamet verringerte ferner spürbar die Zahl der notwendigen Hospitalisationen (s. S. 53, Tabelle 1). Das bedeutet, daß die Ärzte das Duodenalulkus vermehrt als Krankheit betrachten, die ambulant behandelt werden kann. Abgesehen von den dadurch erzielten ökonomischen Einsparungen in der Größenordnung von DM 73,0 Mio. (Tabelle 20) stellt die Verlagerung der Ulkusbehandlung in den ambulanten Bereich einen medizinischen Gewinn dar, da die Therapie in einer Hand bleibt. Es entfallen nicht nur die Überweisungszeugnisse, sondern u. U. eine ganze Reihe von Untersuchungen, die sonst – erfahrungsgemäß – wiederholt werden müßten.

Noch ist es zu früh, um festzustellen, in welcher Weise Tagamet den Langzeitverlauf der Ulkuskrankheit insgesamt beeinflussen wird. Tatsache ist jedenfalls, daß z. Z. eine Verminderung der Operationsrate um rund ⅓ beobachtet werden kann, was auf die Dauer als Erfolg der medizinischen gegenüber der chirurgischen Behandlung gewertet werden müßte. Das systematische konservative Patientenmanagement hat jedenfalls seit der Einführung von Tagamet vermehrte Beachtung gefunden.

2. Nebenwirkungen

Gegenüber den herkömmlichen Antazida, welche in wirksamer Dosierung oftmals Durchfall erzeugen, sind die Nebenwirkungen von Tagamet von anderer Qualität und insgesamt selten.

Grundsätzlich sind 2 Arten von Nebenwirkungen denkbar:
a) solche, die mit dem H_2-Antagonismus im Zusammenhang stehen (Blockade der H_2-Rezeptoren in anderen Organen, z. B. Herz, Uterus, Blutgefäße);
b) übrige Nebenwirkungen.

Nebenwirkungen gemäß a) wurden erstaunlicherweise beim Menschen bis jetzt überhaupt nicht beschrieben (nur im Tierversuch bei sehr hohen Dosierungen), solche gemäß b) in erstaunlich geringem Ausmaß. Noch nicht definitiv geklärt ist die Bedeutung der folgenden Nebenwirkungen:

- leichte Störungen der Leber- und Nierenfunktion, die, soweit bis jetzt beurteilbar, nur vorübergehender Natur sind;
- Blutbildveränderungen: bis jetzt nur bei einem nierenkranken Patienten beobachtet; muß aber im Auge behalten werden, da bei einem Vorläufer des Cimetidins (Metiamid) solche Veränderungen beschrieben wurden;
- Reboundeffekt: Die Möglichkeit einer überschießenden Säureproduktion nach Absetzen des Präparats ist theoretisch nicht auszuschließen, praktische Anhaltspunkte liegen aber bis jetzt nicht vor.

Die in verschiedenen Doppelblindstudien festgestellten Nebenwirkungen zeigen keinen signifikanten Unterschied in der Nebenwirkungsrate von Tagamet gegenüber der Placebogruppe (vgl. Tabelle 25).

Bei der von uns durchgeführten Befragung von niedergelassenen Allgemeinpraktikern und Internisten in Deutschland wurden auf 95 befragte Ärzte, die Erfahrung mit dem Präparat haben, insgesamt von 26 Ärzten Nebenwirkungen mit Tagametbehandlungen festgestellt.

Wie aus Tabelle 26 hervorgeht, steht „Allergie, Hautausschläge" mit 5 Beobachtungen an der Spitze, gefolgt von „Übelkeit" und „(geringen) Durchfällen" mit je 3 Beobachtungen. 56 der 95 verordnenden Ärzte haben keine Nebenwirkungen beobachtet.

Insgesamt wurden von den verordnenden Ärzten bei Tagamet bisher weniger oder gleichviele Nebenwirkungen beobachtet wie bei der Behandlung mit anderen Präparaten. Dies deutet darauf hin, daß die Nebenwirkungen zwar als Nachteil zu betrachten sind, vom behandelnden Arzt jedoch als notwendiges Übel in Kauf genommen werden.

3. Heilungserfolg

Wie schon in Tabelle 1 dieses Berichts dargestellt, verdankt Tagamet seinen Erfolg aus medizinischer Sicht in erster Linie der therapeutischen Wirksamkeit, welche das Präparat von alternativen Behandlungsverfahren positiv abhebt. Die raschere Schmerzbefreiung der Patienten stellt einen geldwertmäßig nicht faßbaren thera-

Tabelle 25. Nebenwirkungen von Tagamet. (Nach Burland 1978)

Nebenwirkung	% Patienten	
	Tagamet	Placebo
Kopfschmerz	3,1	3,6
Durchfall	1,8	1,0
Müdigkeit	1,7	1,6
Schwindel	1,3	1,0
Hautausschlag	1,2	1,0

Tabelle 26. Beobachtete Nebenwirkungen bei Tagametbehandlungen

Nebenwirkungen	Beobachtungen insgesamt	Häufigkeit der Beobachtungen		
		selten	gelegentlich	häufig
Allergie, Hautausschläge	5	5	–	–
Übelkeit	3	2	1	–
(Geringe) Durchfälle	3	3	–	–
Müdigkeit	2	1	–	1
Schwindelgefühle	2	1	1	–
Sonstige Nebenwirkungen (je 1 Beobachtung)	11	4	7	–
Gesamt	26	16	9	1
Keine Nebenwirkungen beobachtet	56			
Keine Angabe	13			
Σ	95			

Tabelle 27. Wirkungseigenschaften, die Ärzte an Tagamet besonders schätzen. (Nach *Urteil des Arztes über Ulkusbehandlung mit Tagamet in der freien Praxis,* IFZ/IfB, Mai 1980, S. 25)

Wirkungseigenschaften von Tagamet	Nennungen
• Rasche Schmerzfreiheit	33
• Rascher Wirkungseintritt	19
• Säurehemmende, antazide Wirkung	19
• Zuverlässige Wirkung	18
• Guter Effekt, fast immer völlige Abheilung	15
• Rasche Beschwerdefreiheit	13
• Gute Verträglichkeit	10
• Sonstige Nennungen (unter 10% pro Nennung)	36
Nennungen insgesamt	163

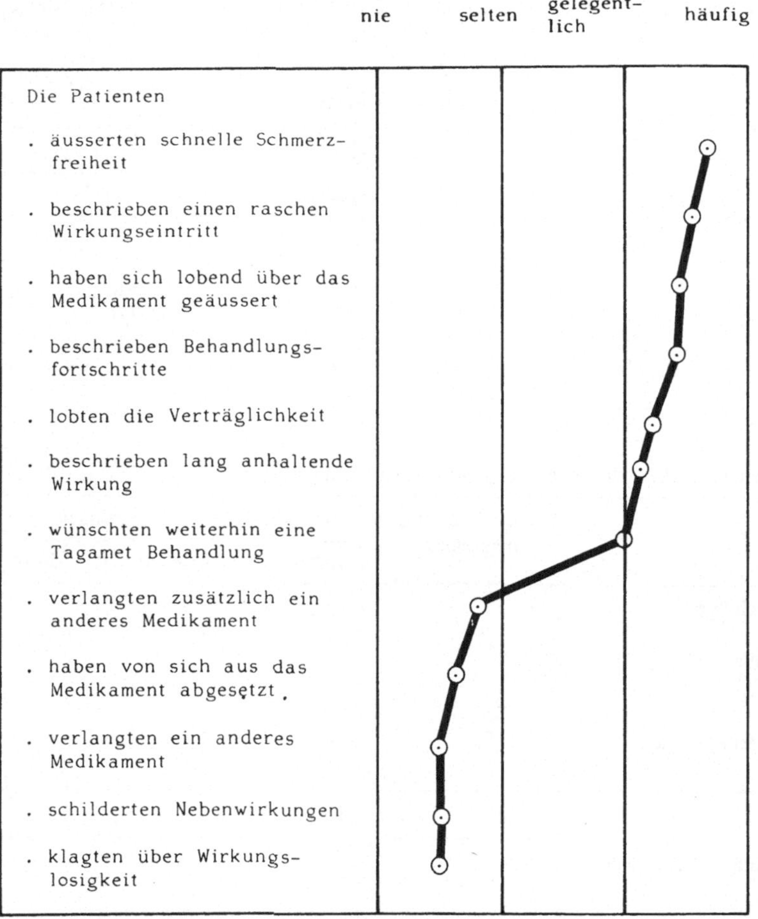

Abb. 12. Vom verordnenden Arzt festgestellte Reaktionen der Patienten auf Tagamet

peutischen Nutzen dar, der – verbunden mit der rascheren Ulkusheilung – wesentlich zur Beibehaltung der Arbeitsfähigkeit beitragen dürfte.

Insgesamt erreicht Tagamet in der Bewertung der Ärzte besser als jedes andere geprüfte Präparat das von einem Ulkustherapeutikum erwartete Behandlungsziel. Der medizinische Nutzen von Tagamet findet in der Akzeptanz durch die verordnenden Ärzte seinen augenfälligen Ausdruck.

Eine rasche Befreiung der Patienten von ihren Schmerzen stellt für den Arzt in der Ulkustherapie ein wichtiges Therapieziel dar. Dies hat die Befragung der Ärzte in freier Praxis ergeben. Im Vergleich zu anderen Präparaten schätzen die Ärzte bei Tagamet an erster Stelle rasche Schmerzfreiheit. Diese Wirkung wurde bei einer offenen Fragestellung von einem Drittel der Ärzte genannt (vgl. Tabelle 27).

Andere geschätzte Eigenschaften sind z. B. „rascher Wirkungseintritt", „säurehemmende, antazide Wirkung" oder auch „zuverlässige Wirkung".

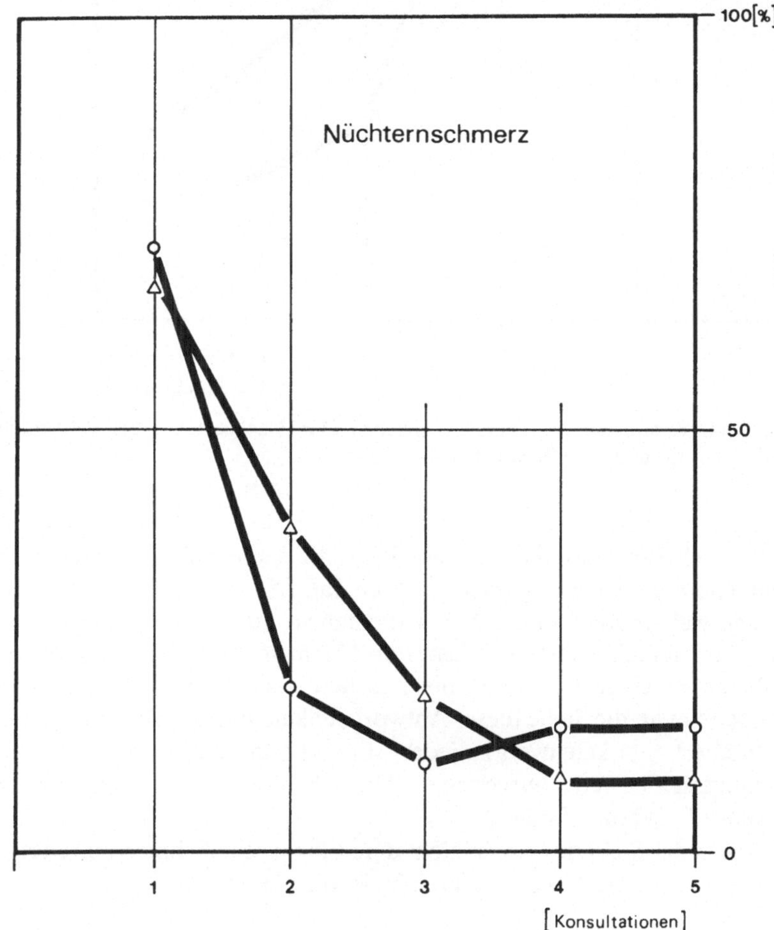

Abb. 13. Verlauf der prozentualen Angaben über Nüchternschmerz bei Behandlung mit Tagamet (O——O) und ohne Tagamet (△——△)

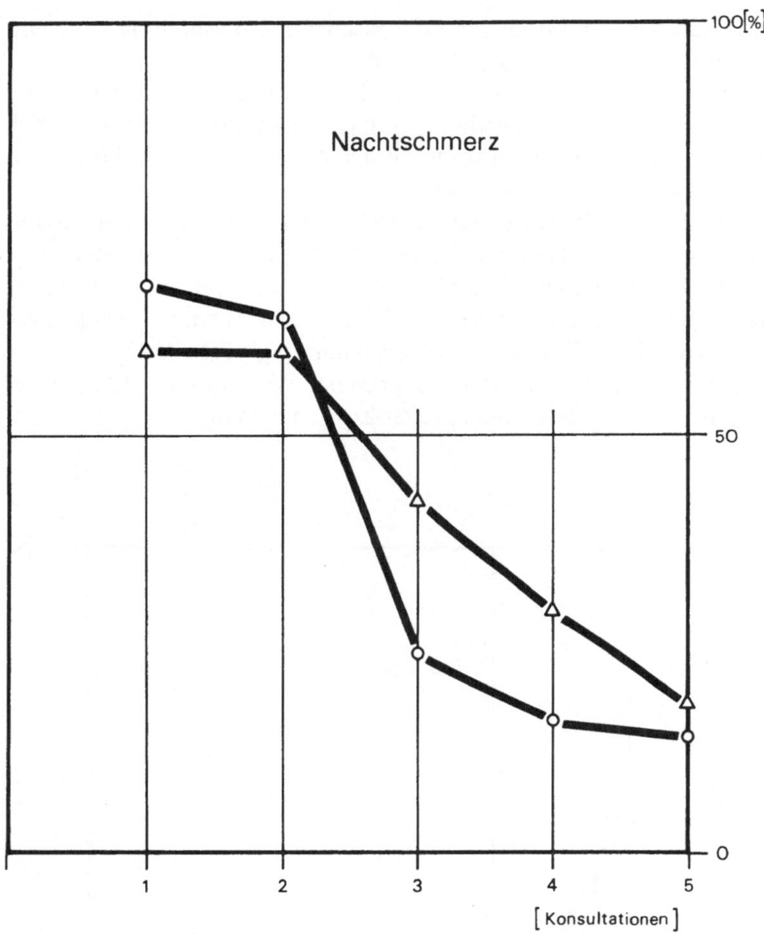

Abb. 14. Verlauf der prozentualen Angaben über Nachtschmerz bei Behandlung mit Tagamet (O———O) und ohne Tagamet (△———△)

Nach Auskunft der Ärzte ist die rasche Schmerzfreiheit auch bei den Patients eine häufige Äußerung über das Präparat. Die verordnenden Ärzte wurden oft gefragt, welche Reaktionen ihrer Patienten sie auf eine Tagametbehandlung feststellen konnten. Anhand einer Liste von 12 Antwortvorgaben konnten die Ärzte sagen, ob die jeweilige Reaktion „nie", „selten", „gelegentlich" oder „häufig" vorkam. Setzt man an die Stelle dieser Antworten Skalenwerte von 1 bis 4, dann läßt sich der Durchschnittsskalenwert zu jeder Antwort ermitteln. In Abb.12 sind diese Durchschnittsskalenwerte aufgetragen. Danach äußerten die Patienten am häufigsten „schnelle Schmerzfreiheit".

Aus der Sicht des Arztes steht damit die rasche Schmerzbefreiung des mit Tagamet behandelten Ulkuspatienten im Vordergrund.

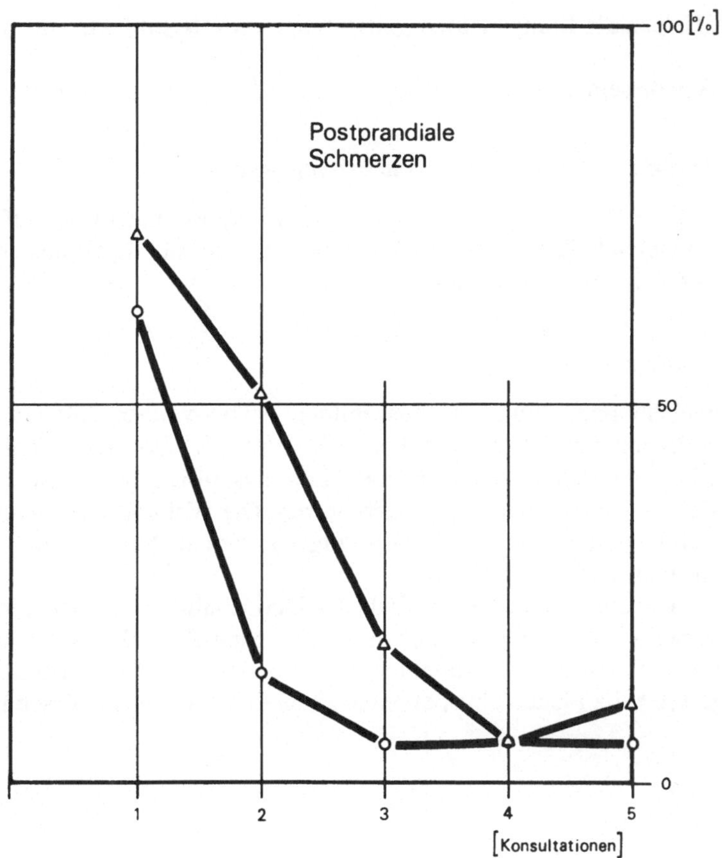

Abb. 15. Verlauf der prozentualen Angaben über postprandiale Schmerzen für Patienten mit Tagamet (O———O) und ohne Tagamet (△———△)

Aus der Sicht des Patienten

Da die Wahl der Behandlung, die Dauer derselben, die Krankschreibung, die Wiederherstellung der Symptomfreiheit, die Ausheilung des Ulkus usw. vom Schweregrad der Krankheit abhängig sind, erfolgte diese Operationalisierung durch den subjektiven Gesamteindruck des behandelnden Arztes in 4 Kategorien der Beeinträchtigung des Allgemeinzustands („gering", „mäßig", „deutlich", „schwer").

Innerhalb von 1–3 Wochen wiesen etwa 80% der Patienten eine eindeutige Besserung der typischen Ulkussymptome auf. Dabei zeigt eine Verlaufsanalyse, daß die Patientengruppe mit Tagamet eindeutig schneller symptomfrei wird, als die Gruppe der Patienten, die mit irgendeiner anderen Therapiekombination ohne Tagamet behandelt wird. Als Beispiel für diesen Sachverhalt diene der Verlauf der typischen Ulkussymptome (Nüchternschmerz, schlafstörender Nachtschmerz, postprandiale Schmerzen). Die Daten entstammen unserer ersten Feldstudie (1979) mit 103 Fällen von Ulcus duodeni (Abb. 13–15).

III. Soziale Komponenten (patientenorientierte subjektive Komponenten)

Aus diesem „Block" können nachfolgende Kostenkomponenten abgeleitet werden.

Qualifizierung der sozialen Nutzenkomponenten

Für die Bewertung der Kosten-Nutzen-Relation mit Bezug auf die sozialen Komponenten halten wir uns an die Darstellung in Abb. 16, die aus dem Würfel in Abb. 2 herausgeschnitten wurde.

1. Symptomverlauf

Welche Bedeutung eine ausgebildete Ulkussymptomatik mit Nüchternschmerz, Schmerzen in der Nacht mit einer Störung des natürlichen Schlafs oder aber 1–2 h Oberbauchschmerzen nach jeder Nahrungsaufnahme für den Patienten haben, läßt sich nur nachfühlen, nicht nachmessen. Die Wohltat einer Schmerzbefreiung wird sich nicht nur in seiner Empfindung, sondern auch in seinem Verhalten gegenüber Mitmenschen ausdrücken.

Die Symptom-, d. h. im Falle des Duodenalulkus die Schmerzbefreiung steht jedenfalls an erster Stelle der therapeutischen Ziele des Arztes wie der therapeutischen Erwartung des Patienten. Er will beschwerdefrei werden. Tagamet bringt auf je 100 behandelte Ulkuspatienten einen Gewinn von 40–50 schmerzfreien Wochen.

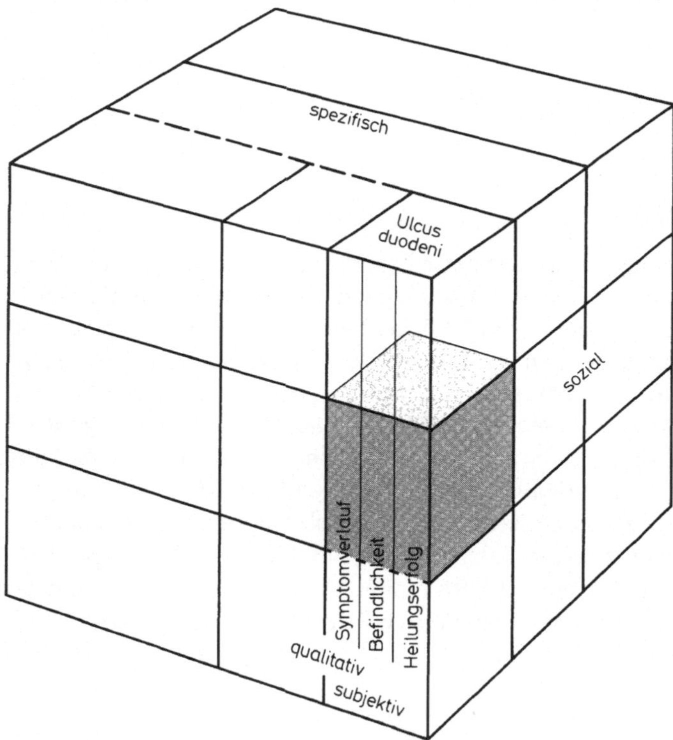

Abb. 16. Darstellung der sozialen Komponenten für eine Kosten-Nutzen-Analyse

Für den einzelnen Patienten bedeutet dies, daß er unter Tagamet je nach Schweregrad der Ulkuserkrankung 2,8–3,5 Tage früher schmerzfrei wird als bei der Behandlung mit einem anderen Medikament.

2. Befindlichkeit

Der Ulkuspatient stellt seinem Wesen nach eine leidende Persönlichkeit dar. Widrige äußere Umstände verschlimmern sein Leiden, er hat dementsprechend das Gefühl des Ausgeliefertseins.

Da er viel „herunterschlucken" muß, „plagt ihn sein Magen", der diese Zumutungen nicht ertragen kann, ohne zu rebellieren. Die Wohltat eines zuverlässig wirkenden Mittels gegen diese Plage drückt sich dahingehend aus, daß „erfahrene" Ulkuspatienten von sich aus Tagamet als Therapeutikum bevorzugen.

Die Gesamtbeurteilung des Zustands des Patienten durch den Arzt geschah anläßlich der 2.–5. Konsultation durch Beantwortung der Frage: „Wie hat sich das

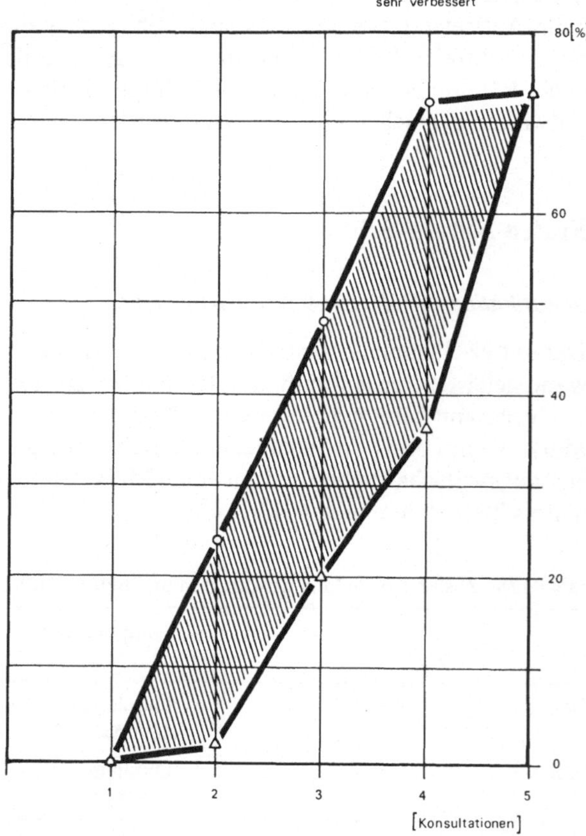

Abb. 17. Häufigkeit der Angabe „sehr verbessert" in der Gesamtbeurteilung des Arztes für die Gruppen mit Tagamet (O———O) und ohne Tagamet (△———△). Angaben in % der jeweiligen Grundgesamtheit für die 2.–5. Konsultation

Krankheitsbild des Patienten verändert, wenn Sie mit dem Zustand zu Beginn der Studie vergleichen?" Zwischen „sehr verbessert" bis „sehr verschlechtert" waren 7 Abstufungen möglich. Abb. 17 zeigt den Kurvenverlauf für die Zustandsänderung „sehr verbessert" (getrennt nach Patienten mit und ohne Tagamet).

Die Differenz der beiden Kurven *(schraffierte Fläche)* kann somit als Gewinn der Tagamettherapie interpretiert werden.

3. Heilungserfolg

Wir müssen hier zwischen der symptomatischen und der medizinisch-objektiven Abheilung des einzelnen Ulkusschubs und der Dauerheilung durch eine wirkungsvolle, erfolgreiche Ulkusprophylaxe unterscheiden. Diesbezüglich sind die Akten noch nicht geschlossen. Wieweit ein Ulkuspatient bereit ist, Tagamet als Prophylaktikum über Jahre regelmäßig und zuverlässig einzunehmen, hängt in erster Linie damit zusammen, wie gut das Verhältnis des Patienten zu seinem Arzt ist. Ein erster Schritt in der guten Richtung ist die Anerkennung des Duodenalulkus als ambulant zu behandelnde Erkrankung. Die Notwendigkeit einer Dauerbehandlung ist damit noch nicht gegeben. Persönlich sind wir der Auffassung, daß der Ulkuspatient eher dazu neigen wird, ein wirksames und zuverlässiges Medikament „bei Bedarf", d.h. beim Auftreten eines neuen Ulkusschubs einzunehmen als eine Anzahlung auf einen schubfreien Verlauf in Form einer Dauermedikation auf sich zu nehmen. Vielleicht könnte da seine Compliance durch einen H_2-Rezeptorenblocker mit Langzeitwirkung entscheidend verbessert werden.

Kosten-Nutzen-Saldo

Spezifikation der ökonomischen Komponenten

Der mittels Tagamet erzielte Nutzen vermindert sich um diesen Betrag, der als Aufwand geleistet werden muß, um den Nutzen zu erzielen.

Insgesamt kann man aus den vorangegangenen Analysen folgern, daß aus jeder Mark, die in Form von Tagamet in die Behandlung investiert wird, rein ökonomisch ein volkswirtschaftlicher Nutzen von 4 Mark resultiert. Das Nutzen-zu-Kosten-Verhältnis beträgt demnach 4:1.

Tabelle 28. Zusammenstellung der direkten und indirekten Kosten- und Nutzenkomponenten

	Komponenten	Kosten [Mio. DM]	Nutzen [Mio. DM]
Direkt	ambulant	222,6	−43,1[a]
	stationär	206,9	107,7
Indirekt	ambulant	466,3	66,6
	stationär	47,7	39,3
Gesamt		943,5	170,5

[a] Der Betrag von 43,1 Mio. DM entspricht dem Apothekenverkaufspreis von Tagamet für die ambulante Behandlung des Ulcus duodeni.

Spezifikation der medizinischen Komponenten

Tabelle 29. Zusammenstellung der direkten und indirekten Nutzenkomponenten

Komponenten		Nutzen
Direkt	(ambulant:)	– Differenziertere Diagnose – Raschere symptomatische Wirkung – Zuverlässigere Ulkusheilung – Geringere Hospitalisationsrate
	(stationär:)	– Geringere Operationsrate
Indirekt	(ambulant:)	– Geringere Rate der Krankschreibung
	(stationär:)	– Kürzere Aufenthaltsdauer

Spezifikation der sozialen Nutzenkomponenten

Tabelle 30. Zusammenstellung der direkten und indirekten Nutzenkomponenten

Komponenten		Nutzen
Direkt	(ambulant:)	– Raschere Schmerzbefreiung – Notwendigkeit zur Hospitalisation vermindert – Sichere Wirkung (bei Rezidiv)
	(stationär:)	– Operationen seltener
Indirekt	(ambulant:)	– Besseres Allgemeinbefinden – Geringere Arbeitsabwesenheit
	(stationär:)	– Kürzere Aufenthaltsdauer im Krankenhaus

Diskussion

Angesichts der zunehmenden Ausgaben für die Gesundheitsdienste richtete sich in den letzten Jahren das Hauptaugenmerk in der Gesundheitspolitik in erster Linie auf die ansteigenden Kosten, die durch den technischen oder technologischen Fortschritt in der Medizin ausgelöst wurden. Dabei wird – entsprechend der modernen Auffassung von Medizintechnologie – kein wesentlicher Unterschied gemacht, ob es sich dabei um ein diagnostisches Verfahren, eine aufwendige (neue) Operationsmethode, eine technisch abgestützte Langzeittherapie oder einen medikamentösen Fortschritt handelt. Eine häufig geäußerte, jedoch schwierig zu beweisende Annahme lautet, daß sich der Fortschritt kaum noch lohne, d.h. daß der Aufwand – eben die Kosten – größer sei als der daraus resultierende Ertrag („less value for money"). Die Forderung nach einer „Kosten-Nutzen-Analyse" wird in diesem Zusammenhang häufig in die Diskussion geworfen, ohne daß auf die Schwierigkeiten, die mit derartigen Analysen verbunden sind, eingegangen wird.

Bei einem neuen Arzneimittel stellt sich die Frage nach dem Nutzen für die verschiedenen Beteiligten (Kasse, Krankenhausträger, Arzt, Patient) in ganz unterschiedlicher Weise. Eine volkswirtschaftliche Kosten-Nutzen-Analyse ist primär für niemanden verbindlich, da die eigene Erfolgsrechnung (einer Kasse, eines Krankenhauses usw.) davon wenig betroffen wird. Dazu kommt, daß solche Berechnungen kurz nach der Einführung eines neuen Arzneimittels noch weitgehend auf Annahmen und Schätzungen basieren. Auch können in manchen Fällen die Vorteile eines neuen – und meist teureren – Behandlungsverfahrens u. U. gar nicht in Geldwert ausgedrückt werden, d. h. sie sind nicht monetarisierbar. Solche „intangibles", die keiner geldmäßigen Umsetzung zugänglich sind, spielen aber beim Entscheid des Arztes oftmals eine wichtige Rolle. Der gute Arzt würde jedenfalls kaum auf ein neues Verfahren verzichten, das dem Patienten aus seiner Sicht entscheidende Vorteile bringt, nur weil es den Nachweis nicht erbringen kann, daß daraus auch der Allgemeinheit ein Vorteil erwächst. Sein erstes Anliegen ist es, dem Patienten möglichst wirkungsvoll zu helfen, ihn von den Symptomen seiner Krankheit zu befreien und ihn zu heilen. Er handelt teils aufgrund klinischer Erfahrungen, teils auch intuitiv, und es wäre verfehlt, von ihm eine gesamtwirtschaftliche Rechnung zu fordern.

Trotzdem stellt sich das Problem der Wirtschaftlichkeit angesichts der Verknappung der Ressourcen im Gesundheitswesen mit zunehmender Härte. An dieser Tatsache kommt auch die Medizin nicht vorbei.

Die Durchführung einer Kosten-Nutzen-Analyse (oder auch einer Kosten-Wirksamkeits-Analyse) begegnet in der Praxis einer Reihe von Schwierigkeiten, die auch wir nicht alle umgehen konnten. Erstens fehlen häufig genügend verifizierte Unterlagen, und man muß auf Daten zurückgreifen, die nicht im Hinblick auf eine Kosten-Nutzen-Studie gesammelt worden sind. Zweitens findet in der Einführungsphase eines neuen Arzneimittels (diese ist besonders interessant) sehr oft eine Ausweitung der Indikation statt, so daß später u. U. Patienten mit dem neuen Mittel behandelt werden, die schon mit den bisherigen (häufig billigeren) Mitteln befriedigend (evtl. nur symptomatisch) behandelt werden konnten.

Ein weiteres Problem bildet die Frage, ob ein Arzneimittel in der Wirkung bei „bestmöglicher Diagnosestellung und Indikation" getestet werden soll oder ob die Unvollkommenheit des medizinischen Alltags dafür als Grundlage zu dienen habe. Umstritten ist auch die Frage, ob die unkontrollierte Anwendung eines (neuen) Arzneimittels ebenfalls zu den Kosten der neuen Therapie hinzugezählt werden soll oder nicht.

Umstritten ist beispielsweise im Falle von Tagamet die unkontrollierte Anwendung bei der Sammeldiagnose „Gastritis". Dabei umfaßt der Begriff Gastritis eine Reihe verschiedener Syndrome, zahlreiche unklare Beschwerden, insbesondere solche, die mit Magenbrennen, Sodbrennen, saurem Aufstoßen einhergehen. Neben „Gastritis/Duodenitis" wird Tagamet auch bei „sonstigen Diagnosen" verordnet, in der freien Praxis immerhin etwa 125000–150000 derartige Tagamentverordnungen pro Jahr bei mangelhaft bezeichneten Diagnosen, Hautkrankheiten (chronisches Hautulkus), Leberkrankheiten, Organneurosen etc.

Eine weitere Rolle spielt das Verhalten der Patienten. Rund 25% der Patienten mit einem akuten Schub eines Duodenalulkus suchen den Arzt innerhalb einer Woche auf, nach 2 Wochen waren 75% der Patienten in ärztlicher Behandlung, 25% kommen erst in der 3. (!) Woche nach Auftreten der Symptome in ärztliche Behandlung. Dieser sog. „patients' delay" betrug im Mittel 10,6–11,2 Tage.

Aus medizinischer Sicht steht am Anfang der Behandlungskette der Patient als

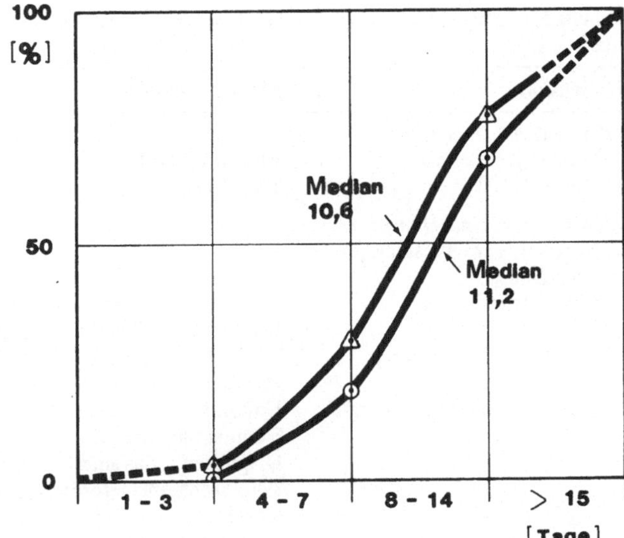

Abb. 18. Zeit zwischen dem Auftreten der ersten Symptome und der ersten ärztlichen Konsultation bei 229 Patienten im akuten Schub eines Ulkus. ▽———▽ Patienten mit deutlichen Beschwerden (n = 150), ⊙———⊙ Patienten mit geringeren Beschwerden (n = 79)

Individuum. Erst wenn dieser aufgrund seiner Beschwerden den Arzt aufsucht, können die notwendigen Maßnahmen zur Behandlung in die Wege geleitet werden. Die Erhebungen zeigen, daß zwischen den ersten subjektiven Beschwerden und der ersten Konsultation beim Arzt Verzögerungen von bis zu mehr als 14 Tagen auftreten können; dies mindert den Therapiegewinn.

Diese und ähnliche Überlegungen relativieren die Aussage über den Wert einer einmaligen Kosten-Nutzen-Analyse. Vielmehr wäre die Forderung zu erheben, daß solche Analysen im Verlauf der Zeit wiederholt werden müßten, und zwar sowohl auf der Makro- als auch auf der Mikroebene. Meistens kommen im Verlauf ähnliche (Konkurrenz)produkte auf den Markt, oder die Ärzte ändern ihre Behandlungsstrategien, so daß die Voraussetzungen, unter denen eine frühere Studie vorgenommen wurde, sich inzwischen geändert haben. So gesehen müßte die Kosten-Nutzen-Analyse als Entscheidungshilfsmittel laufend den neueren Umständen angepaßt werden.

Im vorliegenden Fall haben wir uns daher auf eine Aussage für das Jahr 1980 beschränkt. Es wäre von mehr als nur akademischem Interesse zu verfolgen, wie sich das Verhältnis von Kosten und Nutzen bei der Ulkustherapie mit H_2-Rezeptorenblocker[3] in der Zwischenzeit entwickelt hat.

---

[3] Der volkswirtschaftliche Nutzen der H_2-Rezeptorenblocker wird zur Hauptsache durch zwei Komponenten bestimmt: (1) durch die klinische Wirksamkeit und (2) durch den Preis des Medikamentes. Tatsächlich zeigen neueste Untersuchungen, daß das Medicaid Programm des Staates Kalifornien (Medi-Cal) offenbar einen bedeutenden Ausgabenzuwachs bei den H_2-Antagonisten zu verzeichnen hatte, nachdem seit 1983 auch das (teurere) Produkt Zantac™ zusätzlich zu Tagamet vergütet wurde. Analoge Ergebnisse zeigen auch Untersuchungen aus den amerikanischen Bundesstaaten Iowa, New Jersey und Pennsylvania. Regressionsanalysen zeigen, daß die durchschnittlichen Mehrkosten in diesen drei Staaten heute um 33% höher sind, als zu erwarten gewesen wäre, wenn nur Tagamet ins Medicaid Programm aufgenommen worden wäre (Dibble F, Paterson M, Stewart R,: „The Fiscal Impact of adding Zantac™ to the Medi-Cal Formulary", März 1986; in Zusammenarbeit mit SRI International [ehemals Stanford Research Institute], Menlo Park, California, unpublished).

Tabelle 31. Übersicht zu den Kosten und Nutzen der Therapie des Duodenalulkus *(DU)* mit Tagamet

Dimension	Studienergebnisse
Ökonomische Dimension	
- Kosten (insgesamt)	943,5 Mio. DM
- Nutzen (UD)	170,5 Mio. DM
Medizinisch-soziale Dimension	
- Nachteile der Ulkustherapie mit Tagamet	
• Nebenwirkungen	Weniger oder gleichviele Nebenwirkungen wie bei der Behandlung mit anderen Präparaten
• Symptombekämpfung	Die Abheilung des Ulkus in Verbindung mit einer Rezidivfreiheit wird nicht erreicht
• Unkontrollierte Anwendung von Tagamet	Unkontrollierte Anwendung von Tagamet bei der Sammeldiagnose „Gastritis" und bei den „sonstigen Diagnosen"; das sind immerhin 399 600 Tagametverordnungen oder 53%, dies entspricht Kosten in der Höhe von 28,7 Mio. DM (1978) oder 53% der gesamten Tagametkosten
- Vorteile der Ulkustherapie mit Tagamet	
• Schmerzfreiheit	Die aus ärztlicher Sicht festgestellte rasche Schmerzbefreiung des mit Tagamet behandelten Ulkuspatienten erhärtet sich auch aus der subjektiven Patientenbefragung, welche für die mit Tagamet behandelte Patientengruppe eine signifikante, eindeutig raschere Besserung der für Ulkus typischen Symptome aufweist
• Verlauf der typischen Ulkussymptome	Aus der ärztlichen Beurteilung resultiert ein deutlicher, statistisch signifikanter therapeutischer Vorteil bei den mit Tagamet behandelten Ulkuspatienten
• Therapiezielerreichung durch alternative Therapieformen	Im Vergleich der Tagamettherapie mit der Antazida- und der nichtmedikamentösen Therapie erhält die Tagamettherapie im durchgeführten Punktwertverfahren mit Abstand die höchste Punktzahl; dies beruht hauptsächlich auf einem Niveauverschiebungseffekt; ein Vergleich der Eigenschaften von Tagamet gegenüber den früher verwendeten Präparaten macht deutlich, daß Tagamet in den meisten Eigenschaften besser beurteilt wird als die andern Präparate

Zusammenfassung

Das Duodenalulkus ist eine volkswirtschaftlich und medizinisch bedeutsame Erkrankung, wegen der sich im Jahre 1980 in der BRD 400 000 Patienten ärztlich behandeln lassen mußten. Sie erlitten schätzungsweise 625 000 Schübe ihrer Krankheit. 56 900 Patienten mußten deswegen hospitalisiert werden.

Im Jahre 1980 lagen die volkswirtschaftlichen Gesamtkosten des Duodenalulkus an der Milliardengrenze (943,5 Mio. DM). Davon entfielen 514 Mio. (54,5%) auf den Verlust an Arbeitstagen. Die Behandlungskosten (429,5 Mio.) betrafen die ambulante und die stationäre (Krankenhaus)behandlung je etwa zur Hälfte.

Der 1977 in der BRD eingeführte H$_2$-Rezeptorenblocker Tagamet hat den Behandlungsverlauf bei der Ulkuskrankheit grundlegend verändert. Insbesondere führte das neue Medikament zu einer Verlagerung der Behandlung vom stationären in den ambulanten Bereich. Die Zahl der chirurgischen Operationen wegen Ulkus hat signifikant abgenommen. Im Jahr 1980 wurden gegenüber einer extrapolierten Trendentwicklung bei den Kosten der Ulkusbehandlung vor der Einführung des neuen Medikaments aufgrund von umfassenden Analysen in der Bundesrepublik nachweisbar gesamtwirtschaftlich über 200 Mio. DM eingespart.

Bringt man die medikamentösen Mehrkosten der Ulkusbehandlung von DM 43,1 Mio. infolge der Einführung von Tagamet in Abzug, so resultiert ein volkswirtschaftlicher Reinnutzen von DM 170,5 Mio. Das heißt, daß aus jeder Mark, die in die Tagamentbehandlung investiert wurde, ein ökonomischer Nutzen von 4 Mark resultierte (Nutzen-zu-Kosten-Verhältnis 4:1).

Hinzuzurechnen sind der medizinische und der soziale Nutzen, die sich nicht in Geldwert ausdrücken lassen, da sie einer monetären Bewertung nicht direkt zugänglich sind. Dazu zählen die Vorteile einer zuverlässigen Ulkusbehandlung, einer geringeren Hospitalisations- und Operationsrate, einer geringeren Rate der Krankschreibungen und vor allem der nicht geldmäßig bewertbare Gewinn an schmerzfreien Tagen bei 400 000 Patienten, soweit sie mit Tagamet behandelt wurden.

Literatur

Burland WL, Creutzfeld W (1978) Evidence for the safety of cimetidine in the treatment of peptic ulcer disease. In: Creutzfeld W et al. (eds) International Symposium on Cimetidine, Göttingen 1977. Excerpta Medica, Amsterdam, pp 238–258

Culyer AJ, Horisberger B (eds) (1983) Economic and medical evaluation of health care technologies. Springer, Berlin Heidelberg New York Tokyo, pp 171–271

Fineberg HV, Pearlman LA (1981) Surgical treatment of peptic ulcer in the United States: trends before and after the introduction of cimetidine. Lancet 1: 1305–1307

IMS, Institut für medizinische Statistik (Hrsg) (1979/80) Verschreibungsindex für Pharmaceutica? (Eigenverlag), Frankfurt

Olitsky M (1978) The impact of cimetidine on the national cost of duodenal ulcer. Robinson Associates Inc, Bryn Mawr, USA (May 1978). (Unpublished)

Reilly M et al., Rhode Island Health Services Research Inc (ed) (1981) The effect of cimetidine on peptic ulcer disease. (Unpublished)

Sonnenberg A, Arnold R, Fritsch A (1982a) Epidemiologie und Genetik der Ulcuskrankheit. In: Siewert JR, Blum AL (Hrsg) Ulcustherapie. Springer, Berlin Heidelberg New York, S 3–22

Sonnenberg A, Fritsch A, Sierp D, Bapst L, Horisberger B (1982b) Was kostet ein Ulcus? In: Siewert JR, Blum AL (Hrsg) Ulcustherapie. Springer, Berlin Heidelberg New York, S 138–150

Walan A (1984) Klinische Evaluation von Cimetidin unter besonderer Bezugnahme auf die sozialökonomischen Auswirkungen. In: Culyer AJ, Horisberger B (Hrsg) Technologie im Gesundheitswesen. Medizinische und wirtschaftliche Aspekte. Springer, Berlin Heidelberg New York Tokyo, S 201–211 und Diskussion S 212–219

Psychopharmaka – volkswirtschaftlich analysiert
Eine Kosten-Nutzen-Analyse der Verwendung von
Tranquilizern in der Bundesrepublik Deutschland
im Jahre 1972*

P. Stolz**

---

* Zuerst erschienen in der Reihe „Basler sozialökonomische Studien" 1974/4; © Copyright 1974
  by Schulthess Polygraphischer Verlag AG, Zürich ISBN 3 7255 1615 4
** Es ist mir ein Bedürfnis, denjenigen Persönlichkeiten und Institutionen zu danken, die mit ihrer
  Unterstützung zum Gelingen dieser Arbeit beigetragen haben. Sie alle namentlich zu nennen, ist
  auf knappem Raum nicht möglich. Von ausschlaggebender Bedeutung war, daß ich auf Material
  aus empirischen Untersuchungen zurückgreifen durfte, die von CONTEST (Frankfurt am
  Main) in Zusammenarbeit mit dem Institut Schönhals (München) im Auftrag der Firma Hoffmann-La Roche (Basel) durchgeführt worden waren. Hervorgehoben sei auch die Deutsche
  Krankenhausgesellschaft in Düsseldorf, wo man mich freundlich aufnahm und in meiner Suche
  nach Daten wirkungsvoll unterstützte.
  Manche Gespräche mit Vertretern verschiedener Fachgebiete halfen mir, theoretische und praktische Probleme dieses Projekts zu lösen. Sie alle sind in den Dank eingeschlossen, wenn ich
  mich hier auch darauf beschränken muß, die Ökonomen unter ihnen zu erwähnen: die Herren
  Prof. Dr. René L. Frey, Dr. Niklaus Blattner und Dr. Hermann Engler (Basel, im November
  1974)

Geleitwort

René L. Frey

Seit ein paar Jahren zeichnet sich ein Wandel in der Einstellung zum Wirtschaften ab: An die Stelle der Steigerung des materiellen Wohlstands tritt die Verbesserung der Lebensqualität, an die Stelle des quantitativen das qualitative Wachstum. Wenn auch unter diesen Schlagworten vorläufig fast ein jeder etwas anderes versteht, so ist doch nicht zu übersehen, daß die Herstellung von Gütern und Dienstleistungen je länger desto weniger als eine Angelegenheit betrachtet wird, die bloß den Hersteller oder Verkäufer einerseits und den Käufer oder Konsumenten andererseits angeht. Was interessiert, ist der Nutzen für die Gesellschaft als ganze, der soziale Nutzen.

Die vorliegende Arbeit über den sozialen Nutzen der Verwendung von Psychopharmaka (Tranquilizer) von Prof. Dr. Peter Stolz, Extraordinarius an der Universität Basel, stellt eine eher ungewöhnliche Spielart der Kosten-Nutzen-Analyse dar. Untersuchungsobjekt bildet eine Produktgruppe des privaten (wenn auch staatlich überwachten) Arzneimittelmarktes und nicht wie üblich ein staatliches Investitionsprojekt. Die Durchleuchtung des Marktes für Psychopharmaka mit Hilfe der Kosten-Nutzen-Analyse rechtfertigt sich durch die Sonderstellung derartiger rezeptpflichtiger pharmazeutischer Produkte: Einerseits fehlt die Konsumentensouveränität, andererseits wirkt der Preismechanismus nur partiell.

Doch auch in methodischer Hinsicht wird im Rahmen dieser Studie die Kosten-Nutzen-Analyse modifiziert. Erstens entfällt die sonst bestehende formale Analogie zwischen ihr und der Investitionsrechnung, weil hier die in *einem* Jahr anfallenden Kosten und Erträge stellvertretend erfaßt werden. Zweitens wird der Nutzen der Psychopharmaka nicht direkt ermittelt; der Verfasser wendet die sog. Alternativkostenmethode an. Er geht davon aus, daß bei einem Verzicht auf die Verschreibung solcher Präparate andere Therapien an ihre Stelle treten würden, und setzt den Nutzen mit den Kosten der dank Pharmakotherapie vermiedenen „Ersatzmaßnahmen" gleich. Dieses Vorgehen hat den doppelten Vorteil, daß zum einen die im Zentrum stehende Verordnung von Psychopharmaka nicht isoliert, sondern vor dem Hintergrund des gesamten Gesundheitssystems betrachtet wird.

Drittens wird in der vorliegenden Untersuchung der Überschuß des Nutzens über die Kosten nicht einfach global bestimmt; vielmehr werden im Nettonutzen nur diejenige Erträge erfaßt, welche Dritten – also Patienten, Steuerzahlern, nicht aber der pharmazeutischen Industrie selber – zugute kommen. Auf diese Weise wird per Saldo ein niedrigerer Nutzen ausgewiesen, als dies bei üblichen Kosten-Nutzen-Analysen der Fall wäre. Damit in engem Zusammenhang steht ein viertes Merkmal, das diese Kosten-Nutzen-Analyse aus dem gewohnten Rahmen heraushebt: Wo immer ein Ermessensspielraum in den Berechnungen bestand, wurde der Nutzen systematisch zu niedrig geschätzt, während die Kosten zu hoch angesetzt wurden. Die in Gestalt eines erheblichen Nutzenüberschusses der Verordnung von Psychopharmaka anfallenden Resultate können deshalb als ausgesprochen gesichert gelten.

Basel, im November 1974

1 Kosten-Nutzen-Analyse und medikamentöse Behandlung psychischer Störungen – Untersuchungsgegenstand, Problemstellung und Methoden

1.1 Anwendungen der Kosten-Nutzen-Analyse in der Gesundheitsökonomie: die Evaluation von Pharmazeutika

Noch unlängst ist die Gesundheit als ein „Gut" betrachtet worden, das sich nicht mit anderen materiellen oder immateriellen Gütern vergleichen lasse[1] und sich demzufolge dem Zugriff einer ökonomischen Betrachtung entziehe. Doch die Knappheit der Mittel, die zur Befriedigung der Bedürfnisse im Bereich des Gesundheitswesens erforderlich sind, wurde immer offenkundiger – um so mehr, als die Ansprüche im Zuge ihrer Befriedigung wiederum stiegen. Es überrascht daher nicht, wenn sich die Aufmerksamkeit der Öffentlichkeit und zumal der Entscheidungsträger in der Politik recht einseitig der Kostenseite des Gesundheitssystems zuwandte. Die Faszination der den Aufwand repräsentierenden Größen war oft so groß, daß man irrtümlicherweise annahm, mit Kennziffern über „inputs" – zum Beispiel Arztdichte oder Zahl der Pflegetage in Spitälern – zugleich schon Ausreichendes über den „output" des Gesundheitswesens gesagt zu haben[2]. Dabei mag der Sachverhalt mitgespielt haben, daß die Leistungen des Gesundheitssystems und erst recht ihre Auswirkungen auf den Gesundheitszustand der Bevölkerung[3] wesentlich schwieriger zu messen und zu bewerten sind als die dafür aufgewandten Kosten. Diese Asymmetrie der Betrachtung ist den Wirtschaftswissenschaften im Grunde fremd: Sie befassen sich mit rationalen Entscheidungen über die Verwendung knapper Ressourcen und müssen deshalb von vornherein jeweils beide Seiten – nämlich Kosten *und* Erträge – im Auge haben.

Es gilt aber nicht nur, sowohl die Aufwand- als auch die Leistungsseite des Gesundheitswesens zu untersuchen und damit ganz generell eine Einseitigkeit der Betrachtung zu vermeiden, sondern die „inputs" und „outputs" sind ganz bestimmten Maßnahmen und Projekten zuzuordnen, damit man im Lichte eines Vergleichs dieser Größen Bewertungsgrundlagen für Entscheidungen über den optimalen – oder wenigstens möglichst effizienten – Einsatz der Ressourcen innerhalb dieses Sektors erhält. In der Gestalt der Kosten-Nutzen-Analyse steht uns ein Instrument zur Verfügung, das die Untersuchung dieses Problems ermöglicht. Ursprünglich hat man diese Methode entwickelt, um für staatswirtschaftliche Projekte, deren Leistungen typischerweise den Charakter von Kollektivgütern aufweisen, Bewertungskriterien bereitzustellen; diese Evaluationsgrundlagen sollten den gleichen Zweck erfüllen, wie dies bei Privatgütern vorwiegend durch vom Markt gelieferte Signale geschieht. In jüngster Zeit sind jedoch im Gebiet der Gesundheitsökonomie Kosten-Nutzen-

---

[1] Vgl. Michael H. Cooper and Anthony J. Culyer, „Introduction", in: dies. (Hrsg.), *Health Economics,* Harmondsworth/Baltimore/Ringwood 1973, S. 7

[2] Anthony J. Culyer, „Indicators of Health – An Economist's View Point", in: W. A. Laing (Hrsg.), *Evaluation in the Health Services,* Office of Health Economics, o. O. 1972, S. 25

[3] Selbstredend sind für die Volksgesundheit nicht nur die Anstrengungen im Sektor „Gesundheitswesen" maßgebend, sondern beispielsweise auch Maßnahmen, die die Verkehrssicherheit erhöhen

Analysen vorgelegt worden, deren Gegenstand den traditionellen Anwendungsbereich dieses Evaluationsinstruments sprengt: z. B. über die medikamentöse Behandlung der Parkinson-Krankheit, der endothorakalen Tuberkulose und die Chemotherapie von Depressionen[4]. Die hier vorgelegte Studie untersucht ebenfalls die Verwendung bestimmter Pharmazeutika aus volkswirtschaftlicher Sicht: nämlich einerseits der Minor Tranquilizer und andererseits der Major Tranquilizer in solchen Fällen, wo sie therapeutisch wie Minor Tranquilizer verwendet werden; der Einfachheit halber wird im folgenden von „Psychopharmaka" oder „Tranquilizern" gesprochen. Im Vergleich zu den oben erwähnten Beispielen haben diese Arzneimittel ein wesentlich breiteres Anwendungsspektrum und sind nicht im gleichen Ausmaß auf ein bestimmtes (psychisches oder somatisches) Krankheitsbild festgelegt: ein Sachverhalt, der die Wahl der dieser Untersuchung angemessenen Methoden erheblich beeinflußt.

1.2 Zur Natur des Arzneimittelmarktes

Gemeinsam ist zunächst den erwähnten Studien einschließlich der hier vorgelegten, daß damit die Kosten-Nutzen-Analyse auf ein Objekt angewendet wird, das sich nicht mehr im Projektstadium, sondern in der Phase der wirtschaftlichen Verwertung befindet. Zum andern sind nicht staatliche Aufgaben und verschiedene Alternativen ihrer Bewältigung, sondern von privaten Unternehmen am Markt angebotene Güter Gegenstand einer systematischen Evaluation. Worin besteht nun der Sinn derartiger Analysen, wenn doch der Markt Informationen zur Bewertung der betreffenden Güter ohnehin bereitstellt und über die Ausführung des betrachteten Projekts sowieso längst entschieden worden ist? Bevor wir diese Frage beantworten können, müssen wir kurz auf die besondere Natur des Marktes für rezeptpflichtige Arzneimittel eingehen – und zwar in der institutionellen Ausprägung, in der er sich in der Bundesrepublik Deutschland zeigt.

Im Unterschied zu anderen Märkten treffen hier nicht einfach Angebot und Nachfrage aufeinander: Neben der Nachfrage spielt der *Bedarf*[5], in dem das für die Wahl geeigneter Therapien maßgebende ärztliche Erfahrungswissen zum Ausdruck kommt, eine wichtige Rolle. Der Entscheidungsspielraum des Patienten beziehungsweise Konsumenten – und damit der der Nachfrage reservierte Bereich – beschränkt sich auf diesem außergewöhnlichen Markt im wesentlichen auf die Frage,

---

[4] Heinrich Brüngger, „Health in Cost-Benefit Analysis: The Case of the New Drug L-DOPA", *Schweizerische Zeitschrift für Volkswirtschaft und Statistik* 108 (1972), S. 347–375; Battelle-Institut e. V., *Kosten-Nutzen-Analyse der Chemotherapie der endothorakalen Tuberkulose,* Mskr. vervielf., Frankfurt a. M. 1973; Interdisziplinäres Forschungszentrum für die Gesundheit St. Gallen und Institut für Betriebswirtschaft an der Hochschule St. Gallen, *Kosten-Nutzen-Analyse Antidepressiva,* durchgeführt von B. Horisberger, M. Escher, A. Menzl und M. Brand, Mskr. vervielf., St. Gallen 1974. – Eine Zusammenstellung der vorher erschienenen einschlägigen Kosten-Nutzen-Analysen findet sich bei Heinrich Brüngger, *Die Nutzen-Kosten-Analyse als Instrument der Planung im Gesundheitswesen,* Zürich 1974, S. 15, Anm. 1

[5] Boulding unterscheidet entsprechend vom Begriff „demand" den Ausdruck „need": Kenneth E. Boulding, „The Concept of Need for Health Services", *Milbank Memorial Fund Quarterly* 44 (1966), S. 202–223, bes. S. 203

ob er überhaupt einen Arzt aufsuchen und gegebenenfalls welchen Arzt er konsultieren soll - Entscheidungen, deren Tragweite man freilich nicht unterschätzen darf. Der als Folge einer Gesundheitsstörung entstehende Bedarf an medizinischen Leistungen der einen oder anderen Art wird hingegen vom Arzt fixiert[6]. Ob die *Wahl des Arztes* dabei auf die eine oder andere Therapie und beispielsweise innerhalb der Pharmakotherapie auf das eine oder andere Arzneimittel fällt, wird

1. durch qualitative, am Ziel der möglichst wirksamen Bekämpfung einer Krankheit orientierte Überlegungen bestimmt, wobei
2. freilich auch die Preise eine gewisse Rolle spielen.

So verlangt die Gesetzliche Krankenversicherung (GKV) von den Ärzten, daß sie über qualitative Gesichtspunkte hinaus auch ökonomische Kriterien berücksichtigen. Wenn ein Kassenarzt wegen der häufigen Verwendung kostspieliger Therapien den jeweiligen Gruppendurchschnittswert massiv überschreitet, muß er mit Sanktionen rechnen[7]. Nicht zuletzt, weil dieser Gruppendurchschnitt ja vom Verhalten der Kassenärzte selber bestimmt wird, stellt jedoch der Preis einer medizinischen Maßnahme nicht immer eine wirksame Schranke dar.

Betrachten wir auf der anderen Seite das gleiche Problem *aus der Sicht der in der GKV versicherten Personen,* die mittlerweile rund 92% der Bevölkerung umfassen[8]! In dem kleinen Bereich, in welchem sich ihre Nachfrage nach Leistungen des Gesundheitswesens überhaupt frei entfalten kann, beeinflussen die Preise von medizinischen Maßnahmen i. allg. und Arzneimitteln im besonderen ihre Entscheidung nur unwesentlich. Die GKV wird zwar nach Maßgabe der finanziellen Leistungsfähigkeit der Versicherten finanziert, aber die Leistungen kommen ihnen gemäß dem Bedarfsprinzip zu[9]. Obwohl Arzneimittel als Güter, die man am Markt anbietet, *über Preise finanziert* werden, ist doch auf der Seite der Konsumenten das *Ausschlußprinzip des Preises ungültig;* es ist teilweise durch das Ausschlußprinzip der Zeit, die der Patient für eine Behandlung aufwenden kann und will, ersetzt worden[10].

---

[6] Vgl. Detlev Zöllner, „Die Ökonomie der Versorgung mit Gesundheitsleistungen", *Schmollers Jahrbuch für Gesetzgebung, Verwaltung und Volkswirtschaft* 85 (1965) S. 175

[7] Rüdiger Balthasar, *Möglichkeiten zur Steuerung der Arzneimittelausgaben in der Gesetzlichen Krankenversicherung,* Diss. Köln 1972, S. 97 ff.

[8] Elisabeth Liefmann-Keil, *Der Arzneimittelmarkt im Rahmen der Weiterentwicklung der Gesetzlichen Krankenversicherung,* Frankfurt a. M. 1973, S. 20

[9] Vgl. Elisabeth Liefmann-Keil, „Die Koordination von Leistungs- und Bedarfsprinzip im System der sozialen Sicherung - dargestellt am Beispiel der Gesetzlichen Krankenversicherung in der Bundesrepublik Deutschland", in: Gérard Gäfgen (Hrsg.), *Leistungsgesellschaft und Mitmenschlichkeit,* Limburg 1972, S. 96

[10] Cotton M. Lindsay, „Medical Care and the Economics of Sharing", *Economica* 36 (1969), wiederabgedruckt in: James M. Buchanan and Robert D. Tollison (Hrsg.), *Theory of Public Choice,* Ann Arbor 1972, S. 60; Liefmann-Keil, *Der Arzneimittelmarkt . . .,* S. 60. - Da verschiedene Personen - z. B. Erwerbstätige und Rentner - über unterschiedlich viel Zeit verfügen, mag diese Substitution der Ausschlußprinzipien teilweise unbeabsichtigte Verteilungswirkungen nach sich ziehen

1.3 Der Sinn einer Kosten-Nutzen-Analyse über die Verwendung von Tranquilizern – die Untersuchung der Allokationseffizienz und der Verteilungswirkungen

Kommen wir auf die Frage nach dem Sinn der Anwendung von Kosten-Nutzen-Analysen auf die Pharmakotherapie, speziell die Behandlung mit Hilfe von Tranquilizern, zurück! Wie oben (in Abschn. 1.2) gezeigt werden konnte, ist die Steuerungsfunktion des Preismechanismus auf dem Arzneimittelmarkt nur partiell wirksam. Der Markt versagt teilweise, und man kann deshalb nicht darauf verzichten, zusätzlich nichtmarktmäßige Entscheidungstechniken heranzuziehen. Im Idealfall hätten die in den weiter oben zitierten Kosten-Nutzen-Analysen und in der vorliegenden Studie untersuchten Pharmazeutika freilich *vor* ihrer Einführung in den Markt einer entsprechenden Bewertung unterzogen werden sollen: Für die Tranquilizer wäre jedoch eine solche Ex-ante-Evaluation wegen der damals noch nicht verfügbaren Daten praktisch nicht zu realisieren gewesen. Es ist aber auch *im nachhinein* sehr wertvoll, den Beitrag bestimmter Pharmaka zum Wohlstand einer Gesellschaft dem von ihnen verursachten Verbrauch an Ressourcen gegenüberzustellen und auf diese Weise die im Gange befindliche Diskussion um Sinn und Grenzen der Psychopharmakotherapie um eine ökonomisch-rationale Dimension zu erweitern.

Es ist aber noch ein zweiter Grund für die Durchführung von Kosten-Nutzen-Analysen in diesem Bereich zu nennen, der praktisch fast noch stärker ins Gewicht fällt. In der Regel entzündet sich die Auseinandersetzung in der Öffentlichkeit weniger an der Frage, ob nun die in der Entwicklung und Herstellung bestimmter Arzneimittel verbrauchten Ressourcen *effizient* eingesetzt worden sind oder nicht, als vielmehr am Problem der *Verteilung* des Nutzenüberschusses, der durch die jeweils betrachteten Pharmaka gestiftet wird. Wir kommen also in unserer Untersuchung nicht darum herum, neben der Allokationseffizienz auch einzelne Verteilungswirkungen[11] zu berücksichtigen. Dazu müssen zunächst die Wirtschaftssubjekte in relevante Gruppen aufgeteilt werden; sodann sind den verschiedenen Gruppen jeweils spezifische verteilungspolitische Gewichte zuzuordnen[12]. In unserer Arbeit

---

[11] Auch eine Kosten-Nutzen-Analyse, die ausschließlich die Allokationseffizienz untersucht, wird freilich von der jeweils herrschenden Einkommensverteilung beeinflußt, da die Bewertung von Nutzen und Schäden mit der Distribution variiert: Horst Siebert, *Das produzierte Chaos. Ökonomie und Umwelt,* Stuttgart/Berlin/Köln/Mainz 1973 S. 136f.

[12] Dies ist freilich nur eine Methode unter anderen, mit denen man die Verteilungswirkungen von Projekten im Rahmen der Kosten-Nutzen-Analyse zu erfassen versucht. Vgl. z. B. Horst Claus Recktenwald, *Die Nutzen-Kosten-Analyse. Entscheidungshilfe der Politischen Ökonomie,* Recht und Staat, Heft 394/395, Tübingen 1971, S. 36ff. sowie ders., „Traditionale oder erweiterte Nutzen-Kosten-Analyse?", *Kyklos* XXVI (1973), S. 606. – Interessante Ansätze einer empirischen Bestimmung von Verteilungsgewichten für Kosten-Nutzen-Analysen bieten Eckstein und Weisbrod, indem sie die in vergangenen Entscheidungen über Einkommenssteuersätze (Eckstein) beziehungsweise über öffentliche Investitionsprojekte (Weisbrod) implizierten Werturteile zur Distribution zwischen verschiedenen Gruppen von Wirtschaftssubjekten verwenden: O. Eckstein, „A Survey of the Theory of Public Expenditure Criteria", in: R. W. Houghton (Hrsg.), *Public Finance,* Harmondsworth/Baltimore/Ringwood 1970, S. 224f.; Burton A. Weisbrod, „Deriving an Implicit Set of Governmental Weights for Income Classes", in: Richard Layard (Hrsg.), *Cost-Benefit Analysis,* Harmondsworth/Baltimore/Ringwood 1972, S. 408ff

können wir uns damit begnügen, die beiden folgenden „Gruppen" zu unterscheiden: 1) pharmazeutische Unternehmen, Grossisten und Apotheken; 2) die Öffentlichkeit, „die Gesellschaft". Die Verteilungsgewichte, die die beiden Aggregate von Wirtschaftssubjekten erhalten, sind im ersten Fall Null und bei der an zweiter Stelle genannten Gruppe Eins. Mit anderen Worten, der auf die Produktionsunternehmen, den Großhandel und die Apotheken entfallende Teil des Nettonutzens wird in der Evaluation überhaupt nicht berücksichtigt; derjenige Teil des Nutzenüberschusses hingegen, der der Öffentlichkeit zufällt, erscheint mit seinem vollen Wert im Kalkül.

Verzerren aber diese Verteilungsgewichte, in die handfeste Werturteile eingehen, die Resultate unserer Analyse nicht? Ist es denn nicht gerade einer der legitimen Zwecke der Güterproduktion und somit auch der Herstellung von Pharmaka, einen die Produzenten befriedigenden Teil des entstehenden gesamtwirtschaftlichen Nutzens zu internalisieren? Sicher ist die zweite Frage zu bejahen, sonst würde ja binnen kurzer Zeit der Anreiz für die Erforschung neuer Wirksubstanzen und die Entwicklung neuer pharmazeutischer Produkte verschwinden[13], und wir müßten uns über die Wohlfahrtswirkungen der Verschreibung und Verwendung von Arzneimitteln den Kopf nicht mehr lange zerbrechen. Langfristig gesehen, scheint es nahezu absurd, den der pharmazeutischen Industrie zufließenden Teil des Nutzens mit Null zu gewichten und damit zu vernachlässigen. Wenn wir aber von der Behauptung ausgehen, die Verordnung von Tranquilizern stifte einen positiven sozialen Nettonutzen, so müssen wir uns gemäß den Regeln der empirischen Forschung die Beweisführung so schwer wie möglich machen. Wir müssen nämlich alles tun, um die *Falsifizierung* der genannten These zu *erleichtern;* wenn sie einen derart harten Test tatsächlich besteht, kann man sie mit gutem Gewissen als bewährte Aussage betrachten. Es wird damit sinngemäß *Karl Poppers* Konzept von der Prüfung theoretischer Hypothesen auf eine These von niedrigerem Abstraktionsgrad übertragen: „Es ist ja schließlich klar, daß nur dann, wenn der Kandidat eine hinreichend schwere Prüfung besteht, das Bestehen der Prüfung etwas über seine Qualität aussagt und daß auch für den schwächsten Kandidaten immer eine Prüfung arrangiert werden kann, die er ohne Schwierigkeiten besteht"[14]. Wir verzerren also, um die eingangs gestellte Frage zu beantworten, mit dieser Wahl der Verteilungsgewichte die Ergebnisse unserer Analyse keineswegs, sondern verhindern damit lediglich, daß wir leichtfertig eine Behauptung als bewährt ansehen, die eigentlich bei härterer Überprüfung falsifiziert worden wäre.

In sich sind die Verteilungsgewichte sachlich gerechtfertigt: Sie stehen in einem inneren Zusammenhang mit der Fragestellung dieser Arbeit. Es handelt sich dabei ja nicht um eine traditionelle Kosten-Nutzen-Analyse, die „lediglich" zeigen will, daß der von einem Projekt, einem Gut oder einem Verfahren gestiftete Nutzen,

---

[13] Zum Problem der „incentives" für Innovationen vgl. auch John Kenneth Galbraith, *American Capitalism. The Concept of Countervailing Power,* Harmondsworth 1963, S.101 f.

[14] Karl R. Popper, „Naturgesetze und theoretische Systeme", in: Hans Albert (Hrsg.), *Theorie und Realität,* Tübingen 1964, S. 97. – Im Hinblick auf Kosten-Nutzen-Analysen vgl. Aaron Wildavsky, „Politische Ökonomie der Effizienz: Kosten-Nutzen-Analyse, Systemanalyse, Programmbudget", in: Horst Claus Recktenwald (Hrsg.), *Nutzen-Kosten-Analyse und Programmbudget,* Tübingen 1970, S.371

gleichgültig wem er im einzelnen zugute kommt, die Kosten übersteigt. Nicht die gesamte Volkswirtschaft ist hier die Untersuchungseinheit, auf die unterschiedslos alle Nutzen- und Kostenströme bezogen werden, sondern es ist „die Gesellschaft" von den Unternehmen zu unterscheiden, die die anvisierte Leistung erbringen. Es wird also eine ähnliche Betrachtungsweise angewandt, wie sie in den USA im sog. „Corporate Social Accounting"[15], einer Art sozialer Erfolgsrechnung, zum Ausdruck kommt – mit dem Unterschied freilich, daß sich jene Ansätze nicht durch eine projekt- oder produktbezogene Optik[16], sondern eine auf ein ganzes Unternehmen gerichtete Perspektive auszeichnen.

Praktisch führen die von uns gewählten Verteilungsgewichte dazu, daß vom einmal ermittelten Bruttonutzen die zu *Publikumspreisen* bewerteten Kosten der Verschreibung von Tranquilizern subtrahiert werden; wie beabsichtigt, bleiben damit die von Produktionsunternehmungen sowie vom Groß- und Detailhandel internalisierten Erträge unberücksichtigt. Ungewöhnlich ist auch, daß überdies die Mehrwertsteuer als Bestandteil der Kosten erscheint. In einer vorsichtigen, konservativen Schätzung ist dieses Vorgehen gerechtfertigt, weil auf diesem Wege unberücksichtigt gebliebene Kosten – etwa negative externe Effekte der Produktion in Gestalt von Belastungen der Umwelt – näherungsweise erfaßt werden können[17].

1.4 Die sachliche und zeitliche Eingrenzung des Untersuchungsgegenstandes

Gegenstand dieser Kosten-Nutzen-Analyse ist die Verordnung von Tranquilizern in den Praxen von Allgemeinpraktikern und Internisten in der Bundesrepublik Deutschland. Die vorliegende Studie untersucht also einen *Ausschnitt* aus dem gesamten Gesundheitswesen; die Verschreibung von Psychopharmaka durch solche niedergelassene Ärzte, die in anderen als den erwähnten Fachgebieten tätig sind, sowie die Verwendung dieser Medikamente in Kliniken wird hier nicht berücksichtigt. In der Tat konsultieren Patienten mit psychischen und psychosomatischen Störungen derart häufig gerade die Allgemeinpraktiker und die Internisten, daß man sich in der Evaluation der medikamentösen Behandlung solcher Erkrankungen sinnvollerweise auf diesen Sektor des Gesundheitssystems beschränken kann. Eine vor kurzem in der Bundesrepublik durchgeführte Ärztebefragung belegt dies, beobachteten doch die 723 niedergelassenen Praktiker und Internisten, die aufgrund einer quotierten Stichprobe ausgewählt und anschließend interviewt wurden, im Durchschnitt bei nahezu einem Viertel ihrer Patienten psychische Störungen[18]. Er-

[15] Vgl. Meinolf Dierkes, „Quality of Life", *Wirtschaftswoche*, Nr. 30, 20. 7. 1973, S. 32–38

[16] In dieser Hinsicht kommt vielleicht die in den USA schon in einigen Fällen praktizierte Methode des „technology assessment" unserem Ansatz noch näher. Daniel Bell, „The Corporation and Society in the 1970's", *Public Interest,* No. 24, Summer 1971, S. 20

[17] Vgl. auch Richard Layard, „Introduction", in: ders. (Hrsg.), a. a. O., S. 20

[18] CONTEST, *Psychopharmaka – Ärztebefragung,* Kommentar zum Tabellenband, Frankfurt a. M. 1974, S. 2. – Bochniks Untersuchung in den Praxen niedergelassener Ärzte (55% Praktiker, 33% Internisten, 12% Nervenärzte) hat zum Resultat geführt, daß die „kleine Psychiatrie" in der freien Praxis eine sehr große Rolle spielt: 43% aller Patienten der repräsentativen Stichprobe zeigten persönlichkeitsbedingte Schwierigkeiten. H. J. Bochnik, „Ausbildungsforschung als Basis der Studienreform", *Deutsches Ärzteblatt,* Nr. 5, 4. 2. 1967, S. 252. – Nach Mitscherlich haben bei minde-

gebnisse aus anderen europäischen Industrieländern legen die Vermutung nahe, daß der in der genannten Befragung ermittelte Schätzwert eher noch zurückhaltend ausgefallen ist[19].

Nicht nur leidet ein erheblicher Teil der Patienten, die die Praxis eines Allgemeinmediziners oder eines Internisten aufsuchen, unter psychischen bzw. psychosomatischen Störungen, sondern es ist zugleich – entgegen einer weitverbreiteten Auffassung – auch die *überwiegende Mehrheit aller psychisch Erkrankten,* die von niedergelassenen Praktikern und Spezialisten der Inneren Medizin behandelt wird[20]. Diejenigen Fälle, die den Psychiatern und den psychiatrischen Krankenhäusern überwiesen werden, stellen gleichsam nur die Spitze des Eisbergs dar, die aus dem Wasser ragt; sie fallen deshalb eher auf, weil es sich um die schwereren Störungen handelt. Ausgerechnet bei den leichter Erkrankten, um die sich also in der Hauptsache die Praktiker und Internisten annehmen, erscheint die Behandlung mit Hilfe von Tranquilizern besonders geeignet. Auf der anderen Seite können die niedergelassenen Praktiker und Internisten die durch diese Patienten gestellten Probleme wohl gerade deshalb noch selber bewältigen, weil ihnen Psychopharmaka zur Verfügung stehen[21]: dies wird im einzelnen noch zu erörtern sein.

Die vorliegende Untersuchung beschränkt sich auch *zeitlich* auf einen bestimmten Ausschnitt aus der gesamten Wirklichkeit der Verschreibung und Verwendung von Tranquilizern. Die Wahl des Betrachtungszeitraums ist auf das Jahr 1972 gefallen, weil wir für diese Periode die besten Dokumente haben. Als Folge der Begrenzung auf ein Jahr stellt sich die Aufgabe, die anfallenden Aufwand- und Ertragsströme genau auf diesen kurzen Zeitraum zu beziehen: ein nicht unerhebliches Zurechnungsproblem. Demgegenüber dürften aber die Vorteile, die eine zeitliche Beschränkung mit sich bringt, stärker ins Gewicht fallen. Erstens nämlich kann man darauf verzichten, die volkswirtschaftlichen Kosten und Erträge über die ganze „Lebensdauer" der Psychopharmaka hinweg zu schätzen und damit ein beträchtliches Maß an Ungewißheit in Kauf zu nehmen. Zweitens kann der intertemporale Vergleich der Kosten und Nutzen unterbleiben – eine Prozedur, die immer einen gewissen Ermessensspielraum offen läßt, weil der zur Ermittlung von Gegenwartswerten der Kosten- und Nutzenströme verwendete Zinssatz nicht präzis berechnet, sondern nur geschätzt werden kann[22].

---

stens 30% der Patienten in einer Allgemeinpraxis Erlebnisfaktoren einen ausschlaggebenden Anteil an deren Erkrankung. Alexander Mitscherlich, „Zusammenarbeit von Psychoanalytiker und niedergelassenem Arzt in der Praxis", *Ärztliche Praxis* 18 (1965), S. 1511–1516. Zit. nach Paul Lüth, *Niederlassung und Praxis,* Stuttgart 1969, S. 180 und S. 262, Anm. 85

[19] Aus Großbritannien berichtet Jones von einer Untersuchung über Patienten in der Allgemeinpraxis, die bei über 50% der Fälle psychische und psychosomatische Störungen ermittelte: H. Gwynne Jones, „Neuroses. Extreme Anxiety and Irrational Behaviour", in: Office of Health Economics (Hrsg.), *Progress in Mental Health,* London 1966, S. 8. – Aus Frankreich berichtet Dupuy, gestützt auf Umfrageergebnisse, von noch höheren Anteilen. Jean-Pierre Dupuy, „Rationalité sociale des politiques de santé", *Revue d'économie politique* 84 (1974), S. 73

[20] David Wheatley, *Psychopharmacology in Family Practice,* London 1973, S. 4

[21] Wheatley, a. a. O., S. 4, 9 f.

[22] Ann F. Friedlaender, „Kriterien für öffentliche Investitionsausgaben. Ein Übersichtsaufsatz", in: Horst Claus Recktenwald (Hrsg.), *Finanztheorie,* Köln und Berlin 1969, S. 296

1.5 Direkte Ermittlung des Nutzens oder Bestimmung mit Hilfe der Alternativkostenmethode?

Obwohl wir unsere Evaluation auf einen bestimmten Teilbereich des Gesundheitssystems begrenzen (s. Abschn. 1.4) dürfen wir keinesfalls die Interdependenzen außer Acht lassen, die diesen Sektor mit dem gesamten Gesundheitswesen verbinden. Da die Fragestellung auf den sozialen Nettonutzen der Verwendung von Tranquilizern abzielt, ist zu untersuchen, welche Folgen auftreten würden, wenn überhaupt keine Psychopharmakotherapie zur Verfügung stände. Etwas schematisch kann man zweierlei Konsequenzen unterscheiden, die freilich in der Realität nicht derart streng zu trennen sind. Erstens könnte sich die psychische oder physische Gesundheit der Patienten, aber auch ihre soziale und wirtschaftliche Situation verändern. Zweitens könnte die Konsequenz des (angenommenen) Verzichts auf Tranquilizer vielmehr darin bestehen, daß im Gesundheitswesen andere Anstrengungen unternommen würden, die das Fehlen der Psychopharmaka zu kompensieren und damit die unter dem ersten Punkt genannten Auswirkungen zu verhindern versuchten.

Da im Gesundheitssystem die Tendenz besteht, nichts unversucht zu lassen und unter allen Umständen irgendeine Therapie anzuwenden[23], kann man davon ausgehen, daß die bei einem „Verschwinden" der Psychopharmaka hinterlassene Lücke durch einigermaßen geeignete, aber möglicherweise kostspieligere Substitute ausgefüllt würde. Auch wenn wir in unsere Evaluation lediglich einen gewissen Ausschnitt des Gesundheitssystems einbeziehen, ist es somit doch unerläßlich, im Rahmen der Untersuchung substitutiver medizinischer Maßnahmen weitere Bereiche des Gesundheitswesens in unsere Betrachtung einzubeziehen.

Die Wahrscheinlichkeit ist also sehr groß, daß bei einem Wegfall der Chemotherapie psychischer Störungen, den wir zur Ermittlung ihres Nutzens einmal annehmen wollen, andere Alternativen an ihre Stelle treten würden. Das Argument liegt nun nahe, diese Substitute seien offensichtlich weniger leistungsfähig und/oder kostspieliger, sonst hätten ja die Tranquilizer keine derart große Verbreitung erlangt. Dies ist jedoch eine Petitio principii, setzt man doch voraus, was man erst zeigen müßte: daß die im Gesundheitswesen wirksamen Entscheidungs- und Allokationsprozesse nach volkswirtschaftlichen Kriterien rational seien und auf ausreichenden Informationen beruhten. Dies dürfen wir indessen nicht unterstellen, wird doch die Kosten-Nutzen-Analyse u. a. deshalb durchgeführt, weil die beiden genannten Bedingungen im Gesundheitssystem und zumal auch auf dem Arzneimittelmarkt gerade nicht erfüllt sind. Wir gehen statt dessen in unserer Untersuchung – jedenfalls im quantitativen Teil – davon aus, daß die alternativen medizinischen Maßnahmen, welche bei einem Verzicht auf Psychopharmaka an deren Stelle treten würden, durchaus gleichwertig seien. Es ist dann zu prüfen, ob und allenfalls in welchem Ausmaß eine Substitution der Tranquilizer beispielsweise durch Psychotherapie oder durch einen Aufenthalt im psychiatrischen Krankenhaus die Behandlung psychischer und psychosomatischer Erkrankungen verteuern würde. Der –

---

[23] Cochrane spricht von der „curious tradition in the medical profession that it is always better to do something than nothing, whatever the probability of improvement." A. L. Chochrane, „Effectiveness and Efficiency in Medical Treatment", in: Laing (Hrsg.), a. a. O., S. 19

vorläufig nur vermutete – positive Nettonutzen der Verwendung von Tranquilizern wird in diesem Fall mit Hilfe der Differenz zwischen den Kosten eines Einsatzes substitutiver Therapien, sofern er bei medikamentöser Behandlung psychischer Störungen vermieden werden kann, und den Kosten der Verschreibung von Psychopharmaka berechnet. Diese sog. *Alternativkostenmethode*[24] ist der Ansatz, von dem wir im folgenden ausgehen.

Explizit erfassen wir somit zunächst nur die Inputseite der betrachteten medizinischen Maßnahmen; die Outputseite wird deswegen aber nicht vernachlässigt, sie erscheint eben lediglich implizit in den Berechnungen, die zur Bestimmung des Nettonutzens der Tranquilizer nötig sind[25]. Der Vorteil dieses methodischen Ansatzes ist offensichtlich, kann doch damit auf die *direkte* Ermittlung des Nutzens, die wohl dornenvollste Aufgabe einer Kosten-Nutzen-Analyse überhaupt, verzichtet werden. Weshalb entstehen dem Ökonomen – zumal im Bereich des Gesundheitswesens – in der Regel größere Schwierigkeiten, wenn er den Nutzen eines Projekts beziehungsweise einer Maßnahme zu ermitteln versucht, als dies bei der Bestimmung der Kosten der Fall ist? Falls der Analytiker sich an die direkte Erfassung des Nutzens wagt, hat er im wesentlichen 2 Probleme zu lösen:

1. Er muß dem Projekt oder der Maßnahme, die Gegenstand der Kosten-Nutzen-Analyse ist, bestimmte (positiv bewertete) Folgen eindeutig zuordnen können. Diese Folgen werden in physischen Einheiten gemessen.
2. Die zunächst in physischen Einheiten dargestellten „Erträge" eines Projekts sind sodann zu bewerten und in Geld auszudrücken, damit sie mit den Kosten verglichen werden können.

Zum ersten Punkt ist zu sagen, daß es in der Gesundheitsversorgung äußerst schwer fällt, allfällige Änderungen in der Mortalität, Morbidität und Invalidität der Bevölkerung kausal auf ganz bestimmte gesundheitspflegerische Maßnahmen, neue Therapien u. ä. zurückzuführen[26]. Dies gilt in noch ausgeprägterem Maße für die Tranquilizer, weil diese im Unterschied zu vielen anderen Arzneimitteln für ein sehr breites Spektrum von Diagnosen angewendet werden können, ja weil sie typischerweise zur Behandlung solcher Störungen[27] eingesetzt werden, die sich in ein klini-

---

[24] Die Voraussetzungen der Anwendbarkeit dieser Methode erörtert Peter O. Steiner, „The Role of Alternative Cost in Project Design and Selection", *Quarterly Journal of Economics* LXXIX (1965), S. 417–430

[25] In Cochranes Terminologie (a. a. O., S. 19–22) ausgedrückt, messen wir die absolute Höhe der „effectiveness" (Wirksamkeit) der betrachteten substitutiven Therapien nicht, sondern wir untersuchen als gleich wirksam vorausgesetzte Alternativen auf ihre unterschiedliche „efficiency" (Wirkungsgrad). Die treffende Übersetzung von Cochranes Begriffen stammt von Rudolf Bruppacher, „Wirksamkeit und Wirkungsgrad medizinischer Maßnahmen", Beilage „Forschung und Technik" der *Neuen Zürcher Zeitung*, Nr. 129, 18. 3. 1974, S. 37

[26] Erwin Rahner, *Kosten- und Ertragsanalyse im Gesundheitswesen*, Diss. Saarbrücken 1965, S. 40 f.; Brüngger, die *Nutzen-Kosten-Analyse . . .*, S. 72. – Diese Schwierigkeit wird auch durch die Verwendung sozialer Indikatoren nicht überwunden: Helmar Drost, „Soziale Indikatoren und die Qualität des Lebens", in: Regina Molitor (Hrsg.), *Kontaktstudium Ökonomie und Gesellschaft*, Frankfurt a. M. 1972, S. 232. – Allgemein zur Problematik der Konstruktion eines Indikators „Volksgesundheit": Carl Böhret, *Entscheidungshilfen für die Regierung*, Opladen 1970, S. 149 ff.

[27] Vgl. CONTEST, *Psychopharmaka – Ärztebefragung*, Kommentarband, S. 6 ff.

sches Krankheitsbild gar nicht angemessen einordnen lassen und für die demzufolge auch keine adäquaten Statistiken bestehen[28]. Selbst wenn beobachtete Wirkungen ganz bestimmten Maßnahmen im Gesundheitswesen eindeutig zugeordnet werden könnten, bliebe immer noch die im zweiten Punkt erwähnte Schwierigkeit, solche nachweisbaren positiven Folgen in Geld zu bewerten.

Dieses Problem wiegt um so schwerer, als medizinische Leistungen das klassische Beispiel eines meritorischen Gutes bilden[29]: eines Gutes also, das bei weitem nicht in angemessenen Mengen und in der wünschbaren Qualität nachgefragt würde, wenn man dies der freien Entscheidung der Konsumenten beziehungsweise Patienten überließe. Der ausgesprochenen oder stillschweigend unterstellten Grundannahme vieler Kosten-Nutzen-Analysen, daß die von einer Maßnahme, einem Gut profitierenden (beziehungsweise betroffenen) Individuen über ihre Präferenzen selber am besten Bescheid wüßten und die mit dem Vorhaben verbundenen Folgen somit selbst am zuverlässigsten zu bewerten vermöchten[30], wird dadurch in weiten Teilen des Gesundheitswesens der Boden entzogen.

Wir können somit nicht hoffen, den sozialen Nettonutzen der Tranquilizer direkt ermitteln und quantifizieren zu können; die Alternativkostenmethode ist der einzige gangbare Weg, auf dem wir zu einem harten Kern von *quantitativen Aussagen* vorzustoßen vermögen. Wenn auch die quantitative Analyse in dieser Arbeit im Vordergrund steht, so beschränkt sie sich doch nicht ganz auf diesen Bereich: Am Schluß werden – ohne Anspruch auf Repräsentativität – auch gewisse *qualitative Komponenten* betrachtet. Im Rahmen der Alternativkostenmethode mußten nämlich gewisse qualitative Unterschiede zwischen den alternativen medizinischen Maßnahmen, die in einen Zusatznutzen der Psychopharmakotherapie münden, außer Acht gelassen werden[31]. Derartige Nutzenkomponenten – zugleich intangible, also nicht meß- und bewertbare Größen – sollen wenigstens deskriptiv dargestellt werden.

---

28 Zur Inadäquanz der Krankheitsstatistik: Christian von Ferber, *Sozialpolitik in der Wohlstandsgesellschaft*, Hamburg 1967, S. 141 f.

29 Hermann Engler, *Planungsprobleme im Gesundheitswesen*, Zürich 1970, S. 30

30 Würde man dieser von Mishan sehr rigoros vertretenen Auffassung konsequent folgen, könnte man im Gesundheitswesen kaum Kosten-Nutzen-Analysen durchführen. E. J. Mishan, *Elements of Cost-Benefit Analysis*, London 1972, S. 107 f. – Kommt Layard vielleicht deshalb zum Schluß, die Gesundheit sei eines der Güter, deren Evaluation mit Hilfe von Kosten-Nutzen-Analysen am schwierigsten sei (Layard, a. a. O., S. 64)?

31 Vgl. dazu auch Elsholz' sorgfältige Kosten-Nutzen-Analyse der Altenpflegeeinrichtungen in Hamburg. Günter Elsholz, *Altenhilfe als Gegenstand rationaler Infrastrukturplanung*, Diss. Hamburg 1969, S. 147 f.

2 Die Ergebnisse der Kosten-Nutzen-Analyse

2.1 Die Kosten der Verschreibung von Tranquilizern

2.1.1 Medikamentkosten

Es wurde weiter oben (vgl. Abschn. 1.3) ausführlich begründet, weshalb in die Kosten der Bereitstellung von Tranquilizern über den Verbrauch knapper Ressourcen hinaus auch der von der pharmazeutischen Industrie sowie dem Groß- und Detailhandel[32] internalisierte Teil des Nutzens eingeht, der von diesen Medikamenten gestiftet wird. Diese Komponente wird damit doppelt aufgeführt: auf der Seite des Bruttonutzens und auf der Seite der Kosten. Im Nettonutzen der Psychopharmaka bleibt sie also unberücksichtigt – eine Folge der Entscheidung, die den Produzenten und dem Handel zufließenden Nutzenströme mit dem Verteilungsgewicht Null zu versehen. Weil damit auf der Kostenseite dieser Analyse der von den Apotheken erhobene Preis maßgebend ist, erübrigt sich auch eine eingehendere Diskussion darüber, welche Kosten effektiv der Herstellung von Tranquilizern im Jahre 1972 zuzurechnen und welche demgegenüber als Fix- oder Gemeinkosten zu vernachlässigen sind[33]. Freilich ist im Publikumspreis auch die Mehrwertsteuer enthalten; wir korrigieren diesen „Fehler" absichtlich nicht, weil wir bekanntlich im Zweifel den Nettonutzen der Verschreibung von Tranquilizern *lieber unter- als überschätzen*. Ökonomisch ist dieses Vorgehen, wie vorhin erwähnt, damit zu begründen, daß die indirekten Steuern als Kompensation für – uns in der Höhe nicht bekannte – negative externe Effekte des Produktionsprozesses aufgefaßt werden können.

Auf ein spezielles Problem der Zurechnung von Kosten zur Herstellung von Tranquilizern müssen wir allerdings kurz eingehen: Die Unternehmen der pharmazeutischen Industrie erzielen den größten Teil ihres Umsatzes mit einem kleinen Ausschnitt ihres Sortiments; zu diesen umsatzstarken Produkten gehören auch die Tranquilizer. Arzneimittel, auf die ein erheblicher Teil des Umsatzes eines Unternehmens entfällt, helfen nun, medizinisch wichtige, aber selten verwendete Präparate zu finanzieren, die ohne diese „Subventionierung" nur zu prohibitiv hohen Preisen angeboten werden könnten[34]. Ohne entsprechende Korrektur werden die hier veranschlagten *Kosten der Tranquilizer überschätzt*. Wir verzichten aber darauf, diesen Faktor zu berücksichtigen: Man müßte sonst in allfälligen Kosten-Nutzen-Analysen über derartige „subventionierte" Pharmaka von höheren als den effektiv ausgewiesenen Kosten ausgehen – eine Bedingung, die in der Praxis wohl kaum erfüllt würde. Überdies fehlen uns die Daten für eine Bewertung dieses Sachverhalts.

Im Prinzip sind die Arzneimittelkosten wie folgt berechnet worden. Die Grund-

---

[32] Zur Distribution der Arzneimittel und den entsprechenden Handelsspannen vgl. Manfred May, *Konzentration und Produktinnovation in der chemisch-pharmazeutischen Industrie der Bundesrepublik Deutschland,* Diss. Marburg 1972, S. 35ff.

[33] Brüngger hat z. B. in seiner Fallstudie die Forschungskosten nicht berücksichtigt, weil die Grenzkosten der Verwertung vorhandener Forschungsresultate gleich Null sind. Brüngger, „Health in Cost-Benefit Analysis...", S. 363. Vgl. auch Office of Health Economics, *The Finance of Medical Research,* London 1964, S. 24

[34] Reinhold Rathscheck, *Konfliktstoff Arzneimittel,* Frankfurt a. M. 1971, S. 115 f.

lage bildet eine Auswahl der für Patienten niedergelassener Praktiker und Internisten relevanten Diagnosen (eine Liste derselben findet der Leser im Anhang A.) Die auf diese Diagnosen bezogenen Verordnungshäufigkeiten der einzelnen Präparate und ihre mit der Verwendungsfrequenz (nach Darreichungsformen und Packungsgrößen) gewogenen Durchschnittspreise stellen die Elemente der Berechnung dar. Letztere wurde auf diese Weise für die wichtigeren Präparate durchgeführt, auf die 80,8% der Verordnungen entfielen. Der aus diesem großen Sample ermittelte Durchschnittspreis pro Verordnung wurde sodann auch bei den restlichen Produkten zugrunde gelegt. Für die 39 506 000 Verordnungen von Psychopharmaka, die man 1972 zählte, beliefen sich die Medikamentkosten auf 304 375 000 DM[35].

2.1.2 Arztkosten

Da es sich bei den Psychopharmaka um rezeptpflichtige Arzneimittel handelt, fallen über die Medikamentkosten hinaus auch Kosten der Konsultation beim Arzt an. Wir dürfen hingegen annehmen, daß der Gang zum niedergelassenen Praktiker oder Internisten nicht allein wegen des Wunsches des Patienten stattfand, Tranquilizer verschrieben zu erhalten. Die Zahl der der Verschreibung von Psychopharmaka zuzurechnenden Besuche beim Arzt ist somit kleiner als diejenige der Verordnungen, die sich 1972 auf rund 39,5 Mio. belief. Wir gehen deshalb davon aus, daß die erste Konsultation jedes Tranquilizerverwenders in der Untersuchungsperiode auf jeden Fall – auch ohne Psychopharmaka – stattgefunden hätte, weil der Patient durch die auftretenden Symptome beunruhigt war.

Zur Ermittlung der notwendigen Zahl von Konsultationen bedarf es der Kenntnis, wieviele Patienten 1972 Tranquilizer einnahmen. Die Zahl der Verwender dieser Medikamente kann mit Hilfe von Daten geschätzt werden, die im Rahmen einer von CONTEST durchgeführten Repräsentativbefragung der bundesdeutschen Bevölkerung ab 14 Altersjahren erhoben wurden. Von der insgesamt erfaßten Bevölkerungsgruppe von 48 Mio. Personen haben 27,8%[36] oder 13 340 000 schon einmal solche Präparate eingenommen; 20,9% dieser Tranquilizerverwender oder 2 790 000 Patienten griffen erstmals im Untersuchungsjahr 1972 zu Psychopharmaka[37]. In diesem Jahr konnten somit äußerstenfalls 13,34 Mio. und im Minimum 2,79 Mio. Patienten derartige Medikamente eingenommen haben; in Wirklichkeit

---

[35] Das Zahlenmaterial für die Berechnung der Arzneimittelkosten stammt vom Institut für medizinische Statistik in Frankfurt a. M.

[36] Die wahre Proportion P (d. h. diejenige der Grundgesamtheit) liegt bei einer Irrtumswahrscheinlichkeit von $w = 0,01$ innerhalb des Vertrauensbereichs

$$0,252 \leqslant P \leqslant 0,304.$$

Der Vertrauensbereich wird bei einer kleinen Stichprobe nach der Formel

$$p - 2,58 \sqrt{\frac{p \cdot q}{n}} \leqslant P \leqslant p + 2,58 \sqrt{\frac{p \cdot q}{n}}$$

berechnet, wobei p die in der gezogenen Stichprobe beobachtete Proportion, $q = 1 - p$ und n der Umfang der Stichprobe ist. – Im folgenden wird von der Berechnung der Vertrauensgrenzen abgesehen

[37] Die Daten entstammen der Studie: CONTEST, *Psychopharmaka – Leitstudie*, Frankfurt a. M. 1973, S. II f., 2 sowie Tabelle 28

ist sicher keiner dieser beiden Extremwerte relevant. Wir stellen auf das arithmetische Mittel ab und gehen im folgenden davon aus, es hätten im Stichjahr 8 065 000 Personen Tranquilizer verwendet. Wir haben bekanntlich angenommen, die erste Konsultation jedes Tranquilizerverwenders, anläßlich welcher der Arzt derartige Pharmaka verordnete, hätte auch dann stattgefunden, wenn keine Psychopharmakotherapie verfügbar gewesen wäre. Es ergeben sich dann – als Differenz zwischen 39 506 000 Verordnungen und 8 065 000 Konsultationen, die sowieso erfolgt wären – 31 441 000 Besuche beim Arzt, die in kausalem Zusammenhang mit der Verordnung von Tranquilizern notwendig waren.

Die Zeit, während der im Mittel ein Praktiker oder Internist von einem Patienten deswegen beansprucht wird, weil ihm Psychopharmaka wiederholt verschrieben werden, kann nach den veröffentlichten Schätzungen über die durchschnittliche Dauer aller Sitzungen in Allgemeinpraxen[38] auf 3 min veranschlagt werden. Aufgrund amtlicher Ermittlungen über den Durchschnittsumsatz der ärztlichen Praxis in der Bundesrepublik[39], der für unser Sample durchaus repräsentativ ist, gelangen wir unter der Annahme, daß ein niedergelassener Praktiker oder Internist während 48 Arbeitswochen je 35 h der Behandlung von Patienten widmen könne[40], zu einem Ansatz von 5,85 DM pro Konsultation. Ist dieser Betrag aber mit den Kosten der zusätzlichen Beanspruchung der ärztlichen Praxis identisch, die als Folge einer Verordnung von Tranquilizern entstehen? Nun, in diesem Wert sind zusätzlich „Renten" enthalten, die nicht den Grenzkosten der wegen der Verordnung von Tranquilizern erforderlichen Mehrleistungen einer Arztpraxis zuzurechnen sind[41]. Mangels genauerer Informationen gehen wir von diesem Ansatz aus, mit dem die *Arztkosten* als Folge der Psychopharmakotherapie *eher über- als unterschätzt* werden. Die 1972 insgesamt anfallenden Kosten der Konsultationen beim Arzt, die speziell der Verordnung von Tranquilizern zuzurechnen sind, beliefen sich somit auf 183 924 000 DM.

2.1.3 Produktionsausfall

Soweit die Verwender von Tranquilizern erwerbstätig sind und sie die zur Verordnung dieser Medikamente erforderlichen Besuche beim Arzt während ihrer Arbeitszeit durchführen, entsteht daraus ein Produktionsausfall. Man kann diesen näherungsweise mit Hilfe der an die betreffenden Erwerbspersonen bezahlten

---

[38] Hans Schaefer und Maria Blohmke, *Sozialmedizin,* Stuttgart 1972, S. 249; Johannes Nelle, „Allgemeinpraxis nach Terminkalender", *Deutsches Ärzteblatt,* Nr. 51, 21.12. 1972, S. 3357 f.; Stuart Carne, „The Doctor's Control of His Workload", in: John McKenzie (Hrsg.), *Human Relations in General Practice,* Office of Health Economics, o. O. 1969, S. 34

[39] Die letzte amtliche Kostenstrukturerhebung fand 1971 statt. Für 1972 wurde der Durchschnittsumsatz auf 197 000 DM geschätzt: Ulrich Geissler, „Wirtschaftliche Lage der niedergelassenen Ärzte", *Die Ortskrankenkasse,* Nr. 17, 1.9. 1973, S. 557–563, bes. S. 563

[40] Also ohne administrative Tätigkeit, Kongreßbesuche u. ä. Verläßliche Unterlagen über die Arbeitszeit der niedergelassenen Ärzte fehlen. Vgl. Geissler, a. a. O., S. 558

[41] Vgl. auch Brüngger, „Health in Cost-Benefit Analysis . . .", S. 363 f. – Zur Problematik der Vermischung von Personalaufwand und Kosten medizinischer Einrichtungen: ders., *Die Nutzen-Kosten-Analyse . . .,* S. 199

Bruttolöhne[42] zu ermitteln versuchen: Damit unterstellt man, die Arbeitskräfte würden mit dem Wert ihres Grenzprodukts entlohnt. Wir verfügen nun über Angaben zu den monatlichen Nettoeinkommen der Verwender von Tranquilizern[43]. Diese sind einerseits zu tief, weil es ja auf die Einkommen vor allen Abzügen ankommt; andererseits aber erfassen sie zuviel, weil in den Nettoeinkommen der Psychopharmakaverwender neben den Arbeitsentgelten auch die Besitzeinkommen erfaßt sind. Die Gefahr einer Verzerrung ist klein, weil die gleichen Daten auch für die Nutzenseite unserer Analyse herangezogen werden. Auf der Basis der wöchentlichen Arbeitsstunden (37,4), die von Arbeitern beiderlei Geschlechts in der Industrie im Jahre 1972 geleistet wurden[44], errechneten wir einen durchschnittlichen Stundenlohn von 6,83 DM.

Nun beziehen 66,8% der Tranquilizerverwender ein eigenes Einkommen[45]. Bei diesen erwerbstätigen Verwendern von Psychopharmaka sind wir schließlich davon ausgegangen, eine 3 min dauernde Konsultation verursache jeweils einen Produktionsausfall von 1 h. Damit belief sich der durch die Besuche beim Arzt im Zusammenhang mit der Verschreibung von Tranquilizern verursachte Produktionsausfall im Jahre 1972 auf 143 442 000 DM. *Insgesamt* ergibt sich als Summe aus den Kosten für die Medikamente, den Kosten der erforderlichen Sitzungen in den Arztpraxen und des dadurch bei erwerbstätigen Patienten verursachten Produktionsausfalls ein Betrag von 631 741 000 DM (vgl. Abschn. 2.3, Tabelle 2.2).

2.2 Komponenten des Nutzens: alternative medizinische Maßnahmen, die durch Verwendung von Psychopharmaka vermieden werden können

Wenn wir uns im folgenden der Aufgabe zuwenden, den Nutzen der Verschreibung von Tranquilizern zu ermitteln, so ziehen wir dazu teilweise Datenmaterial heran, das mit den Instrumenten der empirischen Sozialforschung, nämlich im Rahmen einer Befragung, gewonnen worden ist. Dieses Vorgehen verfolgt freilich nicht den Zweck, den Nutzen direkt aus Interviews mit den Nutznießern (hier: Patienten) zu erfassen, wie es für Kosten-Nutzen-Analysen im Falle vorgeschlagen worden ist, daß der Markt keine entsprechenden Informationen hervorbringt[46]. Da medizinische Leistungen ein Musterbeispiel meritorischer Güter darstellen (s. Abschn. 1.5), würde man angesichts der Unkenntnis der Patienten über die Folgen der Nachfrage

---

[42] Nicht etwa mittels des Sozialprodukts pro Kopf der Erwerbstätigen, weil man sonst die gesamte Wertschöpfung dem Produktionsfaktor Arbeit zurechnen würde! Jürgen Wolfslast, *Cost-Benefit-Analyse im Gesundheitswesen*, Hamburg 1968, S. 71 f.

[43] CONTEST, *Psychopharmaka – Leitstudie*, Tabelle 50

[44] Es handelt sich um die effektiv geleistete Wochenarbeitszeit, also nach Abzug der Feiertage, Ferien usw. *Statistisches Jahrbuch für die Bundesrepublik Deutschland*, Stuttgart und Mainz 1973, S. 479

[45] Laut CONTEST (*Psychopharmaka – Leitstudie*, Tabelle 50) haben 63,7% der befragten Verwender von Psychopharmaka ein eigenes Einkommen, 31,6% keines, die restlichen 4,7% machten keine Angabe: Wir haben dieses Residuum entsprechend der Proportion $\dfrac{63,7}{63,7+31,6}$ aufgeteilt

[46] F. Thomas Juster, „The Use of Surveys for Policy Research", *American Economic Review, Papers and Proceedings* LXIV (1974), S. 362 f.; Mishan, a. a. O., S. 110

nach alternativen Therapien[47] auf dem Weg über eine Befragung nicht viel erreichen. Das Wissensgefälle zwischen Arzt und Patient ist so groß, daß für die Ermittlung des Nutzens nur eine *Befragung der Ärzte* brauchbares Material zutage fördern kann.

Der weiter oben schon erwähnten Befragung einer Quotenauswahl von Internisten und Praktikern als Experten der Verschreibung von Psychopharmaka entnehmen wir ausschließlich solche Daten für die Ermittlung des Nutzens der medikamentösen Behandlung psychischer Störungen, die sich auf die Vermeidung des Einsatzes alternativer Therapien beziehen; Schätzungen der interviewten Ärzte zu den Folgen, die ein Verzicht auf Psychopharmakotherapie ohne Kompensation durch alternative medizinische Leistungen für die soziale, insbesondere berufliche und familiäre Situation mutmaßlich zeitigt, lassen sich für die Bewertung anhand eines monetären Maßstabs praktisch nicht auswerten. Indem wir die oben (vgl. Abschn. 1.5) dargestellte Alternativkostenmethode anwenden, können wir dieser Schwierigkeit ausweichen, solange wir Therapien miteinander vergleichen, die auf der Leistungsseite ungefähr äquivalent sind.

Es ist mit Nachdruck zu betonen, daß aus der genannten Ärztebefragung keine Antworten zu Meinungsfragen in unserer Kosten-Nutzen-Analyse verwertet worden sind. Vielmehr wurden lediglich solche Resultate herangezogen, die aus der Befragung des jeweiligen Internisten oder Praktikers zum *letzten Patienten* hervorgegangen sind, dem er *Tranquilizer verschrieben* hat. Im Zentrum des Interesses stehen gemäß der Fragestellung dieser Arbeit die substitutiven medizinischen Maßnahmen, die im Urteil des niedergelassenen Arztes bei diesem ganz bestimmten Patienten nötig würden, beziehungsweise tatsächlich zur Anwendung kämen, wenn auf eine Psychopharmakotherapie verzichtet werden müßte. Wir betrachten somit gleichsam durch die Brille der ärztlichen Experten indirekt ein Sample von Tranquilizerverwendern; von dieser Stichprobe können wir auf die Gesamtheit derjenigen Personen schließen, denen in der Betrachtungsperiode Psychopharmaka verschrieben worden sind.

Welche Substitute würden, beziehungsweise müßten nun für diese Patienten, denen die befragten Ärzte als letzten Tranquilizer verschrieben haben, an die Stelle der Psychopharmakotherapie treten, wenn diese aus irgendeinem Grund nicht verfügbar wäre? Aus der Vielzahl der geschätzten Folgen haben wir die sich anbietenden alternativen Maßnahmen herausgegriffen und in Tabelle 2.1 in der Reihenfolge sinkender Häufigkeit ihrer Nennungen zusammengestellt - in diesen Alternativen sind Selbstmedikation und andere Praktiken innerhalb des Laiensystems vorderhand eingeschlossen. Die Prozentwerte beziehen sich auf die Grundgesamtheit der 657 niedergelassenen Ärzte, die sich an den letzten Patienten erinnern, dem sie einen Tranquilizer verschrieben haben.

---

[47] Auch bei anderen Gütern ist das Wissensgefälle zwischen Produzenten und Konsumenten zwar groß, in der Regel wissen letztere jedoch über die Folgen der Nachfrage nach dem einen oder anderen Produkt Bescheid. Vgl. Kenneth J. Arrow, „Uncertainty and the Welfare Economics of Medical Care", *American Economic Review* LIII (1963), S. 951 f.

Tabelle 2.1. Substitute zur Verordnung von Psychopharmaka. [Nach CONTEST, Psychopharmaka-Ärztebefragung (1974) Tabellenband, Tabellen 8–17]

Wenn keine Psychopharmakotherapie zur Verfügung stände, ...	Häufigkeit der Nennungen (n = 657) [%]
- wären längere ärztliche Gespräche erforderlich.	75,3
- würde der betreffende Patient (bzw. Patientin) mit größerer Häufigkeit die ärztliche Sprechstunde aufsuchen.	72,1
- wäre eine psychotherapeutische Behandlung erforderlich.	62,4
- müßte er/sie zu einem Kuraufenthalt überwiesen werden.	52,1
- könnte der Patient zum Alkohol greifen.	50,7
- würde er/sie soviel Aufmerksamkeit in der ärztlichen Praxis in Anspruch nehmen, daß die Behandlung anderer Patienten darunter leiden könnte.	46,9
- würde der Patient ohne ärztliche Anweisung Präparate zur Behandlung der organischen Beschwerden verwenden.	44,0
- müßte er/sie in stationäre Behandlung überwiesen werden.	38,7
- würde er/sie sich suchtfördernde Mittel beschaffen.	36,5
- müßte er/sie mit Präparaten behandelt werden, die gegebenenfalls suizidal verwendet werden können.	34,4
- müßte der Patient auf eine Organtherapie umgestellt werden.	28,9
- müßte er/sie mit Präparaten behandelt werden, die den Organismus stärker belasten.	24,2
- würde er/sie hilfe- und pflegebedürftig werden.	20,1
- müßte er/sie in eine Anstalt bzw. ein Heim eingewiesen werden.	18,1
- könnte beim betreffenden Patienten eine Operation erforderlich werden.	5,6

Die alternativen Maßnahmen, die die Praktiker und Internisten oder auch die Patienten selbst ergreifen würden, wenn die Ärzte für das von ihnen anvisierte Patientensample keine Tranquilizer zur Verfügung hätten, sind kumulativ genannt worden. Wir müssen diesem Umstand in der Interpretation und der weiteren Verwendung der Zahlen dieser Tabelle Rechnung tragen, wenn wir Doppel- und Mehrfachzählungen vermeiden wollen. Von den Therapien und Maßnahmen, die bei einem „Wegfall" der Psychopharmakotherapie einzusetzen wären, ist uns nicht bekannt,

- in welchen Fällen sie untereinander in einer *Substitutionsbeziehung* stehen,
- inwieweit sie als Alternativen zur Anwendung von Tranquilizern den Charakter von *Komplementärgütern* haben,
- und wann überhaupt *nur eine* alternative Maßnahme zur Anwendung von Psychopharmaka in Frage kommt.

Die Untersuchung, welche dieser Alternativen einigermaßen äquivalent zur medikamentösen Behandlung psychischer und psychosomatischer Störungen sind, kann uns helfen, dieses Problem zu vereinfachen, indem wir offensichtlich inadäquate Maßnahmen ausscheiden können. Es ist zwar nicht auszuschließen, daß unangemessene, ja gesundheitsschädigende Alternativen - etwa im Laiensystem - praktisch relevant werden. Wir wollen in dieser Hinsicht aber den günstigsten Fall unterstellen und damit der Gefahr ausweichen, daß wir den durch die Tranquilizer gestifteten Nutzen überschätzen. Die am häufigsten genannten Substitute längerer ärztlicher Gespräche, allgemein stärkerer Beanspruchung der Sprechstunden von

Praktikern und Internisten sowie der psychotherapeutischen Behandlung sind ohne Zweifel sehr ernst zu nehmende Alternativen, denen in unserer Kosten-Nutzen-Analyse eine große Bedeutung zukommt. Auch die Vermeidung eines Kuraufenthalts durch Psychopharmakotherapie werden wir auf der Nutzenseite unserer Analyse festhalten, wenn wir dabei auch sehr vorsichtig vorgehen müssen, weil diese Maßnahme in Fachkreisen recht umstritten ist. Die Variante der stationären Behandlung, sei es in Gestalt eines Aufenthalts in einer Klinik für Akutkranke oder noch häufiger in einem psychiatrischen Krankenhaus, ist schließlich ebenfalls als mehr oder weniger angemessene und relevante Alternative in die Evaluation einzubeziehen. Die Nennung „Der Patient würde ohne Psychopharmakotherapie soviel Aufmerksamkeit und psychische Energie in der ärztlichen Praxis in Anspruch nehmen, daß die Behandlung anderer Patienten darunter leiden könnte" endlich wird im Rahmen der Bewertung des Substituts „ärztliches Gespräch" gewürdigt.

Eindeutig negativ zu beurteilen – gemessen am Kriterium der Gesundheit des jeweils betrachteten Patienten – sind die Erwartungen, dieser würde Selbstmedikation betreiben, vielleicht sogar zu Drogen oder zum Alkohol greifen[48], wenn er nicht mit Tranquilizern behandelt werden könnte. Wir müssen diese Alternativen auch deswegen aus unserer quantitativen Betrachtung ausschließen, weil sie im Unterschied zu den oben erwähnten Substituten im wesentlichen vom Verhalten der Patienten selbst abhängig sind, auf das die befragten Ärzte nur in sehr beschränktem Maße Einfluß gewinnen können. Deshalb beinhalten diese Nennungen lediglich recht vage Vermutungen, auf die wir quantitative Aussagen nicht abstützen dürfen. Wir müssen uns jedoch vor Augen halten, daß ein höherer Nutzen der Tranquilizer ausgewiesen würde, wenn wir diese unerwünschten, aber nicht durchwegs vermeidbaren Alternativen berücksichtigen würden.

Die Alternative der Behandlung mit rezeptpflichtigen Präparaten, die entweder den Organismus stärker belasten oder sogar suizidal verwendet werden könnten, erscheint wohl als praktisch relevant und zugleich der Kontrolle durch die Ärzte unterstellt. Aber die negativen Auswirkungen auf den Gesundheitszustand und evtl. sogar – im Falle suizidal verwendbarer Arzneimittel – auf die Mortalität müßten separat erfaßt werden, weil bei nicht äquivalenten Maßnahmen der Alternativkostenansatz nicht genügt. Und diese ungünstigen Folgen sind schwer faßbar sowie – besonders, wenn jemand Selbstmord beginge[49] – äußerst schwer zu bewerten. Der aus der Vermeidung dieser Alternativen erwachsende Nutzen wird deshalb in unserer Evaluation nicht berücksichtigt. Dasselbe gilt für die Organtherapie als eine den

---

[48] Daß Alkohol als – sehr schädliches – Substitut für Psychopharmaka aufgefaßt werden muß, bestätigt auch M. Marinker, „The Doctor's Role in Prescribing", in: *The Medical Use of Psychotropic Drugs*, Supplement No. 2 des *Journal of the Royal College of General Practitioners* 23 (1973), S. 27 (im folgenden abgekürzt zitiert: JRCGP)

[49] Die Bewertung des menschlichen Lebens ist an sich schon außerordentlich schwierig, zumal wenn man es nicht als bloßes Humankapital betrachten will: E. J. Mishan, „Evaluation of Life and Limb: A Theoretical Approach", *Journal of Political Economy* 79 (1971), wiederabgedruckt unter dem Titel „The Value of Life", in: Layard (Hrsg.), a. a. O., S. 219–242; T. C. Schelling, „The Value of Preventing Death", in: Cooper and Culyer (Hrsg.), a. a. O., S. 295–321. – Im Falle erhöhten Selbstmordrisikos oder sogar eines tatsächlich erfolgten Suizids ist eine Evaluation (über den Verlust des produktiven Beitrags hinaus) nahezu unmöglich; welche Instanz soll den intangiblen Wert des Lebens bestimmen, wenn es jemand als etwas für ihn unerträglich Gewordenes „wegwirft"?

psychosozialen Störungen nicht voll adäquate Maßnahme und den operativen Eingriff, der überdies mit Risiken verbunden ist[50].

Schließlich hat auch die Hilfe- und Pflegebedürftigkeit, die Ausdruck einer Gesundheitsverschlechterung ist[51], in einer Analyse auf der Grundlage der Alternativkostenmethode keinen Platz. Analoges gilt für die Notwendigkeit, einen Patienten in ein Altersheim einzuweisen, wobei hier der Nachweis einer kausalen Verbindung zum Verzicht auf Psychopharmakotherapie erst noch äußerst schwierig erscheint. Endlich wird darauf verzichtet, die sich aufdrängende Einweisung in eine Nervenheilanstalt zusätzlich zur Variante „stationäre Behandlung" in die Berechnung des Nutzens einzubeziehen, weil hier die Gefahr von Doppelzählungen besonders groß ist.

2.3 Zum Nutzen der Tranquilizer: Alternativkosten der zusätzlich erforderlichen Psychotherapie bei Verzicht auf medikamentöse Behandlung

Betrachten wir als erste Maßnahme, die bei einem Verzicht auf die Anwendung von Psychopharmaka die letzteren ersetzen könnte, die Psychotherapie[52]. Wenn wir von der Äquivalenz der Verordnung von Tranquilizern und der psychotherapeutischen Behandlung für das anvisierte Sample von Patienten ausgehen, so ist diese Annahme in bezug auf die *Unschädlichkeit* völlig unproblematisch. Daß die Psychotherapie keine gesundheitsschädigende Nebenwirkungen zeitigt, steht von vornherein über jedem Zweifel; auch im Hinblick auf die Tranquilizer sind sich indessen sowohl Befürworter der Psychopharmakotherapie als auch Skeptiker weitgehend einig, daß diese Präparate in hohem Maße frei von Nebeneffekten, zumal von toxischen, sind[53]. Als besonders sicher gelten dabei die Benzodiazepine, weil ihnen jede suchtfördernde sowie toxische Wirkung fehlt[54].

Was andererseits die *Wirksamkeit* zunächst der Psychotherapie anbelangt, so hat zumal *Eysenck* vor 2 Jahrzehnten für neurotische Patienten erhebliche Zweifel angemeldet: Durch Vergleiche von Berichten über Heilerfolge der Psychotherapie

---

[50] Daß Organtherapien und insbesondere chirurgische Eingriffe bei psychosozialen Störungen ein schlechtes Substitut für Tranquilizer sind, betont G. Teeling-Smith, „Psychotropic Drugs and Society", Supplement No. 2 des JRCGP 23 (1973), S. 59

[51] Es sei betont, daß hier nicht ein diagnoseorientierter, spezieller Krankheitsbegriff, sondern ein an Funktionseinbußen anknüpfender allgemeiner Krankheitsbegriff gemeint ist. Vgl. Brüngger, *Die Nutzen-Kosten-Analyse . . .*, S. 85 ff. sowie A. J. Culyer, R. J. Lavers and Alan Williams, „Social Indicators: Health", *Social Trends* 2 (1971), S. 32 ff

[52] Daß man Psychopharmaka zuweilen auch komplementär zur Psychotherapie – z. B. zur Vorbereitung derselben – verwendet, wird hier vernachlässigt. Vgl. D. Muller, „Die Behandlung von Spannungszuständen", in: Excerpta Medica Foundation (Hrsg.), *IV. Weltkongreß für Psychiatrie,* Amsterdam 1967, S. 48

[53] P. C. Elmes, „A Physician's View", Supplement No. 2 des JRCGP 23 (1973), S. 79; W. W. Fulton, „Why do Doctors Prescribe Psychotropic Drugs?", in der gleichen Nummer, S. 24

[54] R. J. Kerry, „Vierjährige Erfahrungen mit Valium (einschließlich kontrollierter Versuche)", in: Exc. Med. Found. (Hrsg.), a. a. O., S. 36; Peter A. Parish, „What Influences Have Led to Increased Prescribing of Psychotropic Drugs?", Supplement No. 2 des JRCGP 23 (1973), S. 49; O. L. Wade, „Adverse Reactions to Psychotropic Drugs", in der gleichen Nummer, S. 64; Wheatley, *Psychopharmacology . . .*, S. 81 f.

- ob psychoanalytisch orientiert oder nicht - mit solchen über „spontane" Heilungen kommt er zum Schluß, daß sowohl in der „Versuchsgruppe" als auch in der „Kontrollgruppe" zwei Drittel der Patienten im vergleichbaren Zeitraum genasen[55]. Nach kontrollierten Tests, die diese Ergebnisse korrigieren würden, sucht man noch heute vergeblich[56]. Der Verfasser dieser Analyse ist - als psychiatrischer und psychologischer Laie - nicht so vermessen, eine Therapie, die sich, wenn auch (noch) nicht nach den strengen Regeln der empirischen Forschung, so doch in der Praxis, bewährt zu haben scheint, für wenig wirksam zu halten. Was hier allein interessiert, ist die Tatsache, daß nicht der geringste Anhaltspunkt dafür besteht, die psychotherapeutische Behandlung sei der Verwendung von Psychopharmaka hinsichtlich ihrer Wirksamkeit überlegen! Daß die Tranquilizer wirksamer sind als Placebos, kann hingegen für die Anwendung auf die „kleine Psychiatrie"[57], deren Probleme typischerweise in der freien Praxis auftreten, nicht bezweifelt werden[58]. Wenn sich demgegenüber in *klinischen* Tests die Hypothese von der Überlegenheit der Tranquilizer über Placebo nicht in allen Fällen bewährt hat[59], so spiegelt dies nur die Tatsache wider, daß die entsprechenden Versuche mit einer Spitalpatientenpopulation statt an einem Sample von Patienten niedergelassener Ärzte, in deren Praxen v. a. die leichten Störungen behandelt werden, durchgeführt wurden[60].

Aus der Befragung der niedergelassenen Ärzte darüber, wie sich die Situation des letzten Patienten, dem sie jeweils Psychopharmaka verordnet haben, ohne diese Präparate verändert hätte, wissen wir, daß in 62,4% der Fälle eine psychotherapeutische Behandlung für notwendig erachtet würde (vgl. Tabelle 2.1). Bezieht man diese Quote auf die Gesamtheit der Verwender von Tranquilizern im Jahre 1972 (s. Abschn. 2.1.2) so hätten in diesem Jahr 5032000 Patienten eine psychotherapeutische Behandlung nötig gehabt, wenn keine Chemotherapie verfügbar gewesen wäre - wohlgemerkt: Dies betrifft den *zusätzlichen* Bedarf an Psychotherapie. Die Kosten, die für diese alternative Maßnahme aufgewandt werden müßten, sind dem Nutzen der Tranquilizer zuzurechnen. Wenn wir diese Größe ermitteln, gehen wir davon aus, daß die zeitraubendsten und kostspieligsten Varianten - die tiefenpsychologisch fundierte sowie die analytische Psychotherapie - für die hier in Betracht gezogenen Fälle entbehrlich sind. Als angemessene Maßnahme ist vielmehr die „Psychotherapeutische Behandlung bei psychoreaktiven, psychosomatischen oder neurotischen Störungen" gemäß Bewertungsmaßstab für kassenärztliche Leistungen (BMÄ)[61] zu betrachten. 1972 wurde 1 h dieser Therapie mit 37,50 DM bewer-

---

[55] H. J. Eysenck, *Uses and Abuses of Psychology,* Harmondsworth/Baltimore/Ringwood 1953, S. 195 ff. - Wohlgemerkt: Eysenck hat keinen kontrollierten Test im strengen Sinne unternommen, sondern lediglich vorhandene Daten konfrontiert

[56] M. G. Gelder, „Individual Psychotherapy", in: B. M. Mandelbrote and M. G. Gelder (Hrsg.), *Psychiatric Aspects of Medical Practice,* London 1972, S. 61

[57] Zum Begriff der „kleinen Psychiatrie" vgl. Bochnik, a. a. O., S. 252

[58] Wheatley, *Psychopharmacology . . .,* passim. Wheatley's Forschungen stützen sich auf Tests mit einer Population ambulanter Patienten!

[59] B. M. Mandelbrote, „Drugs and Psychiatry - Uses and Abuses", in: Mandelbrote and Gelder (Hrsg.), a. a. O., S. 41 f.

[60] Wheatley, *Psychopharmacology . . .,* S. 4

[61] BMÄ, Kapitel IX. Position 2560

tet[62]. Mangels näherer Angaben müssen wir davon ausgehen, dieser Betrag spiegle die gegenwärtigen „opportunity costs" der psychotherapeutischen Behandlung wider, obwohl wir angesichts des Nachfrageüberhangs nach Psychotherapeuten[63] eigentlich von einem höheren Schattenpreis ausgehen müßten[64]. Eine zusätzliche Schwierigkeit besteht darin, daß sich mit der nichtmarginalen, also beträchtlichen Steigerung der psychotherapeutischen Leistungen (vgl. weiter unten in diesem Paragraphen) auch die „opportunity costs" verändern würden.

Für die Berechnung der Alternativkosten, die für zusätzliche Sitzungen bei Psychotherapeuten aufgewandt werden müßten, gehen wir davon aus, diese Maßnahme erstrecke sich im Durchschnitt über 10 h – angesichts der Angaben in der Literatur[65] eine eher zurückhaltende Schätzung. Aufgrund der erwähnten Daten ergibt sich ein Betrag von 1 887 000 000 DM für die *Kosten psychotherapeutischer Behandlungen,* die man durch Verwendung von Tranquilizern vermeiden konnte. Hinzu kommt der Produktionsausfall, der mit dem Besuch eines erwerbstätigen Patienten beim Therapeuten verbunden ist: Es wird unterstellt, pro Stunde Behandlungszeit entstehe ein Arbeitsausfall (im Falle erwerbstätiger Kranker) in der Höhe von 90 min. Ohne Zweifel ist dies eine äußerst knappe Schätzung, haben wir doch auf der Kostenseite unserer Evaluation für eine 3minütige Konsultation beim praktischen Arzt beziehungsweise Internisten eine Einbuße an Arbeitszeit von durchschnittlich 1 h in Rechnung gestellt. Der Unterschied kann immerhin dadurch begründet werden, daß ein Besuch beim Psychotherapeuten mit geringerer Wartezeit verbunden sein dürfte. Auf der anderen Seite setzt eine Sitzung beim Therapeuten für manche Patienten voraus, daß sie sich an einen anderen Ort begeben und teilweise erhebliche Reisezeiten in Kauf nehmen[66]. Dieser Umstand, der beim Besuch in der Sprechstunde des Praktikers oder Internisten nicht ins Gewicht fällt, ist aber

---

[62] Nach BMÄ wird für eine Sitzung von nicht weniger als 20 min ein Ansatz von 10 DM zugestanden. Gemäß einer brieflichen Mitteilung des Bundesverbandes der Ortskrankenkassen (Bonn – Bad Godesberg) kam 1972 ein örtlich unterschiedlicher Zuschlag von im Bundesdurchschnitt ca. 25% hinzu

[63] Günter Knöferl, *Die Nachfrage nach freiberuflichen ärztlichen Leistungen,* Diss. Erlangen-Nürnberg 1971, S. 238 f.

[64] Allgemein zur Verwendung von Schattenpreisen: Jacques Stohler, „Zur Methode und Technik der Cost-Benefit-Analyse", *Kyklos* XX (1967), S. 241 ff. – Für eine Diskussion dieses Konzepts im Zusammenhang mit einer gesundheitsökonomischen Fragestellung vgl. A. J. Culyer and A. K. Maynard, „The Costs of Dangerous Drugs Legislation in England and Wales", *Medical Care* 8 (1970), S. 508. – Falls mittels Schattenpreisen die Kluft zwischen Preisen und Opportunitätskosten verringert werden soll, so ist freilich dieses Vorgehen dann Einwänden durch die Theorie des Zweitbesten ausgesetzt, wenn außerhalb des Evaluationsbereichs der betreffenden Kosten-Nutzen-Analyse in weitem Maße Diskrepanzen zwischen Preisen und sozialen Grenzkosten bestehen. Vgl. P. D. Henderson, „Investment Criteria for Public Enterprises", in: R. Turvey (Hrsg.), *Public Enterprise,* Harmondsworth/Baltimore/Ringwood 1968, S. 132

[65] Brill und Storrow haben aus einer Versuchsserie mit vorwiegend kurzfristiger, nicht intensiver psychotherapeutischer Behandlung ambulanter Patienten einen Durchschnitt von 20 h ermittelt; Norman Q. Brill und Hugh A. Storrow, „Soziale Schicht und psychiatrische Behandlung", in: A. Mitscherlich, T. Brocher, O. von Mering und K. Horn (Hrsg.), *Der Kranke in der modernen Gesellschaft,* Köln und Berlin 1967, S. 485. Vgl. auch Gelder, a. a. O., S. 58. Ferner Maeder, der allerdings eher über außergewöhnliche Erfolge als über Durchschnittswerte berichtet: Alphonse Maeder, *Studien über Kurzpsychotherapie,* Stuttgart 1963, passim

[66] Beispiele finden sich bei Maeder, a. a. O., S. 23, 40

in der Ermittlung des Nutzens nicht berücksichtigt worden; letzterer fällt damit zu niedrig aus. Mit Hilfe der weiter oben (Abschn. 2.1.3) schon verwendeten Daten zum durchschnittlichen Stundenlohn der berufstätigen Verwender von Tranquilizern und zum Anteil der Erwerbstätigen an der Gesamtzahl der Verwender kann ein *Produktionsausfall* von 344 368 000 DM für den Fall berechnet werden, daß wegen eines erzwungenen Verzichts auf Psychopharmaka mehr psychotherapeutische Behandlungen notwendig würden. Total wären Kosten für Psychotherapie in der Höhe von 2 231 368 000 DM entstanden.

Stellen wir nun diese Alternativkosten, die einen Teil des Bruttonutzens der Tranquilizer darstellen, den Kosten der Verordnung von Psychopharmaka im Jahre 1972 gegenüber! Wir dürfen sowohl die Nutzenströme als auch die Kosten ohne weiteres auf die gleiche Periode beziehen. Die Befürchtung, daß eine jahrelange Verwendung von Psychopharmaka nötig sein könnte, um während einer wesentlich kürzeren Periode einen Nutzen zu stiften, ist unbegründet; dies zeigen die Schlüsse, die aus der CONTEST-Repräsentativbefragung zur Verwendungsfrequenz von Tranquilizern gezogen worden sind: „Die Anwendung scheint also bei dem größten Anteil der Verwender ambulant auf eine kurzfristig auftretende und (mittels Psychopharmaka, der Verfasser) schnell behobene persönliche Schwierigkeit abgestellt zu sein"[67]. Die Differenz zwischen den Ausgaben für Psychotherapie, die durch Verschreibung von Tranquilizern vermieden werden konnten, und den für die medikamentöse Behandlung durch niedergelassene Ärzte aufgewendeten Kosten betrug im Jahre 1972 1 599 627 000 DM (vgl. auch die Zusammenstellung in Tabelle 2.2).

Wie ist nun dieser Saldo von nahezu 1,6 Mia. DM zu interpretieren? Dieser Betrag stellt einen *Teil des sozialen Nettonutzens* dar, den die 1972 verschriebenen Tranquilizer gestiftet haben; nur einen Teil deshalb, weil einerseits *alle* Kosten der Tranquilizer erfaßt sind, andererseits aber nur diejenige Komponente des Nutzens,

Tabelle 2.2. Kosten der Verordnung von Tranquilizern und durch Pharmakotherapie vermiedene Alternativkosten der Psychotherapie in der Bundesrepublik Deutschland 1972

I. Kosten der Verordnung von Tranquilizern	
a) Arzneimittelkosten	304 375 000 DM
b) Arztkosten im Zusammenhang mit der Verschreibung	183 924 000 DM
c) Produktionsausfälle als Folge der Besuche beim Arzt	143 442 000 DM
d) Gesamt	631 741 000 DM
II. Durch Psychopharmakotherapie eingesparte Kosten psychotherapeutischer Behandlung	
a) Kosten zusätzlicher Psychotherapie, die bei einem Verzicht auf medikamentöse Behandlung nötig würde	1 887 000 000 DM
b) Produktionsausfall als Folge der Sitzungen beim Therapeuten	344 368 000 DM
c) Gesamt	2 231 368 000 DM
III. Durch Vermeidung vermehrten Einsatzes an Psychotherapie entstehender Beitrag an den sozialen Nettonutzen der Verschreibung von Tranquilizern	
a) Differenz zwischen II. c) und I. d)	1 599 627 000 DM

---

[67] CONTEST, *Psychopharmaka - Leitstudie*, S. 9

die mit der Vermeidung von Psychotherapie bei 62,4% der Verwender von Psychopharmaka identisch ist. Der durch die Verschreibung von Psychopharmaka an die übrigen Patienten entstehende Nutzen wird in diesen 1,6 Mia. DM noch nicht berücksichtigt. Zusammen mit der in dieser Arbeit verfolgten Maxime, den Nutzen dieser Medikamente im Zweifel zu unterschätzen, führt der eben beschriebene Sachverhalt dazu, daß die genannte Zahl eine *absolute Untergrenze* für die Schätzung des sozialen Nettonutzens darstellt, der im Zuge der Verschreibung von Tranquilizern in deutschen Arztpraxen 1972 entstanden ist. Daß wir hiermit einen Minimalwert des Nettonutzens ausweisen, wird durch folgende Tatsache unterstrichen: Die hier anvisierte Variante der Psychotherapie verursacht von allen Alternativen zur Verwendung von Tranquilizern mit einer Ausnahme die niedrigsten Kosten pro Patient und Jahr (s. Anhang B); die Ausnahme bildet das ärztliche Gespräch, von dem noch zu zeigen sein wird, weshalb es nicht in erster Linie zum Zuge kommt.

Schließlich sei der Leser daran erinnert, daß in dem von uns ausgewiesenen Nettonutzen nur die der Öffentlichkeit zugute kommenden Erträge enthalten sind, nicht aber die von der pharmazeutischen Industrie und dem Groß- sowie Detailhandel internalisierten Nutzenströme. Da letztere einen Bestandteil der Medikamentkosten im Betrag von gut 304 Mio. DM bilden, muß der internalisierte Nutzen, dessen genaue Höhe wir nicht kennen, wesentlich kleiner als dieser Wert sein. Schon die Minimalschätzung des sozialen Nettonutzens der Tranquilizer beträgt also ein Mehrfaches des von Produzenten und Handel internalisierten Nutzens!

Wäre die Variante „Psychotherapie", die die befragten Ärzte als substitutive Maßnahme bei mehr als 60% der Tranquilizerverwender unter ihren Patienten vorschlagen, jedoch überhaupt realisierbar? Die Frage ruft nach einem Vergleich zwischen dem Bedarf an Therapeuten und der effektiv vorhandenen Anzahl dieser Spezialisten. Eine überschlagsmäßige Rechnung ergibt einen zusätzlichen Bedarf von etwas mehr als 26 200 Psychotherapeuten, wenn man unterstellt, diese ständen ihren Patienten im Durchschnitt während je 40 h im Verlauf von 48 Wochen pro Jahr zur Verfügung, und wenn man weiter voraussetzt, alle wegen eines (fiktiven) Verzichts auf Psychopharmaka im Stichjahr notwendigen psychotherapeutischen Behandlungen hätten sich ganz im gleichen Zeitraum abgewickelt. Diesem Mehrbedarf an Psychotherapeuten stehen folgende Bestandszahlen von Spezialisten in einschlägigen Berufen gegenüber: Zu Beginn des Jahres 1973 waren in der Bundesrepublik (ohne West-Berlin) 1138 Neurologen und Psychiater in freier Praxis tätig[68]. Für die Psychologen können wir lediglich eine Schätzung vorlegen, wonach 1969 etwa 1800 Personen Mitglieder einer entsprechenden wissenschaftlichen Vereinigung waren[69]. Nur ein – uns nicht bekannter – Teil der erwähnten medizinischen und psychologischen Spezialisten arbeitete therapeutisch. Die Diskrepanz zwischen Bestand und Neunachfrage nach Psychotherapeuten wäre also im Falle eines Verzichts auf die Verordnung von Tranquilizern beträchtlich; wohlgemerkt: dies ist

---

[68] „Die ärztliche Versorgung in der Bundesrepublik – Strukturen und Tendenzen", *Deutsches Ärzteblatt,* Sondernummer 41 a, 15. 10. 1973, Tabelle 5, S. 2749

[69] Berechnet nach Angaben bei Peter R. Straumann, „Bildungspolitische Aspekte der Ausbildung und Beschäftigung von Psychologen in der Bundesrepublik Deutschland", *Psychologische Rundschau* XXV (1974), Tabelle 1, S. 99

nur ein Vergleich zur Vermittlung eines Eindrucks von den Proportionen, die Neunachfrage kann ja angesichts des schon bestehenden Nachfrageüberhangs auch
nicht zu einem kleinen Teil aus dem vorhandenen Personal befriedigt werden. Man
würde sich freilich die Aufgabe zu einfach machen, wollte man angesichts des den
Bestand weit übersteigenden Mehrbedarfs an Therapeuten die Möglichkeit vernei-
nen, daß die erforderliche Zahl dieser Spezialisten ausgebildet werden *könnte*. Für
unsere Analyse muß aber unterstellt werden, daß die durch einen Verzicht auf Psychopharmakotherapie in Gang gesetzten Anpassungsprozesse im Bildungswesen
vor Beginn der Untersuchungsperiode (1972) abgeschlossen worden wären[70].

2.4 Zum Nutzen der Tranquilizer: Alternativkosten zusätzlich erforderlicher ärztlicher Gespräche als Folge eines Verzichts auf medikamentöse Behandlung

Die von den befragten Praktikern und Internisten am häufigsten genannte Alternative kommt in der Feststellung zum Ausdruck, daß längere ärztliche Gespräche
stattfinden müßten: Bei gut drei Viertel der (bisher) mit Tranquilizern behandelten
Patienten wäre ohne Pharmakotherapie diese substitutive Maßnahme erforderlich.
In engem Zusammenhang damit steht die Erwartung, daß gut 72% der betreffenden
Patienten (die präzisen Werte findet der Leser in Tabelle 2.1) häufiger die Sprechstunde des Arztes aufsuchen würden: ein Vorgang, auf den dieser freilich keinen direkten Einfluß ausüben kann, sondern bei dem die Initiative vom Patienten aus-
geht. Im Rahmen der Ärztebefragung konnte im einzelnen ermittelt werden, daß
mit den Patienten, die von einem Verzicht auf die Verordnung von Tranquilizern betroffen wären, im Mittel einmal wöchentlich ein ärztliches Gespräch von jeweils
30 min geführt werden müßte[71]. Daß solche Konsultationen von Woche zu Woche
ohne irgendeine Begrenzung stattfinden könnten, muß aber füglich bezweifelt werden. Die zitierte Ärztebefragung schweigt sich darüber aus, wie ihr auch keine Angaben zum zusätzlichen Bedarf an ärztlichen Gesprächen zu entnehmen sind, der
hier im Unterschied zum Gesamtbedarf allein interessiert.

Wenn man dennoch den durch Verwendung von Tranquilizern vermiedenen
Aufwand vermehrter ärztlicher Gespräche näherungsweise berechnen will, so muß
man äußerst behutsam vorgehen. Es muß aber noch eine andere Schwierigkeit
überwunden werden, bevor man daran denken kann, den durch die Vermeidung
der entsprechenden Alternativkosten dieser Variante gestifteten Nutzen zu ermitteln. Es ist nämlich äußerst unplausibel anzunehmen, die *gleichen* Patienten bedürften der Psychotherapie und erhielten tatsächlich die entsprechende Behandlung,
suchten aber dennoch ihren Hausarzt oder sonst einen niedergelassenen Arzt in ge-
steigertem Ausmaß auf, um in Gesprächen mit ihm ihre psychischen Probleme zu

---

[70] Dies setzt tragfähige Bildungsprognosen und rechtzeitige bildungspolitische Entscheidungen voraus. Vgl. Peter Stolz, „Flexibilitätsspielräume im Einsatz des Arbeitspotentials und bedarfsorien-
tierte Modelle der Bildungsökonomie", *Zeitschrift für Wirtschafts- und Sozialwissenschaften* 93
(1973), S. 3
[71] CONTEST, *Psychopharmaka - Ärztebefragung*, Kommentarband, S. 18

lösen. Wie ist es denn zu erklären, wenn die befragten Ärzte laut Tabelle 2.1 offensichtlich in manchen Fällen sowohl Psychotherapie als auch das ärztliche Gespräch nannten? Wir sehen 2 Möglichkeiten, diese Frage zu beantworten.

Erstens ist es denkbar, daß sich die interviewten Ärzte nach einem Verzicht auf die Verwendung von Tranquilizern zunächst den betroffenen Patienten im Rahmen eines ausführlichen Gespräches widmen würden, um sie aber anschließend an einen Psychotherapeuten zu überweisen. Dieser Ablauf ist äußerst wahrscheinlich, weil die Gebührenordnungen der GKV das ärztliche Gespräch sehr schlecht honorieren[72]. Die hohen ethischen Ansprüche und die sozialen Normen, die an die Träger dieser Profession gerichtet sind, würden es dem Arzt freilich verbieten, in seinem Verhalten dem Patienten gegenüber das Eigeninteresse dominieren zu lassen[73]; weil wir jedoch in Abschn. 2.3 unterstellt haben, es ständen in der Untersuchungsperiode genügend Psychotherapeuten zur Verfügung, wäre der Verzicht auf eine Weiterführung der ärztlichen Gespräche – auch im Interesse anderer Patienten, die *speziell* auf den Praktiker oder Internisten angewiesen sind – absolut konsistent mit den genannten Wertvorstellungen und Normen. Zweitens mögen die befragten Ärzte, als sie im gleichen Fall sowohl die Psychotherapie als auch das ärztliche Gespräch nannten, die beiden Maßnahmen als einander gegenseitig ausschließend verstanden haben. Sie neigten aber – aus den oben schon erwähnten Gründen – dazu, die vom Verzicht auf Psychopharmakotherapie betroffenen Patienten von Anfang an den Psychotherapeuten anzuvertrauen.

Wenn wir die vermiedenen Kosten einer stärkeren Beanspruchung der niedergelassenen Praktiker und Internisten als weitere Komponente des Nettonutzens der Verwendung von Tranquilizern zu schätzen versuchen, so gehen wir auch hier von einer Untergrenze des betreffenden Werts aus. *Im Minimum* 9,7% der anvisierten Patienten würden ohne Psychopharmaka einer Klärung ihrer Schwierigkeiten in ausführlichen ärztlichen Gesprächen bedürfen, ohne daß sie vom jeweils befragten Arzt gleichzeitig als Anwärter auf eine psychotherapeutische Behandlung genannt worden sind[74]. Es mag sein, daß es sich bei diesen Personen in überdurchschnittlichem Maße um Angehörige unterer Sozialschichten handelt, von welchen man i. allg. annimmt, sie seien für Psychotherapie weniger geeignet[75].

Wir unterstellen vorsichtigerweise, daß die ärztlichen Gespräche, die wegen eines Verzichts auf medikamentöse Behandlung notwendig würden, nicht so häufig stattfänden wie und insgesamt weniger lange dauerten als die – wenig intensive –

---

[72] Schaefer und Blohmke, a.a.O., S.251 f. und 447

[73] Daß im Verhältnis zum Patienten nicht das Eigeninteresse des Arztes dominiert und dieses Verhalten normativ abgesichert ist, betont Arrow, a.a.O., S.949 f.

[74] Die im Text erwähnte Prozentzahl wird aus der Differenz zwischen 72,1% und 62,4% ermittelt (vgl. Tabelle 2.1). Dies ist mit Sicherheit eine zu tiefe Schätzung, weil damit unterstellt wird, für *alle* 62,4% der Psychopharmakaverwender, die psychotherapeutische Behandlung nötig hätten, erwähnten die befragten Ärzte zugleich die gesteigerte Beanspruchung der ärztlichen Praxis. Die genaue Überdeckung der Nennungen ist für die hier allein relevante Frage 3 der Ärztebefragung nicht bekannt. Der vom Institut Schönhals, München, entworfene Fragebogen findet sich im Anhang zu CONTEST, *Psychopharmaka – Ärztebefragung*, Kommentarband

[75] Brill und Storrow, a.a.O., S.489. – Noch ausgeprägter gilt dies für die Psychoanalyse: Cécile Ernst, „Der Psychoanalytiker in der Obdachlosensiedlung", Literaturbeilage der *Neuen Zürcher Zeitung*, Nr.285, 23.6. 1974, S.49 f.

Psychotherapie: nämlich während 5 Wochen je 30 min. Es wird also angenommen, die Dauer der ärztlichen Gespräche beliefe sich in einem solchen Fall auf ein Viertel derjenigen der Sitzungen beim Psychotherapeuten. Dieser knappen Schätzung steht mit 117 DM pro h ein Ansatz für die Kosten der ärztlichen Behandlung (zu den hier verwendeten Daten vgl. Abschn. 2.1.2) gegenüber, der die „opportunity costs" vermehrter ärztlicher Gespräche eher überschätzt, weil der Durchschnittsumsatz einer Arztpraxis, auf dessen Grundlage die Konsultationskosten geschätzt worden sind, die in der Gebührenordnung hoch bewerteten „technischen" Verrichtungen enthält, die aber im ärztlichen Gespräch nicht zur Anwendung kommen, und weil überdies nicht alle Bestandteile des Umsatzes Kostencharakter haben. Dasselbe gilt freilich für die Kostenseite unserer Analyse (s. Abschn. 2.1.2) weshalb die leichte Überschätzung des Ansatzes praktisch nicht ins Gewicht fällt. Unsere Schätzung für die *Kosten* derjenigen *ärztlichen Gespräche,* die dank der medikamentösen Behandlung psychischer Störungen nicht geführt werden mußten, beläuft sich für das Jahr 1972 auf 228 735 000 DM.

Für den in Gestalt eines Produktionsausfalls auftretenden – durch Psychopharmakotherapie aber vermiedenen – Schaden gehen wir davon aus, daß ein erwerbstätiger Patient wegen eines 30minütigen Gesprächs 60 min Arbeitszeit versäumt, also *relativ* wesentlich weniger, als in der Berechnung der Kosten angenommen worden ist. Im übrigen können die gleichen Daten wie bei der Ermittlung der Kosten einer Verordnung von Psychopharmaka verwendet werden. Der in der Untersuchungsperiode durch letztere *vermiedene Produktionsausfall* betrug 17 833 000 DM. *Zusammen* wurden also dadurch 246 568 000 DM eingespart, daß man bei 9,7% aller Tranquilizerverwender eine Mehrbelastung der ärztlichen Praxis durch häufigere und längere Sitzungen vermeiden konnte. Dieser Betrag darf ohne weiteren Abzug zum Nettonutzen gezählt werden, weil die Kosten der Verschreibung von Tranquilizern schon vollständig von der ersten Nutzenkomponente

Tabelle 2.3. Kosten und Nutzen der Verwendung von Tranquilizern bei Berücksichtigung von Psychotherapie und ärztlichem Gespräch als Alternativmaßnahmen in der Bundesrepublik Deutschland 1972

I. Kosten der Verordnung von Tranquilizern a) Gesamt (Details vgl. Tabelle 2.2)	631 741 000 DM

II. Durch Psychopharmakotherapie eingesparte Kosten
    psychotherapeutischer Behandlung
    a) Gesamt (Details vgl. Tabelle 2.2)
	2 231 368 000 DM

III. Durch Psychopharmakotherapie eingesparte Kosten ärztlicher
    Gespräche
    a) Behandlungskosten
    b) Produktionsausfall als Folge der ärztlichen Gespräche
    c) Gesamt
	228 735 000 DM
	17 833 000 DM
	246 568 000 DM

IV. Durch Vermeidung zusätzlicher Psychotherapie sowie ärztlicher
    Gespräche entstandener Beitrag an den Bruttonutzen der Tranquilizer
    a) Summe aus II. a) und III. c)
	2 477 936 000 DM

V. Durch Vermeidung zusätzlicher Psychotherapie sowie ärztlicher
    Gespräche entstandener Beitrag an den Nettonutzen der Tranquilizer
    a) Differenz zwischen IV. a) und I. a)
	1 846 195 000 DM

(Einsparung von Ausgaben für Psychotherapie) subtrahiert worden sind. Damit beläuft sich der *Nettonutzen der Psychopharmakotherapie,* wenn man die beiden Alternativen „Psychotherapie" und „ärztliches Gespräch" berücksichtigt, auf 1 846 195 000 DM (vgl. auch Tabelle 2.3).

2.5 Zum Nutzen der Tranquilizer: Alternativkosten von Aufenthalten in psychiatrischen Kliniken oder Akutspitälern als Folge eines Verzichts auf Pharmakotherapie

Im folgenden soll der Nutzen ermittelt werden, der mutmaßlich dadurch gestiftet wurde, daß man mittels Verwendung von Tranquilizern in manchen Fällen eine stationäre Behandlung in Kliniken für Akutkranke oder in psychiatrischen Krankenhäusern umgehen konnte. Es ist nun keineswegs auszuschließen – genaues Zahlenmaterial liegt zu diesem Problem nicht vor –, daß die befragten Ärzte für den Fall einer Absetzung der Psychopharmakotherapie oft bei den *gleichen* Patienten einen Klinikaufenthalt für nötig hielten, die sie auch als Anwärter auf Psychotherapie (oder noch weiterer Maßnahmen) betrachteten. Ein Indiz in dieser Richtung kann vielleicht darin gesehen werden, daß die Häufigkeit, mit der die Indikationen Schlafstörungen, Angst, vegetative Beschwerden, Depressionen, Unruhe und Streß, organische Beschwerden, Antriebsarmut jeweils bei den Patienten genannt wurden, für die die Maßnahmen „Psychotherapie" oder „stationäre Behandlung" sich aufdrängten, nahezu der gleichen Rangordnung folgte (vgl. Tabelle 2.4). Berechnet man den Rangkorrelationskoeffizienten nach *Spearman*[76], so ergibt sich ein Wert von $r_s = +0{,}956$. Er ist bei einer Irrtumswahrscheinlichkeit von $w = 0{,}01$ signifikant[77].

Falls die beiden im Moment betrachteten medizinischen Maßnahmen – Psychotherapie, Klinikaufenthalt – wirklich bei einer Vielzahl von medikamentös behandelten Patienten von den befragten Ärzten *zugleich* genannt wurden, kann dies bedeuten, daß die beiden Varianten untereinander entweder Substitute sind oder aber als komplementäre Leistungen aufgefaßt werden müssen. Insoweit sie in einem substitutiven Verhältnis zueinander stehen, wäre gewiß bei einem Verzicht auf die Anwendung von Psychopharmaka die Psychotherapie (oder auch das ärztliche Gespräch) als weniger teure Maßnahme (vgl. auch Anhang B) – von allfälligen qualitativen Unterschieden wird weiter unten (in Kap. 3) die Rede sein – der Einweisung in die psychiatrische Klinik oder das Akutspital vorzuziehen. In den Fällen, da Psychotherapie und Klinikaufenthalt nur alternativ anzuwenden wären, dürfte somit kein zusätzlicher Nutzen der Tranquilizer für die Vermeidung einer stationären Behandlung ausgewiesen werden; sonst würde zwangsläufig der Nutzen überschätzt. Sollten sich die beiden Maßnahmen jedoch in manchen Fällen überlagern,

---

[76] Nach der Formel $r_s = 1 - \dfrac{6 \sum_{i=1}^{N} D_i^2}{N(N^2-1)}$, wobei D_i die Rangdifferenz entsprechender Elemente und N die Zahl der Elementpaare bedeutet

[77] Zum einseitigen Signifikanztest des Spearman-Rangkorrelationskoeffizienten: Sidney Siegel, *Nonparametric Statistics for the Behavioral Sciences,* New York/St. Louis/San Francisco etc. 1956, S. 210f. und Tabelle P, S. 284

indem entweder nach einem Mißerfolg der einen Therapie bei einem bestimmten Patienten sogleich die andere angewendet würde[78] oder indem sie im vollen Sinne komplementär wären, müßten sich die Alternativkosten der entsprechenden Klinikaufenthalte in einer Erhöhung des Nettonutzens der Tranquilizer niederschlagen. Dasselbe gilt für jene Patienten, bei welchen im Falle einer Absetzung der Pharmakotherapie *ausschließlich* eine Behandlung im Krankenhaus in Aussicht genommen worden ist.

Tabelle 2.4. Häufigkeit und Rangfolge der Nennungen von Indikationen bei Patienten, für die Psychotherapie oder stationäre Behandlung nötig wären. [Eigene Zusammenstellung nach CONTEST, Psychopharmaka – Ärztebefragung (1974) Tabellenband, Tabellen 9, 15]

Medizinische Maßnahmen	Indikationen	Depressionen	Unruhe, Streß	Schlafstörungen	Organische Beschwerden	Angst	Vegetative Beschwerden	Antriebsarmut
Psychotherapie	Anzahl der Nennungen	135	135	118	96	95	46	29
	Rang	1,5	1,5	3	4	5	6	7
Stationäre Behandlung	Anzahl der Nennungen	90	77	74	55	58	27	13
	Rang	1	2	3	5	4	6	7

Wir können nun diese Konstellationen wohl logisch voneinander unterscheiden, aber wir sind nicht in der Lage, sie auf der Basis des uns zur Verfügung stehenden Materials zu quantifizieren. Es kann sich deshalb bei den folgenden Berechnungen lediglich darum handeln, eine rohe Größe für die Kosten der Aufenthalte in Akutkrankenhäusern und psychiatrischen Kliniken zu ermitteln, die bei einem Verzicht auf die Verwendung von Psychopharmaka *im ungünstigsten Falle* (dessen Eintreten äußerst unwahrscheinlich ist) entstehen würden: Diese Schätzung bezieht nämlich *alle* Psychopharmakaverwender ein, bei denen die befragten Praktiker und Internisten die stationäre Behandlung als alternative Maßnahme nannten – damit nimmt man bei gewissen Patienten Doppelzählungen von Therapien in Kauf, die in Wirklichkeit nicht als komplementäre Maßnahmen gedacht waren. Man erhält auf diesem Weg folglich einen zu hohen Wert für die Alternativkosten des Klinikaufenthalts beziehungsweise für den entsprechenden Nutzen der Tranquilizer; er kann deshalb nicht zu den bisher errechneten Komponenten des Nettonutzens addiert werden.

Die Daten, aus denen die Alternativkosten der Variante „stationäre Behandlung" berechnet werden, beziehen sich auf folgende Elemente: die nicht bereinigte[79] Anzahl der Psychopharmakaverwender, die nach dem Urteil der befragten Ärz-

---

[78] Beispiele derartiger „Sequenzen" von Maßnahmen zur Behandlung psychisch gestörter Personen gibt Maeder, a. a. O., S. 21, 40 ff

[79] Unter „nicht bereinigten Daten" wird im folgenden immer der Sachverhalt verstanden, daß unbekannt bleibt, in wievielen Fällen sowohl die stationäre Behandlung als auch andere medizinische

te als Folge eines Verzichts auf Tranquilizer in eine psychiatrische Klinik oder ein Akutspital eingewiesen werden müßten; die durchschnittliche Verweildauer dieser Patienten in den betreffenden Krankenhäusern; die Grenzkosten einer erhöhten Beanspruchung von Krankenhausleistungen. Von 657 Psychopharmakaverwendern hätten ohne Pharmakotherapie deren 152 in ein psychiatrisches Krankenhaus, 82 in ein Akutspital eingewiesen werden müssen[80]. Die übrigen 32 Patienten, für die von den befragten Ärzten ein Klinikaufenthalt in Aussicht genommen wurde, bleiben deshalb unberücksichtigt, weil nicht bekannt ist, welcher Typ von Krankenhaus in Frage kam – in *dieser* Hinsicht (aber nur in dieser) wird der Nutzen der Psychopharmaka, der aus der Vermeidung von Klinikaufenthalten erwächst, eher unterschätzt. Die erwähnten Proportionen werden dann auf die Gesamtzahl der Verwender von Tranquilizern im Jahre 1972, schätzungsweise 8 065 000 Personen, bezogen.

Die durchschnittliche Verweildauer in psychiatrischen Kliniken belief sich im gleichen Jahr auf 290,4 Tage, diejenige in Akutkrankenhäusern demgegenüber auf 17,8 Tage[81]. Bei diesen Werten handelt es sich um ausgeprägt unechte Durchschnitte, die für die von uns anvisierte Patientenpopulation nicht maßgebend zu sein brauchen. Bei Personen mit solchen psychischen oder psychosomatischen Störungen, die mit Tranquilizern behandelt werden konnten, ist im Falle einer Absetzung der medikamentösen Therapie nicht zu erwarten, daß sie im Mittel mehr als 41 Wochen in einem psychiatrischen Krankenhaus zubringen müßten: Es sind dies doch vielmehr leichtere Fälle. Andererseits ist zu vermuten, bei jenen Patienten, die in Akutspitäler eingewiesen werden müßten, würde mit der durchschnittlichen Verweildauer die effektive Länge des Spitalaufenthalts eher etwas unterschätzt. Wir greifen deshalb auf die Erwartungen zurück, die die befragten Praktiker und Internisten hinsichtlich dieses Parameters äußerten: In der Tat konnten wir aus den Resultaten der Ärztebefragung[82] für Aufenthalte in psychiatrischen Kliniken die wesentlich niedrigere mittlere Verweildauer von 84,8 Tagen, für Aufenthalte in Akutkrankenhäusern den im Vergleich zum globalen Durchschnitt etwas höheren Wert von 46,2 Tagen errechnen.

Schließlich benötigen wir Informationen darüber, wieviel ein zusätzlicher Pflegetag in einem Psychiatriekrankenhaus und in einer Akutklinik 1972 gekostet hätte. Die Daten, auf die wir für die Untersuchungsperiode zurückgreifen können, beschränken sich auf die Pflegehöchstsätze für Patienten der dritten Pflegeklasse eines Akutkrankenhauses in ausgewählten Bundesländern einerseits und eine Proportion zwischen Pflegesätzen in der Abteilung für Akutkranke und jener für Psychiatriepatienten einer bestimmten Klinik auf der anderen Seite. Inwieweit spiegeln diese Sätze die tatsächlichen Grenzkosten einer vermehrten Beanspruchung der Leistungen von Krankenhäusern wider? Bevor man diese Frage beantworten kann, muß man sich vor Augen halten, daß es sich bei den Pflegehöchstsätzen um administrierte

---

Maßnahmen in Frage kämen und in welchem Ausmaß wiederum verschiedene Varianten *tatsächlich* beim gleichen Patienten angewendet würden (Komplementarität)

[80] CONTEST, *Psychopharmaka – Ärztebefragung*, Tabellenband, Frankfurt a. M. 1974, Tabelle 24

[81] „Krankenhäuser 1972. Krankenbewegung", *Wirtschaft und Statistik* (= WiSta) 1974, Heft 3, Tabelle 1, S. 187

[82] Zusatztabelle „Beziehungen zwischen Dauer und Art der stationären Behandlung, die bei Absetzung der Psychopharmakotherapie erforderlich wäre" (nicht im Tabellenband enthalten)

Preise und nicht um Marktpreise handelt. Rechtliche Grundlage für die staatliche Fixierung war 1972 noch die Bundespflegesatzverordnung von 1954[83]; das neue Krankenhausfinanzierungsgesetz vom 29. Juni 1972[84] hat sich in der Betrachtungsperiode noch nicht auf die Bemessung der Pflegehöchstsätze ausgewirkt. Die Verordnung aus dem Jahre 1954 bezeichnet nun wohl die Selbstkosten als maßgebend für die Festlegung der Pflegesätze, verwendet aber einen nach verschiedenen Seiten eingeschränkten Kostenbegriff:

1. Es dürfen nicht alle Kostenarten berücksichtigt werden; zumal können in die Pflegesätze nur Zinsen für Fremdkapital einbezogen werden, die Verzinsung des Eigenkapitals – und damit die Entstehung von „opportunity costs" des Einsatzes von Eigenkapital – wird vernachlässigt[85].
2. Die Behörden haben, wenn sie die Pflegesätze festlegen, auf die wirtschaftliche Leistungsfähigkeit der beteiligten Sozialversicherungsträger Rücksicht zu nehmen.
3. Die „herkömmlich geleisteten öffentlichen Betriebszuschüsse" müssen von den „Selbstkosten" subtrahiert werden[86].

Wir dürfen davon ausgehen, daß Kapitalkosten den Charakter von „Sprungkosten"[87] haben, d. h. bis zum Erreichen der Kapazitätsgrenze die Merkmale von Fixkosten aufweisen:

$$\text{bei } q \leqslant q_o \text{ gilt } K = K_o,$$

aber jenseits der Kapazitätsgrenze abrupt steigen:

$$\text{für } q > q_o \text{ gilt } K = K_1 > K_o,$$

wobei

q „output",
q_o „output" bei Maximalauslastung,
K Fixkosten bzw. „Sprungkosten".

Es ist also zu erwarten, daß innerhalb der Kapazitätsgrenze Kapitalkosten (als Fixkosten) außer Acht gelassen werden können; die Vernachlässigung der Verzinsung des Eigenkapitals in den Pflegesätzen fällt in diesem Bereich nicht ins Gewicht.

---

[83] Abgedruckt in: Joachim Baumgarten, *Kosten und Finanzierung der Krankenhausleistungen*, Diss. Mainz 1972, S. 187 ff

[84] Vgl. R. Lehming, „Die Kostenentwicklung im Krankenhaus nach KHG und BPflV", *Der Krankenhausarzt* 47 (1974), S. 116

[85] Marie-Theres Starke, *Die Finanzierung der Krankenhausleistungen als sozial- und ordnungspolitisches Problem*, Münster (Westf.) 1962, S. 45 f., 54 f. Ferner Hans-Werner Müller, „Neuordnung des Gesundheitswesens – auch aus volkswirtschaftlichen Gründen eine Notwendigkeit", *Das Krankenhaus* 65 (1973), S. 439

[86] Starke, a. a. O., S. 46. – Die unversicherten und privatversicherten Selbstzahler genießen nicht den Schutz solcher „Höchstpreise", ja sie werden sogar zur Subventionierung der allgemeinen Pflegeklasse mit herangezogen. Vgl. Harald Clade, *Das kranke Krankenhaus – Reform der inneren Struktur*, Diss. Köln 1972, S. 47

[87] Vgl. Erich Kosiol, „Kostenrechnung und Betriebsbuchhaltung", in Karl Hax und Theodor Wessels (Hrsg.), *Handbuch der Wirtschaftswissenschaften*, Band I, Köln und Opladen, 2. Aufl. 1966, S. 604

Doch der Mehrbedarf an Krankenhausleistungen, der aus einem Verzicht auf Psychopharmaka entsteht, sprengt die vorhandenen Kapazitäten bei weitem: Bei Akutspitälern steht einem Mehrbedarf an Pflegetagen von knapp 46,6 Mio. ein durch „Hineinwachsen in bestehende Kapazitäten" realisierbares Mehrangebot von knapp 26,8 Mio. Pflegetagen gegenüber. Im Falle der psychiatrischen Krankenhäuser ist die Diskrepanz zwischen dem zusätzlichen Bedarf von nahezu 158 Mio. und dem durch Steigerung des Auslastungsgrades möglichen Mehrangebot von knapp 446 000 Pflegetagen bei weitem krasser. Bei der Berechnung des – ohne Ausbau der Kapazitäten – möglichen Mehrangebots an Pflegetagen[88] ist vereinfachend unterstellt worden, lediglich die Bettenausnutzung sei maßgebend für die Kapazitätsauslastung. Auch wenn wir berücksichtigen, daß die Zahl der Patienten, die mutmaßlich einer stationären Behandlung bedürften, nicht bereinigt werden konnte und zu hoch ist, kann der zusätzliche Bedarf an Pflegetagen mindestens bei den psychiatrischen Kliniken unmöglich im Rahmen bestehender Kapazitäten befriedigt werden. An der Auslastungsgrenze werden die Kapitalkosten abrupt ansteigen; d.h. die Pflegehöchstsätze unterschätzen nach dieser Richtung die Grenzkosten. Die oben in Ziffern 2) und 3) festgehaltenen „biases" der Pflegesätze haben die gleichen Konsequenzen – mit der einen Ausnahme, daß sie sich schon vor Erreichen eines Bettenausnutzungsgrades von 100% auswirken. Ebenfalls unterschätzt werden die Kosten, weil in dieser Analyse unterstellt wird, alle Patienten wählten im Spital die allgemeine Pflegeklasse. Da somit in den Pflegesätzen die Kosten eines zusätzlichen Pflegetages nicht in ihrer vollen Höhe zum Ausdruck kommen, verzichten wir darauf, die während des Spitalaufenthalts andererseits eingesparten Konsumausgaben (v. a. für die Verpflegung) vom Pflegesatz zu subtrahieren. Um Wiederholungen zu vermeiden, sei der Leser schon hier darauf aufmerksam gemacht, daß wir in dieser Hinsicht bei der Ermittlung der Alternativkosten von Kuraufenthalten (vgl. Abschn. 2.6) gleich verfahren werden.

Aus den uns für die meisten Bundesländer zur Verfügung stehenden Pflegehöchstsätzen für Akutkliniken[89] am 1.Januar 1972 war mit Hilfe des Anteils jedes Landes an der Bevölkerung der Bundesrepublik[90] ein gewogenes arithmetisches Mittel zu berechnen. Der so ermittelte Durchschnittspflegesatz beläuft sich auf 77.82 DM. Den entsprechenden Wert für Psychiatriekrankenhäuser haben wir nur indirekt bestimmen können; wir benutzten dazu das Verhältnis der beiden Pflegesätze in einer Klinik mit einer allgemeinen und einer psychiatrischen Abteilung[91]. Auf diesem Weg sind wir zu einem Durchschnittswert für den Pflegesatz in psychiatrischen Kliniken von 31.90 DM gelangt.

Die als Folge eines Verzichts auf die Chemotherapie psychischer Störungen anfallenden *Pflegekosten* hätten sich im Untersuchungsjahr für Akutkliniken auf 3 595 284 000 DM belaufen, für psychiatrische Krankenhäuser auf 5 039 625 000 DM

---

[88] Die dazu nötigen Daten sind folgender Publikation entnommen worden: „Krankenhäuser 1972. Krankenbewegung", *WiSta* 1974, Heft 3, Tabelle 1, S.187

[89] Nach Berechnungen und Zusammenstellungen der Deutschen Krankenhausgesellschaft, Düsseldorf, Dokument 19387

[90] Hermann Schubnell und Lothar Herberger, „Die Bevölkerung des Bundesgebietes nach den Ergebnissen der Volkszählung am 21. Mai 1970", *WiSta* 1971, Heft 12, Tabelle 2, S.737

[91] *Jahresbericht des Landeskrankenhauses Heiligenhafen für das Jahr 1972*

- zusammen also auf 8 634 909 000 DM. Gleichzeitig wäre mit einem - im Prinzip gleich wie bei den anderen Maßnahmen zu errechnenden - *Produktionsausfall* von 1 126 191 000 DM für Patients in Akutspitälern und 3 850 890 000 DM für solche in psychiatrischen Krankenhäusern zu rechnen gewesen; insgesamt hätte man somit einen Produktionsausfall von 4 977 081 000 DM erwarten müssen. *Die Gesamtheit* der durch Pharmakotherapie vermiedenen Kosten der stationären Behandlung erreichte 1972 einen Betrag von nicht weniger als 13 611 990 000 DM (vgl. auch die im Abschn. 2.6 wiedergegebene Tabelle 2.5). Aus den oben dargelegten Gründen dürfen wir jedoch diesen Betrag nicht im vollen Umfang zum bisher ausgewiesenen Nettonutzen der Tranquilizer hinzuzählen. Im Falle eines Verzichts auf die Verschreibung von Psychopharmaka wäre es rational, diese teure Alternativmaßnahme, wenn immer möglich, zugunsten anderer therapeutischer Möglichkeiten zu umgehen; aus dem uns zur Verfügung stehenden Material läßt sich freilich nicht ermitteln, wie oft dies *möglich* wäre (s. oben in diesem Abschnitt) und wie häufig es *tatsächlich* geschehen würde[92].

2.6 Zum Nutzen der Tranquilizer: Alternativkosten von Kuraufenthalten bei Verzicht auf medikamentöse Behandlung

Als letzte Komponente des sozialen Nutzens der Tranquilizer ist das Ausmaß zu schätzen, in dem bei Absetzung der Pharmakotherapie Kuraufenthalte als Alternativen gewählt worden wären. Hier gilt es nun, äußerst behutsam vorzugehen, weil zumal bei Patienten mit neurotischen beziehungsweise psychosomatischen Störungen der Wert eines Kuraufenthalts umstritten ist[93]. Immerhin haben die befragten Praktiker und Internisten in 52,1% der Fälle die Erwartung geäußert, ohne Tranquilizer würde ein Kuraufenthalt notwendig (s. Tabelle 2.1). In dieser Analyse soll der Zweck und der Erfolg eines Kuraufenthalts einzig und allein an denjenigen Kriterien gemessen werden, die für die Sozialversicherungsträger maßgebend sind: nämlich der Möglichkeit, Berufs- oder Erwerbsunfähigkeit eines Patienten abzuwenden oder rückgängig zu machen[94]. Wir wissen aus der Ärztebefragung, bei wievielen Patienten die niedergelassenen Ärzte im Falle eines Verzichts auf Psychopharmaka Berufs- und Erwerbsunfähigkeit erwarteten; die entsprechenden Werte betragen 37,6% und 30,6%[95]. Wenn wir die entsprechenden Alternativkosten für die Gesamtpopulation der Tranquilizerverwender berechnen, so gehen wir von der niedrigeren

---

[92] Die Wahl einer mehr oder weniger gleichwertigen, aber billigeren medizinischen Maßnahme ist als Bereitstellung eines Kollektivguts aufzufassen; eine Handlung, die nur dann mit einiger Gewißheit geschieht, wenn individuelle Anreize beziehungsweise Sanktionen in dieser Richtung wirken. Vgl. Mancur Olson, Jr., *Die Logik des kollektiven Handelns,* Tübingen 1968, passim

[93] Eugen Wannenwetsch, „Der meßbare Kurerfolg", *Deutsches Ärzteblatt,* Nr. 29, 19. 7. 1973, S. 1938 f. - Vgl. auch die unter dem gleichen Titel abgedruckte Kontroverse zwischen Wannenwetsch und Hermann Arnold im *Deutschen Ärzteblatt,* Nr. 6, 7. 2. 1974, S. 400 f

[94] Wannenwetsch, a. a. O., S. 1938 f

[95] CONTEST, *Psychopharmaka - Ärztebefragung,* Tabellenband, Tabelle 14. - Die 37,6% beziehen sich auf die Nennung „Der Patient würde den Beruf nicht mehr ausüben können", die 30,6% auf die Antwort „Der Patient würde berufsunfähig werden"; mit letzterer Prozentzahl ist aber entgegen dem Wortlaut ohne Zweifel *Erwerbsunfähigkeit* gemeint, sonst ergäbe ja der Unterschied zwischen den beiden Prozentwerten keinen Sinn

Prozentzahl aus. Ebenfalls in der Absicht, den Nutzen auf keinen Fall zu überschätzen, lassen wir die Privatkurgäste außer Acht: Es wird vereinfachend unterstellt, die Selbstzahler genössen den Kuraufenthalt um seines konsumtiven Werts willen. Wir berücksichtigen somit nur diejenigen 25,8% aller Kurpatienten, die von Sozialversicherungsträgern zu einem Kuraufenthalt entsandt werden[96]. Die durchschnittliche Verweildauer beträgt bei Sozialkurgästen 29 Tage, die Kosten belaufen sich schätzungsweise auf 60 DM pro Tag. Über genauere Angaben zu den Grenzkosten einer massiven Mehrbeanspruchung des Kurwesens verfügen wir nicht. Auf der Basis der genannten Daten ergeben sich *Kurkosten* in Höhe von 1 094 460 000 DM[97]. Dieser Betrag wäre mutmaßlich aufzubringen gewesen, wenn den behandelnden Ärzten keine Tranquilizer zur Verfügung gestanden hätten. Da uns jedoch der Grad der Überdeckung mit anderen medizinischen Maßnahmen, die ebenfalls als Alternativen zur Psychopharmakotherapie in Frage kommen, in den einzelnen Fällen nicht bekannt ist, muß man selbst diese konservative Schätzung mit großer Vorsicht aufnehmen. Das gleiche gilt für den *Produktionsausfall,* zu dem man im Prinzip auf demselben Weg gelangt wie bei den anderen Alternativen – mit einer Ausnahme freilich: Die von uns berücksichtigten Kurgäste sind alle erwerbstätig, weshalb die Korrektur mit dem Faktor 0,668 entfällt. Als Folge der vermehrten Kuraufenthalte wäre im Untersuchungsjahr vermutlich ein Produktionsausfall von 665 426 000 DM entstanden. *Insgesamt* belaufen sich die durch Pharmakotherapie vermiedenen Alternativkosten von Kuraufenthalten auf 1 759 886 000 DM.

Es wurde im einzelnen begründet, weshalb die vermiedenen Alternativkosten der teuren Varianten „stationäre Behandlung" und „Kuraufenthalt" (vgl. auch Tabelle 2.5) nicht zum zuvor berechneten Nettonutzen der Tranquilizer addiert werden dürfen (jedenfalls nicht in ihrer vollen Höhe). Die quantitativen Angaben zu diesen beiden Alternativen erfüllen vielmehr den Zweck, gewisse Anhaltspunkte über die Proportionen zu vermitteln: Selbst wenn nur ein Bruchteil des Aufwandes für die beiden zuletzt evaluierten Maßnahmen wirklich benötigt wird, weil man in

Tabelle 2.5. Alternativkosten der stationären Behandlung und des Kuraufenthalts bei Verzicht auf Psychopharmakotherapie in der Bundesrepublik Deutschland 1972

I. Vermiedene Kosten der stationären Behandlung	
a) Pflegekosten in Akutkliniken	3 595 284 000 DM
b) Pflegekosten in psychiatrischen Krankenhäusern	5 039 625 000 DM
c) Gesamte Pflegekosten	8 634 909 000 DM
d) Produktionsausfall bei Aufenthalten in Akutkliniken	1 126 191 000 DM
e) Produktionsausfall bei Aufenthalten in psychiatrischen Kliniken	3 850 890 000 DM
f) Gesamter Produktionsausfall	4 977 081 000 DM
g) Alternativkosten der Variante „stationäre Behandlung" insgesamt	13 611 990 000 DM
II. Vermiedene Kosten von Kuraufenthalten	
a) Kurkosten	1 094 460 000 DM
b) Produktionsausfall als Folge von Kuraufenthalten	665 426 000 DM
c) Alternativkosten der Variante „Kuraufenthalt" insgesamt	1 759 886 000 DM

[96] Das in den Berechnungen verwendete Zahlenmaterial wurde folgendem Artikel entnommen: „Milliardenumsatz im Kurwesen", *Die Ortskrankenkasse,* Nr. 23, 1.12.1973, S. 863

[97] Eine Kontrollrechnung mit Hilfe der von der Bundesversicherungsanstalt für Angestellte ausgewiesenen Kosten pro Heilverfahren ergab einen um nur 3,4% höheren Wert

manchen Fällen schon mit Hilfe der praktikableren, weniger kostspieligen Varianten zum Erfolg kommt, ist immer noch mit erheblichen zusätzlichen Alternativkosten zu rechnen, die dem bisher errechneten Nettonutzen von gut 1,8 Mia. DM (s. Tabelle 2.3) hinzugefügt werden können.

3 Fazit der Kosten-Nutzen-Analyse und ergänzende qualitative Betrachtungen

3.1 Tranquilizer im Lichte von Analyse und Werturteil

Die These, daß die Verwendung von Tranquilizern bei ambulanten Patienten per Saldo der Gesellschaft einen erheblichen Nutzen stifte, weil man dadurch knappe Mittel einspare, die sonst für andere medizinische Maßnahmen aufzuwenden wären, ist trotz harter Falsifizierungsversuche nicht widerlegt worden und darf somit als bewährte Aussage gelten. Aufgrund unserer eigenen Resultate über die Bundesrepublik Deutschland können wir deshalb dem *Office of Health Economics* beipflichten, wenn es der Ansicht ist, angesichts der therapeutischen Wirkung und der Effizienz der Psychopharmakotherapie könnten die einzigen Bedenken, die man allenfalls gegen die medikamentöse Behandlung psychischer und psychosomatischer Störungen erheben könne, auf der Ebene von Werturteilen, nicht aber auf derjenigen von Sachurteilen liegen[98]. Solche Werturteile sprengen jedoch den Rahmen einer Kosten-Nutzen-Analyse, wie wir sie hier vorgelegt haben. Damit sei keineswegs behauptet, unsere Berechnungen seien völlig frei von normativen Komponenten: Etwa die Wahl der Verteilungsgewichte gehört eindeutig in diesen Bereich. Aber – und dies ist das Entscheidende – die Rechenhaftigkeit der ökonomischen Analyse, das darin implizierte Mittel-Zweck-Denken [in *Max Webers* Terminologie die Zweckrationalität[99]] wird davon nicht berührt. Sobald jedoch mit Hilfe von Werturteilen dieses Grundprinzip jeder ökonomischen Untersuchung durch das der Wertrationalität – ein wertrational Handelnder folgt beispielsweise ethischen Prinzipien, ohne nach den Folgen für ihn und andere zu fragen – ersetzt wird, verläßt man den Zuständigkeitsbereich der Nationalökonomie[100]. Die ethische Frage, inwieweit es gerechtfertigt ist, mit Hilfe von Medikamenten auf die Psyche des Menschen einzuwirken, kann folglich hier nicht erörtert werden. Aber wir glauben, zeigen zu können, daß einen hohen Preis bezahlen muß, wer diese Frage verneint!

In der oben erwähnten Stellungnahme des *Office of Health Economics* kommt freilich eine Kritik nicht zum Ausdruck, die recht oft an der Psychopharmakotherapie geübt wird: daß mit ihrer Hilfe der Arzt – zwar erfolgreich und auf effiziente Weise – doch nur *Symptome bekämpfe,* statt das Übel an der Wurzel zu packen und die sozialen sowie ökonomischen Verhältnisse zu ändern, die, wenn nicht allein, so doch maßgeblich zur Entstehung derartiger psychischer Störungen beigetragen hätten. Diesem Anspruch werden jedoch auch andere medizinische Maßnahmen nicht gerecht: Die medikamentöse Behandlung psychischer Probleme und Störungen ist

---

[98] Office of Health Economics, *Medicine and Society: The Changing Demands for Medical Care,* London 1972, S. 16

[99] Max Weber, *Wirtschaft und Gesellschaft,* Tübingen, 4. Aufl. 1956, S. 12 f

[100] Vgl. Kenneth E. Boulding, „Ökonomie als eine Moralwissenschaft", in: Winfried Vogt (Hrsg.), *Seminar: Politische Ökonomie,* Frankfurt a. M. 1973, S. 118 ff

in dieser Hinsicht kein Sonderfall. Das heißt keineswegs, daß man die tiefer liegenden Ursachen unbeachtet lassen solle; aber der Arzt kann sich in der Regel nicht selber dieser Probleme annehmen, sondern die Träger anderer Berufe in der arbeitsteiligen Gesellschaft müssen hier tätig werden[101]. Die Psychopharmaka haben dann etwa die Aufgabe, dem von außergewöhnlichen Ereignissen oder inneren Erlebnissen „aus dem Gleichgewicht gebrachten" Patienten erst einmal den Spielraum zu verschaffen, der ihn seine Problemlösungsfähigkeit wieder finden läßt[102].

Wenn die Kritik an der Symptomtherapie hingegen darauf abzielt, daß die Wirtschafts- und Gesellschaftsordnung radikal verändert werden müsse, so ist sie freilich mit dem von uns gewählten methodischen Ansatz nicht mehr zu versöhnen. Wir sind in unserer Evaluation davon ausgegangen, daß die Wirklichkeit, wie sie sich hier und jetzt zeigt, maßgebend sei; die Kosten-Nutzen-Analyse hat statischen Charakter und vermag lediglich *kleinere* Anpassungsprozesse an veränderte Bedingungen zu berücksichtigen. Überdies, und dieses Argument scheint uns gewichtiger, ist es irrelevant, ob in einer besseren Welt auf Psychopharmaka verzichtet werden könnte, wenn wir nicht wissen, auf welchem Weg und *unter welchen Kosten* wir zu dieser Gesellschaftsform gelangen können: Die radikale Systemkritik weicht üblicherweise dieser bedeutsamen Frage aus[103].

3.2 Immaterielle Komponenten des Vergleichs zwischen verschiedenen medizinischen Maßnahmen bei psychischen Erkrankungen

Wie weiter oben in Aussicht gestellt wurde, ist zum Schluß noch kurz auf die eine oder andere qualitative Komponente einzugehen, die sich dem Zugriff durch die Kosten-Nutzen-Analyse entzogen hat. Wohlgemerkt: *Implizit* sind natürlich auch in der auf dem Alternativkostenansatz beruhenden Evaluation qualitative Elemente berücksichtigt worden; es sei dazu beispielsweise an die Beurteilung der Äquivalenz oder Ungleichwertigkeit verschiedener medizinischer Maßnahmen erinnert. Aber wir haben darauf verzichtet, ausdrücklich an Werte, die nicht vom Markt bewertet werden und vielleicht nicht einmal in physischen Einheiten zu messen sind, auch noch einen monetären Maßstab anzulegen[104], um sie auf einen gemeinsamen

---

[101] Es ist deshalb erstaunlich, daß in jüngster Zeit vom Allgemeinpraktiker erwartet wird, er solle sich zugleich als medizinischer Fachmann, Psychotherapeut und Sozialfürsorger betätigen; eine Forderung, die der Tendenz zur Differenzierung von Berufspositionen entgegenwirkt. Zu letzterer vgl. Hansjürgen Daheim, *Der Beruf in der modernen Gesellschaft,* Köln und Berlin, 2. Aufl. 1970, S. 32 f

[102] Fulton, a. a. O., S. 23

[103] Vgl. dazu die Rezension einer auf die „kritische Theorie" verpflichteten Arbeit Gisela Zimpels durch den Verfasser in *Kyklos* XXV (1972), S. 914 f

[104] Self hat an einem 1970 (im *Political Quarterly*) erstmals erschienenen Aufsatz derartige Versuche als reine Spekulation zurückgewiesen: Peter Self, „«Hochtrabender Unsinn»: Die Kosten-Nutzen-Analyse und die Roskill-Kommission", wiederabgedruckt in: Frieder Naschold und Werner Väth (Hrsg.), *Politische Planungssysteme,* Opladen 1973, S. 464 ff. – Williams schießt in seiner insgesamt berechtigten Entgegnung insofern übers Ziel hinaus, als er die mit der Bewertung durch den Markt verknüpften subjektiven Urteile mit den Werturteilen gleichsetzt, welche in einer „Simulation von Marktpreisen" im Rahmen einer solchen Kosten-Nutzen-Analyse impliziert sind, die auch qualitative Größen in Geld auszudrücken versucht. Jene sind nämlich Präferenzen von

Nenner mit anderen Größen zu bringen. Im folgenden soll also ein kleiner Ausblick auf derartige intangible Werte unternommen werden.

Krankheit kann für den davon Betroffenen einen legitimen Ausnahmezustand bedeuten, der ihn zeitweise von den Ansprüchen der Leistungsgesellschaft befreit[105]. Sie mag aber auch in speziellen Fällen von der sozialen Umgebung negativ bewertet werden; etwa, wenn die Erkrankung chronischen Charakter hat oder auf Selbstverschulden, ja vielleicht sogar auf absichtlichem Herbeiführen der betreffenden Symptome beruht[106]. Negative Reaktionen Dritter mögen aber auch daher rühren, daß eine Krankheit ansteckend ist. Elemente abweichenden Verhaltens sind schließlich mit psychischen Störungen verbunden; entsprechend ablehnend reagiert auch die Umwelt. Einerseits kann in leichteren Fällen der Verdacht bestehen, der Betreffende simuliere, in schwereren Fällen dürfte andererseits gerade die Unmöglichkeit, Denken und Fühlen eines psychisch Kranken nachzuvollziehen, mit ein Grund für die Zurückweisung sein, die er häufig erfahren muß. Man kann nun das mit bestimmten Krankheiten verbundene Stigma nur in äußerst oberflächlichem Sinne in Geld bewerten – für die Syphilis ist es zwar versucht worden[107] –, aber es läßt sich in nichtmonetären Kategorien durchaus „messen": Hinsichtlich der hier im Zentrum stehenden psychischen Störungen liefern die schon mehrfach zitierten CONTEST-Untersuchungen (Ärztebefragung, Repräsentativbefragung der Bevölkerung) interessantes Material zu diesem Punkt. So berichteten dem Arzt als Vertrauensperson 21,3% der Patienten, die Psychopharmaka verordnet erhielten, sie litten unter Angstgefühlen[108], während den Interviewern gegenüber nur 3,6% der Tranquilizerverwender zugaben, sie hätten Angstgefühle[109].

Die diskreditierende Wirkung des Stigmas kann naturgemäß nur dann eintreten, wenn das fatale Merkmal der betroffenen Person entweder ohne weiteres von Anwesenden erkannt werden kann oder Dritten aus irgendeinem Grund bekannt ist[110]. Im konkreten Fall psychischer Erkrankungen ist die Gefahr für den „Diskreditierbaren" besonders groß, wenn sein Handikap wegen der Schwere der Störung rasch evident wird oder aber wenn die Art der Erkrankung an der Therapie erkennbar ist. Da wir uns hier nicht mit den schwersten Fällen psychischer Erkrankungen befassen, ist v. a. die zuletzt genannte Möglichkeit von Bedeutung. Der Gang zum

---

Marktteilnehmern und diese subjektive Urteile von Experten! Vgl. Alan Williams, „Cost-Benefit Analysis: Bastard Science? And/or Insidious Poison in the Body Politick?", *Journal of Public Economics* 1 (1972), S. 219 f

[105]   von Ferber, a. a. O., S. 144

[106]   Dupuy (a. a. O., S. 71) betont, daß Krankheit gesellschaftlich nur akzeptiert werde, falls sie „présente tous les signes d'une déviance temporaire et indépendante de la volonté de l'accidenté"

[107]   Herbert E. Klarman, „Syphilis Control Programs", in: Robert Dorfman (Hrsg.), *Measuring Benefits of Government Investments,* Washington 1965, S. 367 ff. Zit. nach W. D. Wood and H. F. Campbell, *Cost-Benefit Analysis and the Economics of Investment in Human Resources,* An Annotated Bibliography, Kingston (Ontario) 1970, S. 192

[108]   Nämlich 18,0% unter allgemeinen Angstzuständen und 3,3% unter Furcht vor bestimmten Ereignissen: CONTEST, *Psychopharmaka – Ärztebefragung,* Tabellenband, Tabelle 2

[109]   Berechnet nach Angaben in CONTEST, *Psychopharmaka – Leitstudie,* Tabellen 12, 22

[110]   Vgl. Erving Goffman, *Stigma. Über Techniken der Bewältigung beschädigter Identität,* Frankfurt a. M. 1967, S. 12

praktischen Arzt oder zum Internisten, die von diesen Medizinalpersonen gewählte Pharmakotherapie oder das ärztliche Gespräch sowie auch die Einweisung in ein Akutspital: Dies alles ist diskret und ermöglicht dem Patienten durchaus, den Grund der Behandlung vor Dritten zu kaschieren. Besucht ein Patient hingegen den Psychotherapeuten oder den Psychiater, dann wird dadurch der Grund seiner Konsultationen auch gegenüber Außenstehenden deutlich etikettiert. *Shepherd* et al.[111] haben festgestellt, daß 60% aller von ihnen befragten Allgemeinpraktiker in Greater London das Stigma der psychiatrischen Behandlung als Grund für ihren Verzicht nannten, Patienten, die an sich in die Hände eines Spezialisten gehörten, tatsächlich an den Psychiater zu überweisen.

In der Tat kann beispielsweise ein berufstätiger Patient vor seinen Arbeitskollegen und seinen Vorgesetzten wohl kaum verbergen, daß er regelmäßig den Psychotherapeuten aufsucht, zumal da mit solchen Sitzungen nicht selten Reisen an andere Orte verbunden sind. Erst recht sind die Chancen eines Patienten oder seiner Angehörigen, die von der Stigmawirkung der psychischen Erkrankung eines Familienmitglieds ebenfalls nicht ausgenommen sind, einen Aufenthalt in einer psychiatrischen Klinik vor Dritten – etwa in der Nachbarschaft oder am Arbeitsplatz – zu verbergen, äußerst gering[112]. Doch ist es nicht nur die soziale Etikettierung psychiatrischer, insbesondere stationärer Behandlung, die für den Patienten unangenehme Wirkungen neben dem Erreichen des therapeutischen Zwecks mit sich bringen kann. Denken wir speziell an einen Aufenthalt in einem psychiatrischen Krankenhaus, so wird die Autonomie, die Freizügigkeit des Patienten i. allg. in einem außerordentlich hohen Maße beschnitten[113]. Auch in einem Akutspital wird zwar der Handlungs- und Bewegungsspielraum eines Patienten erheblich eingeschränkt, aber die Wiedergewinnung dieses Spielraums, wenn der Patient wieder genesen und aus der Klinik entlassen ist, geschieht gleichsam automatisch, während dies nach einem Aufenthalt in einem Psychiatriekrankenhaus nicht selbstverständlich ist[114]. Überdies läßt sich im Akutspital die Beschneidung der Freizügigkeit einfach funktional, losgelöst von der Persönlichkeit des Patienten, erklären, nicht jedoch in der psychiatrischen Klinik, wo der Verlust an Selbständigkeit – etwas vereinfachend ausgedrückt – als bloß feststellende, deklamatorische Maßnahme angesichts eines ohnehin durch die Krankheit verursachten Verlusts an Autonomie erscheint. Wenn die Verwendung von Psychopharmaka mit dazu beitragen kann, daß man-

---

[111] Michael Shepherd, Brian Cooper, Alexander C. Brown und Graham Kalton, *Psychiatric Illness in General Practice,* London/New York/Toronto 1966, S. 160

[112] Über einen solchen äußerst beschwerlichen Verheimlichungsversuch, den die Frau eines stationär behandelten psychisch Kranken unternommen hat, berichtet Goffman, *Stigma,* S. 114

[113] Erving Goffman, „The Moral Career of the Mental Patient", in: ders., *Asylums,* Garden City (N. Y.) 1961, S. 125–169, bes. S. 140. – Spittler beschreibt demgegenüber eine kleine psychosomatische Klinik, in der die Patienten gewisse Kontrollfunktionen, die sonst von Ärzten und Krankenschwestern wahrgenommen werden, selber ausüben. Gerd Spittler, *Norm und Sanktion,* Olten und Freiburg i. Br. 1967, S. 55 ff

[114] In einer Untersuchung im Landeskrankenhaus Düsseldorf-Grafenberg zeigte sich beispielsweise, daß mit zunehmender Häufigkeit wiederholter Hospitalisierungen psychisch Kranker der Anteil der Entmündigten unter ihnen deutlich zunahm. Werner Rüther, „Soziale Determinanten der «Produktion und Weiterverarbeitung» von LHK-Patienten und ihre sozialen Folgen", *Kölner Zeitschrift für Soziologie und Sozialpsychologie* 25 (1973), S. 295

cher Patient vor langen und vielleicht wiederholten Aufenthalten in psychiatrischen Kliniken bewahrt werden kann[115], so ist schon viel gewonnen.

4 Nutzen und Kosten der Verschreibung von Tranquilizern durch niedergelassene Ärzte in der Bundesrepublik Deutschland: Versuch einer Evaluation*

„Tranquilizer sparen Milliarden" lautet der Titel, den gleich 2 Zeitschriften[116] für Beiträge gewählt haben, die meiner Kosten-Nutzen-Analyse zur Verwendung von Tranquilizern durch niedergelassene Allgemeinpraktiker und Internisten in der Bundesrepublik[117] gewidmet sind. „Tranquilizer sparen Milliarden" – wie läßt sich dieser formelhaft verkürzte Satz in Einklang bringen etwa mit den Aussagen des deutschen Bundeskartellamtes, daß gewisse Arzneimittel in diesem Bereich zu teuer seien? In Wirklichkeit darf man die beiden Sätze „Tranquilizer sparen Milliarden" und „Tranquilizer sind zu teuer" nicht in einem Atemzug nennen, weil sie auf verschiedene Sachverhalte (beziehungsweise behauptete Tatbestände) abzielen. Der erste Satz sagt etwas zum Überschuß des Nutzens über den Verbrauch knapper Ressourcen aus, der entsteht, wenn Psychopharmaka – im folgenden als Synonym zum Ausdruck „Tranquilizer" benutzt – in der erwähnten Weise verwendet werden; und zwar zum Nutzenüberschuß nur insofern, als dieser dem Publikum, der Öffentlichkeit zugute kommt. Im zweiten Satz hingegen ist von etwas anderem die Rede, nämlich von der Preisbildung bei diesen Präparaten. Die Komponente der Preisbildung hat in meiner Kosten-Nutzen-Analyse nur insofern eine Rolle gespielt, als ich die Medikamentenkosten zu Publikumspreisen bewertet habe: ein in derartigen Evaluationen unübliches Vorgehen, dessen Sinn noch zu begründen ist. Zum Gegenstand einer Untersuchung wird hier die Preisbildung jedoch nicht[118].

Wenn ich mich auf einen bestimmten Teil des Gesundheitswesens, die Praxen von Allgemeinmedizinern und Internisten, beschränkt habe, so ist dies auf der einen Seite mit der großen Bedeutung zu rechtfertigen, die die Fälle der sog. „kleinen Psychiatrie" in den Praxen dieser Gruppe von Ärzten erwiesenermaßen einnehmen. Geht man auf der anderen Seite von der Gesamtheit aller psychischen Erkrankungen aus, so zeigt sich, daß sie in der Mehrheit gerade von praktischen Ärzten und

---

[115] Ein Zusammenhang, der unbestritten ist: Manfred Grunt, „Psychische Erkrankungen – Eine soziologische Perspektive", *Kölner Zeitschrift für Soziologie und Sozialpsychologie* 25 (1973), S. 265, 270

 * Dieser Beitrag erschien 1976 in: Kocher, G. (Hrsg.), Kosten-Nutzen-Analysen im Gesundheitswesen, Pharma Information, Basel, S. 31–37

[116] *Der Kassenarzt*, 15. Jahrg., Heft 6, März 1975, S. 769–772; *Roche-Zeitung*, 13. Jahrg., Heft 2, Juni 1975, S. 42–54

[117] Peter Stolz, *Psychopharmaka – volkswirtschaftlich analysiert* (Basler sozialökonomische Studien 4), Zürich 1974

[118] Damit wird nicht behauptet, es bestehe zwischen den beiden Problemkreisen kein Zusammenhang. Zur wettbewerbspolitischen Beurteilung positiver externer Effekte vgl. Niklaus Blattner, „Wettbewerbspolitische Implikationen neuerer Ansätze in der Theorie der Firma", erscheint in: G. Bombach, B. Gahlen und A. E. Ott (Hrsg.), *Probleme der Wettbewerbspolitik*, Tübingen 1976

Internisten behandelt werden. Es sind dies naturgemäß die leichteren bis mittelschweren Fälle, diejenigen also, auf welche die hier evaluierten Präparate zugeschnitten sind. Jemand hat mir einmal in einem Gespräch entgegengehalten, ich könne somit lediglich etwas über die Bagatellfälle aussagen. Ich bin nicht dieser Meinung. Das Wort „Bagatellfälle" spiegelt ein altes Vorurteil gegenüber Erkrankungen wider, die sich der Einordnung in ein klinisches Krankheitsbild entziehen. Solche Störungen werden von der Öffentlichkeit häufig nicht ernst genommen, die betreffenden Patienten sind manchmal sogar mit dem Stigma des Simulanten gezeichnet.

Wird ein solcher Patient mittels Tranquilizern vom Internisten oder Allgemeinpraktiker behandelt, so fällt dies in seiner Umgebung kaum auf. Muß er aber den Psychiater oder den Psychotherapeuten aufsuchen, so kann er dies vor seinen Mitmenschen weniger leicht verbergen. In einer Untersuchung über die von Allgemeinpraktikern in Greater London behandelten psychischen Störungen ist das Stigma der psychiatrischen Behandlung als zentraler Grund dafür ermittelt worden, daß die praktischen Ärzte oft selbst solche Patienten nicht an den Psychiater überweisen, die an sich in die Hände des Spezialisten gehörten[119]. Wenn die von psychischen Erkrankungen ausgehende Stigmawirkung durch Pharmakotherapie erheblich vermindert werden kann, so gehört dies mit zum Nutzen dieser medizinischen Maßnahme: eine Komponente des Nutzens freilich, die schwer in Geld auszudrükken ist. Ich habe denn auch nur solche Größen, sei es auf der Nutzen- oder der Kostenseite, in Geld ausgedrückt, für deren Bewertung Marktpreise oder wenigstens administrierte Preise vorliegen. Nichtmonetäre und qualitative Größen wie z. B. die Möglichkeit, eine negativ bewertete Erkrankung zu kaschieren, werden zwar nicht ganz außer acht gelassen, sie fließen aber nicht in das Kosten-Nutzen-Kalkül ein.

Außer in sachlicher Hinsicht ist die Untersuchung auch bezüglich der Dimension „Zeit" einer Einschränkung unterworfen. Nutzen und Kosten sind nicht für die gesamte Lebensdauer der betrachteten Präparate, sondern lediglich für das Jahr 1972 ermittelt worden. Die Vorteile dieser Beschränkung liegen auf der Hand: Das nötige Datenmaterial ist leichter zu beschaffen: insbesondere kann man auf Ergebnisse von Befragungen zurückgreifen, die lediglich als „Momentaufnahmen" interpretierbar sind. Zudem erübrigt es sich, Nutzen und Kostenströme verschiedener Perioden miteinander durch Diskontierung vergleichbar zu machen. Damit entfällt das Problem, einen geeigneten Diskontierungssatz auszuwählen – eine Entscheidung, die die Resultate einer derartigen Evaluation stark beeinflussen kann[120]. Hat diese zeitliche Beschränkung auch Nachteile? Gewiß, Datenmaterial über eine Auswahl von Ereignissen ist immer etwas weniger aussagekräftig als Information über die Grundgesamtheit. Doch liegt die eigentliche Problematik dieses Vorgehens meines Erachtens weniger darin, daß ein bestimmtes, einzelnes Betrachtungsjahr unter mehreren möglichen zum Gegenstand der Untersuchung wird, sondern vielmehr darin, daß die Kosten und Erträge der Psychopharmakotherapie erst nach

---

119 Michael Shepherd, Brian Cooper, Alexander C. Brown and Graham Kalton, *Psychiatric Illness in General Practice,* London/New York/Toronto 1966, S. 160
120 Vgl. Ernst Buschor und Heinrich Schneider, „Möglichkeiten und Grenzen der Kosten-Nutzen-Analyse", *Wirtschaft und Recht* 24 (1972), S. 122 ff

Einführung der Tranquilizer analysiert werden: nicht nur deshalb, weil es nützlich gewesen wäre, schon vor der wirtschaftlichen Nutzung der entsprechenden Erfindungen beziehungsweise Entdeckungen volle Information über die volkswirtschaftliche Bedeutung dieses Schrittes zu haben, sondern auch noch aus einem viel tiefer liegenden Grund, auf den ich bei der Interpretation der Resultate näher eingehen werde.

In einer Kosten-Nutzen-Analyse ist erstens die Frage zu stellen, ob das überprüfte Projekt beziehungsweise die evaluierte Maßnahme dem Kriterium einer effizienten Verwendung knapper Ressourcen genügt. Zweitens kann sich – dies ist aber nicht zwingend – die Frage anschließen, wie ein allfälliger Nutzenüberschuß verteilt wird und wie dieser „Verteilungsschlüssel" zu bewerten ist. Im vorliegenden Fall ist die zweite Frage ebenso wichtig wie die erste. In der Analyse konkretisiert sich das Verteilungskriterium in Gestalt von Koeffizienten, mit denen der auf verschiedene Gruppen entfallende Nutzen gewogen wird: Die Gruppe der Psychopharmakaproduzenten sowie des Groß- und Detailhandels erhält das Verteilungsgewicht Null, diejenige der Öffentlichkeit, der Gesellschaft das Gewicht Eins. Praktisch findet dies seinen Ausdruck darin, daß nicht die Herstellungskosten, sondern die von den Apotheken erhobenen Preise (samt Mehrwertsteuer) für die Berechnung der Arzneimittelkosten herangezogen werden. Damit wird bewußt den in der politischen Auseinandersetzung mehrheitlich gegen die Hersteller eingenommenen Werturteilen Rechnung getragen[121]. Dieses Vorgehen findet seine Rechtfertigung auch darin, daß der Nettonutzen im Zweifel eher unter- als überschätzt werden soll.

Auf der Kostenseite sind also die Publikumspreise der verwendeten Präparate maßgebend. Ich habe nun auf die für die Patienten niedergelassener Internisten und Praktiker relevanten Diagnosen abstellen und die nach Diagnosen unterschiedlichen Verwendungshäufigkeiten verschiedener Präparate berücksichtigen müssen. Für die rund 39 Mio. Verordnungen, die man 1972 in der Bundesrepublik zählte, belaufen sich die Medikamentkosten auf gut 304 Mio. DM. Zu den Kosten der Pharmakotherapie gehören aber auch der Aufwand für die nötigen Besuche beim Arzt sowie – bei erwerbstätigen Patienten – der daraus erwachsende Produktionsausfall. Details der Berechnung müssen hier unter den Tisch fallen. Stellvertretend sei lediglich erwähnt, daß die Zahl der Tranquilizerverwender und deren sozioökonomische Merkmale einer Repräsentativbefragung der bundesdeutschen Bevölkerung im Alter von 14 und mehr Jahren entnommen worden sind. Zählt man alle Kostenkomponenten zusammen, so ergeben sich knapp 632 Mio. DM, die 1972 für die Psychopharmakotherapie im oben abgegrenzten Bereich aufgewandt wurden.

Wie ist der *Nutzen* ermittelt worden, und wie groß ist er zu veranschlagen? An der Konsumentenrente und damit der Zahlungsbereitschaft der Konsumenten/Patienten anknüpfen zu wollen, wäre illusorisch, weil im Rahmen der Gesetzlichen

---

[121] Die Wahl der Verteilungsgewichte leitet sich hier im Unterschied zur Mehrzahl der Fälle relativ einfach aus der Fragestellung ab. Allgemein zu den Problemen der Ermittlung der sog. Gesamteffizienz: René L. Frey, „Grundsätzliches zur Nutzen-Kosten-Analyse", in: *Versuchsanstalt für Wasserbau, Hydrologie und Glaziologie an der ETH Zürich*, Mitteilung Nr. 18, 1975, S. 21 f

Krankenversicherung auf der Patientenseite das Ausschlußprinzip des Preises ungültig ist, wenngleich Pharmazeutika an sich marktgängige Güter sind. Auch hier ist der Weg der Befragung eingeschlagen worden, aber nicht etwa in Gestalt einer Umfrage bei den Psychopharmakaverwendern, sondern bei denjenigen Personen, die den Bedarf an medizinischen Leistungen stellvertretend für die Patienten fixieren: den niedergelassenen Allgemeinpraktikern und Spezialisten der inneren Medizin. Grundsätzlich bieten sich 3 Möglichkeiten an, wie man aus einer Ärztebefragung Informationen zum Nutzen der Verschreibung von Tranquilizern gewinnen kann.

1. Man stellt auf pauschale Äußerungen der befragten Ärzte zum totalen Nutzen dieser Maßnahme ab.
2. Äußerungen der Befragten zur psychischen und physischen Gesundheit ihrer Patienten, aber auch zu deren wirtschaftlichen und sozialen Situation mit und ohne Pharmakotherapie werden herangezogen.
3. Man verwendet Antworten zur Frage, welche medizinischen Maßnahmen und Therapien die befragten Internisten und Praktiker für nötig erachten beziehungsweise anwenden würden, wenn keine Tranquilizer zur Verfügung ständen.

Mit der ersten Variante verschiebt man lediglich das zu lösende Problem vom Kosten-Nutzen-Analytiker auf den befragten Arzt: Sie fällt deshalb außer Betracht. Der zweite Weg, auf dem man den Nutzen direkt ermittelt, ist a priori der geeignetste. Wie kann aber ein Arzt genau wissen, ob er mit der Verschreibung eines Tranquilizers beispielsweise verhindert hat, daß die Ehe eines seiner Patienten geschieden werden muß? Selbst wenn dies bekannt ist, so muß der Analytiker hinterher den Erfolg noch in Geld zu bewerten versuchen – eine äußerst schwierige Aufgabe, bei deren Bewältigung Sachaussagen und Werturteile wohl nicht mehr auseinanderzuhalten sind. Angesichts des breiten Anwendungsspektrums der Tranquilizer und weil ein fest umgrenztes Krankheitsbild fehlt, ist in diesem speziellen Fall der direkte Weg weder der schnellste noch der zuverlässigste. Für die vorliegende Analyse habe ich daher auch die dritte Variante gewählt.

In die Berechnung des Nutzens sind freilich keine allgemeinen Aussagen der Befragten eingeflossen, sondern ausschließlich konkrete Äußerungen zum jeweils letzten Patienten, dem der interviewte Arzt Psychopharmaka verschrieben hat. Welche alternativen medizinischen Maßnahmen wären bei diesem ganz bestimmten Patienten anzuwenden, wenn auch unter einem (fiktiven) Verzicht auf medikamentöse Therapie ungefähr der gleiche Effekt erzielt werden sollte? Auf diese Weise läßt sich gleichsam durch die Brille der medizinischen Fachleute indirekt eine Stichprobe von Tranquilizerverwendern betrachten; von diesem Sample aus sind Schlüsse auf die Gesamtheit der Personen möglich, denen in Praxen niedergelassener Ärzte während des Jahres 1972 Psychopharmaka verschrieben worden sind.

Daß man von den eingesparten Alternativmaßnahmen, so wie sie sich aus der Sicht der befragten Ärzte darstellen, auf den Nutzen der Verschreibung von Tranquilizern schließt, ist v. a. mit 2 Argumenten zu rechtfertigen.

Erstens besteht im Gesundheitssystem die Neigung, unter allen Umständen etwas für den Patienten zu tun, nichts unversucht zu lassen. Der Rückgriff auf Substitute, den die befragten Ärzte für den Fall einer Absetzung der Pharmakotherapie in Aussicht stellen, ist also durchaus realitätsnah.

Zweitens kann der Aufwand für die vom Arzt als notwendig erachtete Alternativtherapie gleichsam als die Zahlungsbereitschaft zwar nicht des eigentlichen Nutznießers, aber doch des den Bedarf festlegenden Fachmannes aufgefaßt werden - und zwar die Zahlungsbereitschaft dafür, daß dem Patienten eine ungefähr gleichwertige Maßnahme zugestanden wird. Dieses zweite Argument gewinnt v. a. dort an Bedeutung, wo man auch langfristig an Kapazitätsgrenzen stieße, wenn man bestimmte Alternativmaßnahmen in dem von den Ärzten angegebenen Ausmaß einsetzen wollte (davon wird noch die Rede sein).

Die Kosten der eingesparten substitutiven Maßnahmen erscheinen somit als Nutzen der Verschreibung von Tranquilizern: Die Alternativkostenmethode wird angewandt. Die Evaluation muß sich also darauf beschränken, den relativen Nutzen einer Therapie unter mehreren möglichen zu schätzen; der absolute Nutzen der Pharmakotherapie im Vergleich zum gänzlichen Verzicht auf eine Behandlung der entsprechenden psychischen Störungen entzieht sich in diesem Ansatz der Messung. In der Terminologie des Epidemiologen Cochrane: Erfaßt wird die „efficiency", nicht die „effectiveness" der untersuchten medizinischen Maßnahme[122].

Welche alternativen Maßnahmen gehen nun in den Vergleich mit der Verwendung von Tranquilizern ein? Aus der beträchtlichen Zahl von Substituten, welche in den Antworten der Ärzte enthalten sind, fallen inadäquate, ja gesundheitsschädigende Handlungen außer Betracht: beispielsweise Praktiken innerhalb des Laiensystems, etwa auch der Griff zum Alkohol. An ungefähr äquivalenten substitutiven Maßnahmen bleiben übrig: längere und häufigere ärztliche Gespräche, zusätzliche Sitzungen beim Psychotherapeuten, vermehrte stationäre Behandlung sowie Kuraufenthalte. Da die Ärzte z. T. mehrere Alternativen genannt haben, ist zu fragen, ob diese untereinander in einer substitutiven oder einer komplementären Beziehung stehen. Zweifellos kommt beides vor; in den einzelnen Fällen geht dies aber aus der Ärztebefragung nicht hervor. Um den Nutzen nicht zu überschätzen, habe ich durchgehend angenommen, die Alternativen zur Psychopharmakotherapie kämen jeweils nur einzeln und nicht in Kombination zum Zuge. Überdies bin ich durchwegs von denjenigen „Ersatzmaßnahmen" ausgegangen, die pro Fall die geringsten Kosten verursachen. Weil hier das Prinzipielle in den Vordergrund zu rücken ist und auch nicht schon Publiziertes unnötig wiederholt werden soll, verzichte ich darauf, die Berechnungen im einzelnen darzustellen. Es seien nur kurz die Resultate genannt. Anschließend ist die Frage zu beantworten, wie diese zu interpretieren sind.

Um den harten Kern des Nutzens zu ermitteln, habe ich allein auf die weniger kostspieligen Varianten „ärztliches Gespräch" und „kurzfristige, nicht intensive Psychotherapie" abgestellt. Die Alternativkosten dieser Maßnahmen beliefen sich, wenn die Ärzte ohne Tranquilizer auskommen müßten, auf 2478 Mio. DM. Darin ist der Nutzen für rund 72% der anvisierten Patienten erfaßt. Nun habe ich die Kosten der Verschreibung der Medikamente an alle Tranquilizerverwender im Jahre 1972 vom erwähnten Teilbetrag des Bruttonutzens subtrahiert, was wiederum zu einer Unterschätzung des Nutzenüberschusses führt. Der resultierende Wert von 1846 Mio. DM kann damit - im Rahmen des einmal gewählten Untersuchungsan-

---

[122] A. L. Cochrane, „Effectiveness and Efficiency in Medical Treatment", in: W. A. Laing (hrsg.), *Evaluation in the Health Services,* Office of Health Economics, o. O. 1972, S. 19-22

satzes – als Minimalschätzung des Nettonutzens angesprochen werden, den die Verwendung von Tranquilizern im Jahre 1972 in der Bundesrepublik Deutschland gestiftet hat. Für die weitaus kostspieligeren Aufenthalte in Akutspitälern und psychiatrischen Kliniken sowie in Kurhäusern habe ich nur einen unbereinigten, rohen Betrag des Bruttonutzens ermitteln können. Entsprechend der oben erwähnten Devise hätte ich nur diejenigen Fälle von stationären Behandlungen und Kuraufenthalten berücksichtigen dürfen, bei denen eine dieser teuren Maßnahmen allein genannt worden ist. Diese Konstellation von den anderen zu trennen, hat sich auf der Basis des vorhandenen Materials als unmöglich erwiesen. Obwohl ein Teil der Alternativkosten dieser Varianten durchaus in den Nettonutzen einfließen müßte, ist mir nichts anderes übriggeblieben, als diese Milliardenbeträge im Nettonutzen unberücksichtigt zu lassen.

Wie sind nun die rund 1,8 Mia. DM zu interpretieren? Um diese Frage beantworten zu können, muß man sich daran erinnern, daß dieser Wert das Ergebnis einer Ex-post-Analyse ist. Diese Summe konnte man 1972 mindestens einsparen, weil niemand in der Bundesrepublik einen Verzicht auf die Verwendung von Tranquilizern erzwang. Dies ist pointiert ausgedrückt, entspricht aber der korrekten Interpretation. Es wird ja nichts darüber ausgesagt, was passiert wäre, wenn die Psychopharmaka nie auf dem Markt für Arzneimittel erschienen wären. Die neuen Präparate lösten innerhalb und außerhalb des Gesundheitswesens Anpassungsprozesse aus: Die Anforderungen an den einzelnen konnten z. B. im Beruf oder auch im Straßenverkehr in einem Maße ansteigen, wie es ohne Tranquilizer gewiß für manchen nicht zumutbar gewesen wäre. Der Volkswirtschafter Philipp Herder-Dorneich schreibt in einem brillanten Aufsatz über den Arzneimittelmarkt[123]:

„Die Probleme, die die Massengesellschaft aufgeworfen hat, werden durch Medikamente zu einem großen Teil aufgefangen. Eigentlich müßten wir den Großstadtlärm und die Großstadthetze bekämpfen, statt dessen lassen wir die Menschen Tranquilizer schlucken … Da aber die Bekämpfung der Ursachen so immens teuer ist, geht man den billigeren Weg über eine arzneistabilisierte Umwelt."

Wäre vor der Einführung der Psychopharmaka eine Evaluation durchgeführt worden, so hätte man diese Entwicklungen unmöglich vorwegnehmen und in die Berechnung des Nutzens einbeziehen können. Das höhere Belastungs- und damit auch Leistungsniveau, an das wir uns inzwischen gewöhnt haben, hätte sich ex ante nur schwer schätzen lassen; wenn überhaupt, dann wäre es im voraus anders bewertet worden als im nachhinein[124].

Die Ex-post-Perspektive hat notwendigerweise etwas Fiktives an sich. Wenn zusätzlich eingewandt wird, die Bereitstellung substitutiver medizinischer Maßnahmen müßte in beinahe unüberwindliche Kapazitätsengpässe führen[125], so bin ich

---

[123]   Philipp Herder-Dorneich, „Der Arzneimittelmarkt in einer Sozialen Marktwirtschaft", *Pharmazeutische Zeitung,* 119. Jahrg., Nr. 43, 24. 10. 1974, S. 1761

[124]   Man wird an die schon lange bekannte Regel erinnert, wonach „der durch einen bestimmten Stimulus hervorgerufene Verlust ceteris paribus absolut größer ist als der entsprechende Gewinn". Karl Georg Zinn, „Buffons Beitrag zur Sozialwissenschaft", *Jahrbücher für Nationalökonomie und Statistik* 181 (1967/68), S. 353

[125]   Vgl. die Rezension meiner in Anm. 117 genannten Studie durch B. Horisberger in der Mai-August-Nummer der Zeitschrift *Sozial- und Präventivmedizin* 20 (1975)

demgegenüber explizit davon ausgegangen, daß die Planungsinstanzen rechtzeitig die nötigen Kapazitäten bereitgestellt hätten: eine Fiktion gewiß, aber keine gewichtigere, als sie die Annahme darstellt, man hätte 1972 ganz auf die Verschreibung von Tranquilizern verzichtet. Der einzige auch langfristig wohl unüberwindliche Kapazitätsengpaß würde sich bei den Psychiatriekrankenhäusern einstellen. Gerade die daraus entstehenden Alternativkosten sind jedoch im Nettonutzen der Pharmakotherapie bewußt nicht berücksichtigt worden. Es ist aber immerhin eine interessante und für die Nutzenschätzung relevante Information – ich erinnere an das Kriterium der Zahlungsbereitschaft –, daß die niedergelassenen Ärzte im Fall einer Absetzung der medikamentösen Therapie in einem Ausmaß ihre Patienten bestimmten teuren Alternativen zuweisen möchten, das die vorhandenen Kapazitäten sprengen müßte. Gegen den volkswirtschaftlichen Nutzen der Tranquilizer spricht dies ganz gewiß nicht.

Wenn auch nicht im Kontext der gewählten Untersuchungsanlage, so doch in einem umfassenderen Zusammenhang des ganzen Spektrums möglicher Ansätze der Kosten-Nutzen-Analyse ist der Einwand freilich ernst zu nehmen. Die direkte Messung des Nutzens ist tatsächlich besser, als wenn man ihn mit Hilfe des Alternativkostenansatzes schätzt. Die Ex-ante-Analyse ist in der Tat der Ex-post-Evaluation vorzuziehen, wie es Brüngger vor einigen Jahren schon gefordert hat[126]. Im speziellen Fall der Tranquilizer, deren Anwendungsbereich nicht einem ganz präzisen Krankheitsbild entspricht, dürfte man hingegen vor der Wahl zwischen der zweitbesten Lösung und dem Verzicht auf eine Evaluation überhaupt stehen.

Anhang A. Liste der Diagnosen, für die die Verordnung von Tranquilizern ermittelt worden ist

Reaktive Depression
Angstneurosen
Hysterische Neurose
Phobie
Zwangsneurose
Depressive Neurose
Neurasthenie
Hypochondrische Neurose
Andere bzw. nicht näher bezeichnete Neurosen
Persönlichkeitsstörungen
Sexuelle Verhaltensabweichungen
Alkoholismus
Nikotinabusus
Drogenabhängigkeit
Hautneurose
Muskel-Skelett-Neurose
Neurose Herz-Kreislauf
Neurose Blut-Lymphe
Neurose Magen-Darm

---

[126] Heinrich Brüngger, „Health in Cost-Benefit Analysis: The Case of the New Drug L-DOPA", *Schweizerische Zeitschrift für Volkswirtschaft und Statistik* 108 (1972), S. 372

Neurose Urogenitalsystem
Neurose endokrines System
Neurose Sinnesorgane
Psychosomatische Störungen ohne nähere Angabe
Besondere psychische Symptome (z. B. Anorexie, Enuresis, Enkopresis, nervlicher Kopfschmerz)
Vorübergehende (temporäre) Situationsstörungen (Streß)
Psychopathien bei Kindern
Sonstige psychische Störungen in Verbindung mit körperlichen Krankheiten
Schlafstörungen
Symptome: Nerven, Sinnesorgane (funktionell) (zusätzliche Codenummer, nur in Deutschland verwendet, nicht im ICD enthalten)
Nervosität

Anhang B. Vergleich der auf den einzelnen Fall bezogenen Kosten verschiedener Therapien

Zur Ergänzung der im zweiten Teil vorgeführten Gegenüberstellung von Nutzen und Kosten der Psychopharmakotherapie werden im folgenden die auf den *einzelnen Patienten* bezogenen Kosten der Anwendung von Tranquilizern und alternativer medizinischer Maßnahmen miteinander verglichen – Kosten, die im Jahre 1972 entstanden sind, beziehungsweise entstanden wären.

Maßnahme	Kosten pro Fall
1) Psychopharmakotherapie	78,3 DM
2) Ärztliches Gespräch	315,3 DM
3) Psychotherapie	443,4 DM
4) Kuraufenthalt	2798,0 DM
5) Aufenthalt in Akutklinik	4721,5 DM
6) Aufenthalt in psychiatrischer Klinik	4772,2 DM

Da wir vom Prinzip ausgehen, daß der Nettonutzen der Tranquilizer auf keinen Fall überschätzt werden darf, muß bei einem Verzicht auf Psychopharmakotherapie im Zweifel die jeweils billigste in Frage kommende Alternativmaßnahme herangezogen werden. Im Zweifel: das heißt, wenn damit zu rechnen ist, es seien *mehrere* Alternativen zur Verordnung von Tranquilizern anwendbar. Weil wir diese Konstellation aufgrund des uns zur Verfügung stehenden Zahlenmaterials nicht ausschließen können, legen wir der Berechnung des Nettonutzens nur eine Kombination der beiden billigsten Alternativen zur Pharmakotherapie – Psychotherapie und ärztliches Gespräch – zugrunde; für die teureren Maßnahmen, die teilweise die Tranquilizer ersetzen könnten, werden nur unbereinigte Schätzwerte ausgewiesen.

Anhang C. Verzeichnis der ökonomischen und statistischen Fachbegriffe

Administrierte Preise	Bürokratisch fixierte, nicht durch Marktkräfte bestimmte Preise.
Allokation	Lenkung der Produktionsfaktoren (z. B. Arbeit, Sachkapital) in ihre produktiven Verwendungen.
Allokationseffizienz	Sie ist dann voll verwirklicht, wenn die knappen Faktoren ihren produktivsten Verwendungsmöglichkeiten zugeführt werden.

Ausschlußprinzip des Preises	Sofern es gültig ist, wird der Nichtzahlende vom Konsum eines Gutes ausgeschlossen.
Fixkosten	Kosten, die sich bei einer Erhöhung der Produktion nicht verändern. Als Sprungkosten sind sie nur innerhalb eines bestimmten Intervalls konstant, steigen indessen an der Kapazitätsgrenze abrupt an.
Gemeinkosten	Kosten, die nicht bestimmten Produkten oder Produktgruppen zugerechnet werden können.
Grenzkosten	Die zusätzlichen Kosten, die bei einer Erhöhung der Produktionsmenge durch die zuletzt produzierte Mengeneinheit verursacht werden.
Grenzprodukt	Zunahme der Produktion, die dadurch entsteht, daß die Einsatzmenge eines bestimmten Produktionsfaktors um eine Einheit erhöht wird.
Input	Einsatz knapper Mittel
Intangibler Nutzen, intangible Kosten	Nicht greifbarer Nutzen oder Schaden: z. B. Freude an der wiedergewonnenen Gesundheit, Betrübnis über eine Beeinträchtigung der landschaftlichen Schönheit als Folge baulicher Maßnahmen.
Internalisierung des Nutzens	Gelingt die Internalisierung, dann vermag der Verursacher eines Nutzenstroms den Nutzen – mindestens teilweise – sich selber zuzuleiten. Ein Beispiel: Die Patentgesetzgebung ermöglicht es dem Erfinder, auch selber einen Vorteil aus seiner Erfindung zu ziehen.
Intertemporaler Vergleich von Nutzen- bzw. Kostenströmen	Man darf Nutzen- bzw. Kostengrößen, die in verschiedenen Jahren anfallen, nicht einfach addieren. So ist z. B. von Erträgen, die erst künftig entstehen, vorher durch Abzinsung ein Gegenwartswert zu errechnen. Die Auswahl des geeigneten Zinssatzes aus den verschiedenen Marktzinssätzen ist schwierig und kann die Ergebnisse stark beeinflussen.
Kollektivgut	Ein Kollektivgut ist durch folgende Merkmale charakterisiert: 1) Niemand kann vom Gebrauch des Gutes ausgeschlossen werden, auch wenn er zu den Kosten nichts beigetragen hat (das Ausschlußprinzip des Preises ist ungültig). 2) Jeder kann die gleiche Menge des Kollektivguts beanspruchen wie die Gesamtheit – der Konsum durch den einen schließt den Gebrauch durch andere Konsumenten nicht aus. Vgl. „Privates Gut".
Komplementärgüter	Güter – im Rahmen dieser Studie: medizinische Maßnahmen –, bei denen die Verwendung des einen auch den Gebrauch des anderen nach sich zieht. Vgl. „Substitutionsgüter".
Marginal	Das in der Wirtschaftstheorie wichtige Marginalprinzip zielt auf die Betrachtung von *Änderungen* der Variablen ab – Änderungen, die überdies sehr klein sind.
Meritorisches Gut	Ein Gut, das nicht in ausreichendem Maße (bzw. ausreichender Qualität) nachgefragt würde, wenn man es am Markt anböte. Gründe für den meritorischen Charakter eines Gutes können Unkenntnis oder Irrationalität der Konsumenten sein.
Negative externe Effekte der Produktion	Es handelt sich um negative Nebenwirkungen der Herstellung eines Gutes, die in Gestalt realer Schädigungen von Dritten auftreten, ohne daß diese Beeinträchtigungen vom Verursacher am Markt abgegolten würden. Als Beispiel wäre etwa die Luftverunreinigung zu nennen, die im Laufe eines Produktionsvorgangs entstehen kann.
„opportunity costs", Opportunitätskosten	Durch den Einsatz knapper Mittel in einem Projekt bzw. Produktionsprozeß entzieht man diese Mittel anderen wirtschaftlichen Verwendungsmöglichkeiten. Die durch diesen Entzug verursachten Nutzeneinbußen werden „opportunity costs" genannt. Vgl. „Schattenpreis".
Output	Ausstoß, Produktionsergebnis.

Privates Gut	Es wird durch folgende Merkmale gekennzeichnet: 1) Das Ausschlußprinzip des Preises ist gültig – wer nicht zahlt, wird vom Gebrauch des Gutes ausgeschlossen. 2) Wenn ein Konsument ein privates Gut verwendet, so steht es anderen nicht mehr zur Verfügung.
Quotierte Stichprobe	Bei der quotierten Stichprobe werden relevante Merkmale (etwa Alter oder Geschlecht von zu befragenden Personen) vorgegeben, nach welchen die Auswahl repräsentativ sein muß. Hinsichtlich dieser Merkmale ist dann das Sample ein getreues Abbild der Grundgesamtheit.
Rangkorrelationskoeffizient	Die Formel ist in Fußnote 76 zu finden. Der Rangkorrelationskoeffizient gibt an, wie ähnlich oder unähnlich 2 Rangordnungen bestimmter Elemente sind. Ein Beispiel: Es wird die Hypothese formuliert, daß Schüler mit guten Mathematiknoten in der Regel auch gute Noten in Sprachfächern haben. Die Behauptung kann überprüft werden, indem für beide Fächergruppen die Schüler in eine Rangordnung nach den Noten gebracht werden und anschließend die Ähnlichkeit oder Verschiedenheit dieser Rangordnungen mit Hilfe des Rangkorrelationskoeffizienten gemessen werden.
Ressourcen	Knappe Mittel, die für die Güterproduktion verwendet werden.
Sample	Stichprobe, Auswahl aus einer Grundgesamtheit.
Schattenpreis	Entspricht dem Konzept der „opportunity costs". Werden beispielsweise in einem öffentlichen Investitionsprojekt bisher beschäftigungslose Arbeiter eingesetzt, so wird in einem entsprechenden Kosten-Nutzen-Kalkül für die Arbeitskraft von einem Schattenpreis von Null auszugehen sein, weil für diesen Produktionsfaktor keine andere Verwendungsmöglichkeit existiert.
Signifikant	Testet man an einer Stichprobe eine Hypothese, so muß vermieden werden, daß man aufgrund bloßer Zufallsergebnisse Schlüsse auf die Grundgesamtheit zieht. Ein im Sample beobachtetes Merkmal ist dann signifikant, wenn man – bei einer geringen Irrtumswahrscheinlichkeit – annehmen darf, es treffe auch für die Grundgesamtheit zu.
Steuerungsfunktion des Preismechanismus	Mit diesem Begriff wird ein doppelter Sachverhalt anvisiert: 1) Der Ausgleich der angebotenen und der nachgefragten Menge eines Gutes. 2) Die Lenkung der Produktionsfaktoren durch vom Preismechanismus vermittelte Signale und Anreize in Richtung auf diejenigen wirtschaftlichen Verwendungen, die den größten Nutzen stiften.
Substitutionsgüter	Güter, die einander ersetzen können.

Nachwort der Herausgeber

In seinem Vorwort zur Kosten-Nutzen-Analyse der Psychopharmaka stellte Prof. Dr. Frey die Bestimmung des Ertrags von Arzneimitteln auf der volkswirtschaftlichen Ebene dar. Diese nüchterne Betrachtungsweise kann auf die Bedeutung, ja den eigentlichen Wandel in der Behandlung der psychisch kranken Patienten nur unvollkommen eingehen. Die großen Fortschritte in bezug auf die Patientenführung, besonders im klinischen Bereich (heute würde man sagen auf das Patientenmanagement) können kaum angemessen in Rechnung gestellt werden. Der Vorteil dieser Art Kosten-Nutzen-Rechnung (welche den Nutzen systematisch zu niedrig schätzt) liegt darin, daß der anfallende Nutzen-Überschuß volkswirtschaftlich als absolut gesichert gelten kann.

Aus der Sicht des Arztes liegt der Hauptnutzen der Psychopharmaka primär jedoch auf der klinischen Ebene und das volkswirtschaftliche Endergebnis ist sekundär. Es genügt ein Blick in die Krankengeschichten psychisch Kranker vor und nach der Einführung der Psychopharmaka, um zu ermessen, welcher Umbruch in der Leidensgeschichte der Patienten damals mit der Verfügbarkeit der Psychopharmaka eingetreten war: weitgehende Ablösung der Elektroschock-Therapie, Rückgang der Notwendigkeit von Hospitalisationen, Verkürzung der Aufenthaltsdauer bei Hospitalisation, Steigerung der Arbeitsfähigkeit und der sozialen Kommunikationsfähigkeit der Patienten, usw. usw.

Eine vollständige Kosten-Nutzen-Analyse von medizinischen Maßnahmen muß beide Ebenen, die volkswirtschaftliche und die klinische, berücksichtigen. Den an der Thematik der Kosten-Nutzen-Analyse von Psychopharmaka (Antidepressiva) Interessierten möchten wir in diesem Zusammenhang auch auf eine Publikation aus dem Jahre 1975 hinweisen, welche diesen Aspekt noch näher erläutert)*.

---

* Brand M, Escher M, Menzl A (1975) Kosten-Nutzen-Analyse Antidepressiva. Springer Verlag, Berlin Heidelberg New York

Die quantitative Erfassung von Gesundheitszustand und Lebensqualität, illustriert am Beispiel von Psoriasiskranken*

R. E. Leu, R. Doppmann, T. Keller und R. Deutschmann

* Die Durchführung der vorliegenden Studie wäre nicht möglich gewesen ohne die Mitarbeit und Unterstützung der Schweizerischen Psoriasis-Gesellschaft. Ihr und ihrem Präsidenten, Herrn Dr. J. Barth, sei an dieser Stelle herzlich gedankt. Dieser Dank richtet sich ganz besonders an diejenigen Mitglieder der Gesellschaft, die sich der Mühe unterzogen haben, den umfangreichen schriftlichen Fragebogen mit teilweise sehr persönlichen Fragen auszufüllen und an das Institut für Sozialwissenschaften zurückzusenden.

Durch fachkundige Ratschläge und kritische Bemerkungen viel zum Gelingen beigetragen haben Professor René L. Frey, Dr. Jacques van der Gaag, Professor Wienand Van de Ven, Professor Barbara Wolfe und Priv.-Doz. Dr. Peter Zweifel. Ihnen allen sei hier herzlich gedankt. Speziell erwähnt werden müssen dabei Priv.-Doz. Peter Kugler für die Betreuung des Projekts in ökonometrischen Fragen und lic. rer. pol. Paul Rohrer für die Bewältigung sämtlicher EDV-Probleme.

Die Untersuchung wurde von der Fa. Hoffmann-La Roche & Co. AG, Basel, unterstützt und z. T. auch finanziert. Von Seite der Firma haben sich v. a. Frl. Dr. Marie-Bernadette Stehlin und Priv.-Doz. Dr. Rudolph Bruppacher um die Studie verdient gemacht. Beide haben wesentlich zum Zustandekommen und Gelingen der Arbeit beigetragen.

Geleitwort

In zunehmendem Maße werden für die Evaluation neuer medizinischer Therapien sowie generell für die Planung im Gesundheitsbereich Verfahren gefordert, die die Einbeziehung ökonomischer und gesellschaftlicher Gesichtspunkte erlauben. Die bestehenden Nutzen-Kosten-Analysen im Gesundheitsbereich beschränken sich in der Regel auf der Nutzenseite darauf, die Reduktion des Einkommensverlustes als Folge der durch die Therapie verringerten Morbidität oder Mortalität zu messen. Nun gibt es eine große und mit dem Vordringen der chronisch-degenerativen Morbidität steigende Zahl von Krankheiten, welche die Erwerbsfähigkeit und v.a. die Lebenserwartung nicht oder nur in geringem Ausmaß tangieren, trotzdem aber die Lebensqualität, die Lebensfreude und das Wohlbefinden der Betroffenen stark einschränken.

Sind medizinische Maßnahmen zur Behandlung solcher Krankheiten deswegen geringer einzuschätzen? Selbstverständlich nicht. Die adäquate Evaluation solcher Therapien setzt aber voraus, daß der Nutzen, d.h. die Veränderung des Gesundheitszustands bzw. der Lebensqualität, quantitativ erfaßt werden kann. Die bestehenden Analyseverfahren sind dazu in vielen Fällen nicht in der Lage. Als Ausweg hat man sich in der Regel mit der Annahme beholfen, die neue Therapie habe die gleiche Wirkung wie die bestehenden Behandlungsalternativen, und hat dann lediglich die Auswirkungen auf die Kosten untersucht (Alternativkostenansatz). Dies ist offensichtlich in jenen Fällen völlig unbefriedigend, in denen die neue Therapie zwar einen entscheidenden therapeutischen Fortschritt bringt, aber im Vergleich zu den bestehenden Alternativen nicht kostensenkend wirkt.

In der vorliegenden Arbeit wird ein neues Verfahren zur Messung von Gesundheitszustand und Lebensqualität entwickelt und am Beispiel von Psoriasiskranken überprüft. Die Psoriasis (Schuppenflechte) ist eine Krankheit, welche Lebensqualität und Lebensfreude stark beeinträchtigt, aber wenige faßbare Auswirkungen auf Erwerbsfähigkeit und Mortalität hat.

Die Autoren zeigen, daß der neue Ansatz auch in diesem schwierigen Fall eine brauchbare, alle relevanten Krankheitsdimensionen miteinbeziehende Messung der Beeinträchtigung durch die Krankheit erlaubt. Das Potential der neuen Methode für die Evaluation medizinischer Maßnahmen sowie für die generelle Planung im Gesundheitsbereich ist offensichtlich.

Die Verantwortung für die vorliegende Untersuchung lag in der Hand von Priv. Doz. Dr. Robert E. Leu. Er hat den vorgestellten Ansatz zur Messung der Auswirkungen der Psoriasis auf die Lebensqualität der Betroffenen vom Konzept her entwickelt und ist auch der Verfasser dieses Schlußberichtes. Die umfangreichen Datenerhebungs- und -auswertungsarbeiten wurden unter Leitung von Dr. Leu durch Lic. rer. pol. Reto Doppmann und Lic. rer. pol. Thomas Keller ausgeführt. Frau Dipl.-Psych. Rosemarie Deutschmann führte die freien Interviews (Explorationsgespräche) durch und war maßgeblich an der qualitativen Auswertung sowie an der Entwicklung des Fragebogens beteiligt.

Basel, im April 1983   René L. Frey

(Ord. Professor für Nationalökonomie
und Vorsteher des Instituts
für Sozialwissenschaften
der Universität Basel)

Einleitung

Die Messung des Gesundheitszustands oder – im Krankheitsfall – der Beeinträchtigung des Gesundheitszustands (der Lebensqualität) ist ein zentrales Problem für alle, die sich mit Fragen der Effektivität (Wirksamkeit), der Effizienz (Wirtschaftlichkeit) oder der Planung im Gesundheitsbereich beschäftigen. Diese Fragestellungen haben ihrerseits in den letzten Jahren v. a. aus 2 Gründen auch im politischen Entscheidungsprozeß stark an Bedeutung gewonnen: Erstens sind in praktisch allen westlichen Industrieländern die Gesundheitsausgaben im Verhältnis zum Sozialprodukt überproportional gestiegen. Die medizinische Versorgung absorbiert einen ständig steigenden Anteil der verfügbaren knappen Ressourcen, der damit für alternative Verwendungszwecke nicht mehr zur Verfügung steht. Zweitens mehren sich die Hinweise, daß die jährlich zusätzlich eingesetzten Ressourcen keinen entsprechenden Mehrertrag in Form von besserer Gesundheit oder einer erhöhten Lebenserwartung der Bevölkerung abwerfen.

Ökonomische Analysen medizinischer Versorgungsmaßnahmen sind bisher sowohl vom wissenschaftlichen Standpunkt aus als auch von ihrer Resonanz im politischen Entscheidungsprozeß her unbefriedigend geblieben (vgl. Kreidel 1980, S. 338). Dies läßt sich zu einem großen Teil auf die Schwierigkeit zurückführen, die eine adäquate Messung des Gesundheitszustands oder von Veränderungen desselben aufgrund spezifischer medizinischer Maßnahmen bereitet. Solange die Ertragsmessung von Gesundheitsmaßnahmen nicht befriedigend gelöst ist, bleibt die Aussagekraft von Effizienzanalysen gering. Auch für eine sinnvolle Planung des Ressourceneinsatzes im Gesundheitsbereich ist eine adäquate Messung des Gesundheitszustands der Bevölkerung bzw. einzelner Bevölkerungsgruppen eine Conditio sine qua non.

In diesem Beitrag wird eine neue Methode zur quantitativen Erfassung des Gesundheitszustands, der MIMIC-Gesundheitsstatusindex, vorgestellt (MIMIC, Abk. von engl. „multiple indicators multiple causes"). Gesundheit wird dabei als unbeobachtbare (latente) Variable interpretiert, die sich durch „Ursachen" (prädisponierende Faktoren) einerseits und Indikatoren (Auswirkungen) andererseits hinreichend beschreiben läßt. Grundsätzlich kann der MIMIC-Gesundheitsstatusindex (-GSI) sowohl zur Messung des allgemeinen Gesundheitszustands der Bevölkerung oder einzelner Bevölkerungsgruppen als auch für die effizienzorientierte Evaluation bestehender oder neu entwickelter Therapiealternativen eingesetzt werden. Im vorliegenden Beitrag wird der MIMIC-GSI erstmals zur Messung der Beeinträchtigung der Lebensqualität durch eine spezifische Krankheit, die Psoriasis (Schuppenflechte), verwendet.

In Kap. 1 werden einige grundsätzliche Aspekte der Messung des Gesundheitszustands besprochen und die wesentlichsten Mängel des gängigen Verfahrens zur Bildung eines Gesundheitszustandsindex diskutiert. Anschließend wird der neue MIMIC-GSI vorgestellt. Schließlich wird gezeigt, wie dieser Index im Rahmen eines Strukturmodells als Determinante der Nachfrage nach medizinischen Leistungen modelliert und ökonometrisch geschätzt werden kann.

Kapitel 2 befaßt sich mit der Psoriasis, einer der am weitesten verbreiteten chronischen Hautkrankheiten in den westlichen Industrieländern. Als erstes werden die wesentlichsten medizinischen Aspekte der Krankheit dargestellt. Anschließend wird über die Durchführung und die wichtigsten Ergebnisse einer umfangreichen Befragung von Psoriasiskranken berichtet. Nach der Diskussion der Studienanlage werden zuerst die qualitativen Ergebnisse der freien Interviews (Explorationsgespräche) dargestellt. Im wesentlichen geht es dabei um die Exploration der relevanten Krankheitsdimensionen aus der Sicht der Betroffenen. Der vom Umfang her gewichtigste Teil von Kap. 2 ist der quantitativen (deskriptiv-statistischen) Auswertung der Ergebnisse der schriftlichen Befragung gewidmet. Dargestellt werden neben den soziodemographischen Merkmalen der Befragten und der somatischen Ausprägung der Krankheit v.a. die psychosozialen und wirtschaftlichen Auswirkungen der Psoriasis. Bei den wirtschaftlichen Auswirkungen geht es dabei um eine Schätzung der volkswirtschaftlichen Kosten der Psoriasis.

In Kap. 3 werden die beiden vorangehenden Kapitel kombiniert, indem der MIMIC-GSI zur Messung der durch die Psoriasis verursachten Beeinträchtigung der Lebensqualität herangezogen wird. Sinngemäß sprechen wir in diesem Falle statt von einem Gesundheitsstatusindex (GSI) von einem MIMIC-Behinderungsindex (-BI). Dieser Index wird im Rahmen eines Strukturmodells der Nachfrage nach medizinischen Leistungen zur Behandlung der Psoriasis ermittelt. Die Identifikation dieses Strukturmodells, in dem die Behinderung als latente Variable modelliert ist, wird im Anhang mathematisch bewiesen. Die ökonometrische Schätzung des Modells beantwortet im wesentlichen 4 Fragen:

a) Welche Faktoren beeinflussen die Nachfrage nach medizinischen Leistungen zur Behandlung der Psoriasis?
b) Welche Faktoren beeinflussen das Ausmaß der erlebten oder empfundenen Behinderung durch die Psoriasis?
c) Welche Bedeutung kommt den verschiedenen Auswirkungen der Psoriasis im psychosozialen und wirtschaftlichen Bereich für die Gesamtbehinderung durch die Krankheit in den Augen der Befragten zu?
d) Wie groß ist die umfassende, alle Krankheitsdimensionen miteinbeziehende Gesamtbehinderung jedes einzelnen Befragten oder ausgewählter Gruppen von Befragten, ausgedrückt in einem eindimensionalen Behinderungsindex?

Kapitel 4 faßt die wesentlichen Ergebnisse und Schlußfolgerungen zusammen. Im Vordergrund stehen dabei methodische Aspekte sowie potentielle weitere Anwendungsmöglichkeiten des MIMIC-Gesundheitsstatusindex.

Die Arbeit wurde im April 1983 abgeschlossen. Die in der Zwischenzeit erschienene Literatur ist daher nicht berücksichtigt.

1 Quantitative Methoden zur Messung von Gesundheitszustand und Lebensqualität

In diesem Kapitel wird ein neues Verfahren zur Messung des Gesundheitszustandes im Rahmen eines MIMIC-Modelles vorgestellt. In Abschn. 1.1 werden einige grundsätzliche Aspekte der Messung des Gesundheitszustands diskutiert, unter 1.2 die wichtigsten Mängel des gängigen Verfahrens zur Bildung eines Gesundheitsstatusindex (GSI) herausgearbeitet. Nach der Vorstellung des neuen MIMIC-GSI (1.3) wird unter 1.4 gezeigt, wie der MIMIC-Index im Rahmen eines Strukturmodells als Determinante der Nachfrage nach medizinischen Leistungen modelliert und ökonometrisch geschätzt werden kann.

1.1 Messung des Gesundheitszustands: einige grundsätzliche Bemerkungen

Die Messung des Gesundheitszustands oder – bei kranken Personen – der Beeinträchtigungen des Gesundheitszustands (der Lebensqualität) ist ein zentrales Problem für alle, die sich mit Fragen der Effektivität, der Effizienz oder der Planung im Gesundheitswesen befassen. Insgesamt lassen sich 5 große Problembereiche unterscheiden, in denen der Messung des Gesundheitszustands oder dessen Veränderungen eine zentrale Bedeutung zukommt (Ware et al. 1981, S. 621):

a) Qualität der medizinischen Versorgung,
b) Verbesserung klinischer Entscheidungen,
c) Effektivität und Effizienz der medizinischen Versorgung,
d) Ursachen und Auswirkungen von Unterschieden des Gesundheitszustands zwischen Bevölkerungsgruppen sowie von Veränderungen desselben im Zeitablauf,
e) Bedarfsanalyse und Planung im Gesundheitsbereich.

Gesundheit und Gesundheitszustand (-status) sind umfassende Begriffe, die schwer zu definieren und zu messen sind. Im Verlaufe der letzten 10 Jahre sind jedoch sowohl auf konzeptioneller Ebene als auch bezüglich Meßmethodik große Fortschritte erzielt worden. Dabei hat sich u. a. ein Konsens über folgende Punkte ergeben:

a) Gesundheit ist mehrdimensional. In der bekannten Gesundheitsdefinition der WHO ist bereits 1948 zwischen physischer, psychischer und sozialer Gesundheit unterschieden worden. Obwohl die WHO-Definiton nicht direkt operationalisierbar ist und primär den Charakter einer Zielvorgabe aufweist, hat sie doch durch die explizite Berücksichtigung mehrerer Gesundheitsdimensionen die weitere Forschung auf diesem Gebiet entscheidend mitgeprägt (WHO 1948).
b) Gesundheit ist eine qualitative Variable, die nicht direkt beobachtet oder gemessen werden kann (Lerner 1973, S. 1–3). Was man direkt beobachten oder messen kann, sind Teilaspekte bzw. Indikatoren des Gesundheitszustands.
c) Ein für alle Bedürfnisse und Problemstellungen adäquates Gesundheitsmaß gibt es nicht. Welche Gesundheits- (Morbiditäts-)Indikatoren erhoben, welche Personen oder Bevölkerungsgruppen untersucht und welche Meßinstrumente verwendet werden sollen, hängt vielmehr entscheidend davon ab, für welche Zwecke man den Gesundheitszustand messen will (Ware et al. 1981, S. 621).

Schon auf dieser abstrakten Ebene leuchtet unmittelbar ein, daß die Anforderungen an eine Messung des Gesundheitszustands je nach Problemstellung sehr unterschiedlich sein können. So orientiert sich die klinisch-medizinische Forschung an einem weitgehend physiologischen Gesundheits-Krankheitsbegriff; Gesundheit wird als Absenz von Krankheit – in operationalisierter Form als Absenz spezifischer Morbiditätsindikatoren – interpretiert. Für die effizienzorientierte Evaluation spezifischer medizinischer Versorgungsmaßnahmen, für die Erklärung und Prognose der Nachfrage nach medizinischen Leistungen oder für Bedarfsanalysen und die Planung im Gesundheitsbereich geht man dagegen von einem wesentlich weiter gefaßten Gesundheitsbegriff aus, der psychische und soziale Aspekte mit einschließt und v. a. auch die Eigeneinschätzung des Gesundheitszustands (der Bedeutung einer Krankheit) durch die betreffenden Personen berücksichtigt.

Für die Erfassung des allgemeinen Gesundheitszustands der Bevölkerung ist eine rein physiologische Gesundheitsdefinition schon allein deshalb zu eng, weil lediglich rund 15% der Bevölkerung chronische physische Gesundheitsbeschwerden und nur zwischen 10% und 20% substantielle psychische Probleme aufweisen (Stewart et al. 1978; Ware et al. 1979). Ein Konzept, das Gesundheit als Absenz von Krankheit definiert, sagt damit über die verbleibenden 70–80% der Bevölkerung nichts aus (Ware et al. 1981). Auch in bezug auf die Prognose der Nachfrage nach Gesundheitsleistungen der allgemeinen Bevölkerung leisten physiologische Morbiditätsindikatoren relativ wenig. Hier hat sich gezeigt, daß die Eigeneinschätzung des Gesundheitszustands sowie die Einstellung zur Gesundheit und zum Gesundheitssystem wesentlich stärker zur Erklärung und Prognose der Inanspruchnahme medizinischer Leistungen – zumindest der patienteninitiierten Inanspruchnahme – beitragen als diagnostische Kriterien (Manning et al. 1981).

Seit Mitte der 60er Jahre hat es zahlreiche Versuche gegeben – v. a. im Rahmen großangelegter Bevölkerungsbefragungen –, den allgemeinen Gesundheitszustand der Bevölkerung zu messen (vgl. z. B. Belloc et al. 1971; Kohn und White 1976; Brook et al. 1979; Gilson 1975; Donabedian et al. 1982). In all diesen Studien wird Gesundheit explizit als mehrdimensionale Größe interpretiert. Wie erwähnt, unterscheidet die WHO zwischen psychischer, physischer und sozialer Gesundheit. In neueren Arbeiten werden zusätzlich die physiologische Gesundheit, d. h. Status und Funktionsfähigkeit spezifischer Organsysteme, sowie – als integrierendes Konzept über die 4 erwähnten Dimensionen – der selbsteingestufte Gesundheitszustand unterschieden (Brook et al. 1979). Operationalisiert wird die Messung des Gesundheitszustands innerhalb dieser Gesundheitsdimensionen über z. T. sehr umfangreiche Indikatorenlisten. Auf der individuellen Ebene sind dies z. B. das Vorliegen akuter und chronischer Krankheiten (physische Gesundheit), funktionelle Einschränkungen, z. B. der Seh- oder Hörfähigkeit (physiologische Gesundheit), depressive Stimmungszustände (psychische Gesundheit) sowie soziale Integration und mitmenschliche Kontakte (soziale Gesundheit).

Die bisher umfangreichste und methodisch differenzierteste Studie wurde Mitte der 70er Jahre in den USA durchgeführt. Es handelt sich um die großangelegte Un-

Tabelle 1.1. Die wichtigsten Gesundheitsdimensionen in der *Health Insurance Study* der Rand Corporation. (Nach Brook et al. 1979)

I Physische Gesundheit	II Psychische Gesundheit
– Selbstpflege (Essen, Körperpflege) – Mobilität (Bewegungsbereich, z. B. nur im Zimmer) – Physische Aktivität (Gehen, Laufen) – Soziale Rolle (Arbeit, Schule) – Haushaltsaktivitäten – Freizeitaktivitäten	(Nur allgemein akzeptierte, häufig vorkommende und beeinflußbare Störungen) – Depression – Angstzustände – Emotionale Kontrolle – Selbstwertgefühl

III Soziale Gesundheit	IV Generelle Gesundheitseinschätzung
– Zahl der Beziehungspersonen – Zahl und Intensität der Kontakte (Besuche, Besuchtwerden, Telefonate, Briefe) – Mitwirken in Gemeinschaften (Kirche, Klub, Arbeitsteam)	– Resistenz und Empfindlichkeit – Besorgnis – Krankheitsbewußtsein – Allgemeine Einschätzung der eigenen Gesundheit

tersuchung der Rand Corporation über die Auswirkungen verschiedener Versicherungsmodalitäten auf die Nachfrage nach medizinischen Leistungen, die quasi als Nebenprodukt eine umfassende Methodik zur Messung des Gesundheitszustands hervorgebracht hat (Brook et al. 1979). Tabelle 1.1 vermittelt eine Übersicht über die wichtigsten Gesundheitsaspekte, die in dieser Studie erfaßt wurden.

1.2 Gesundheitsindikatoren und Gesundheitsindex

Seit der „Conference on Health Status Indexes" (Tucson, Arizona) im Jahre 1972 unterscheidet man in der Literatur üblicherweise zwischen Gesundheitsindikatoren und Gesundheitsindizes. Während unter Gesundheitsindikatoren spezifische, also bestimmte Teilaspekte der Gesundheit messende Kennziffern verstanden werden, handelt es sich bei einem Gesundheitsindex immer um ein aggregiertes Maß, das durch eine Kombination mehrerer Gesundheitsindikatoren gebildet wird (Berg 1973, S.253). Im Prinzip kann auch ein Gesundheitsindex wiederum nur einzelne Gesundheitsaspekte oder -dimensionen, allerdings auf einem aggregierten Niveau, messen. In der vorliegenden Arbeit interessiert jedoch primär ein umfassendes Maß für den Gesundheitsstatus bzw. für die Beeinträchtigung desselben durch eine spezifische Krankheit. Unter dem Gesundheitsstatusindex (GSI) wird entsprechend im folgenden eine alle Gesundheitsdimensionen umfassende Kennziffer für den allgemeinen Gesundheitszustand verstanden.

Das Bedürfnis nach einem umfassenden GSI bzw. – im Krankheitsfall – nach einem umfassenden Morbiditäts-, Behinderungs- oder Beeinträchtigungsindex ergibt sich daraus, daß ein Gesundheitsindikator naturgemäß immer nur einen Teilaspekt des zu messenden Phänomens abbildet. Die klassische Methode der Indexbildung besteht darin, den GSI als gewogene Summe aus mehreren Gesundheitsindikatoren zu bilden. Formal läßt sich dies wie folgt darstellen:

$$GSI = \sum_{i=1}^{I} w_i y_i, \tag{1.1}$$

wobei

GSI = Gesundheitsstatusindex (bzw. Morbiditäts-, Behinderungsindex),

w_i = Gewicht, mit dem der Gesundheitsindikator y_i in GSI eingeht ($0 \leq w_i \leq 1$;

$$\sum_{i=1}^{I} w_i = 1),$$

y_i = Gesundheitsindikator i.

Die Frage, welches die relevanten Gesundheitsindikatoren y_i sind, stellt sich bei jeder Indexberechnung. Die Konstruktion eines GSI gemäß Gl. (1.1) wirft jedoch spezifisch folgende Probleme auf:

a) Welche Gewichte w_i sollen den einzelnen Indikatoren zugeordnet werden, d.h. wer bestimmt die Gewichte und nach welcher Methode (Berg 1973, S.254–55)?

b) Inwiefern mißt der Index [Gl. (1.1)] Gesundheit und nicht etwas anderes? Dieses Problem stellt sich dann, wenn mindestens ein Gesundheitsindikator y_i von exogenen Variablen beeinflußt wird, die mit Gesundheit per se nichts zu tun haben (Chen 1973, S.34; Holland 1981, S.35).

Die beiden ersten Punkte sind offensichtlich und bedürfen keiner weiteren Erläuterung. Ein Beispiel für die unter b) aufgeführte Problematik sind die Zahl der Krankheitstage pro Periode. Dieser Indikator ist gerade auch in Nachfrageanalysen häufig verwendet worden (z. B. Van de Ven und Van der Gaag 1982; Colle und Grossman 1978; Acton 1976; Davis und Reynolds 1976; Grossmann 1975 Newhouse und Phelps 1974, 1976), nicht zuletzt darum, weil er leicht zu erheben ist und sich oft auch in sekundärstatistischen Datenquellen findet. Das Problem besteht darin, daß die Zahl der Krankheitstage u. a. davon abhängt, ob jemand erwerbstätig ist oder nicht. Bei Erwerbstätigkeit hängt die Zahl der Krankheitstage weiter von Arbeitsplatzmerkmalen, z. B. von der Lohnregelung im Krankheitsfall, von der beruflichen Stellung, der Arbeitsmotivation usw. sowie auch von der allgemeinen Arbeitsmarktlage ab. Es ist ein bekanntes Phänomen, daß sich die Absenzraten am Arbeitsplatz parallel zur Konjunkturlage verändern. Die Zahl der Krankheits- oder Abwesenheitstage mißt damit nicht nur Veränderungen des Gesundheitszustands per se, sondern auch die Variation der exogenen Variablen, die zwar den Indikator, nicht aber den Gesundheitszustand beeinflussen.

Formal kann dieser Zusammenhang als Regressionsgleichung wie folgt beschrieben werden (vgl. Hooijmans und Van de Ven 1983, S. 57)[1]:

$$y_i = \sum_{q=1}^{Q} \gamma_{qi} x_q + \varepsilon_i, \; (i = 1, 2, \ldots, I), \tag{1.2}$$

wobei

y_i = Gesundheitsindikator i,
x_q = exogene Variable, die zwar y_i, nicht aber Gesundheit beeinflußt,
γ_{qi} = unbekannter Parameter, der den Einfluß von x_q auf y_i mißt,
ε_i = Störterm, der den Einfluß aller nicht explizit in Gl. (1.1) enthaltenen erklärenden Variablen abdeckt.

Die in Gl. (1.2) beschriebene Einschränkung der Aussagefähigkeit des Gesundheitsindikators y_i überträgt sich entsprechend auf jeden gemäß Gl. (1.1) gebildeten Gesundheitsindex, der y_i mit einschließt.

Der nachfolgend erläuterte MIMIC-Gesundheitsstatusindex vermeidet weitgehend die beschriebenen Probleme des klassischen GSI.

1.3 Der MIMIC-Gesundheitsstatusindex

In den letzten 10–15 Jahren sind große Fortschritte in der Entwicklung ökonometrischer Modelle mit latenten (unbeobachtbaren) Variablen gemacht worden (vgl. Zellner 1970; Goldberger 1972a, b; Jöreskog und Goldberger 1975; Aigner und Goldberger 1977; Aigner et al. 1983). Von besonderem Interesse ist hier das sog. MIMIC-Modell (Jöreskog und Goldberger 1975), in dem die latente Variable durch beobachtbare Ursachen und Indikatoren determiniert wird („multiple indicators

---

[1] Der Einfachheit halber wird der Index n (n = 1, ..., N) für die Kennzeichnung der n-ten Beobachtung (Individuum, Region, etc.) hier und im folgenden weggelassen

multiple causes", Abk. MIMIC). Der Gesundheitszustand ist ein hervorragendes Beispiel einer durch Ursachen und Indikatoren (Auswirkungen) hinreichend umschreibbaren latenten Variablen; es liegt daher nahe, Gesundheit im Rahmen eines MIMIC-Modells zu erfassen. Der Ansatz findet sich erstmals bei Robinson und Ferrara (1977): „The approach we take seems to be new for we model health as an unobservable link between observable causes and observable effects" (S. 139). Seither sind eine Reihe von Arbeiten erschienen, in denen Gesundheit als latente Variable behandelt wird (Lee 1979; Wolfe und Van der Gaag 1981; Hooijmans und Van de Ven 1983; Leu und Doppmann 1983; Leu et al. 1983).

Der MIMIC-GSI basiert auf den folgenden 3 Annahmen (Van de Ven und Hooijmans 1982, S. 5):

a) Gesundheit ist mehrdimensional, eine qualitative Variable, die nicht direkt beobachtet oder gemessen werden kann.
b) Gesundheit, obwohl nicht direkt beobachtbar, läßt sich umfassend durch Ursachen (prädisponierende Faktoren) einerseits und Indikatoren andererseits beschreiben.
c) Unterschiedliche Gesundheitszustände können in eine ordinale Reihenfolge gebracht werden, d.h. es ist möglich, eine Aussage darüber zu machen, ob Person A gesünder ist als B oder ob Person A zum Zeitpunkt t_0 gesünder ist als zum Zeitpunkt t_1.

Formal wird der MIMIC-GSI wie folgt definiert (Hooijmans und Van de Ven 1983, S. 59):

$$y_i = \lambda_i \eta + \sum_{q=1}^{Q_1} \gamma_{1qi} x_{1q} + \sum_{q=1}^{Q_2} \gamma_{2qi} x_{2q} + \varepsilon_i, \qquad (1.3\,a)$$

$$\eta = \sum_{q=1}^{Q_2} \beta_{2q} x_{2q} + \sum_{q=1}^{Q_3} \beta_{3q} x_{3q} + \zeta, \qquad (1.3\,b)$$

wobei

y_i Gesundheitsindikator i,
η MIMIC-GSI,
x_1 ein Q_1-Vektor von Variablen, die nur den Indikator y_i beeinflussen,
x_2 ein Q_2-Vektor von Variablen, die einerseits direkt η beeinflussen, andererseits direkt und indirekt (über η) y_i beeinflussen,
x_3 ein Q_3-Vektor von Variablen, die direkt η und damit indirekt y_i beeinflussen.
λ_i, γ_{1qi}, γ_{2qi}, β_{2q} und β_{3q} sind unbekannte, zu schätzende Parameter und ε und ζ sind Störterme.

Alle x-Variablen und alle Gesundheitsindikatoren y_i sind beobachtbar; nicht beobachtbar sind die Störterme und der MIMIC-GSI η.

Im Vergleich zum klassischen Index [Gl. (1.1)] fallen 2 Unterschiede sofort auf (vgl. auch die schematische Gegenüberstellung in den Abbildungen 1.1 und 1.2): Erstens wird der MIMIC-GSI durch ein simultanes Gleichungssystem bestimmt. Darin sind neben dem GSI η auch die Gesundheitsindikatoren y_i als endogene Variablen modelliert, wobei η in Gl. (1.3 a) als erklärende Variable für y_i und in Gl. (1.3 b) als abhängige Variable auftritt. Während Gl. (1.3 a) die Bestimmungsglei-

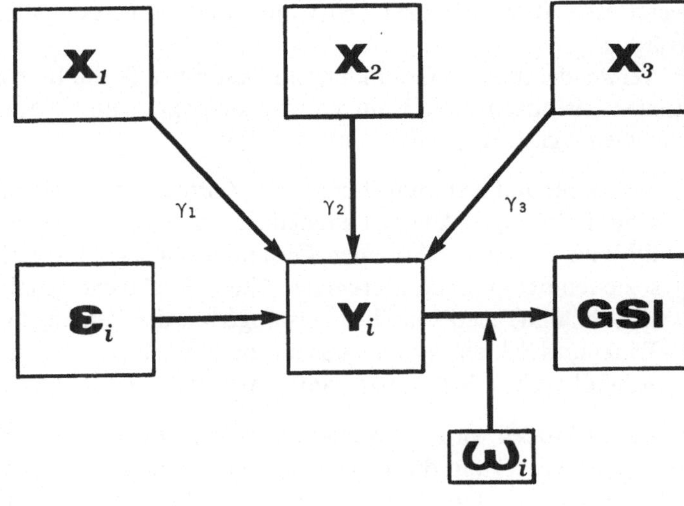

Abb. 1.1. Klassischer Gesundheitsstatusindex (GSI)

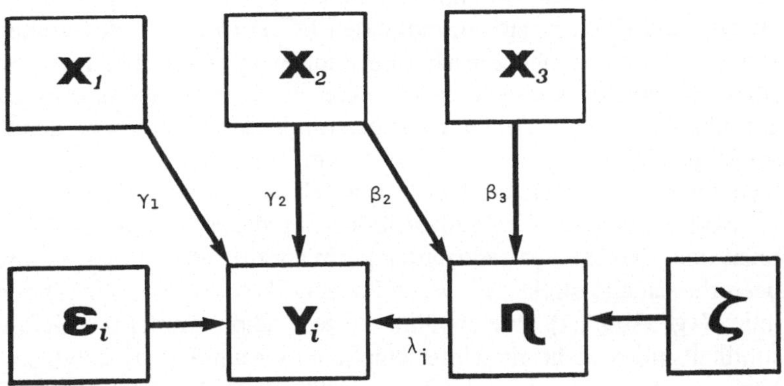

Abb. 1.2. MIMIC-Gesundheitsstatusindex (η)

chung für den endogenen Gesundheitsindikator y_i darstellt, handelt es sich bei Gl. (1.3b) in der Terminologie der neueren Mikrotheorie (Becker 1965; Terleckyi 1975; Grossman 1972, 1975; Muurinen 1982) um eine Produktionsfunktion für Gesundheit. In der Terminologie des MIMIC-Modelles stellen die Inputs in die Produktionsfunktion für Gesundheit [x_2 und x_3 in Gl. (1.3b)] die „Ursachen" des unbeobachtbaren allgemeinen Gesundheitszustands dar.

Zweitens wird im MIMIC-Modell zwischen 3 Kategorien von exogenen Variablen, x_1, x_2 und x_3, unterschieden, und die vielfältigen Zusammenhänge zwischen x_1, x_2, x_3, y_i und η werden in struktureller Form explizit modelliert (vgl. Abb. 1.2). Dabei beeinflussen die x_1-Variablen, welche in Wirklichkeit keinen Einfluß auf die Gesundheit (der Befragten) ausüben, wohl den Gesundheitsindikator y_i, nicht aber den GSI η. Der Gesamteffekt γ_2 der x_2-Variablen auf y_i wird in einen direkten Effekt γ_2 und einen indirekten Effekt $\beta_2\lambda_i$ (via η) aufgespalten, d.h. die x_2-Variablen wirken direkt sowohl auf y_i (γ_2) als auch auf η (β_2) ein. Die x_3-Variablen schließlich beeinflussen direkt den GSI η (β_3) und damit indirekt den Gesundheitsindikator y_i ($\beta_3\lambda_i$).

Verwendet man als Gesundheitsindikator y_i z. B. die Inanspruchnahme medizinischer Leistungen, dann kann man sich unter x_1, x_2 und x_3 etwa folgende Variablen vorstellen (vgl. Leu und Doppmann 1983):

x_1: monetärer und nichtmonetärer Preis (Zeitpreis) der Inanspruchnahme medizinischer Leistungen, Angebot an medizinischen Leistungen etc.,

x_2: Bildung, Familieneinkommen, Gesundheitswissen, Einstellungen etc.,

x_3: soziodemographische Merkmale (Alter, Geschlecht, Familiengröße etc.), Inanspruchnahme medizinischer Leistungen in der Vergangenheit, Lebensstil (Eß-, Trink- und Schlafgewohnheiten, körperliche Bewegung etc.), Wohnverhältnisse, gesundheitliche Belastungen am Arbeitsplatz, Erwerbseinkommen usw.

In diesem Modell wird die Nachfrage nach medizinischen Leistungen (y_i) also direkt durch die x_1- und die x_2-Variablen und indirekt (via η) durch die x_2- und die x_3-Variablen beeinflußt. Das Vorzeichen des direkten (γ_2) und des indirekten ($\beta_2\lambda_i$) Effekts der x_2-Variablen auf die Nachfrage y_i kann dabei durchaus unterschiedlich sein. So haben Van de Ven und Van der Gaag (1982) einen positiven direkten Effekt ($\gamma_2 > 0$) und einen negativen indirekten Effekt ($\beta_2\lambda_i < 0$) des Einkommens auf die Inanspruchnahme medizinischer Leistungen gefunden. Die Interpretation ist plausibel: Höheres Einkommen erlaubt einerseits eine höhere Inanspruchnahme medizinischer Leistungen. Andererseits beeinflußt das Einkommen den Gesundheitszustand positiv und reduziert damit ceretis paribus via η die Nachfrage nach medizinischen Leistungen. Der Nettoeffekt ist a priori nicht voraussagbar.

Beim klassischen Gesundheitsindex sind diese Zusammenhänge dagegen – implizit oder explizit – in reduzierter Form spezifiziert. Die x_1-, x_2- und x_3-Variablen beeinflussen alle direkt den Gesundheitsindikator y_i und indirekt den Gesundheitsindex (vgl. Abb. 1.1). Wie erwähnt, besteht damit einmal die Gefahr, daß der Gesundheitsindex nicht nur Unterschiede im Gesundheitszustand, sondern auch die Variation der exogenen x_1-Variablen mißt, die in Wirklichkeit den Gesundheitszustand nicht beeinflussen (vgl. 1.2). Zum anderen kann der Einfluß der x_2-Variablen nicht adäquat ermittelt werden, weil nicht zwischen dem direkten Effekt (γ_2) und dem indirekten Effekt ($\beta_2\lambda_i$) unterschieden wird. Schätzt man, um beim obigen Beispiel zu bleiben, den Einfluß des Einkommens auf die Nachfrage nach medizinischen Leistungen über eine Nachfragegleichung in reduzierter Form, ist es durchaus möglich, daß sich ein ökonomisch nicht sinnvoller negativer Zusammenhang ergibt. Wie im letzten Abschnitt gezeigt worden ist, kann ein solches Ergebnis dadurch zustandekommen, daß der negative indirekte Effekt des Einkommens auf die Nachfrage via bessere Gesundheit größer ist als der direkte Einkommenseffekt ($\gamma_2 + \beta_2\lambda_i < 0$).

Die beschriebene Struktur des MIMIC-Modells erlaubt die Ermittlung eines Gesundheitsindexes basierend auf den geschätzten Koeffizienten $\hat{\beta}_2$ und $\hat{\beta}_3$. Unter der Annahme $E(\zeta) = 0$ ergibt sich der MIMIC-GSI $\hat{\eta}$ wie folgt:

$$\hat{\eta} = E(\eta \mid x)$$

$$= \sum_{q=1}^{Q_2} \hat{\beta}_{2q}x_{2q} + \sum_{q=1}^{Q_3} \hat{\beta}_{3q}x_{3q}, \tag{1.4}$$

wobei $\hat{\beta}_{2q}$ und $\hat{\beta}_{3q}$ die Schätzkoeffizienten der unbekannten Parameter β_{2q} und β_{3q} sind.

Es läßt sich zeigen, daß $\hat{\eta}$ durch Gl. (1.4) bis auf eine lineare Transformation bestimmt ist (vgl. Anhang A3). Dies bedeutet, daß der MIMIC-Index auf einer sog. Intervallskala gemessen wird. „In this sort of measurement, the ratio of any two intervals is independent of the unit of measurement and of the zero-point. In an interval scale, the zero point and the unit of measurement are arbitrary" (Siegel 1956, S. 26–28).

Die Interpretation des MIMIC-GSI kann durch eine Analogie zur Messung der Lufttemperatur illustriert werden. Diese wird ebenfalls auf einer Intervallskala gemessen. Die in Grad Celsius gemessene Lufttemperatur kann jederzeit durch eine lineare Transformation ($F = 1,8\,°C + 32$) in Fahrenheit umgerechnet werden und umgekehrt. Das Verhältnis der Differenz zwischen je 2 Temperaturwerten bleibt durch diese Transformation unberührt. Steigt die Temperatur am Morgen von 12 auf 16 und am Nachmittag von 16 auf 32 °C, dann ist das Verhältnis zwischen dem Temperaturanstieg am Morgen und demjenigen am Nachmittag 1:4, unabhängig davon, ob die Temperatur in Grad Celsius oder in Fahrenheit gemessen wird. Umgekehrt ist die Aussage, daß die Temperatur am späten Nachmittag mit 32 Grad doppelt so hoch war wie am späten Morgen mit 16 Grad nur gültig, wenn die Temperatur in Grad Celsius gemessen wird, hängt also direkt vom arbiträr gewählten Nullpunkt und von der Maßeinheit der verwendeten Skala ab.

Die Interpretation des MIMIC-GSI erfolgt analog zur Temperaturmessung. Personen (Bevölkerungsgruppen) mit unterschiedlichem Gesundheitszustand können erstens entsprechend ihrem Indexwert in eine ordinale Reihenfolge gebracht werden. Zweitens erlaubt der MIMIC-Index die Aussage, der Unterschied im Gesundheitszustand zwischen den Personen (Bevölkerungsgruppen) A und B sei x-mal größer oder kleiner als der Unterschied im Gesundheitszustand zwischen den Personen (Bevölkerungsgruppen) C und D. Nicht möglich, weil abhängig vom arbiträr wählbaren Maßeinheit des Indexes ist dagegen die Aussage, die Gesundheit von Person (Bevölkerungsgruppe) A sei x-mal besser oder schlechter als diejenige von B.

Insgesamt weist der MIMIC-GSI gegenüber dem klassischen Index damit im wesentlichen 3 Vorteile auf:

a) Der klassische Gesundheitsindex berechnet sich als gewogene Summe der Gesundheitsindikatoren y_i, wobei die Gewichte w_i exogen vorgegeben werden. Beim MIMIC-GSI werden die Gewichte λ_i dagegen, zusammen mit den anderen unbekannten Parametern von Gl. (1.3), mit Hilfe einer adäquaten Schätzmethode direkt aus den Daten geschätzt. Bei Verwendung personenbezogener Daten spiegeln die geschätzten Parameter λ_i damit die Bedeutung wider, die den einzelnen Gesundheitsindikatoren bzw. -dimensionen y_i aus der Sicht der Befragten für die Beurteilung ihres allgemeinen Gesundheitszustandes zukommt.

b) Im Gegensatz zum klassischen Index werden die diversen direkten und indirekten Effekte der exogenen x-Variablen auf den Gesundheitsindikator y_i in struktureller Form spezifiziert. Der Vorteil dieses strukturellen Ansatzes ist v. a. dann offensichtlich, wenn als Indikator y_i die Inanspruchnahme medizinischer Leistungen verwendet wird, weil so die komplexen Zusammenhänge zwischen

Gesundheit, Angebot an medizinischen Leistungen und Nachfrage nach diesen Leistungen explizit berücksichtigt werden können. Außerdem stellt der strukturelle Ansatz sicher, daß der GSI auch wirklich Gesundheit und nicht etwas anderes mißt.

c) Im Gegensatz zum klassischen Index ist der MIMIC-GSI als Vektor und nicht als Skalar spezifiziert. Dies erlaubt erstens, eine große Zahl von Indikatoren des Gesundheitszustands zu berücksichtigen; dies ist deswegen von Bedeutung, weil bei Verwendung einer limitierten Zahl von Indikatoren jeder Gesundheitsindex sehr empfindlich auf die Wahl dieser Indikatoren reagiert (Wolfe und Van der Gaag 1981). Zweitens können damit verschiedene Dimensionen der Gesundheit (z. B. physische, psychische und soziale Gesundheit) berücksichtigt werden. Desgleichen ist es möglich, den etwaigen Zusammenhang zwischen diesen Komponenten sowie den Zusammenhang zwischen den einzelnen Gesundheitsdimensionen und speziellen Formen der Inanspruchnahme medizinischer Leistungen zu untersuchen.

1.4 Das MIMIC-Nachfragemodell

Verwendet man in Gl. (1.3) als Gesundheitsindikator y_i die Nachfrage nach medizinischen Leistungen und substituiert Gl. (1.3b) für den MIMIC-GSI η in Gl. (1.3a), ergibt sich die häufig verwendete Nachfragegleichung (1.5) in reduzierter Form:

$$y_i = \sum_{q=1}^{Q_1} \Pi_{1qi} x_{1q} + \sum_{q=1}^{Q_2} \Pi_{2qi} x_{2q} + \sum_{q=1}^{Q_3} \Pi_{3qi} x_{3q} + v_i, \tag{1.5}$$

wobei

$$\Pi_{1qi} = \gamma_{1qi},$$
$$\Pi_{2qi} = \gamma_{2qi} + \lambda_i \beta_{2q},$$
$$\Pi_{3qi} = \lambda_i \beta_{3q},$$
$$v_i \;\; = \varepsilon_i + \lambda_i \zeta.$$

Einzelgleichungen in reduzierter Form à la Gl. (1.5) haben in empirischen Untersuchungen der Nachfrage nach Gesundheitsleistungen lange Zeit dominiert. Wie im vorhergehenden Abschn. 1.3 gezeigt worden ist, lassen sich die komplizierten Zusammenhänge zwischen Gesundheit, Angebot und Nachfrage nach medizinischen Leistungen in einer Einzelgleichung in reduzierter Form jedoch nicht adäquat schätzen. Insbesondere ist es nicht möglich, direkte und indirekte Effekte der x_2- und x_3-Variablen auf die Inanspruchnahme zu unterscheiden.

In der ökonometrischen Literatur hat man die Nachfrage nach Gesundheitsleistungen verschiedentlich über klassische simultane Gleichungssysteme geschätzt (vgl. z. B. Feldstein 1967, 1977; Van der Gaag 1978; Rutten 1978; Hooijmans 1981). In Matrixform kann dieses Modell wie folgt geschrieben werden:[2]

---

[2] Die adäquaten Schätzmethoden für ein Modell gemäß Gl. (1.6) sowie die Restriktionen, die zur Lösung des Identifikationsproblems nötig sind (d. h. zur Identifikation der unbekannten Parameter), sind in allen gängigen Lehrbüchern beschrieben (vgl. z. B. Theil 1971, Kap. 9 und 10)

$$Y\Gamma = AX + U, \tag{1.6}$$

wobei

$Y = P \cdot N$-Matrix der abhängigen Variablen,
$X = Q \cdot N$ - Matrix der exogenen Variablen,
$U = P \cdot N$ - Matrix der Störterme,
$\Gamma = P \cdot P$ - positiv definite Parametermatrix,
$A = P \cdot Q$ - Parametermatrix,
P = Zahl der abhängigen endogenen Variablen,
Q = Zahl der exogenen Variablen,
N = Zahl der Beobachtungen.

In den aufgeführten Studien wird der Gesundheitszustand über empirisch meßbare Indikatoren wie Alter, Geschlecht, Mortalitätsraten etc. sowie über gewisse Einfluß-faktoren der Gesundheit wie Einkommen oder Merkmale des Lebensstils beschrie-ben. Diese Indikatoren gehen dabei als exogene, die Inanspruchnahme medizini-scher Leistungen direkt beeinflussende Variablen in die entsprechenden Modelle ein. In der im vorhergehenden Abschn. 1.3 entwickelten Terminologie wird damit nur $\beta_3\lambda_1$, also der multiplikative Effekt von x_3 auf Gesundheit (β_3) und von Ge-sundheit auf die Inanspruchnahme (λ_i), spezifiziert. Zwischen dem direkten (γ_2) und indirekten Effekt ($\beta_2\lambda_i$) von x_2 auf die Inanspruchnahme y_i wird dagegen nicht unterschieden. Obwohl Gl. (1.6) im ökonometrischen Sinn ein klassisches Struktur-modell darstellt, wird der Zusammenhang zwischen Gesundheit, Determinanten der Gesundheit und Nachfrage nach medizinischen Leistungen weiterhin in redu-zierter Form spezifiziert.

Dieser Sachverhalt läßt sich über die reduzierte Form von Gl. (1.5) einfach bele-gen (vgl. Van de Ven und Hooijmans 1982, S. 12). Diese ergibt sich wie folgt:

$$Y = \Pi X + V, \tag{1.7}$$

wobei

$\Pi = \Gamma^{-1}A$ und $V = \Gamma^{-1}U$.

Sind die I Y-Variablen alle Inanspruchnahmevariablen (bzw. Gesundheitsindikato-ren), entspricht Gl. (1.7) der Gl. (1.5), außer daß Gl. (1.7) in Matrix- und Gl. (1.5) in Vektornotation geschrieben ist.[3] Berücksichtigt man also eventuell vorhandene si-multane Zusammenhänge zwischen den I Inanspruchnahmevariablen (bzw. Ge-sundheitsindikatoren), verwandelt sich Gl. (1.5) in das Modell der Gl. (1.7). Die grundsätzlichen Einwände bezüglich Spezifizierung des Zusammenhangs zwischen Determinanten der Gesundheit, Gesundheit und Nachfrage nach Gesundheitslei-stungen bleiben dabei bestehen.

Das MIMIC-Nachfragemodell überwindet die beschriebenen Probleme weitge-hend. In allgemeiner Form läßt es sich wie folgt darstellen (Van de Ven und Hooij-mans 1982, S. 11):

$$\Gamma Y = A_1X_1 + A_2X_2 + \Delta Y^* + U_1 \tag{1.8a}$$

---

[3] Der Index n zur Bezeichnung der n-ten Beobachtung ist dabei, wie erwähnt, unterdrückt

$$\Gamma_1 Y^* = B_2 X_2 + B_3 X_3 + U_2 \tag{1.8b}$$

Wie unter 1.3 gezeigt worden ist, wird dabei der Einfluß von X in direkte und indirekte Effekte von x_1, x_2 und x_3 aufgesplittert. Y^* ist eine $J \cdot N$-Matrix von abhängigen latenten Variablen, d.h. N „Beobachtungen" des J-dimensionalen Vektors von latenten Variablen, welche die verschiedenen Dimensionen des Gesundheitszustands darstellen. Γ_1 und Δ sind $J \cdot J$-Parametermatrizen. A_1, A_2, B_2 und B_3 sind ebenfalls Parametermatrizen mit der Dimension $P \cdot Q_1$, $P \cdot Q_2$, $J \cdot Q_2$ und $J \cdot Q_3$; U_1 und U_2 sind $P \cdot N$- bzw. $J \cdot N$-Störtermmatrizen.

Die Substitution von Y^* aus Gl. (1.8b) in Gl. (1.8a) ergibt:

$$A = (A_1, A_2 + \Delta \Gamma_1^{-1} B_2, \Delta \Gamma_1^{-1} B_3) \tag{1.9a}$$
$$U = U_1 + \Delta \Gamma_1^{-1} U_2 \tag{1.9b}$$

Weil Y^* in Gl. (1.8) nicht beobachtbar ist, basiert die Schätzung der Modelle von Gl. (1.6) und (1.8) auf den gleichen N Beobachtungen von Y und X. Wenn Modell (1.8) tatsächlich das „wahre" Modell ist, dann zeigen die Gleichungen (1.9) den Preis, den man dafür bezahlt, daß man so tut, als ob man mehr wüßte, als man effektiv weiß (weil Y^* ja nicht beobachtbar ist), denn die Parameter von Gl. (1.6) müssen in diesem Fall mit den Restriktionen der Gl. (1.9) geschätzt werden (Van de Ven und Hooijmans 1982, S. 12).

Die Identifikation von Gl. (1.8) ist keineswegs trivial. Eine Möglichkeit besteht darin, alle unbekannten Parameter als Funktion der konsistent schätzbaren Parameter von Gl. (1.6) zu schreiben (vgl. Van de Ven und Van der Gaag 1982). Eine zweite Möglichkeit besteht darin, die Informationsmatrix, d.h. die Matrix der zweiten partiellen Ableitungen der „Likelihood"-Funktion bezüglich der unbekannten Parameter zu berechnen. Falls diese Matrix nicht singulär ist, sind alle Parameter identifizierbar. Eine weitere Möglichkeit zum Nachweis, daß die Parameter in einem MIMIC-Modell identifiziert sind, wird in Anhang A5 gezeigt.

Verschiedene Schätzmethoden [für spezielle Fälle von Gl. (1.8)] sind in der Literatur vorgeschlagen worden, u.a. durch Zellner (1970), Goldberger (1972a, b), Robinson (1974), Jöreskog und Goldberger (1975) sowie Lee (1979). Ein leicht handhabbares Programm, LISREL („linear structural relations"), steht zur Verfügung, das „Full-information-maximum-likelihood"-(FIML-)Schätzungen der strukturellen Parameter berechnet (vgl. Anhang A1 und A2). Eine umfassende Literaturübersicht bezüglich Identifikation und Schätzmethoden für MIMIC-Modelle findet sich in Aigner et al. (1983).

2 Psychosoziale und wirtschaftliche Auswirkungen der Psoriasis: Ergebnisse einer Befragung von Psoriasiskranken

In diesem Kapitel berichten wir über die Durchführung und die wichtigsten qualitativen und deskriptiv-statistischen Ergebnisse der Befragung von 465 Psoriasiskranken. Abschnitt 2.1 befaßt sich mit medizinischen Aspekten der Psoriasis; unter 2.2 wird die der Erhebung zugrunde liegende Studienanlage diskutiert; unter 2.3 werden die qualitativen Ergebnisse der freien Interviews (Explorationsgespräche) dargestellt, und Abschn. 2.4 gibt dann die wichtigsten Ergebnisse der schriftlichen Befragung in deskriptiv-statistischer Form wieder.

2.1 Medizinische Aspekte der Psoriasis

2.1.1 Formen der Psoriasis

Die Psoriasis oder Schuppenflechte (grch. „psora" = Krätze/Schuppung) ist eine der am weitesten verbreiteten chronischen Hautkrankheiten in den westlichen Industrieländern, die sich v. a. als Schuppung, Rötung und Verdickung der Haut, verbunden mit einem mehr oder weniger starken Juckreiz, manifestiert (Nasemann und Sauerbrey 1981, S. 253). Die erkrankten Hautstellen bzw. Herde können verschiedene Ausmaße annehmen und bestehen aus einer Schicht trockener, scheibenförmiger, silberweißer und leicht abkratzbarer Schuppen auf einem scharf begrenzten, stark geröteten Grund (R. Marks 1981, S. 13). Diese für die Psoriasis typischen Schuppen entstehen durch eine stark gesteigerte Zellteilung in denjenigen Hautschichten, die sich tief unter der oberflächlichen Hornschicht befinden. Beim gesunden Menschen erneuert sich die gesamte Epidermis im Laufe von 28 Tagen. Beim Psoriasispatienten ist diese Zeitspanne auf 4–5 Tage verkürzt (Champion 1981, S. 343). Dieses Phänomen geht parallel mit einer gesteigerten Kreatin- oder Hornbildung einher, die zur Entstehung der Schuppen führt. Die Psoriasisherde befinden sich v. a. an den Ellbögen und den Knien sowie auf der behaarten Kopfhaut. Weitere Ausbreitungsstellen sind in Abb. 2.1 zu erkennen. In schweren Fällen kann sich die Psoriasis auf die gesamte Hautoberfläche ausdehnen. Das Gesicht wird aber relativ selten betroffen.

Normalerweise dehnen sich die Psoriasisherde zentrifugal aus und sind daher meist rundlich geformt. Nach ihrer flächenmäßigen Ausdehnung untergliedert man die Psoriasis in folgende Formen (Nasemann und Sauerbrey 1981, S. 254 ff.):[4]

- Psoriasis punctata: sehr klein, meist lediglich punktförmig;
- Psoriasis guttata: so groß wie ein Tropfen;
- Psoriasis nummularis: münzenförmig;
- Psoriasis en plaque: bis zu handtellergroße Flächen;
- Psoriasis geographica: Ineinanderschmelzen kleinerer Herde;
- Psoriasis generalisata: über den ganzen Körper oder viele Regionen verteilt;
- Psoriasis erythrodermica: fast ohne Aussparungen über den ganzen Körper verteilt, mit besonders starker Rötung;
- Psoriasis intertriginosa: vorwiegend die Intertrigenes befallende Form (Achseln, Nabelgegend, Leistenpartie);
- Psoriasis inversa: Verlaufsform mit umgekehrtem Lokalisationsprinzip.

Bis zu 5% der Psoriasispatienten leiden unter mehr oder weniger starken Gelenkbeschwerden (Psoriasis arthropathica, vgl. R. Marks 1981, S. 32), Männer etwas häufiger als Frauen (Nasemann und Sauerbrey 1981, S. 257). Hierbei kommt es zu gelenknahem Knochengewebsschwund und Weichteilentzündungen im Gelenkbereich. Bei dieser Form der Psoriasis besteht nur geringe Rückbildungstendenz.

---

[4] Eine klinisch-typologische Klassifikation findet sich bei J. M. Marks 1980, S. 430

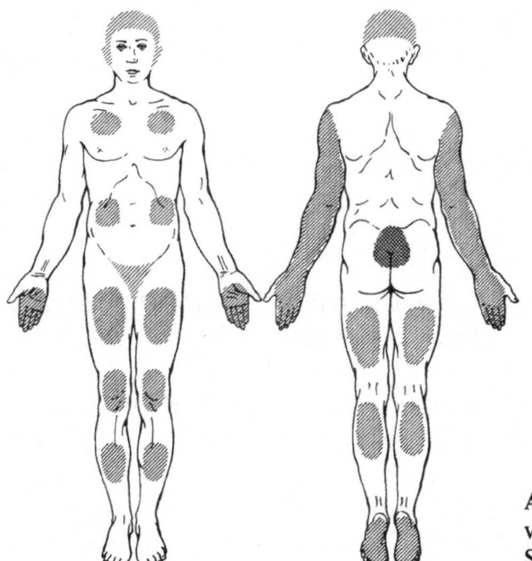

Abb. 2.1. Lokalisationsprinzip der Psoriasis vulgaris. (Aus Nasemann und Sauerbrey 1981, S. 256)

Häufig tritt sie zusammen mit Psoriasis an den Nägeln auf. Diese sog. Nagelpsoriasis kommt bei den anderen Psoriasisformen dagegen lediglich in 15–18% der Fälle vor (Nasemann und Sauerbrey 1981, S. 256).

Eine besonders schwere, wenngleich seltene Form ist die mit Fieber und anderen Begleiterscheinungen verbundene Psoriasis pustulosa. Neben psoriatischen Läsionen mit Pusteln kommen auch rötliche Flächen vor, auf denen Pusteln dichtgedrängt stehen, bei deren Rückbildung kleinere und größere Schuppenkränze entstehen (Nasemann und Sauerbrey 1981, S. 257).

Die Psoriasis ist ein chronisches Leiden, das während des ganzen Lebens in Schüben von unterschiedlicher Stärke in Erscheinung tritt. Erstmanifestationen kommen in jedem Alter vor, doch findet sich eine ausgeprägt höhere Häufigkeit im 2. und 3. Lebensjahrzehnt (R. Marks 1981, S. 12). Obwohl die Psoriasis in Ausnahmefällen zum Tod führen kann, handelt es sich in der Regel um eine verhältnismäßig harmlose Krankheit. Sie wirkt sich für die Betroffenen v. a. in ästhetischer Hinsicht störend aus. Wie noch ausführlich gezeigt werden wird (vgl. 2.4.3 und 2.4.4), kann diese Beeinträchtigung große psychosoziale und wirtschaftliche Belastungen nach sich ziehen (vgl. auch J. M. Marks 1980, S. 429). Die Betroffenen erleben ihre Krankheit als Stigmatisierung, fühlen sich gesellschaftlich isoliert, ausgestoßen und sind in ihren mitmenschlichen Beziehungen sowie im Berufsleben gehemmt und benachteiligt (vgl. auch Champion 1981, S. 343). Das Gefühlsleben vieler Psoriatiker ist durch aggressive Reizbarkeit einerseits, Depressivität andererseits gekennzeichnet. Schließlich ergeben sich für die betroffenen Patienten große zeitliche und finanzielle Belastungen.

2.1.2 Prävalenz

Epidemiologische Studien legen den Schluß nahe, daß in den westlichen Industrieländern 1–2% der Bevölkerung von der Psoriasis betroffen sind und daß bei ca.

10% dieser Fälle eine medizinische Behandlung erforderlich ist (Stern et al. 1981, S. 1913; R. Marks 1981, S. 11). Eigene Untersuchungen im Rahmen der ersten, gesamtschweizerisch repräsentativen Gesundheitsbefragung (Autorengruppe SOMI-POPS 1981) haben ergeben, daß in der Schweiz 2,4‰ der Bevölkerung wegen Psoriasis in Behandlung sind; dies entspricht einer Gesamtzahl von rund 14000 medizinisch behandelten Psoriasispatienten.[5] Man nimmt an, daß weltweit gegenwärtig etwa 2,8 Mio. Menschen wegen Psoriasis ärztlich behandelt werden. Dies entspricht einem Anteil von 6–8% aller Hautkrankheiten (Nasemann und Sauerbrey 1981, S. 253). Allerdings scheinen Unterschiede nach ethnischen Gruppen zu bestehen; so konnte bei der amerikanischen Urbevölkerung Psoriasis bisher überhaupt nicht, bei der schwarzen Bevölkerung nur in geringem Ausmaß festgestellt werden. Geschlechtsspezifische Unterschiede gibt es nach der vorliegenden Literatur nicht.

2.1.3 Ursachen

Die Ätiologie der Psoriasis ist noch weitgehend unklar. Man vermutet, daß die Krankheit primär auf einer anlagebedingten biochemischen Störung beruht. So haben verschiedene Untersuchungen ergeben, daß in etwa 60% aller Psoriasisfälle schon mindestens ein Elternteil an dieser Krankheit gelitten hat (Nasemann und Sauerbrey 1981, S. 253). Vererbt wird jedoch nicht die manifeste Erkrankung, sondern die latente Bereitschaft, psoriatrisch zu reagieren. Diese Reaktion kann durch Umwelteinflüsse, z. B. durch einen Sonnenbrand, oder auch durch seelische Erschütterungen ausgelöst werden, wobei meist nicht vorauszusehen ist, zu welchem Zeitpunkt und in welchem Ausmaß eine solche Reaktion eintreten wird. Bei entsprechend veranlagten Patienten allerdings kann ein beliebiger Reiz immer das gleiche Krankheitsbild hervorrufen. Ein Psoriatiker kann also auf eine Verletzung, einen Sonnenbrand oder eine Streßsituation mit einer Psoriasis reagieren. Im Rahmen der hier dargestellten Patientenbefragung hat sich auch die Frage ergeben, inwieweit Psoriasis, wohl an eine genetische Disposition anknüpfend, nicht auch als psychosomatische Erkrankung anzusehen ist (vgl. 2.3.5).

2.1.4 Therapiemöglichkeiten

Die Psoriasis muß auch heute noch als unheilbar betrachtet werden. Für die Behandlung stehen folgende Medikamente und Therapiealternativen zur Verfügung (Champion 1981, S. 344 f.; J. M. Marks 1981, S. 431 ff.):

- Salizylsalben und -öle sowie Seifenbäder dienen der Beseitigung der losen Schuppen;
- Teersalben und -bäder sowie daraus gewonnene Substanzen wie Dithranol und Anthralin wirken „zellteilungshemmend", wobei jedoch die genauen Gründe hierfür noch nicht bekannt sind;
- Kortikosteroide wirken äußerlich (in Salbenform aufgetragen) entzündungshem-

---

[5] Die 90-%-Vertrauensgrenzen dieser Prävalenzschätzung liegen bei 1,1‰ und 3,7‰ bzw. bei 6500 und 22100 Psoriatikern in medizinischer Behandlung

mend und vermindern innerlich (eingenommen) die Auswirkungen eines neuen Schubs. Allerdings finden Kortikosteroide nur noch begrenzt Anwendung, da es, wenn sie abgesetzt werden, oft zu einem noch stärkeren Ausbruch der Krankheit kommt.

Zu allen äußerlichen Behandlungen (in Salbenform) ist anzufügen, daß sie für die Patienten oft sehr unangenehm sind, da sie die Kleidung verschmutzen und deshalb das Tragen von Schutzverbänden erforderlich machen.

- Für besonders starke Formen der Psoriasis findet Methotrexat Anwendung. Als Antikrebsmittel entdeckt, wirkt es zellteilungshemmend. Wegen schwerer Nebenwirkungen kann es jedoch nur unter strenger ärztlicher Kontrolle verabreicht werden.
- Zu den neueren Behandlungsmethoden gehört die PUVA-Therapie. Diese Therapie besteht aus der Kombination einer Behandlung mit 8-Methoxy-psoralen und anschließender Bestrahlung mit langwelligen UV-A-Strahlen. Diese Behandlungsmethode entstand aus der Erkenntnis, daß für einen Teil der Psoriatiker intensive Sonnenbestrahlung zur Besserung der Hauterscheinung führt. Ihre Vorteile liegen in der einfachen Technik und der meist ambulanten Durchführbarkeit.
- Die modernsten und hochwirksamen Behandlungsmittel verkörpern die im Oktober 1980 auf dem „Internationalen Dermatologensymposium" in Berlin vorgestellten Retinoide („TIGASON")[6]. Innerlich verabreicht, wirken diese den Verhornungsprozessen der Haut entgegen und führen danach zur Rückbildung der Psoriasis.

In der Praxis hat sich gezeigt, daß eine Kombination dieser Therapiemaßnahmen den Behandlungserfolg meistens verbessert oder zumindest beschleunigt. So kann gegenwärtig eine Kombination aus der Einnahme von Retinoiden mit gleichzeitiger PUVA-Therapie als die wirkungsvollste Behandlungsmethode bezeichnet werden.

2.2 Anlage der Studie

2.2.1 Ziel und Ablauf

Mit der im folgenden dargestellten Befragung von Psoriasiskranken werden 2 Ziele verfolgt:

1. systematische und umfassende Ermittlung der psychosozialen und wirtschaftlichen Auswirkungen der Psoriasis;
2. quantitative Messung der Beeinträchtigung der Lebensqualität dieser Erkrankung.

---

[6] „TIGASON" ist ein von der Fa. Hoffmann-La Roche AG, Basel, entwickeltes aromatisches Retinoid zur oralen Behandlung schwerer Fälle von Psoriasis und von Dyskeratosen (Verhornungsstörungen der Haut)

Mit beiden Zielsetzungen wird weitgehend Neuland beschritten. Mit Ausnahme einer Studie in der BRD (Henseler et al. 1983), die sich teilweise mit den gleichen Aspekten befaßt, deren Ergebnisse aber erst unmittelbar vor Abschluß der vorliegenden Untersuchung publiziert wurden, existieren detaillierte und systematische Kenntnisse über die psychosozialen und wirtschaftlichen Auswirkungen der Psoriasis in einer größeren Krankenpopulation bislang nicht. Die Verwendung eines MIMIC-Modells zur quantitativen Messung der Lebensqualität ist ebenfalls neu (vgl. Kap. 1); insbesondere wurde diese Art Modell noch nie auf eine Population von Kranken zur Messung der Beeinträchtigung der Lebensqualität durch eine bestimmte Krankheit angewendet. Außerdem arbeiten die wenigen Studien, in denen MIMIC-Modelle zur Messung des Gesundheitszustands eingesetzt wurden (Wolfe und Van der Gaag 1981; Van de Ven und Van der Gaag 1982; Hooijmans und Van de Ven 1981), mit vergleichsweise rudimentären Daten.

Die Datenerhebung erfolgte in 3 Schritten:
1. Explorationsgespräche (freie, auf Tonband protokollierte Intensivgespräche) als Grundlage zur Konstruktion des Fragebogens.
2. Schriftliche Befragung aller in der Schweizerischen Psoriasis-Gesellschaft (SPG) zusammengeschlossenen Psoriasiskranken (Vollerhebung).
3. Sekundärstatistische Erhebung von Krankenkassendaten der Befragten.

Die Auswertung der Daten erfolgte ebenfalls in 3 Stufen:
1. Qualitative Auswertung der Explorationsgespräche.
2. Deskriptiv-statistische Auswertung der Befragungsergebnisse (Häufigkeitsverteilungen, einfache Korrelationen, Faktorenanalyse).
3. Analytische Auswertung der Befragungsergebnisse im Rahmen eines MIMIC-Modells.

2.2.2 Explorationsgespräche

Grundsätzlich gehen wir davon aus, daß die Beeinträchtigung der Lebensqualität durch die Psoriasis nur dort erfragt und gemessen werden kann, wo sie effektiv auftritt – bei den erkrankten Personen und ihren Angehörigen. Publizierte Ergebnisse einer Befragung von Psoriasiskranken in größerem Umfang und auf der hier angestrebten Detailstufe existierten zu Beginn dieser Untersuchung nicht.[7] Um die Beeinträchtigung durch die Psoriasis in einem größeren Krankenkollektiv quantitativ zu ermitteln, war es daher zunächst erforderlich, in einer Voruntersuchung über Explorationsgespräche die Dimensionen und Lebensbereiche zu erfassen, in denen Behinderungen bzw. Beeinträchtigungen durch die Psoriasis auftreten können. In diesen intensiven, auf Tonband protokollierten Einzelexplorationen wurden 12 nach statistischen Kriterien ausgewählte Psoriatiker und 6 Angehörige befragt. Ergänzend wurden Intensivgespräche mit 5 Dermatologen, die sich auf dem Gebiet der Psoriasisbehandlung besonders engagiert hatten, durchgeführt. Die Einzelgespräche dauerten in der Regel 1½–2 h. Die inhaltsanalytische Auswertung dieser

---

[7] Die Ergebnisse der bereits erwähnten Studie von Henseler et al. (1983) wurden erst unmittelbar vor Abschluß der vorliegenden Untersuchung publiziert

Explorationsgespräche bildete die Ausgangsbasis für die Konstruktion des Fragebogens für die Hauptstudie. Sie erlaubte außerdem die Bildung von Hypothesen über die Wechselwirkungen zwischen den wichtigsten Einflußgrößen, die das Krankheitserleben des Psoriatikers determinieren.

2.2.3 Selektion der befragten Psoriatiker

Der Zugang zu den Befragten erfolgte über die „Schweizerische Psoriasis Gesellschaft" (SPG). Diese hatte zum Befragungszeitpunkt 674 Mitglieder, die alle angeschrieben wurden. Insgesamt kamen 480 Fragebögen (71%) zurück, von denen 465 (97%) ausgewertet werden konnten. Bezogen auf die auswertbaren Fragebögen betrug die Antwortquote somit 69%. Bei 129 der 465 Befragten mit auswertbarem Fragebogen konnten auf sekundärstatistischem Weg zusätzlich die Krankenkassendaten für die letzten 24 Monate vor der Befragung erhoben werden.

Der Zugang zu den Befragten über die SPG hatte den Vorteil, daß die Befragung rasch und kostengünstig durchgeführt werden konnte. Ein weiterer Vorteil bestand darin, daß sich unter den Befragten – im Gegensatz zu den weit häufiger untersuchten Patientenkollektiven – auch Personen befanden, die zum Befragungszeitpunkt nicht in Behandlung waren. Schließlich handelt es sich bei den Mitgliedern der SPG um Personen, die für die Teilnahme an einer Befragung besonders motiviert waren und die – wie das bei chronisch Kranken oft der Fall ist – über ihre Krankheit außerordentlich gut Bescheid wissen. Durch die tägliche Pflege der Haut sind sie ja auch ständig gezwungen, sich selbst zu beobachten und sich mit der Krankheit auseinanderzusetzen.

Diesen Vorteilen steht als Nachteil gegenüber, daß es sich bei den Mitgliedern der SPG um eine selbstausgewählte Untersuchungspopulation handelt. Statistisch erhärtete Aussagen, inwiefern die Befragten repräsentativ für die unbekannte Gesamtheit der Psoriatiker in der Schweiz sind und in welchen Merkmalen sie sich allenfalls davon unterscheiden, sind nicht möglich. Anzunehmen ist jedoch, daß die Mitgliedschaft bei der SPG einen spezifischen Auswahlmechanismus darstellt. A priori kann davon ausgegangen werden, daß Kinder und alte Leute unterrepräsentiert sind (vgl. 2.4.1). Aber auch in qualitativer Hinsicht dürfte sich die SPG-Mitgliedschaft als Auswahlmechanismus auswirken. So ist zu vermuten, daß Psoriatiker, die sich der Gesellschaft anschließen, i. allg. eine längere Krankheitserfahrung hinter sich haben; indem sie sich der Gesellschaft anschließen, zeigen sie ein überdurchschnittlich entwickeltes Krankheitsbewußtsein und geben sich auch als Psoriatiker zu erkennen. Die Ergebnisse der Studie lassen sich daher nur beschränkt verallgemeinern. (Im Prinzip ergeben sich die gleichen Probleme auch dann, wenn der Zugang zu den Patienten über ausgewählte Arztpraxen erfolgt).

Auf die Befragung einer nicht an Psoriasis erkrankten Kontrollgruppe wurde aus zeitlichen und finanziellen Erwägungen verzichtet. Die Bildung einer adäquaten Kontrollgruppe zu einer selbstausgewählten Population von chronisch Kranken ist auch aus methodischer Sicht problematisch. Außerdem bezieht sich der Fragebogen, gerade weil er am Denken und Erleben der Psoriatiker orientiert ist, zu großen Teilen auf Situationen, wie sie nur der Psoriatiker erlebt; die betreffenden Fragen können von nicht an Psoriasis Erkrankten kaum sinnvoll beantwortet werden. Umgekehrt ist es bei einzelnen inhaltlichen Dimensionen, z. B. in bezug auf die psychische Verfassung, durchaus möglich, Fragen zu stellen, die einen Quervergleich zu anderen Bevölkerungsgruppen erlauben. Wir haben den umgekehrten Weg beschritten und einige Fragen bezüglich Depression aus der ersten gesamtschweizerisch repräsentativen Gesundheitsbefragung (Autorengruppe SOMIPOPS 1981) in den Psoriasisfragebogen mit übernommen. Damit kann geprüft werden, ob Psoriatiker überdurchschnittlich zu depressiven Stimmungen neigen. Die einmalige Befragung einer selbstausgewählten Population von Psoriasiskranken schränkt die Aussagefähigkeit der Ergebnisse zwangsläufig ein. Dies ist jedoch durchaus kompatibel mit den limitierten Zielsetzungen dieser Untersuchung. Es handelt sich um eine Pilotstudie, in der erstmals die am Krankheitserleben orientierte Erfassung der Belastungen durch die Krankheit erprobt und über ein neuartiges Verfahren in einem eindimensionalen Behinderungsindex quantitativ beschrieben werden soll. Es ist späteren Untersuchungen vorbehalten, das hier entwickelte und ausgetestete Instrumentarium in eine stärker experimentell ausgerichtete Untersuchungsanlage einzubauen.

2.3 Dimensionen der Behinderung: qualitative Ergebnisse der Explorationsgespräche

Bei der Darstellung der medizinisch-epidemiologischen Aspekte der Psoriasis unter 2.1 ist bereits deutlich geworden, daß sich Psoriasis – außer in selten vorkommenden spezifischen Krankheitsformen wie der arthritischen Psoriasis – kaum mit dem gebräuchlichen Konzept von Krankheit (körperliche Schmerzen, seelische Schmerzen, Zerstörung von Organsubstanz, Funktionsverluste des Organismus bis hin zu dessen Stillstand) beschreiben läßt. Dieser Sachverhalt wird durch die Explorationsgespräche nachhaltig unterstrichen. Das körperliche Leiden und Unbehagen, beispielsweise durch die Hautabschuppung selbst oder die durch deren Behandlung zu dünn und verletzlich gewordene Haut, in seltenen Fällen hinzukommender Juckreiz, erscheinen relativ gering im Vergleich zum „gesellschaftlichen Leiden" an der Psoriasis: dieses Leid entsteht durch die tatsächliche oder befürchtete menschliche Zurückweisung eines Hautkranken, der durch sein Erscheinungsbild – vorwiegend bei uniformierten Personen – Abwehrreaktionen, Ekel, Angst vor Ansteckung auslöst und damit immer wieder auch erheblichen Kränkungen des Selbstwertgefühls, seelischen Belastungen ausgesetzt ist. An sich ist es nichts Ungewöhnliches, daß mit organischen Krankheitssymptomen auch psychische und soziale Beeinträchtigungen einhergehen (Parkinson, Epilepsie). Im Falle der Psoriasis stellt die soziale Diskrimination – v. a. für die mittelschwer bis schwer erkrankten Psoriatiker – jedoch das zentrale Problem der Erkrankung dar. Eine einfache Wechselbeziehung zwischen dem klinisch-medizinischen Befund und der erlebten Krankheitsbelastung für den Patienten gibt es dabei offensichtlich nicht. So ist es nicht der Schweregrad der Erkrankung oder die Anzahl der befallenen Körperstellen allein, die das Ausmaß der erlebten Behinderung bestimmen. Diese ist vielmehr davon abhängig, welche Bewältigungsmechanismen dem Erkrankten zur Verfügung stehen und welche Reaktionen – unterstützende oder verletzende Verhaltensweisen – in der Herkunftsfamilie, in der Schule, im Freundeskreis, in Beziehungen zum anderen Geschlecht, am Arbeitsplatz und schließlich in einer größeren Öffentlichkeit überwiegend erfahren werden.

2.3.1 Belastungen durch die Behandlung der Haut

Mit Ausbruch der Psoriasis beginnt für den Betroffenen der Weg durch die medizinischen Einrichtungen. Da bis zur Einführung der Bestrahlungstherapie mittels PUVA und von „TIGASON" keine Mittel zur Verfügung standen, die eine dauerhafte Symtomlinderung ermöglichten – an eine Heilung ist auch heute noch nicht zu denken –, ging der Psoriatiker von einem Facharzt zum anderen, erfuhr meist eine kurzfristige Linderung durch die verordneten Medikamente und Salben, bis er wiederum gegen diese unempfindlich geworden war und sich – zwischen Hoffnung und Resignation – dem nächsten Arzt oder einem Naturheiler zuwandte. In schwereren Fällen wurde ein mehrwöchiger Krankenhausaufenthalt erforderlich, der zwar vorübergehend eine Besserung des Hautzustands brachte, worauf dann aber bald wieder Rückfälle folgten.

Der Gang zum Arzt, zur Bestrahlung, ins Krankenhaus kostet Zeit, Geld und psychische Energie. Dasselbe gilt für die meist täglich zur Ablösung der Hautschuppen erforderliche spezielle Pflege der Haut mit entsprechenden Salben bzw. Tinkturen. Darüber hinaus muß oft eine zusätzliche Schädigung des Gesamtorganismus durch die Nebenwirkungen der eingesetzten Heilmittel (Kortisonpräparate bis hin zu Krebstherapeutika) hingenommen werden.

2.3.2 Unberechenbarer Krankheitsverlauf

Da die Krankheit als letztlich unheilbar angesehen werden muß, lebt jeder Psoriatiker – vom ersten Ausbruch der Psoriasis an – mit der Ungewißheit, wann der nächste Schub kommt, in welcher Form die Krankheit wieder auftritt und welche Körperstellen betroffen sein werden.

Die befragten Patienten erinnerten sich sehr deutlich an den erstmaligen Ausbruch der Psoriasis, bedeutet doch dieses erste Manifestwerden der Krankheit oft den Beginn eines schwierigen, komplizierten Leidensweges. Welchen Stellenwert die Psoriasis dann tatsächlich im Leben des einzelnen Betroffenen erhält, ist von vielen Faktoren abhängig: Art und Schweregrad der Psoriasis, Lokalisation und Zahl der betroffenen Körperstellen, Häufigkeit und Krankheitsschübe, progressiver Verlauf oder Spontanremission. Mehr noch als diese fast „objektiven" medizinischen Aspekte der Krankheit spielt eine Rolle, in welchem Alter und in welcher Lebenssituation die Krankheit ausbricht. Für das Kind, den Jugendlichen, bedeutet die Psoriasis oft eine größere Last als für den reiferen Menschen, weil der Heranwachsende seinen Platz bisher weder im Beruf noch in einer Partnerschaft sicher einnehmen konnte. Andererseits berichten aber auch Patienten, die beim Ausbruch der Krankheit auf dem Gipfel ihrer beruflichen Entwicklung angekommen waren und in einer stabilen Partnerbeziehung lebten, daß die Krankheit ihr ganzes Lebenskonzept in Frage gestellt und sie total aus der bisherigen Bahn geworfen habe.

In Übereinstimmung mit den Ergebnissen der medizinisch-epidemiologischen Forschung (Nasemann und Sauerbrey 1981, S. 254; R. Marks 1981, S. 69 f.) berichten v. a. eher leicht erkrankte Psoriatiker, die Sonneneinwirkung habe einen günstigen Einfluß auf den Zustand ihrer Haut. Umgekehrt können körperliche und seelische Belastungen (Verlust nahestehender Personen, persönliche Krisen, Streß, Spannung) die Schubauslösung begünstigen oder den bestehenden Zustand verschlechtern. Manchmal ist jedoch überhaupt kein derartiger Zusammenhang feststellbar.

Das Wissen um die seelische Mitbedingtheit der Manifestationen der Psoriasis führt zu einer verstärkten Selbstbeobachtung und Selbstkontrolle; dies kann gelegentlich so weit gehen, daß daraus selbst wieder schubauslösender Streß entsteht. Die erhöhte Selbstbeobachtung, der Versuch einer willentlichen Selbststeuerung und nicht zuletzt der tägliche Pflegeaufwand bewirken schließlich eine Fixierung, eine permanente Beschäftigung mit der Krankheit. Durch den Gang zum Arzt, zur Bestrahlung, das tägliche Einreiben der Haut oder das Ablösen der Schuppen wird der Psoriatiker ja auch immer wieder zur Konfrontation mit seiner Krankheit gezwungen.

2.3.3 Zurückweisung durch Mit- und Umwelt

Der Psoriatiker lebt mit der Angst, durch seine unappetitlich aussehende Haut bei den Mitmenschen Ekel, Abscheu, Zurückweisung, Furcht vor Ansteckung auszulösen. Daher versucht er, soweit dies möglich ist, seine Erkrankung durch entsprechende Kleidung und Pflege möglichst vor anderen zu verbergen. Der Spott der Schulkameraden, unbedachte Äußerungen am Arbeitsplatz oder gar das Bemühen der eigenen Mutter, das erkrankte Kind zu verstecken, sind für die Betroffenen besonders leidvolle und kränkende Erfahrungen. Dies kann zu einer übergroßen Sensibilität und Erwartungshaltung führen, wegen der Psoriasis angestarrt zu werden; auch bei denjenigen, die ihre Haut offen „zur Schau" stellen, bleibt die Erwartungsangst, aus den Blicken der anderen Ablehnung herauslesen zu müssen.

Zwar ist einerseits denkbar, daß in einer guten, bereits bestehenden Partnerschaft die Auseinandersetzung mit der ausbrechenden Krankheit eine Vertiefung der seelischen Bindung der Partner ermöglicht. Andererseits sind im Zusammenhang mit der Psoriasis Ehen zerbrochen, haben sich Kinder entfremdet und Freunde zurückgezogen. Für junge Menschen wird die Partnersuche, die Aufnahme sexueller Beziehungen zum Problem, weil es nicht angenehm ist, die schuppige Haut zu berühren (Dermatologen sagen: „Psoriasishaut ist keine Streichelhaut"; „es ist nicht leicht, mit so einem Schuppentier zu leben").

Auch wenn die Befragten dies nicht bestimmten Arbeitgebern oder Vorgesetzten vorwerfen wollen, wird deutlich, daß eine Wechselwirkung zwischen Krankheitseinwirkung und Karrierehindernissen besteht. Auch engt die Psoriasis die objektiven oder subjektiven Wahlmöglichkeiten der Berufsausübung ein. So ist es einerseits nicht möglich, mit Händen, die durch die rasche Hautabstoßung besonders verletzlich geworden sind, Maurerarbeiten oder andere manuelle Schwerarbeit zu verrichten. Andererseits fühlen sich Psoriatiker gelegentlich Berufen, die einen häufigen Kundenkontakt erfordern, nicht gewachsen. Ähnlich verhält es sich im Hinblick auf die berufliche Zielsetzung und das Ausmaß der Leistungsfähigkeit. Durch die Krankheit, die erforderlichen Behandlungsmaßnahmen, die seelische Belastung, hat man nicht immer genügend Energie für die Berufsausübung. Diese Erfahrung führt jedoch auch dazu, daß man die gelegentlich reduzierte Arbeitsfähigkeit antizipiert und sich z. B. mit einer Teilzeitarbeit darauf einrichtet.

Situationen, in denen der Hautgesunde seine Haut völlig unbedenklich anderen gegenüber entblößt oder unbedeckt zeigt, nehmen für den Psoriatiker stigmatisierenden Charakter an: der Besuch beim Friseur, beim Baden in der Öffentlichkeit, in öffentlichen Verkehrsmitteln oder beim Aufenthalt in Hotels auf Reisen. Ungeschicklichkeiten oder Kränkungen von seiten der Mitmenschen bestätigen den Psoriatiker im Gefühl des „Außenseiterseins".

2.3.4 Psychische Belastung durch die Psoriasis

Die psychischen Auswirkungen der Psoriasis sind sehr ausgeprägt in den Dimensionen Reizbarkeit/Spannung/Übererregbarkeit einerseits und Niedergeschlagenheit/Depression/Selbstmordgedanken andererseits. Dabei sind verschiedene „Mischungsverhältnisse" zu beobachten: einige Psoriatiker reagieren vorwiegend aggressiv/reizbar und überaktiv, andere zeigen vorwiegend depressive Reaktionen, während für eine dritte Gruppe ein häufiges Schwanken zwischen diesen Zuständen, eine Labilisierung und Verunsicherung, die oft auch ein jähes Umkippen von einer psychischen Stimmungslage in die andere zur Folge hat, kennzeichnend ist. Dies erscheint verständlich, wenn man bedenkt, daß der Psoriatiker sich nicht nur nicht auf eine gewisse Regelmäßigkeit im Krankheitsverlauf verlassen kann, sondern auch in der andauernden Anstrengung, seine Krankheit nicht unnötig preiszugeben, überwach die Reaktionen seiner Mitwelt verfolgt. Nichts geht leicht und selbstverständlich. Wenn die psychische Energie für diesen Abwehrkampf nicht mehr ausreicht, erschwerende Erlebnisse hinzukommen, stellt sich Mutlosigkeit ein, der Betroffene läßt sich gehen, gibt auf. Eine entscheidende Frage ist ferner, ob es dem Psoriatiker gelingt, in irgendeiner Weise seine Krankheit anzunehmen, sich mit ihr einzurichten, oder ob er in Bitternis und Abwehr gefangen bleibt.

Die Psoriatiker – und dies wird als besonders schwerwiegend für den Zeitraum der ersten Konfrontation mit der Erkrankung beschrieben – erfahren von seiten der behandelnden Ärzte, besonders von seiten der Dermatologen, offenbar wenig Hilfe zur Bearbeitung ihrer seelischen Schwierigkeiten. Die Gründe dafür mögen vielfältig sein: eine gewisse Scheu der Dermatologen, „unter die Haut" zu gehen, zeitliche Überlastung, ungenügende Ausbildung während des Studiums, die Ausgestaltung des Tarifsystems der Krankenversicherung oder die Befürchtung, durch das Ansprechen seelischer Zusammenhänge den Psoriatiker noch mehr zu belasten.

2.3.5 Schlußfolgerungen für die Konzeption des Fragebogens

Das in den Explorationsgesprächen gewonnene reichhaltige und weitgehend konsistente Informationsmaterial liefert die unterschiedlichen Ebenen der Belastung durch die Krankheit, die relevanten, am Denken und Erleben der Patienten orientierten Beschreibungskategorien, typische Reaktionsfolgen und Wege der Verarbeitung sowie Hypothesen über das Wechselspiel der wichtigsten Einflußgrößen. Abbildung 2.2 gibt eine schematische Darstellung dieser Zusammenhänge. Ausgangspunkt ist die nach gängiger Lehrmeinung überwiegend genetisch bedingte Krankheitsdisposition, eine latente Bereitschaft, psoriatrisch zu reagieren. Konkrete Manifestationen der Krankheit können z.B. durch Umwelteinflüsse oder seelische Erschütterungen ausgelöst werden, wobei allerdings die genauen Zusammenhänge noch weitgehend unklar sind (Nasemann und Sauerbrey 1981, S.253; R. Marks 1981, S.36; Christophers und Ständer 1977, S.40). Die Krankheit äußert sich in 3 Dimensionen bzw. auf 3 Belastungsebenen: der somatischen, der psychosozialen und der wirtschaftlichen Ebene. Als wichtigste intervenierende Variablen erscheinen die verwendete Therapie, das Vorliegen anderer chronischer Krankheiten oder körperlicher Belastungen, das Vorliegen anderer psychischer Belastungen, Bewältigungs- und Verarbeitungsmöglichkeiten sowie die erlebte Reaktion der sozialen Umwelt.

Der Einfluß alternativer Therapievarianten kann wegen der unter 2.2.2 beschriebenen Art der Patientenselektion nicht untersucht werden und ist daher in Abb. 2.2 gestrichelt eingezeichnet; ebenfalls gestrichelt eingezeichnet sind die genetisch bedingte Krankheitsdisposition sowie die Ursachen für die Auslösung der Erstmanifestation der Krankheit, die hier natürlich nicht untersucht werden können. Immerhin stellt sich im Anschluß an die Explorationsgespräche die interessante Frage, inwieweit Psoriasis, wohl an eine genetische Disposition anknüpfend, nicht auch als psychosomatische Krankheit anzusehen ist. Anlaß zu dieser Frage geben Bemerkungen der betroffenen Patienten oder deren Lebensgefährten, sie seien nicht sicher, ob die Eigenarten des Erkrankten Reaktionen auf die Psoriasis darstellten oder ob sich der Betroffene die Psoriasis quasi als Ausdrucksmöglichkeit seiner frühesten psychischen Verfassung unbewußt „ausgesucht" habe. Zwar haben pschosomatische Arbeiten einen Zusammenhang zwischen frühkindlichen Störungen – v. a. der Behinderung der Entwicklung gesunder Aggressionsmöglichkeiten (Ehlhardt 1974; Musaph 1976) – und dermatologischen Erkrankungen nachgewiesen. Anthroplogen wie A. Montagu (1980) haben auf die entscheidende Bedeutung angemessener und ausreichender Stimulierung der Haut für die Entwicklung eines gesunden menschlichen Organismus aufmerksam gemacht. Ein Erklärungsmodell, das sowohl genetische Faktoren als auch psychische Einflußgrößen als mitverursachend für die Entstehung der Psoriasis berücksichtigt, ist uns jedoch nicht bekannt geworden.

Neben den in Abb. 2.2 dargestellten Hypothesen über das Wechselspiel einiger wichtiger Einflußfaktoren liefern die Explorationsgespräche v. a. die Grundlage für die am Patienten orientierte Formulierung des Fragebogens. Dieser deckt entsprechend den bisherigen Ausführungen folgende Problembereiche sehr detailliert ab:

- krankheitsspezifische Informationen (Schweregrad, betroffene Stellen, aktueller Hautzustand, Krankheitsverlauf, allgemeiner Gesundheitszustand etc.),
- psychosoziale Auswirkungen der Krankheit (belastende öffentliche Situationen, Auswirkungen in der Arbeitswelt, auf mitmenschliche Kontakte und Beziehungen sowie schließlich die psychische Verfassung),
- Bewältigungs- und Verarbeitungsmöglichkeiten (Grundeinstellung, Umgang mit der Krankheit, Einstellung zu den Ärzten etc.)
- wirtschaftliche Auswirkungen (Behandlung und Behandlungsaufwand in Zeit und Geld, Arbeitsausfall etc.).

Daneben wurden die üblichen sozioökonomischen Merkmale der Befragten erhoben.

Eine Überprüfung der aus den Aussagen der befragten Psoriatiker gewonnenen Ergebnisse anhand der bestehenden Literatur war nur beschränkt möglich, weil – wie erwähnt – eine systematische Erfassung der psychosozialen und wirtschaftlichen Auswirkungen der Psoriasis und der damit einhergehenden Beeinträchtigung der Lebensqualität, soweit wir wissen, bislang nicht existiert.

2.4 Ergebnisse der schriftlichen Befragung

Die schriftliche Befragung der Mitglieder der „Schweizerischen Psoriasis Gesellschaft" (SPG) erfolgte im Juni 1982. Im folgenden werden zunächst die soziodemographischen Merkmale der Befragten beschrieben, danach erörtern wir die somatische Ausprägung der Krankheit im untersuchten Krankenkollektiv, präsentieren die faktoranalysierten Anworten bezüglich der psychosozialen Auswirkungen und befassen uns dann mit den wirtschaftlichen Auswirkungen, d.h. den volkswirtschaftlichen Kosten der Psoriasis.

2.4.1 Soziodemographische Merkmale der Befragten

Die soziodemographischen Merkmale der befragten Psoriatiker sind in Tabelle 2.1 dargestellt. Wie erwähnt (vgl. 2.2.3), kann nicht statistisch erhärtet werden, inwiefern die Befragten repräsentativ für die unbekannte Gesamtheit der Psoriatiker in

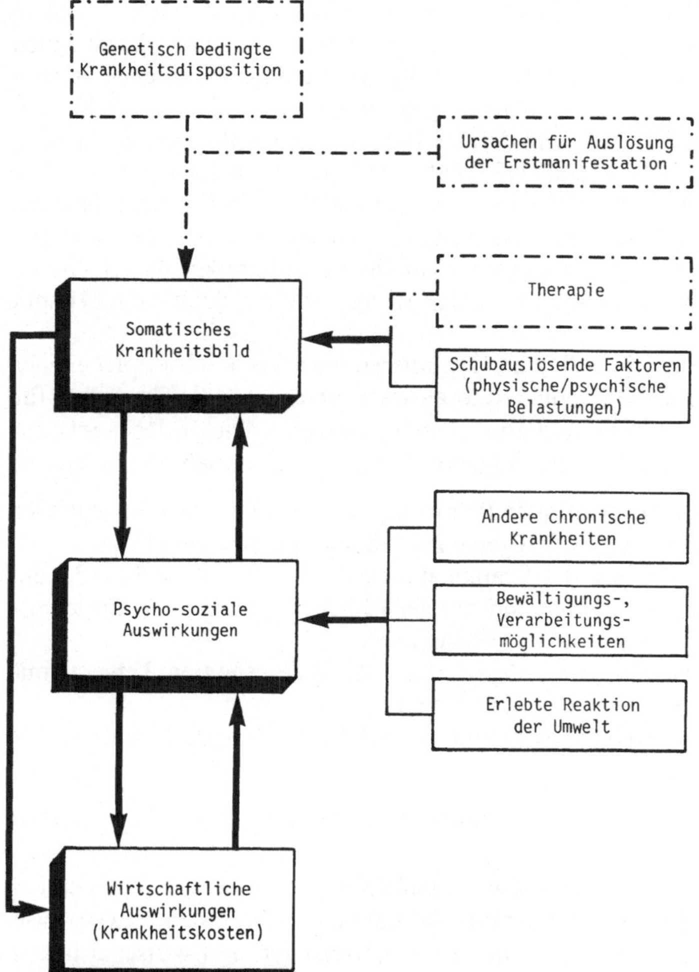

Abb. 2.2. Wichtige Faktoren, die das psoriatrische Krankheitsbild beeinflussen

der Schweiz sind und in welchen Merkmalen sie sich möglicherweise von den letzteren unterscheiden. Immerhin lassen sich über einen Vergleich der Strukturmerkmale der befragten Population mit der Wohnbevölkerung indirekt gewisse Anhaltspunkte gewinnen. Obwohl nämlich Erstmanifestationen der Psoriasis gehäuft im 2. und 3. Lebensjahrzehnt auftreten (R. Marks 1981, S. 12), sind bei Erwachsenen bisher keine systematischen Unterschiede in der Prävalenz nach Alter und Geschlecht gefunden worden. Nimmt man an, daß solche Unterschiede tatsächlich nicht existieren, gibt ein Vergleich mit der Wohnbevölkerung indirekt Hinweise darauf, inwiefern sich die Mitgliedschaft bei der SPG selektiv auswirkt. Tabelle 2.1 enthält daher auch die entsprechenden Strukturmerkmale der Schweizer Wohnbevölkerung.

Tabelle 2.1. Soziodemographische Merkmale der befragten Psoriatiker im Vergleich zur Schweizer Wohnbevölkerung[a]

Merkmal	Befragte (n = 465)		Schweizer Wohnbevölkerung	
	Frauen	Männer	Frauen	Männer
Geschlechtsverteilung (%)[b]	45	55	51	49
Durchschnittsalter (Jahre)[b]	48,6	49,8	38,5	35,5
Durchschnittsalter der über 20jährigen (Jahre)[c]	50,1		47,0	
Zivilstand der über 20jährigen (%)				
ledig	27	14	20	25
verheiratet	51	78	62	69
verwitwet/getrennt/geschieden	22	8	18	7
Mit Partner lebend	61	86	68	77
Anzahl Kinder pro Haushalt[c]	0,70		0,71	
Erwerbsquote (%) der über 20jährigen (voll- oder teilerwerbstätig)	53	86	43	82
Letzter Ausbildungsabschluß der über 20jährigen (%)				
ohne Abschluß	14		29	
Lehrabschluß	49		45	
Mittelschuldiplom/Matura	8		8	
Fachschulabschluß/Meisterprüfung	21		14	
akademischer Abschluß	8		4	
Berufliche Stellung der Erwerbstätigen (über 20jährige) (%)				
Arbeiter/Hilfsarbeiter	15		29	
Landwirte	2		7	
Angestellte	46		39	
Beamte	22		12	
freie Berufe	8		3	
Kleingewerbe	8		7	
Direktor	–		4	

[a] Falls nicht anders vermerkt, stammen alle Angaben zur Wohnbevölkerung aus der gesamtschweizerisch repräsentativen Gesundheitsbefragung (SOMIPOPS). Es handelt sich dabei um provisorische Angaben, die sich nur auf Schweizer Bürger (1981/82) beziehen.
[b] Quelle: *Die Volkswirtschaft,* September 1982.
[c] Quelle: Bundesamt für Statistik, persönliche Mitteilung.

Gemäß Tabelle 2.1 sind 45% der Befragten Frauen und 55% Männer; Frauen sind damit im Vergleich zur Wohnbevölkerung weniger vertreten (Irrtumswahrscheinlichkeit $\alpha = 0,005$)[8]. Zwar ist der Anteil der Frauen bei den Befragten in den Altersklassen zwischen 10 und 39 Jahren sowie über 80 Jahren größer; bei den übrigen Altersklassen überwiegt der Anteil der Männer dagegen deutlich. Das Durchschnittsalter der Befragten ist mit 49 Jahren klar höher als dasjenige der Wohnbevölkerung mit 37 Jahren; der Unterschied bleibt statistisch signifikant, auch wenn nur die über 20jährigen miteinander verglichen werden ($\alpha = 0,005$). Im Vergleich zur Schweizer Wohnbevölkerung sind die unter 29jährigen sowie die über 80jährigen unter-, die 30- bis 80jährigen dagegen überrepräsentiert ($\alpha = 0,005$). Abb.2.3 zeigt diesen Sachverhalt graphisch. Die Altersverteilung der Befragten in der bereits mehrfach zitierten Studie in der BRD (Henseler et al. 1982/1983) im Verhältnis zur Gesamtbevölkerung ist verblüffend ähnlich (vgl. Abb.2.3); auch in bezug auf die übrigen in diesem Abschnitt diskutierten Strukturmerkmale decken sich die beiden befragten Bevölkerungsgruppen aus der BRD und der Schweiz weitgehend. Um den beschriebenen Altersunterschied wenigstens teilweise auszugleichen, beziehen sich alle im folgenden diskutierten Häufigkeiten und Vergleiche immer auf Erwachsene über 20 Jahren.

Bezüglich Zivilstand bzw. Zusammenleben mit einem Partner ergeben sich 3 Unterschiede: Erstens leben unter den Befragten mehr Personen allein (ohne Partner), mehr sind ledig oder verwitwet/getrennt/geschieden ($\alpha = 0,005$). Zweitens sind die Frauen unter den Befragten häufiger ohne Partner, ledig oder verwitwet/getrennt/geschieden als die Frauen in der Schweizer Wohnbevölkerung, obwohl dort ebenfalls geschlechtsspezifische Unterschiede bestehen. Umgekehrt sind drittens die befragten Männer häufiger verheiratet oder mit einem Partner lebend als die Männer im gesamtschweizerischen Durchschnitt. Kein Unterschied besteht dagegen bezüglich Kinderzahl pro Haushalt mit minderjährigen Kindern.

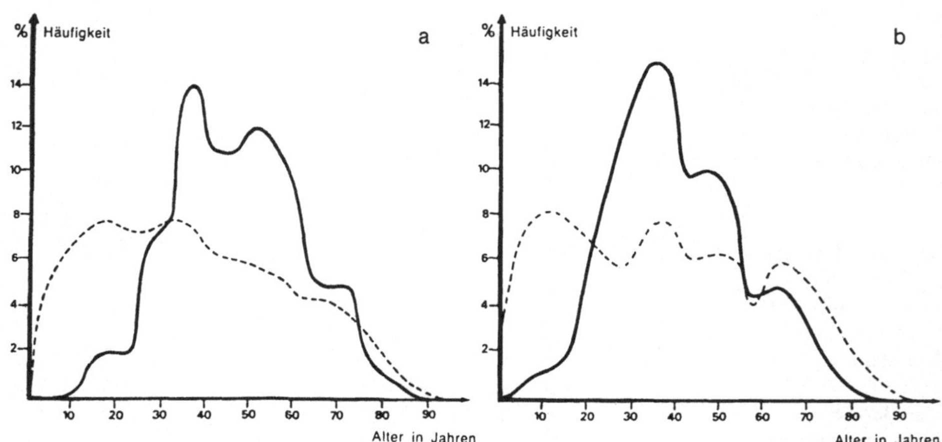

Abb. 2.3a, b. Altersverteilung der Befragten (——) im Vergleich zur Wohnbevölkerung (-----). **a** Schweiz (nach *Die Volkswirtschaft*, Sept. 82); **b** BRD (nach Henseler et al. 1982/83)

---

[8] Die angegebenen Irrtumswahrscheinlichkeiten beziehen sich auf χ^2-Tests bezüglich Gleichverteilung der diskutierten Variablen in den erfaßten Bevölkerungsgruppen

53% der befragten Frauen und 86% der Männer waren erwerbstätig (voll- oder teilzeitbeschäftigt); die Erwerbsquote der befragten Psoriatiker ist damit höher als diejenige der erwachsenen Wohnbevölkerung ($\alpha = 0{,}005$). Auch bezüglich Ausbildung und beruflicher Stellung ergeben sich signifikante Unterschiede. Der Anteil der Befragten ohne Abschluß ist wesentlich kleiner als in der Wohnbevölkerung, während umgekehrt der Anteil derjenigen mit Fachschulabschluß/Meisterprüfung oder akademischem Abschluß deutlich höher ist. Entsprechend finden sich unter den Befragten weniger Arbeiter, aber auch weniger Landwirte, während umgekehrt die Beamten und Vertreter freier Berufe stärker vertreten sind ($\alpha = 0{,}005$). Schließlich liegt auch das Haushaltseinkommen der befragten Psoriatiker (nicht in Tabelle 2.1 ausgewiesen) eindeutig über dem gesamtschweizerischen Durchschnitt.

Zusammenfassend kann also festgestellt werden, daß die befragten Psoriatiker sich in ihrer soziodemographischen Struktur in verschiedener Hinsicht von der Schweizer Wohnbevölkerung und vermutlich auch von der unbekannten Gesamtheit der Psoriatiker in der Schweiz unterscheiden: Männer, alleinstehende Frauen und Angehörige der Altersklassen von 40 bis 79 Jahren sind übervertreten; die Befragten liegen bezüglich Ausbildung, beruflicher Stellung, Erwerbsquote und Einkommen über dem gesamtschweizerischen Durchschnitt.

2.4.2 Ausprägung der Psoriasis, selbsteingestufter Schweregrad und allgemeiner Gesundheitszustand der Befragten

Betroffene Körperstellen. Tabelle 2.2 zeigt die Verteilung der in den letzten 2 Jahren von der Psoriasis betroffenen Körperstellen bei den Befragten sowie die subjektive

Tabelle 2.2. Betroffene Körperstellen und ihre Bedeutung im Empfinden der Patienten

Betroffene Körperstellen	Ø Empfundene Bedeutung[a]	Patienten (%)[b]
Ganzer Körper (mindestens 16 betroffene Körperstellen)	–	23
Gesicht	3,5	39
Gelenke (Psoriarthritis)	3,4	24
Hände	3,4	49
Geschlechtsteile	3,3	43
Hals	3,2	31
Fingernägel	3,1	55
Kopfhaut	2,8	87
Unterarme	2,7	55
Unterschenkel	2,5	65
Knie	2,5	68
Ellbögen	2,5	84
Oberkörper	2,4	46
Oberschenkel	2,4	60
Gürtelzone	2,4	55
Rücken	2,4	57
Füße	2,3	43
Oberarme	2,2	43

[a] Für die Beantwortung dieser Frage wurde eine Skala von 1 bis 4 vorgegeben. 1 bedeutet überhaupt nicht beeinträchtigend, 4 sehr stark beeinträchtigend.
[b] Auf- bzw. abgerundete Zahlen.

Einschätzung der Bedeutung, die der Störung bei den einzelnen Körperstellen beigemessen wird. Am häufigsten betroffen mit 87% ist die Kopfhaut, gefolgt von den Ellbögen mit 84%, den Knien mit 68%, den Unterschenkeln mit 65% und den Oberschenkeln mit 60%. 23% gaben an, am ganzen Körper betroffen zu sein, 24% haben Psoriasis in den Gelenken (Psoriarthritis). Am seltensten betroffen sind der Hals (31%) und das Gesicht (39%). Als am schwerwiegendsten wird die Bedeutung der Psoriasis im Gesicht empfunden. Als besonders störend, weil schwer zu verbergen oder sonst sehr schwerwiegend, wird die Psoriasis auch an den Händen und Geschlechtsteilen, am Hals und auf den Fingernägeln empfunden. Bei der Psoriarthritis in den Gelenken dagegen steht weniger der ästhetische Aspekt als vielmehr die funktionale Behinderung im Vordergrund.

Abbildung 2.4 zeigt die prozentuale Verteilung der Patienten nach der Zahl der betroffenen Körperstellen. 17,4% (die meisten Patienten) geben an, an 16 Stellen betroffen zu sein. Am ganzen Körper (17 Körperstellen) betroffen sind 5,6%; insgesamt 23% der Befragten sind damit mehr oder weniger am ganzen Körper betroffen. Über 50% der Befragten geben an, daß sie an mindestens 8 Stellen betroffen

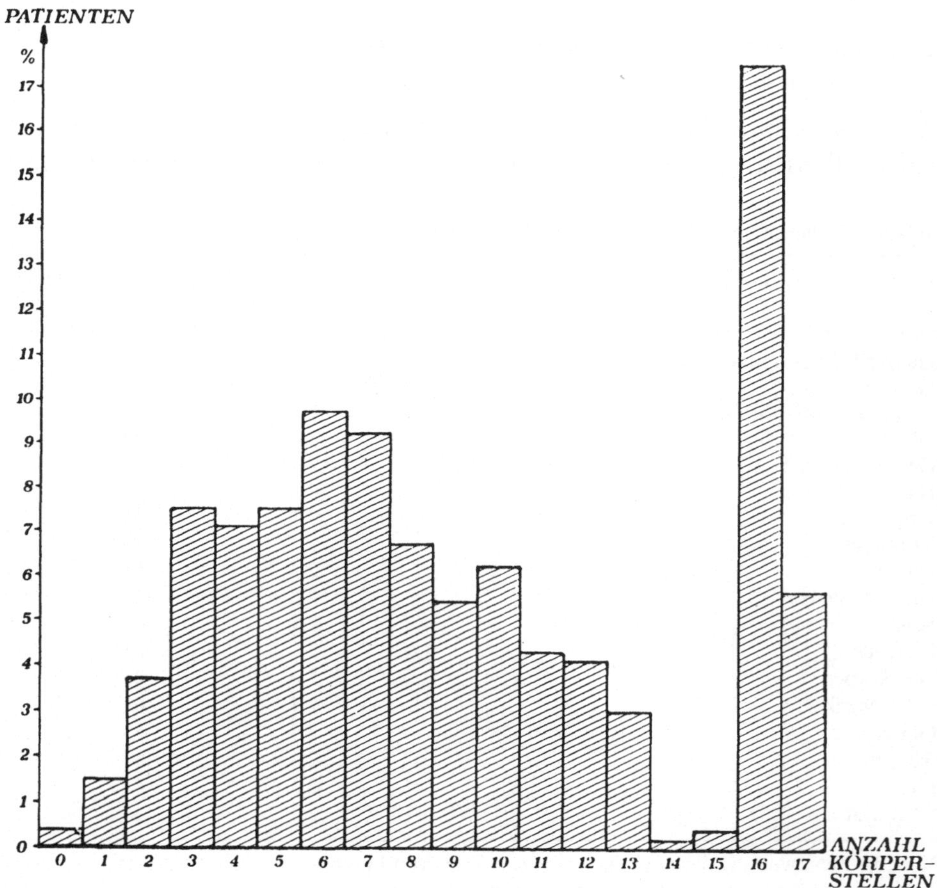

Abb. 2.4. Prozentuale Verteilung der Patienten nach Anzahl betroffener Körperstellen

seien. Die korrelationsstatistische Auswertung zeigt, daß die Zahl der betroffenen Körperstellen sehr stark mit dem empfundenen Schweregrad übereinstimmt (vgl. folgende Abschn.). Eine numerisch allerdings recht unbedeutende negative Korrelation ergibt sich zum Einkommen (p = 0,001). Kein Zusammenhang (p = 0,05) besteht dagegen mit Alter, Geschlecht oder Ausbildung der Befragten.

Selbsteingestufter Schweregrad. Der Schweregrad der Krankheit wurde 4stufig abgefragt: leichte Form, mittelschwere Form, schwere Form ohne Invalidität, Invalidität infolge Psoriasis. 31% der Befragten stuften ihre Krankheit als leicht, 53% als mittelschwer und 13% als schwer ein. 3% gaben an, durch die Krankheit invalid geworden zu sein.

Wie erwähnt, ist der selbsteingestufte Schweregrad sehr stark mit der Zahl der betroffenen Körperstellen korreliert (p = 0,001; numerischer Wert des Korrelationskoeffizienten = 0,5). Psoriatiker, die an wenigen Körperstellen betroffen sind, bezeichnen ihre Krankheit vorwiegend als leicht bis mittelschwer. Umgekehrt ist die große Mehrheit der Psoriatiker, die ihre Krankheit als schwer einstufen oder durch sie invalid geworden sind, an mehr als 10 Körperstellen betroffen.

Neben der Zahl der betroffenen Körperstellen ist der selbsteingestufte Schweregrad auch abhängig vom Alter und von der beruflichen Stellung. Unter den älteren Befragten sowie unter den körperlich arbeitenden (Arbeiter und Landwirte) finden sich mehr Personen, die ihre Krankheit als schwer einstufen oder die aussagen, durch die Krankheit invalid geworden zu sein (p = 0,005). Dies deutet darauf hin, daß ältere oder körperlich arbeitende Psoriatiker unter sonst gleichen Umständen eher geneigt sind, ihre Krankheit als schwer einzustufen, hat sich doch im vorhergehenden Abschnitt kein Zusammenhang zwischen Alter oder beruflicher Stellung einerseits und Zahl der betroffenen Hautstellen andererseits gezeigt. Umgekehrt ist der selbsteingestufte Schweregrad, wie schon die Zahl der betroffenen Körperstellen, negativ mit dem Einkommen korreliert (p = 0,001).

Allgemeiner Gesundheitszustand. Abgefragt wurde hier das Vorliegen anderer chronischer Krankheiten. 32% der Befragten erklärten, an einer anderen chronischen Krankheit zu leiden, 68% bezeichneten sich als sonst gesund. Wie erwartet, nimmt die Zahl der Psoriatiker, die zusätzlich an einer anderen chronischen Krankheit leiden, mit dem Alter zu (p = 0,001). Während unter den 20- bis 29jährigen lediglich 12% an einer anderen chronischen Krankheit leiden, sind es bei den über 70jährigen rund 55%. Auch nach Geschlecht zeigt sich ein Unterschied (p = 0,01): Während bei den Frauen 38% auch an einer anderen chronischen Krankheit leiden, sind dies bei den Männern lediglich 28%.

Die korrelationsstatistische Auswertung zeigt einen numerisch allerdings recht unbedeutenden Zusammenhang zum selbsteingestuften Schweregrad (p = 0,01). Prosiatiker, die zusätzlich an einer anderen chronischen Krankheit leiden, scheinen unter der Psoriasis also eher stärker zu leiden.

2.4.3 *Psychosoziale Auswirkungen der Psoriasis*

Um die Vielzahl von Einzelitems besser interpretieren zu können, werden die Ergebnisse in faktoranalysierter Form präsentiert. Die Faktorenanalyse ist ein in den Sozialwissenschaften häufig verwendetes statistisches Verfahren, das eine Verdichtung der vorhandenen Informationen ohne größeren Informationsverlust erlaubt. Dabei werden die multivariat voneinander abhängigen Originalvariablen zu unabhängigen neuen (hypothetischen) Variablen, den sog. *Faktoren,* zusammengefaßt. Jeder Faktor ergibt sich als Linearkombination der Originalvariablen. Die Reduktion der Variablenzahl wird in der Regel dadurch erreicht, daß nur diejenigen Faktoren berücksichtigt werden, deren absolute Varianz (Eigenwert) größer als Eins ist.

Dieser Sachverhalt kann schematisch wie folgt dargestellt werden:

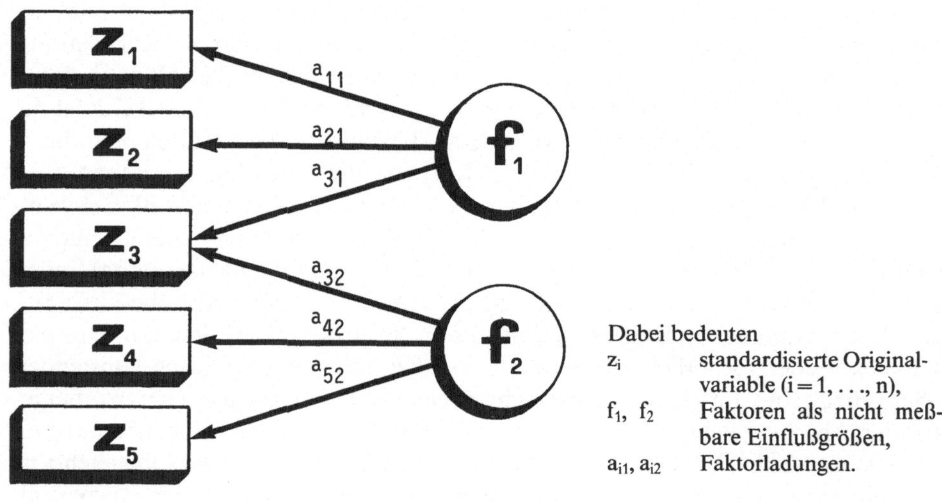

Dabei bedeuten
z_i standardisierte Originalvariable $(i = 1, \ldots, n)$,
f_1, f_2 Faktoren als nicht meßbare Einflußgrößen,
a_{i1}, a_{i2} Faktorladungen.

Die relative Bedeutung der Originalvariablen für einen Faktor wird durch die Faktorladung a_{ij} gemessen. Dadurch werden die Originalvariablen nach den Faktoren gruppiert. In der Regel wird der Faktor dabei nach den Variablen benannt, welche die höchste Faktorladung aufweisen.

Aus den verschiedenen faktoranalytischen Verfahren wurde die Hauptkomponentenmethode mit Varimax-Rotation gewählt (Moosbrugger 1978; Ueberla 1968; Gaensslen und Schubö 1976)[9]. Im Hinblick auf die Verwendung dieser Faktoren in dem in Kap. 3 dargestellten MIMIC-Modell wurde die Faktorenanalyse dabei nicht über alle Variablen gleichzeitig durchgeführt, sondern jeweils nur über inhaltlich zusammengehörende Variablengruppen (z. B. Behinderung im Berufsleben). Zweck der Faktorenanalyse ist hier also die Reduktion der Variablenzahl innerhalb der einzelnen inhaltlich zusammengehörenden Variablengruppen.

Bei der Darstellung innerhalb der einzelnen inhaltlichen Dimensionen folgen wir dem Erklärungswert der Faktoren. Diese werden anhand der wichtigsten Ant-

---

[9] Das Grundmodell bei r Faktoren lautet: $z_i = a_{i1}f_1 + a_{i2}f_2 + \ldots + a_{ir}f_r$

wortvariablen (Items) dargestellt, die in den Faktor eingegangen sind; die Reihenfolge der Variablen innerhalb der einzelnen Faktoren wird durch die Faktorladung bestimmt. Neben den Faktorladungen wird immer auch die durchschnittliche prozentuale Zustimmung zur jeweiligen Aussage wiedergegeben; um eine durchschnittliche Zustimmung handelt es sich insofern, als die bei den meisten Aussagen ebenfalls abgefragte Intensität (Ausprägung) der Zustimmung in dieser Darstellung nicht zum Ausdruck kommt. Alle Antworthäufigkeiten wurden auf geschlechtsspezifische Unterschiede hin getestet. Falls solche Unterschiede bestehen, werden sie speziell erwähnt; wo nichts erwähnt wird, liegen keine geschlechtsspezifischen Unterschiede vor.

Im folgenden werden als erstes die zentralen Aspekte der sozialen Behinderung, d.h. die sozialen Situationen, in denen die gesellschaftliche Ächtung symbolisch oder konkret wahrgenommen wird, dargestellt. Daran anschließend werden Faktoren diskutiert, von denen die Befragten glauben, daß sie schubauslösend wirken. Im weiteren geht es um die Wege der Verarbeitung bzw. um Bewältigungsmöglichkeiten und schließlich um die psychische Verfassung der Befragten bzw. die psychischen Äquivalente der Psoriasis.

Zentrale Aspekte der erlebten sozialen Behinderung. Der Fragebogen enthält 3 Batterien von Aussagen zur erlebten sozialen Behinderung durch die Psoriasis: belastende öffentliche Situationen, in denen die Behinderung durch die Krankheit symbolisch wahrgenommen wird, und konkret erfahrene Belastung im Zusammenhang mit der Psoriasis, Auswirkungen auf das Berufsleben sowie auf die Familie, mitmenschliche Kontakte und Beziehungen. Die folgenden 5 Faktoren (1.1–1.5) spiegeln die zentralen Aspekte der erlebten sozialen Behinderung wider.

Die in *Faktor 1.1* zusammengefaßten Variablen beschreiben die Bedeutung des Sichtbarwerdens der Krankheit und das damit befürchtete Erlebnis der Stigmatisierung. Die höchsten Faktorladungen weisen die beiden ersten Aussagen aus, die beide das Hinterlassen von Hautspuren ansprechen, wo immer sich der Psoriatiker längere Zeit aufhält.

Zwischen 81% und 61% der Befragten empfinden die beschriebenen Situationen bzw. Auswirkungen der Krankheit als mehr oder weniger stark störend. Je

Faktor 1.1: „Stigmatisierung in sozialen Situationen"

Variable	Faktorladung (·100)	Ø Zustimmung (%)
Ich empfinde es als gar nicht→sehr störend,		
daß ich auf Reisen in Hotels Hautschuppen hinterlasse	85	76
daß ich meine Wohnung nicht perfekt sauberhalten kann und Hautspuren hinterlasse, wo ich mich länger aufhalte	85	76
daß mich die Reinigung und Pflege meiner Kleider vor besondere Probleme stellt	56	63
daß ich nicht in öffentlichen Badeanstalten baden kann	53	81
daß ich mir einen verständisvollen Friseur suchen muß	47	75
daß ich in der Straßenbahn angestarrt werde	43	61

schwerwiegender der Psoriatiker sein Krankheit einstuft, desto störender sind für ihn die beschriebenen Auswirkungen (p = 0,001), vermutlich gerade weil die Krankheit so schwerwiegend ist, daß sie kaum oder gar nicht verborgen werden kann. Für ältere Psoriatiker sind diese „markierenden" öffentlichen Situationen störender als für jüngere (p = 0,005), ebenso für Psoriatiker, die sich sozial isoliert fühlen (*Faktor 1.5;* p = 0,001), die sich dauernd mit ihrer Krankheit beschäftigen, „seelisch an die Krankheit gebunden" sind (*Faktor 4.3;* p = 0,001) oder die versuchen, ihre Krankheit nach Möglichkeit zu verbergen (*Faktor 4.5;* p = 0,005). Als besonders störend werden diese Situationen auch von Psoriatikern empfunden, die sich als unruhig, aggressiv und gereizt beschreiben (*Faktor 4.1;* p = 0,005).

Um dieser Stigmatisierung zu entgehen, unternimmt der Psoriatiker viel zur Pflege seiner Haut. Dies bringt zahlreiche Belastungen mit sich, wie sie in *Faktor 1.2* zum Ausdruck kommen. Das größte Gewicht unter den verschiedenen Belastungen kommt dem Zeitaufwand für die tägliche Pflege der Haut sowie für die ärztliche Behandlung zu. Wie unter 2.3.4 gezeigt wird, spielt dieser Zeitaufwand auch bei den Kosten der Krankheit eine dominierende Rolle. Neben dem Zeitaufwand laden auch die direkten finanziellen Aufwendungen (Ausgaben für die Behandlung, Extraurlaube etc.; vgl. 2.3.4) in diesem Faktor hoch.

Zwischen 84% und 63% der Befragten empfinden die in *Faktor 1.2* beschriebenen Belastungen als störend. Der Zeitaufwand zur persönlichen Hautpflege wird von 84%, der zusätzliche finanzielle Aufwand von 82% der Befragten als störend empfunden. Die aufgeführten Belastungen werden dabei von denjenigen als besonders störend empfunden, die „noch immer mit der Krankheit hadern" (*Variable 3.4;* p = 0,001) und die zu aggressiver Gereiztheit (*Faktor 4.1;* p = 0,001) oder umgekehrt zu depressiven Stimmungen neigen (*Faktor 4.1;* p = 0,001).

Faktor 1.3 wird im wesentlichen von nur 2 Items, dem Informationsgrad der Öffentlichkeit und der Unberechenbarkeit der Krankheit bestimmt. Dieser Faktor ist nur unter Berücksichtigung der Ergebnisse der Explorationsgespräche interpretierbar. Dort haben die in Einzelgesprächen Befragten ihrer Hoffnung Ausdruck gegeben, daß sie sicher leichter gesellschaftlich akzeptiert werden würden, wenn man in der Öffentlichkeit wüßte, daß Psoriasis nicht ansteckend ist, daß diese Krankheit auch nichts mit Geschlechtskrankheiten, Syphilis oder gar den biblischen „Aussätzigen" zu tun hat und daß Psoriatiker nicht einfach „unsaubere, ungepflegte" Menschen sind. Nicht weniger als 91% der Befragten empfinden den ungenügenden Informationsstand der Öffentlichkeit als störend.

Faktor 1.2: „Belastungen durch die Bekämpfung der Krankheitsfolgen"

Variable	Faktorladung (·100)	Ø Zustimmung (%)
Ich empfinde es als gar nicht→sehr störend,		
daß ich soviel Zeit für die Pflege meiner Haut aufwenden muß	79	84
daß ich soviel Zeit für ärztliche Behandlung aufbringen muß	79	74
daß ich viel Geld wegen meiner Krankheit ausgeben muß	67	82
daß mich die Reinigung und Pflege meiner Kleider vor besondere Probleme stellt	55	63

Faktor 1.3: „Verunsicherung durch Vorurteile und Diskontinuität im Selbstbild"

Variable	Faktor-ladung (· 100)	Ø Zu-stimmung (%)
Ich empfinde es als gar nicht→sehr störend,		
daß die Öffentlichkeit so wenig über Psoriasis informiert ist	83	91
daß die Krankheit so unberechenbar ist, wann sie kommt und wann sie geht	69	87

Wenn man in der Gesellschaft keinen sicheren Platz hat, dann stünde theoretisch die Möglichkeit offen, Sicherheit im Rückzug auf sich selbst zu finden. Dies wird aber erheblich dadurch erschwert, daß der unregelmäßige Krankheitsverlauf es unmöglich macht, sich irgendwie mit seiner Krankheit dauerhaft einzurichten. Man geht also auch der Entschädigung verlustig, die die Gesellschaft sonst mit dem Krankheitsfall verknüpft – Schonung, Rücksicht, Aufmerksamkeit und Zuwendung. 87% der Befragten empfinden den unberechenbaren Krankheitsverlauf offensichtlich als ein Problem.

Die aufgeführten Aussagen werden von denjenigen Psoriatikern als besonders störend empfunden, die eine ausgeprägte seelische Bindung an die Krankheit manifestieren (*Faktor 4.3;* p = 0,001), die sich als unruhig und gereizt beschreiben (*Faktor 4.1;* p = 0,001), die noch mit der Krankheit hadern (*Variable 3.4;* p = 0,005) oder die der Krankheit in aggressiver Abwehrhaltung gegenüberstehen (*Faktor 3.2;* p = 0,005). Eher weniger störend sind diese Aussagen dagegen für Männer (p = 0,01), für ältere Psoriatiker (p = 0,01) sowie für Befragte mit höherer Bildung (p = 0,001) und höherem Einkommen (p = 0,05).

Faktor 1.4 beschreibt die Auswirkungen der Psoriasis in beruflicher Hinsicht. Am höchsten lädt hier die Aussage „durch die Krankheit wurde ich in meiner Karriere behindert", der 15% der Befragten zustimmten.

Die Männer stimmten dieser Aussage mit 19% signifikant (p = 0,05) häufiger zu als die Frauen mit 10%; bei den übrigen Variablen ergaben sich keine geschlechtsspezifischen Unterschiede. 4% der Befragten haben wegen der Krankheit den Beruf wechseln müssen und insgesamt 7% konnten nicht den Beruf ausüben, den sie eigentlich ergreifen wollten.

Faktor 1.4: „Beeinträchtigung im Berufsleben"

Variable	Faktor-ladung (· 100)	Ø Zu-stimmung (%)
Durch die Krankheit wurde ich in meiner Karriere behindert	75	15
Ich habe meinen angestammten Beruf aufgegeben und einen neuen erlernen müssen	68	4
Ich habe keinen Beruf ausüben können, bei dem der Umgang mit Kunden wesentlich ist	61	7
Ich habe wegen der Krankheit nicht den Beruf ausüben können, den ich immer angestrebt habe	58	7

Die korrelationsstatistische Auswertung zeigt, daß negative Auswirkungen im Berufsleben eine zentrale Beeinträchtigung durch die Krankheit darstellen. Es besteht ein hochsignifikanter Zusammenhang (p = 0,001) zwischen negativen Auswirkungen im Berufsleben und den wichtigsten Faktoren, die die psychische Verfassung der Psoriatiker beschreiben: aggressive Gereiztheit/Niedergeschlagenheit *(Faktor 4.1)*, schwere Depression/Resignation *(Faktor 4.2)*, seelische Bindung an die Krankheit *(Faktor 4.3)* und Introversion/Abkapselung *(Faktor 4.7)*. Dabei spielt auch die Einstellung eine Rolle: Diejenigen Psoriatiker, die zu einer fatalistischen Grundeinstellung *(Faktor 3.1)* neigen, fühlen sich im Berufsleben vergleichsweise weniger behindert, während diejenigen, welche die Bewältigung der Krankheit als eine (unlösbare) Lebensaufgabe betrachten *(Faktor 3.2)* und durch die Krankheit stark beeinträchtigt und verunsichert sind *(Faktor 3.3)*, sich vergleichsweise im Berufsleben stärker behindert fühlen (p = 0,001). Ebenfalls stärker beruflich behindert fühlen sich körperlich Arbeitende (p = 0,001). Umgekehrt fühlen sich Psoriatiker mit höherer Bildung (p = 0,01) und höherem Einkommen (p = 0,005) weniger behindert. Am stärksten ausgeprägt ist der statistische Zusammenhang jedoch zur sozialen Isolierung und zum selbsteingestuften Schweregrad. Psoriatiker, die sich sozial isoliert fühlen oder die ihre Krankheit als schwer einstufen, fühlen sich häufig auch im Berufsleben stark behindert (p = 0,001).

In *Faktor 1.5* werden geradezu exemplarisch die direkten sozialen Reaktionen auf die Psoriasis deutlich: Ablehnung als Arbeitskollege, Ablehnung als Sexual- und Lebenspartner sowie Ablehnung in der Familie als Vater oder Mutter. 18% der Befragten sagen aus, daß sie wegen der Krankheit weniger Freunde haben und 3% fühlen sich aus dem gleichen Grund am Arbeitsplatz nicht voll akzeptiert. 10% haben Probleme (gehabt), einen Sexualpartner zu finden und 3% sind wegen der Krankheit von ihrem Partner verlassen worden. 6% schließlich geben an, daß sie wegen der Krankheit ihre Rolle als Vater/Mutter nur begrenzt erfüllen können. Frauen und Männer stimmen allen in diesem Faktor enthaltenen Variablen gleich häufig zu (p = 0,05).

Neben dem beschriebenen Zusammenhang zur beruflichen Behinderung ergeben sich hier ausgeprägte korrelationsstatistische Zusammenhänge (p = 0,001) zu den *Faktoren 4.7* „Introversion und Abkapselung", *2.2* „Kränkung und Rückzug", *3.2* „Aggressive Bewältigung" sowie zum selbsteingestuften Schweregrad. Weniger häufig finden sich Psoriatiker sozial isoliert, die mit einem Partner leben (p = 0,001). Dies ist besonders ausgeprägt der Fall bei denjenigen Befragten, die ihren Partner als verständnisvoll und hilfreich erleben *(Faktor 3.5)*. Umgekehrt stimmen diejenigen Befragten häufiger zu, die sich durch die Krankheit beeinträchtigt und verunsichert fühlen *(Faktor 2.3;* p = 0,001), dich sich dauernd mit ihrer Krankheit beschäftigen *(Faktor 4.3;* p = 0,001) und die besonders unter stigmatisierenden öffentlichen Situationen leiden.

Verschlechterung des Hautzustands bzw. Schubauslösung. Der Fragebogen enthält eine Gruppe von 13 Variablen für die wichtigsten Gründe, die nach Aussagen der Befragten eine Verschlechterung des Hautzustands bzw. einen Schub auslösen können. Die Faktorenanalyse ergibt 4 gut interpretierbare Faktoren, aus denen das Spannungsfeld deutlich wird, in dem der Psoriatiker steht: von Überaktivität/Streß einerseits über ein Umkippen in Niedergeschlagenheit/Rückzug bis hin zur Resignation andererseits. Dabei ergibt sich der bereits früher (vgl. Abb. 2.2) angesprochene Circulus vitiosus: nicht nur sind dies psychische Reaktionen auf die Krankheit, sondern diese psychischen Reaktionen wirken ihrerseits wieder als Schubauslöser und tragen zur Verschlechterung der Haut bei. Die Antworten auf die Frage: „Wodurch wird eine Verschlechterung ihres Zustands bzw. ein Schub ausgelöst?" sind in den folgenden 4 Faktoren zusammengefaßt wiedergegeben.

Faktor 1.5: „Soziale Isolierung"

Variable	Faktor-ladung ($\cdot$ 100)	$\varnothing$ Zustimmung (%)
Ich habé sicher weniger Freunde aufgrund meiner Krankheit	70	18
Meine Arbeitskollegen akzeptieren mich wegen meiner Psoriasis nicht vollständig	62	3
Ich habe große Schwierigkeiten (gehabt), einen Sexualpartner zu finden	59	10
Ich bin von meinem Partner (Lebensgefährten, Ehemann, Ehefrau) wegen der Krankheit verlassen worden	48	3
Ich kann wegen der Krankheit meine Pflichten in der Familie (als Vater, Mutter usw.) nur begrenzt erfüllen	48	6

Am höchsten lädt in *Faktor 2.1* die Aussage: „wenn ich zuviele Aktivitäten angefangen habe". Die höchste Zustimmung findet sich dagegen für die Aussagen: „wenn ich unruhig und nervös bin" und „wenn ich unter Streß stehe". Geschlechtsspezifische Unterschiede (p = 0,05) ergeben sich bei den 3 letzten Aussagen: überwiegend Frauen erleben Sorgen und Kummer, depressive Stimmungen sowie Angst vor größeren Veränderungen als schubauslösende Situationen.

Das hier vorliegende Zahlenmaterial erlaubt keine kausale Interpretation, inwiefern Psoriatiker, die durch Überaktivität in den Schub geraten, von ihrer Persönlichkeit her eher zu den Hyperaktiven gehören (wie dies gelegentlich von Dermatologen angeführt wurde), die dann unter der Krankheitsbelastung das Vorgenommene nicht erreichen und deswegen in depressive Stimmungszustände umkippen; oder inwiefern die Irritation, die durch die Spannung bzw. den Juckreiz der Haut verursacht wird, Unruhe und Nervosität hervorruft, die ihrerseits am anderen Ende mit Niedergeschlagenheit beantwortet werden.

Die korrelationsstatistische Auswertung zeigt, daß v.a. jene Psoriatiker durch die beschriebenen Situationen in den Schub hineingeraten, die sich als unruhig und gereizt beschreiben (*Faktor 4.1;* p = 0,001) und die sich durch die Krankheit generell stark beeinträchtigt und verunsichert fühlen (*Faktor 3.3;* p = 0,001). Es erstaunt nicht, daß auch diejenigen Psoriatiker auf diese Weise in den Schub kommen, die die zeitlichen und anderen Belastungen als schwerwiegend empfinden (*Faktor 1.2;* p = 0,01) oder die sich in ihrer beruflichen Karriere durch die Krankheit behindert fühlen (*Faktor 1.4;* p = 0,01). Ebenfalls stärker vertreten sind Psoriatiker, die ihre Krankheit als schwerwiegend einstufen (p = 0,01) und die eine höhere Bildung haben (p = 0,05).

Mit Abstand am höchsten lädt in *Faktor 2.2* die erste Aussage: Angegriffen- und Weggestoßenwerden. Aus den Explorationsgesprächen hat sich ergeben, daß das direkte Angesprochen- oder gar Angegriffenwerden wegen der Krankheit, insbesondere für jene Psoriatiker, die sich sehr bemühen, ihre Krankheit zu verbergen, außerordentlich belastend sein kann. Es erstaunt daher nicht, daß solche Erlebnisse ihrerseits wieder zur Schubauslösung beitragen können. Dies scheint v. a. bei eher älteren Psoriatikern der Fall zu sein (p = 0,001) sowie bei jenen, die körperlich arbei-

Faktor 2.1: „Überaktivität, Streß, Nervosität, Niedergeschlagenheit"

Variable	Faktor-ladung ($\cdot$ 100)	$\varnothing$ Zustimmung[a]		
		Gesamt (%)	Männer (%)	Frauen (%)
Eine Verschlechterung (Schub) tritt ein,				
wenn ich zuviele Aktivitäten angefangen habe	69	15	14	16
wenn ich unter Streß stehe	67	49	55	41
wenn ich unruhig und nervös bin	63	52	50	54
wenn ich Sorgen und Kummer habe	55	31	26	38 (1,89)*
wenn ich mich depressiv fühle	54	23	17	30 (2,15)*
wenn ich Angst vor einer größeren Veränderung in meinem Leben habe	51	16	11	21 (1,77)*

[a] Die in der letzten Spalte in Klammern stehenden Zahlen sind z-Werte bei denjenigen Aussagen, die von Frauen und Männern unterschiedlich beantwortet wurden. * Signifikanzstufe 95%; ** Signifikanzstufe 97,5%; *** Signifikanzstufe 99%; H_0: kein Unterschied in der durchschnittlichen Zustimmung nach Geschlecht; H_1: durchschnittliche Zustimmung unterschiedlich nach Geschlecht.

Faktor 2.2: „Kränkung und Rückzug"

Variable	Faktor-ladung ($\cdot$ 100)	$\varnothing$ Zustimmung (%)
Eine Verschlechterung (Schub) tritt ein,		
wenn mich in meiner Umgebung jemand wegen meiner Krankheit angreift oder wegstößt	76	8
wenn ich mich innerlich nicht mehr gegen die Krankheit wehre	58	11
wenn ich nachts nicht schlafen kann	54	18
wenn ich mich ganz auf mich zurückgezogen und isoliert habe	45	7

ten (p = 0,005), ihre Krankheit als schwerwiegend einstufen (p = 0,001) und die sich als introvertiert (*Faktor 4.7;* p = 0,001) oder als unruhig und gereizt/aggressiv beschreiben (*Faktor 4.1;* p = 0,001); ebenso bei denjenigen, welche sich sozial isoliert (*Faktor 1.5;* p = 0,001) oder durch die Krankheit in ihrer Karriere behindert fühlen (*Faktor 1.4;* p = 0,001). Umgekehrt scheint die Schubauslösung durch „Kränkung und Rückzug" weniger häufig bei Psoriatikern, die mit einem Partner leben (p = 0,005), eine höhere Bildung aufweisen (p = 0,001) oder ein höheres Einkommen haben (p = 0,005).

Alle 4 Variablen, die in den *Faktor 2.3* eingehen, beschreiben eine resignierende Haltung, das Aufgeben im Kampf mit der Krankheit. Offensichtlich beobachten v.a. Psoriatiker, die ihre tägliche Hautpflege aufgeben, eine Verschlechterung ihres Hautzustands. Interessant ist, daß die Männer mit 43% dieser Aussage häufiger (p = 0,05) zustimmen als die Frauen mit 32%. Dies deutet auf eine stärkere willensmäßige Steuerung der Krankheit durch die Männer hin. Bei den übrigen Items ergaben sich keine geschlechtsspezifischen Unterschiede. Es scheint, daß v.a. ältere Psoriatiker gelegentlich resignieren und dadurch in den nächsten Schub hineinkommen (p = 0,001).

Aus *Faktor 2.4* wird deutlich, daß das Auftreten anderer gesundheitlicher Belastungen den Hautzustand verschlimmern bzw. einen Schub auslösen kann. Allgemein eher schlechte Gesundheit wird von den Frauen mit 42% gegenüber den Männern mit 25% deutlich häufiger (p = 0,001) als Grund für eine Verschlechterung des Hautzustands verantwortlich gemacht.

Faktor 2.3: „Resignation"

Variable	Faktorladung (·100)	Ø Zustimmung (%)
Eine Verschlechterung (Schub) tritt ein,		
wenn ich aufhöre, mich zu pflegen	71	38
wenn ich mich gehenlasse	64	13
wenn ich mich innerlich nicht mehr gegen die Krankheit wehre	44	11
wenn ich mich ganz auf mich zurückgezogen und isoliert habe	42	7

Faktor 2.4: „Andere gesundheitliche Belastungen"

Variable	Faktorladung (·100)	Ø Zustimmung[a]		
		Gesamt (%)	Männer (%)	Frauen (%)
Eine Verschlechterung (Schub) tritt ein,				
zu Beginn meiner Monatsblutung	80	12	–	12
wenn mein allgemeiner Gesundheitszustand eher schlecht ist	55	33	25	42 (2,67)***

[a] Fußnote zu *Faktor 2.1*, S. 192.

Neben dem erwähnten Unterschied nach Geschlecht kommen v.a. ältere (p = 0,001) sowie Psoriatiker, die allein leben (p = 0,005), körperlich arbeiten (p = 0,05), eher introvertiert sind (*Faktor 4.7;* p = 0,001), sich sozial isoliert fühlen (*Faktor 1.5;* p = 0,001) und auch die zeitlichen und finanziellen Belastungen durch die Krankheit als sehr störend empfinden (*Faktor 1.2;* p = 0,005), auf diese Weise in den Schub.

Von den Antworthäufigkeiten her stehen also - nach dem Empfinden der Befragten - 4 Gründe für Verschlechterungen des Hautzustands im Vordergrund: Un-

ruhe/Nervosität, Streß, Aufgabe der täglichen Hautpflege (Resignation) sowie –
v. a. bei Frauen – Sorgen, Kummer und andere gesundheitliche Belastungen.

Umgang mit der Krankheit und Wege der Verarbeitung. Das Ausmaß der erlebten
(empfundenen) Behinderung wird wesentlich durch die allmählich erworbene Einstellung zur Krankheit mitbestimmt. In dieser Einstellung kommt zum Ausdruck,
wie der Psoriatiker mit seiner Krankheit umgeht und inweifern er in der Lage ist,
seine Krankheit zu verarbeiten, sich mit ihr zu arrangieren. Der Fragebogen enthält
eine Gruppe von 7 Variablen, die sich mit möglichen Wegen der Verarbeitung bzw.
Bewältigung der Krankheit befassen. Die Faktorenanalyse ergibt die 3 im folgenden dargestellten Faktoren.

Aus den in *Faktor 3.1* zusammengefaßten Haltungen spricht ein Gleichmut, der
entweder aus einer Anpassung an die Krankheit resultiert, aus einer Art von Schick-
salsglauben gespeist ist oder durch eine umdeutende Minimierung der Krankheit
in einen Schönheitsfehler erreicht wird. Diese fatalistische Einstellung hilft offensichtlich mit, die Krankheit leichter zu ertragen. So findet sich ein negativer Zusammenhang zu den Faktoren „Stigmatisierung in öffentlichen Situationen" (*Faktor
1.1;* p = 0,05), „Belastung durch die Bekämpfung der Krankheitsfolgen" (*Faktor
1.2;* p = 0,01) und „Beeinträchtigung im Berufsleben" (*Faktor 1.4;* p = 0,001). Ein
hochsignifikanter positiver Zusammenhang besteht zu *Faktor 4.8* „Krankheit ohne
Einfluß". Eine negative Korrelation (p = 0,005) zu *Faktor 2.2* „Kränkung und Rückzug" deutet darauf hin, daß eine fatalistische Grundeinstellung auch unempfindli-
cher gegenüber Reaktionen von Außenstehenden macht. Im Vergleich zu anderen
Einstellungsvariablen ergibt sich ein negativer Zusammenhang zum „mit der
Krankheit hadern" (*Variable 3.4;* p = 0,005); umgekehrt besteht ein positiver Zusammenhang zu *Faktor 4.4* „Optimismus, positive Einstellung". Ein stark ausgeprägter negativer Zusammenhang (p = 0,001) schließlich besteht zum selbsteingestuften Schweregrad der Krankheit.

In den Variablen, die den *Faktor 3.2* konstituieren, werden mehrere aggressive
Aspekte des Umgangs mit der Krankheit ausgedrückt. Psoriasis wird als schwerwie-
gende Krankheit, nicht als Schönheitsfehler erlebt, die es als Lebensaufgabe zu be-
wältigen, „aktiv in Angriff zu nehmen" gilt. Gleichzeitig wird der Ärger über die
Psoriasis, der Wunsch, sie loshaben zu wollen, gelegentlich so stark, daß man die
Krankheit am liebsten seinem Feind „an den Hals" wünschen möchte.

Diese aggressive Abwehrhaltung stellt keine günstige Bewältigungsform der
Krankheit dar. Die hochsignifikante positive Korrelation (p = 0,001) zum „mit der

Faktor 3.1: „Fatalismus"

Variable	Faktor- ladung (·100)	Ø Zu- stimmung (%)
Die Psoriasis ist eine Tragödie, aber ich habe damit leben gelernt	77	45
Wenn ich nicht Psoriasis hätte, dann hätte ich sicher etwas anderes	67	27
Für mich ist Psoriasis keine Krankheit, sondern ein Schönheitsfehler	48	37

Krankheit hadern" sowie die negative Korrelation (p = 0,001) zu *Faktor 4.8* „Krankheit ohne Einfluß" deuten darauf hin, daß gerade diejenigen Psoriatiker die Bewältigung ihrer Krankheit als zentrale Lebensaufgabe empfinden, die diese Bewältigung bisher nicht in zufriedenstellender Weise geschafft, sich mit der Krankheit noch nicht arrangiert haben. Daß eine aggressive Abwehrhaltung nicht günstig für die Bewältigung der Krankheit ist, zeigt sich auch daran, daß zu 3 der 4 im vorhergehenden Abschnitt beschriebenen schubauslösenden Faktoren ein Zusammenhang besteht: „Überaktivität/Streß" *(Faktor 2.1;* p = 0,05), „Kränkung und Rückzug" (*Faktor 2.2;* p = 0,001) und „Resignation" (*Faktor 2.3;* p = 0,05). Eine aggressive Abwehrhaltung findet sich offensichtlich häufiger bei Psoriatikern, die sich durch die Vorurteile in der Öffentlichkeit beeinträchtigt und verunsichert (*Faktor 1.3;* p = 0,005) fühlen, die sich durch die Krankheit beruflich behindert fühlen (*Faktor 1.4;* p = 0,001) oder die sich ausgeprägt sozial isoliert fühlen (*Faktor 1.5;* p = 0,001). Auf der psychischen Ebene geht diese aggressive Abwehrhaltung einher mit „aggressiver Gereiztheit" (*Faktor 1.4;* p = 0,005) einerseits, „Depression/Resignation" (*Faktor 4.2;* p = 0,005) andererseits. Psoriatiker, die mit einem Partner leben, nehmen dagegen weniger häufig Zuflucht zu dieser aggressiven Abwehrhaltung (p = 0,001).

Faktor 3.2: „Aggressive Abwehrhaltung"

Variable	Faktor-ladung (· 100)	Ø Zu-stimmung (%)
Wenn man Psoriasis bewältigt, dann hat man sein Leben bewältigt	68	24
Wenn ich einem meiner Feinde etwas ganz Böses wünsche, dann wünsche ich ihm die Psoriasis	60	7
Für mich ist Psoriasis keine Krankheit, sondern ein Schönheitsfehler (negativ)	−45	37

Faktor 3.3: „Beeinträchtigung und Verunsicherung"

Variable	Faktor-ladung (· 100)	Ø Zu-stimmung[a] (%)
Meine Krankheit stört mich überhaupt nicht (negativ)	−73	5
Ich habe nur Angst vor dem Alter, wenn ich mich nicht mehr allein pflegen kann	52	18 (1,73)*
Wenn ich nicht Psoriasis hätte, dann hätte ich sicher etwas anderes	45	24

[a] Siehe Fußnote zu *Faktor 2.1,* S. 192.

Die höchste Ladung in *Faktor 3.3* hat die Aussage, daß die Krankheit überhaupt nicht stört; sie geht jedoch mit negativem Vorzeichen in den Faktor ein, womit ausgedrückt wird, daß die Krankheit störend, beeinträchtigend wirkt. Lediglich 5% der Befragten fühlen sich durch die Psoriasis gar nicht gestört, 95% fühlen sich mehr oder weniger stark gestört. Neben der in der ersten Aussage beschriebenen Beeinträchtigung kommt auch Angst vor der Zukunft zum Ausdruck, wenn einmal die eigenen Kräfte zur Hautpflege nicht mehr ausreichen sollten. Die Frauen äußern diese Zukunftsangst mit 23% häufiger als die Männer mit 13% (p = 0,05).

Die Beeinträchtigung durch die Krankheit spiegelt sich darin wider, daß ein Zusammenhang besteht zu 4 der 5 Faktoren, die Teilaspekte der erlebten sozialen Behinderung beschreiben: „Stigmatisierung in sozialen Situationen" (*Faktor 1.1;* p = 0,05), „Belastung durch die Bekämpfung der Krankheitsfolgen" (*Faktor 1.2;* p = 0,05), „Negative Berufsauswirkungen" (p = 0,001) sowie „Soziale Isolierung" (p = 0,001). Umgekehrt besteht ein hochsignifikanter negativer Zusammenhang (p = 0,001) zu *Faktor 4.8* „Krankheit ohne Einfluß". Beeinträchtigt und verunsichert fühlen sich v. a. jene Psoriatiker, die sich als unruhig und gereizt beschreiben (*Faktor 4.1;* p = 0,001) und die entsprechend hauptsächlich durch „Streß/Überaktivität" (*Faktor 2.1;* p = 0,001) in den Schub kommen. Stärker vertreten sind hier auch Psoriatiker, die ihre Krankheit als schwer einstufen (p = 0,001). Umgekehrt fühlen sich Befragte mit höherer Bildung und höherem Einkommen (p = 0,01) weniger häufig „beeinträchtigt und verunsichert".

Neben den *Faktoren 3.1–3.3* stellt die in *Variable 3.4* ausgedrückte Einzelaussage eine zentrale Einstellungsvariable dar.

Bei diesem Ergebnis treten keine geschlechtsspezifischen Unterschiede auf. Die korrelationsstatistische Auswertung zeigt – es wurde bereits verschiedentlich darauf hingewiesen – daß Psoriatiker, die noch mit der Krankheit hadern, die oben diskutierten sozialen Behinderungen als störender empfinden als diejenigen, die sich mit der Krankheit abgefunden haben. Signifikante Zusammenhänge bestehen zum selbsteingestuften Schweregrad (p = 0,005) sowie zu den *Faktoren 1.2* „Belastungen durch die Bekämpfung der Krankheitsfolgen" (p = 0,001), *1.3* „Verunsicherung durch Vorurteile und Diskontinuität im Selbstbild" (p = 0,005), *1.4* „Negative Berufsauswirkungen" (p = 0,01) und *1.5* „Soziale Isolierung" (p = 0,001). Auch zu allen schubauslösenden Faktoren besteht ein eindeutiger Zusammenhang (p = 0,05). Dieser ist besonders ausgeprägt zum *Faktor 2.2* „Kränkung und Rückzug" (p = 0,001): Wer noch mit der Krankheit hadert, fühlt sich auch eher angegriffen oder gekränkt und umgekehrt. In bezug auf die anderen Einstellungsvariablen ist das „Mit der Krankheit hadern" v. a. mit einer aggressiven Abwehrhaltung (*Faktor 3.2;* p = 0,001) korreliert; umgekehrt besteht ein negativer Zusammenhang zum *Faktor 3.1* „Fatalismus" (p = 0,005). Mit der Krankheit hadern besonders jene Psoriatiker, die sich entweder als unruhig/gereizt (*Faktor 4.1;* p = 0,001) oder als depressiv (*Faktor 4.2;* p = 0,001) beschreiben; ebenso diejenigen, die versuchen, ihre Krankheit zu verbergen (*Faktor 4.5;* p = 0,001) oder die sich an die Krankheit noch nicht angepaßt haben (*Faktor 4.6;* p = 0,001).

Neben den in den *Faktoren 3.1–3.4* beschriebenen Einstellungen zur Krankheit spielt für das Ausmaß der Behinderung durch die Psoriasis auch eine Rolle, ob man sich auf einen verständnisvollen und hilfsbereiten Partner stützen kann *(Faktor 3.5).* Insgesamt 75% der Befragten leben mit einem Partner zusammen. Bei 63% der Befragten stößt sich der Partner überhaupt nicht an der Krankheit und 51% sagen aus, der Partner helfe ihnen bei der Behandlung der erkrankten Hautstellen mit.

Auffallend ist, daß die männlichen Befragten der ersten und dritten Aussage häufiger zustimmen (p = 0,001). Entsprechend besteht eine sehr enge Korrelation

Variable 3.4: „Mit der Krankheit hadern"

Variable	Ø Zustimmung (%)
Ich habe mich mit der Krankheit abgefunden	73
Ich hadere immer noch mit der Krankheit	27

zwischen dem Faktor „Unterstützung durch verständnisvollen Partner" und dem Geschlecht (p = 0,001). Psoriatiker, die mit einem verständnisvollen Partner zusammenleben, neigen weniger zu Depression (*Faktor 4.2;* p = 0,001), beschreiben sich seltener als introvertiert (*Faktor 4.7;* p = 0,001) und fühlen sich sozial weniger häufig isoliert (*Faktor 1.5;* p = 0,001); ebenso wirken Kränkungen durch Außenstehende *(Faktor 2.2)* weniger leicht schubauslösend (p = 0,005).

Schließlich kann auch eine gute, vertrauensvolle Beziehung zum behandelnden Arzt mithelfen, die Krankheit besser zu ertragen *(Faktor 3.6)*. Eine positive Einstellung zum Arzt haben v. a. Psoriatiker, die ihre Krankheit als schwerwiegend einstufen (p = 0,005), eher älter sind (p = 0,05), sich aber trotzdem eine allgemein optimistische Grundeinstellung bewahrt haben (p = 0,001). Weniger positiv zu den Ärzten eingestellt sind Psoriatiker, die unter stigmatisierenden Situationen in der Öffentlichkeit leiden (*Faktor 1.1;* p = 0,05), die ihre Krankheit verbergen, „sozial akzeptiert sein" wollen (*Faktor 4.5;* p = 0,001), auf deren Leben die Krankheit einen großen Einfluß hat (*Faktor 4.8;* p = 0,005) oder die zu Depressionen neigen (*Faktor 4.2;* p = 0,005).

Auswirkungen der Psoriasis auf die psychische Verfassung (psychische Äquivalente der Psoriasis). Die Auswirkungen der Psoriasis auf die psychische Verfassung der Befragten wurde über eine Batterie von 36 Variablen abgefragt. Die Faktorenanalyse ergab 8 Faktoren, die im folgenden dargestellt werden. Das Lebensgefühl der befragten Psoriatiker ist offensichtlich durch die Pole Aggressivität/Reizbarkeit einerseits und Depressivität andererseits geprägt. Während diese Dimensionen auch schon in den vorher beschriebenen Zusammenhängen angeklungen sind, bestimmen sie schwerpunktmäßig das Bild der psychischen Äquivalente der Psoriasis.

Faktor 3.5: „Unterstützung durch verständnisvollen Partner"

Variable	Faktorladung (· 100)	Ø Zustimmung[a]		
		Gesamt (%)	Männer (%)	Frauen (%)
Ich lebe z. Z. mit einem Partner (Freund/Freundin; Ehemann/Ehefrau) zusammen	81	75	86	61 (3,91)***
Mein Partner stößt sich überhaupt nicht an meiner Krankheit	76	63	67	58
Mein Partner hilft mir, die erkrankten Hautflächen zu behandeln	73	51	62	37 (3,82)***

[a] Siehe Fußnote zu *Faktor 2.1,* S. 192.

Faktor 3.6: „Positive Einstellung zum Arzt"

Variable	Faktor-ladung (·100)	Ø Zu-stimmung (%)
Mein Arzt ist verständnisvoll, ich kann über alle Probleme mit ihm reden	76	40
Ich habe in jeder Hinsicht Vertrauen zu meinem behandelnden Arzt	73	55
Mein behandelnder Arzt geht auf meine Anregungen und Wünsche ein	72	41
Mein Arzt behandelt meine Haut immer nach den neuesten Erkenntnissen	64	31
die Ärzte haben mir geholfen, die Krankheit anzunehmen	51	25

In *Faktor 4.1* kommt die labile psychische Verfassung vieler Psoriatiker deutlich zum Ausdruck. Die 3 ersten Aussagen machen deutlich, daß viele nicht zur Ruhe kommen, sich „in ihrer Haut nicht wohl fühlen" können. In dieser gereizten, angespannten Verfassung ist es schwer, dauerhafte Anerkennung durch die Mitwelt zu bekommen, so daß am anderen Ende der Agitation die Niedergeschlagenheit steht. Zwischen nervöser Gereiztheit/Aggressivität und Niedergeschlagenheit hin und her schwankend, werden viele Psoriatiker durch Unvorhergesehenes, Ungeplantes leicht aus dem Gleichgewicht gebracht. Rund zwei Drittel der Befragten sagen aus, sie bräuchten viel Bestätigung, offenbar weil sie wegen ihrer Krankheit Komplexe und Minderwertigkeitsgefühle haben. Die durchschnittliche Zustimmung zu den einzelnen Aussagen schwankt zwischen 56% und 73%. Frauen geben mit 76% häufiger an, niedergeschlagen und traurig zu sein als Männer mit 56% (p = 0,001). Ebenso leiden Frauen mit 79% häufiger an Komplexen und Minderwertigkeitsgefühlen als Männer mit 69% (p = 0,05). Die hohe Zustimmung bei allen Aussagen macht deutlich, daß es sich hier um zentrale Aspekte der psychischen Verfassung der Psoriatiker handelt.

Faktor 4.1: „Aggressive Gereiztheit/Niedergeschlagenheit"

Variable	Faktor-ladung (·100)	Ø Zustimmung[a]		
		Gesamt (%)	Männer (%)	Frauen (%)
Ich bin unruhig und gereizt	78	69	66	74
Ich könnte wegen jeder Kleinigkeit aus der Haut fahren	78	57	56	57
Ich bin oft wütend, in aggressiver Stimmung	75	56	60	53
Ich bin oft niedergeschlagen und traurig	70	65	56	76 (3,17)***
Unvorhergesehenes, Ungeplantes wirft mich aus der Bahn	66	56	52	61
Ich brauche viel Bestätigung	61	65	63	70
Ich habe Komplexe, Minderwertigkeitsgefühle	55	73	69	79 (1,65)*

[a] Siehe Fußnote zu *Faktor 2.1*, S. 192.

Die gleiche Schlußfolgerung ergibt sich aus der korrelationsstatistischen Auswertung. Der Faktor „Aggressive Gereiztheit/Niedergeschlagenheit" ist mit allen Faktoren, die die erlebte soziale Behinderung durch die Krankheit beschreiben, hochsignifikant korreliert (*Faktoren 1.1–1.5;* p = 0,001). Mit großer Antworthäufigkeit (p = 0,001) sind in obigem Faktor jene Psoriatiker vertreten, die durch Streß/ Überaktivität einerseits oder Kränkungen durch die Umwelt andererseits in den Schub hineinkommen. Aber auch zum *Faktor 2.4* „Schubauslösung durch andere gesundheitliche Belastungen" besteht ein statistischer Zusammenhang (p = 0,005). Ein eindeutiger Zusammenhang besteht auch zu 3 der 4 Faktoren, die sich mit Bewältigungsmöglichkeiten der Krankheit befassen: „Aggressive Abwehrhaltung" (*Faktor 2.2;* p = 0,01), „Beeinträchtigung und Verunsicherung" (*Faktor 3.3;* p = 0,001) sowie zu der Variablen „Mit der Krankheit hadern" (*Variable 3.4;* p = 0,001). Männer (p = 0,005), ältere Psoriatiker (p = 0,05) sowie Befragte mit höherer Bildung und höherem Einkommen (p = 0,05) stimmen den in *Faktor 4.1* enthaltenen Aussagen weniger häufig zu. Umgekehrt sind Psoriatiker, die ihre Krankheit als schwerwiegend einstufen oder körperlich arbeiten (p = 0,001), stärker vertreten.

Den Gegenpol zu Aggression/Reizbarkeit im Gefühlsleben der Psoriatiker bestimmen depressive Stimmungen und Resignation, wie sie in *Faktor 4.2* beschrieben sind.

In epidemiologischen Arbeiten wird verschiedentlich auf eine im Vergleich zu den Männern größere Anfälligkeit der Frauen auf psychische Störungen hingewiesen; Frauen erkranken wesentlich häufiger an allen Arten von Depressionen und Neurosen als Männer (Eisenberg 1979; Gomberg und Franks 1979). Auch bei den befragten Psoriatikern zeigen sich diese geschlechtsspezifischen Unterschiede. Mehr Frauen als Männer (p = 0,05) stimmten den beiden ersten Aussagen zu. Ebenfalls mehr Frauen (p = 0,05) sagen aus, ihre Kindheit und Jugend seien ein einziger Leidensweg gewesen. Mit 41% (nur 25% bei den Männern) haben deutlich mehr Frauen manchmal das Gefühl, eine wertlose Person zu sein (p = 0,001). Bereits im vorhergehenden *Faktor 4.1* haben Frauen häufiger als Männer angegeben, oft niedergeschlagen und traurig zu sein. Als mögliche Ursachen für die erhöhte Anfälligkeit der Frauen für psychische Störungen werden in der Literatur folgende Faktoren diskutiert (Ernst 1881, S. 35): hormonale Einflüsse, eine größere Bereitschaft der Frauen, seelische Schwierigkeiten in einem Interview oder einem Fragebogen zuzugeben oder sich deswegen in Behandlung zu begeben, Einflüsse der traditionellen Rollenverteilung, welche von den Frauen v. a. Anpassung und Nachgiebigkeit verlangt und so möglicherweise depressionsfördernd wirkt, die soziale Isolation der nichtberufstätigen Frau sowie schließlich ein stärkeres Angewiesensein der Frau auf menschliche Beziehungen und damit ein stärkeres Betroffenwerden durch deren Instabilität in einer hochmobilen Gesellschaft.

Die korrelationsstatistische Auswertung zeigt v. a. einen stark ausgeprägten Zusammenhang zum Alter (p = 0,001). Ob dieser Zusammenhang allerdings eindeutig mit der Psoriasis zusammenhängt oder eine generelle Alterserscheinung widerspiegelt, kann nicht beurteilt werden. Ebenfalls stark korreliert ist die Neigung zur Depression mit der „Belastung durch die Bekämpfung der Krankheitsfolgen" sowie mit der beruflichen Stellung; Arbeiter scheinen wesentlich anfälliger zu sein auf depressive Stimmungen als Angestellte (p = 0,001). Ebenfalls stärker zu Depressionen neigen, wie erwähnt, die weiblichen Befragten und Psoriatiker, die allein leben

Faktor 4.2: „Schwere Depression/Resignation"

Variable	Faktor-ladung ($\cdot 100$)	Ø Zustimmung[a]		
		Gesamt (%)	Männer (%)	Frauen (%)
Manchmal habe ich mir gewünscht, tot zu sein und weg von allem	74	26	20	32 (1,95)*
Manchmal habe ich keinen Lebensmut mehr	72	31	26	37 (1,73)*
Ich habe schon einen Selbstmordversuch gemacht	64	3	2	5
Die neuen Behandlungsmethoden kommen für mich zu spät	63	23	24	21
Meine Kindheit und Jugend waren ein einziger Leidensweg	56	29	24 1	35 (1,75)*
Wenn meine Krankheit besonders schlimm war, dann hat mich nur mein Glaube aufrichten können	51	47	42	52
Ich habe manchmal das Gefühl, eine wertlose Person zu sein	49	32	25	41 (2,52)***

[a] Siehe Fußnote zu *Faktor 2.1*, S. 192.

(p = 0,005), erwartungsgemäß auch diejenigen Befragten, die v. a. durch Kränkungen von außen in den Schub kommen (*Faktor 2.2;* p = 0,005).

Die Aussagen, die den *Fakor 4.3* bestimmen, machen deutlich, daß das Selbstwertgefühl vieler Psoriatiker stark vom Zustand ihrer Haut abhängt. „Sauber sein" erscheint gleichbedeutend mit: ein ganzer, heiterer oder angenehmer Mensch zu sein. Bereits in den Explorationsgesprächen hatte sich ergeben, daß einzelne Psoriatiker so stark mit ihrer Krankheit beschäftigt sind, daß sich Ehepartner beklagten, die Psoriasis sei der eigentliche „Intimpartner" ihrer Gefährten; die Psoriasis schiebe sich wie eine Mauer zwischen den Betroffenen und seine Umwelt. In der Tat haben von den schriftlich Befragten mehr als die Hälfte (56%) der Aussage „Ich beschäftige mich dauernd mit meiner Krankheit" zugestimmt; die Männer stimmten mit 65% signifikant häufiger zu als die Frauen mit 46% (p = 0,001). Ebenfalls mehr Männer als Frauen (p = 0,005) stimmten der Aussage zu: „Seit ich mit meinem jetzigen Partner lebe, geht es mir gut".

Es erstaunt nicht, daß v. a. Psoriatiker den Aussagen in *Faktor 4.3* zugestimmt haben, die die soziale Behinderung durch die Krankheit als stark störend empfinden (*Faktoren 1.1, 1.3, 1.4* und *1.5;* p = 0,001; *Faktor 1.2;* p = 0,05), die ihre Krankheit als schwerwiegend einstufen (p = 0,001), durch die Krankheit stark beeinträchtigt und verunsichert sind (*Faktor 3.3;* p = 0,001) oder die noch mit der Krankheit hadern (*Variable 3.4; p = 0,001). Umgekehrt gelingt es offenbar leichter, sich von der Krankheit etwas zu lösen, wenn man mit einem Partner zusammenlebt (p = 0,05) oder über ein höheres Einkommen verfügt (p = 0,005).*

Mit den in *Faktor 4.4* zusammengefaßten Aussagen wird eine Grundstimmung beschrieben, die ein Gegengewicht zu den vielfältigen Belastungen durch die Krankheit darstellt. Erstaunlich viele, nämlich zwischen 77% und 88% der Befragten, stimmen den 4 Aussagen zu. Frauen bezeichnen sich dabei häufiger als optimistisch (p = 0,05) und finden auch eher (p = 0,05), sie hätten viel Glück gehabt im Le-

Faktor 4.3: „Seelische Bindung an die Krankheit"

Variable	Faktor-ladung ($\cdot 100$)	Ø Zustimmung[a]		
		Gesamt (%)	Männer (%)	Frauen (%)
Wenn meine Haut „sauber" ist, bin ich ein ganz anderer Mensch	68	84	85	83
Ich beschäftige mich dauernd mit mir und meiner Krankheit	62	56	65	46 (2,91)***
Ich kann es schon nicht mehr genießen, wenn ich erscheinungsfrei bin, aus Angst vor dem nächsten Schub	55	37	37	38
Ich habe das Gefühl, die Leute starren meine Haut an	51	68	65	73
Seit ich mit meinem jetzigen Partner zusammenlebe, geht es mir gut	45 *	68	74	60 (2,20)
Wenn ich meine Schuppen abgelöst habe, fühle ich mich rein, wie neugeboren	45	76	76	76
Ich schäme mich, daß meine Haut so häßlich ist	42	61	60	63

[a]Siehe Fußnote zu *Faktor 2.1*, S.192.

Faktor 4.4: „Optimismus, positive Grundstimmung"

Variable	Faktor-ladung ($\cdot 100$)	Ø Zustimmung[a]		
		Gesamt (%)	Männer (%)	Frauen (%)
Ich sage mir immer wieder, daß es mir eigentlich gut geht	87	88	87	89
Ich bin optimistisch	75	82	76	87 (1,90)*
Ich habe in meinem Leben viel Glück gehabt	58	88	83	92 (1,69)*
Ich fühle mich trotz der Krankheit wohl	42	77	74	80

[a] Siehe Fußnote zu *Faktor 2.1*, S.192.

ben, trotz der Krankheit. Eine positive, optimistische Grundstimmung findet sich v. a. unter jüngeren Psoriatikern (p = 0,001) sowie Befragten, die mit einem Partner zusammenleben (p = 0,005), über eine höhere Bildung (p = 0,001) sowie ein höheres Einkommen (p = 0,01) verfügen und sich sozial nicht isoliert fühlen (p = 0,001). Ein hochsignifikanter Zusammenhang findet sich auch zur Einstellung zu Ärzten: eine allgemein positive Grundeinstellung geht auch mit einer positiven Einstellung zu den Ärzten einher (p = 0,001). Der Psoriatiker, der eher optimistisch eingestellt ist, scheint seine Krankheit auch als weniger schwerwiegend einzustufen (p = 0,005). Je schwerwiegender der Psoriatiker umgekehrt die Krankheit einstuft, um so eher ist er gereizt, aggressiv oder niedergeschlagen (p = 0,001); seine seelische Bindung an die Krankheit nimmt zu (p = 0,001), und er wird eher introvertiert (p = 0,05).

In *Faktor 4.5* wird der Wunsch deutlich, so wie die anderen sein zu können, ohne auf diese anstrengende Weise immer etwas für das annehmbare Aussehen der Haut tun zu müssen. 60% der Befragten wollen denn auch nicht auf ihre Krankheit angesprochen werden und 58% finden, fremde Leute sollen nach Möglichkeit nichts von ihrer Krankheit wissen. Rund zwei Drittel haben manchmal keine Lust mehr, etwas für ihre Haut zu tun.

Beim Faktor „Sozial akzeptiert sein wollen" reagieren v.a. diejenigen Psoriatiker mit größerer Antworthäufigkeit (Bejahung der Fragen), welche belastende (stigmatisierende) offentliche Situationen als sehr störend empfinden (p = 0,005) oder noch mit ihrer Krankheit hadern (p = 0,001). Offensichtlich haben diejenigen, die über ihre Krankheit am liebsten nicht reden, auch eine eher negative Einstellung zu den Ärzten. Das Problem der mangelnden Akzeptiertheit scheint größer zu sein bei Psoriatikern mit einer höheren Bildung.

Am höchsten laden in *Faktor 4.6* die Aussagen „Heute geht es mir besser, da ich mit der Krankheit lebengelernt habe", der 86% zustimmen, und „Je älter ich werde, um so besser geht es mir". Wie erwartet, ergibt sich ein signifikant negativer Zusammenhang zum „Mit der Krankheit hadern" (*Variable 3.4,* p = 0,001) sowie zur Einstufung der Krankheitsform als mild, mittelschwer oder schwer (p = 0,05). Ein Zusammenhang mit dem Alter besteht dagegen nicht (p = 0,05). 85% der Befragten finden, daß die heutigen Behandlungsmethoden die Krankheit erträglicher machen.

Je stärker sozial isoliert sich der Psoriatiker fühlt (p = 0,001), je ausgeprägter er seine Krankheit als beruflich behindernd erlebt (p = 0,001), je schwerwiegender er seine Krankheit einstuft (p = 0,05) und je auffälliger er auf Kränkungen durch Außenstehende reagiert (p = 0,001), desto eher verhält er sich introvertiert und zieht

Faktor 4.5: „Sozial akzeptiert sein wollen"

Variable	Faktorladung (·100)	Ø Zustimmung (%)
Ich will nicht auf meine Krankheit angesprochen werden	78	60
Fremde Leute sollen nichts von meiner Krankheit wissen	74	58
Manchmal habe ich überhaupt keine Lust mehr, etwas für meine Haut zu tun	48	65

Faktor 4.6: „Anpassung an die Krankheit"

Variable	Faktorladung (·100)	Ø Zustimmung (%)
Heute geht es mir besser, da ich mit der Krankheit lebengelernt habe	70	86
Je älter ich werde, um so besser geht es mir	68	58
Die heutigen Behandlungsmöglichkeiten machen die Krankheit erträglicher	46	85

sich zurück *(Faktor 4.7)*. Männer (p = 0,05) und Psoriatiker, die mit einem Partner leben (p = 0,001), sind weniger häufig introvertiert; offenbar bietet eine feste Partnerbeziehung einen gewissen Schutz vor dem Rückzug auf sich selbst.

Dem *Faktor 4.8*, „Krankheit ohne Einfluß", stimmen v. a. jüngere Psoriatiker (p = 0,005) zu, die ihre Erkrankung als eher leicht einstufen (p = 0,001), nicht körperlich arbeiten (p = 0,05), über eine höhere Bildung (p = 0,001) und auch über ein höheres Einkommen verfügen (p = 0,005) und eher zu einer fatalistischen Grundeinstellung neigen (p = 0,001). Wenn die Krankheit keinen Einfluß auf das seelische Wohlbefinden hat, ist man durch sie auch nicht „beeinträchtigt und verunsichert" (p = 0,001) und muß sich auch nicht in eine aggressive Abwehrhaltung zurückziehen (p = 0,001); man reagiert dann auch nicht so empfindlich auf Kränkungen durch die Umwelt (p = 0,001). Wer sich trotz der Krankheit wohlfühlt, empfindet geringe negative Auswirkungen auf Beruf und Leistungsfähigkeit (p = 0,05) und erlebt seine Umgebung vorwiegend als positiv.

Faktor 4.7: „Introversion, Abkapselung"

Variable	Faktor-ladung (·100)	Ø Zu-stimmung (%)
Ich habe mir meine eigene Welt geschaffen, in die ich mich zurückziehe	72	45
Ich bin eher in mich gekehrt	70	56

Faktor 4.8: „Krankheit ohne Einfluß"

Variable	Faktor-ladung (·100)	Ø Zustim-mung (%)
Ich wäre auch nicht anders ohne die Krankheit	61	66
Ich fühle mich trotz der Krankheit wohl	55	77
Ich würde jederzeit alles tun, die Psoriasis loszuwerden (negativ)	−46	89

2.4.4 Volkswirtschaftliche Kosten der Psoriasis

Die Psoriasis verursacht 4 Arten von Kosten: Behandlungskosten, Zeitkosten der Patienten für die persönliche Hautpflege sowie für die medizinische Behandlung der Krankheit, Arbeitsausfallkosten und Kosten für Extraurlaub im Süden.

Behandlungskosten. Tabelle 2.3 zeigt die Inanspruchnahme medizinischer Leistungen zur Behandlung der Psoriasis in den letzten 6 bzw. 12 Monaten. Danach sind die befragten Psoriatiker in den letzten 6 Monaten knapp 7mal wegen ihrer Krankheit bei einem Arzt gewesen, also etwas mehr als einmal pro Monat. 51% der Arztkonsultationen erfolgten bei einem freipraktizierenden Dermatologen, 27% bei Allgemeinpraktikern oder Internisten, 11% in der Poliklinik und die verbleibenden

11% bei anderen oder nicht näher bezeichneten Ärzten. Dazu kommen, ebenfalls in den letzten 6 Monaten, knapp 4 PUVA-Bestrahlungen pro Befragten. Die Varianz zeigt, daß große Unterschiede in der Bestrahlungshäufigkeit bestehen. Eliminiert man die Patienten, die in den letzten 6 Monaten nie zur Bestrahlung gingen, steigt die durchschnittliche Zahl der Bestrahlungen auf 24 (Varianz 379,7). Die höchste Inanspruchnahme ergab sich mit knapp 100 Bestrahlungen eines Patienten in diesem Zeitraum.

Die durchschnittliche Zahl der Krankenhaustage in den letzten 12 Monaten liegt bei knapp 1,5 Tagen, doch ist auch hier die Streuung sehr groß. Insgesamt waren von den 465 Befragten nur 19 überhaupt im Krankenhaus, mit einer durchschnittlichen Aufenthaltsdauer von 35,1 Tagen. Nach Dermatologenaussagen sollen Hospitalisationen vor Einführung der PUVA-Bestrahlungstherapie wesentlich häufiger gewesen sein. Schließlich ergeben sich pro Patient noch etwas mehr als 1,5 Kurtage in den letzten 12 Monaten.

Psoriatiker versuchen vieles, um die Auswirkungen der Krankheit zu lindern – heilbar ist sie bis heute ja nicht. Dies zeigt sich u. a. daran, daß die Befragten im Durchschnitt 4 verschiedene Mittel bzw. Therapien aus 19 Hauptgruppen von Präparaten und Therapiealternativen verwenden. (Kortikosteroide, Shampoos, Vitaminpräparate, Bäder, Teerpräparate, Keratolytika, Hautschutz- und Aknemittel, Naturheilmittel, Sonnenbäder, Akupunktur, Rheumamittel, Desinfektionsmittel, Glukocortikoide, Zytostatika, homöopathische Behandlung, Bestrahlungen, Fumarsäure, „Tigason", Diät und spezielle Ernährung).

Tabelle 2.3. Inanspruchnahme medizinischer Leistungen zur Behandlung der Psoriasis

Definition	Ø Anzahl	Varianz
Arztbesuche insgesamt, letzte 6 Monate, davon	6,9	36,0
bei Dermatologen	3,5	96,6
bei Allgemeinpraktikern/Internisten	1,9	63,3
in der Poliklinik	0,7	29,7
PUVA-Bestrahlungen, letzte 6 Monate	3,7	133,6
Krankenhaustage, letzte 12 Monate	1,4	123,2
Kurtage, letzte 12 Monate	1,6	42,5
Zur Zeit verwendete Mittel und Medikamente	4,0	3,3

Für die Berechnung der *Kosten der Behandlung* wird die in Tabelle 2.3 ausgewiesene mengenmäßige Inanspruchnahme mit den entsprechenden Kosten pro Konsultation, Krankenhaustag etc. multipliziert[10]. Aus den Krankenkassendaten der Befragten ergeben sich die durchschnittlichen Kosten pro Arztkonsultation mit

---

[10] Eine Aufteilung der Krankenhauskassenausgaben in durch Psoriasis und durch andere Krankheiten verursachte war nur bei 86 Patienten möglich. Eine direkte Hochrechnung dieser Ausgaben auf alle 465 Befragten konnte nicht vorgenommen werden, da sich die erwähnten 86 Patienten außer bei der Versorgung im Krankenhaus in ihrer Inanspruchnahme medizinischer Leistungen signifikant (p = 0,001) von den übrigen Befragten unterschieden

sfr 97,10[11] und pro PUVA-Bestrahlung mit sfr 50,75[12]. Die Kosten pro Krankenhaustag betragen nach den Krankenkassendaten der Befragten sfr 310,10[13]. Die Kosten pro Kurtag betragen gemäß Gygi/Frei (1982, S. 20)[14] 1980 sfr 134,- ; unter Berücksichtigung der Teuerung entspricht dies sfr 147,10 im Jahr 1981/82.

Multipliziert man die in Tabelle 2.3 ausgewiesene mengenmäßige Inanspruchnahme mit obigen Sätzen, ergeben sich die Kosten der medizinischen Behandlung
pro Patient und Jahr (1981/82) wie folgt:

	Kosten pro Patient und Jahr (in sfr)
Arztkonsultationen	1340,0
PUVA-Bestrahlungen	375,6
Selbstmedikation[15]	198,0
Krankenhausbehandlung	434,8
Kurtage	236,3
Gesamt	2584,7

Zeitkosten der Patienten. Zeitkosten für den Patienten ergeben sich durch die tägliche persönliche Hautpflege einerseits sowie durch die medizinische Behandlung
der Krankheit andererseits. Tabelle 2.4 vermittelt einen Überblick über diesen
krankheitsbedingten Zeitaufwand. Danach wenden die befragten Psoriatiker im
Schnitt knapp 30 min täglich zur persönlichen Pflege ihrer Haut auf; bei starkem
Schub erhöht sich dieser Pflegeaufwand auf knapp 45 min. Hochgerechnet auf ein
Jahr ergibt sich der durchschnittliche Zeitaufwand für die persönliche Hautpflege

Tabelle 2.4. Durch Psoriasis verursachter Zeitaufwand

	Mittel (min)	Varianz
Für die durchschnittliche tägliche Hautpflege	28,2	2898,2
Für die tägliche Hautpflege bei starkem Schub	44,0	2913,5
Pro Arztkonsultation:		
Hin- und Rückweg	31,4	1560,3
Wartezeit	16,5	452,3
Behandlungszeit	10,6	129,5
Pro PUVA-Bestrahlung:		
Hin- und Rückweg	15,6	1642,1
Wartezeit	16,5	452,3
Behandlungszeit	6,0	170,9

[11] Der durchschnittliche Preis aller Arztkonsultationen ergibt sich gesamtschweizerisch 1982 vergleichsweise mit sfr 97,20 (eigene Berechnungen)
[12] Die Aufteilung der ambulanten Behandlungskosten in Konsultations- und Bestrahlungskosten erfolgte über den Tarif der dermatologischen Universitätsklinik in Zürich. Dieser beträgt für Kran-
kenkassenmitglieder pauschal sfr 56.- pro Bestrahlung, für Patienten ohne Versicherung sfr 19,50
[13] Gemäß VESKA-Statistik betrugen die Kosten pro gewogenen Pflegetag in Schweizer Akutspitälern 1981 vergleichsweise sfr 313.-
[14] Die Kosten pro Kurtag konnten nicht verläßlich aus den Krankenkassendaten der Befragten gewonnen werden, da unter 86 Patienten mit auswertbaren Kassendaten nur 4 Kuraufenthalte angaben
[15] Die Ausgaben für die Selbstmedikation wurden direkt über den Fragebogen abgefragt

mit 172 h pro Patient. Dies entspricht ziemlich genau der normalen Arbeitszeit von 4 Wochen. Auch die medizinische Behandlung der Krankheit verursacht einen beträchtlichen Zeitaufwand für den Patienten: pro Arztkonsultation im Durchschnitt knapp 1 h, pro PUVA-Bestrahlung knapp 40 min. Hochgerechnet mit der durchschnittlichen Inanspruchnahme pro Jahr gemäß Tabelle 2.3 ergibt sich der Zeitaufwand für die medizinische Behandlung pro Patient und Jahr mit rund 16 h. Der gesamte durchschnittliche Zeitaufwand für persönliche Hautpflege und medizinische Behandlung beträgt damit pro Patient und Jahr 188 h.

Die monetäre Bewertung dieses Zeitaufwands erfolgt mit Hilfe zweier unterschiedlicher Methoden, je nachdem, ob die zur Pflege der Haut aufgewendete Zeit zu Lasten der Freizeit oder der Arbeitszeit geht. Die persönliche tägliche Hautpflege erfolgt ganz zu Lasten der Freizeit. Die medizinische Behandlung dagegen erfolgt teils in der Arbeits-, teils in der Freizeit; die entsprechenden Anteile wurden direkt über den Fragebogen ermittelt. In diesem Abschnitt beschränken wir uns auf die monetäre Bewertung des Zeitaufwands, der zu Lasten der Freizeit des Patienten geht; die medizinische Behandlung während der Arbeitszeit wird im folgenden Abschnitt unter den Arbeitsausfallkosten erfaßt.

Der marginale Wert einer zusätzlichen Stunde Freizeit wurde direkt bei den betroffenen Patienten über die folgende Frage erhoben: „Wieviel müßte man Ihnen pro Stunde bieten, damit Sie jede Woche zwei bis drei Stunden zusätzlich arbeiten und entsprechend auf zwei bis drei Stunden Freizeit verzichten würden (eine Arbeit, die Sie gerne machen, aber keine ehrenamtliche Tätigkeit und keine Freundschaftsdienste)?" Dieser marginale Freizeitwert ist ein Äquivalent der Kosten, die dem Patienten dadurch entstehen, daß er wegen der Psoriasis auf Freizeit zugunsten von Pflegezeit verzichten muß. Bei den Vollerwerbstätigen ergibt sich der so abgefragte marginale Freizeitwert mit rund sfr 44, bei den Teilzeitbeschäftigten mit rund sfr 30 pro Stunde. Dies deckt sich mit der theoretischen Erwartung, wonach der Wert einer Stunde Freizeit um so höher ist, je weniger Freizeit zur Verfügung steht und umgekehrt.

Multipliziert man den in die Freizeit der Patienten fallenden krankheitsbedingten Zeitaufwand mit den entsprechenden Stundenumsätzen, ergeben sich die Zeitkosten für die persönliche Hautpflege mit sfr 8798 und für die medizinische Behandlung mit sfr 432, zusammen also mit sfr 9230 pro Patient und Jahr.

Arbeitsausfallkosten. Auf die Psoriasis zurückzuführende Arbeitsausfälle ergeben sich durch in die Arbeitszeit fallende medizinische Behandlung, Abwesenheitstage bei starkem Schub, Kur- und Krankenhausaufenthalte sowie Extraurlaube. Gemäß den Angaben der Befragten gehen rund 42% der ambulanten medizinischen Behandlung (Arztkonsultationen und PUVA-Bestrahlungen) zu Lasten der Arbeitszeit. Dies entspricht einem Verlust von rund 14½ Arbeitsstunden pro Patient und Jahr. Wegen Kur- und Krankenhausaufenthalt, Absenz bei starkem Schub sowie Extraurlaub sind die Befragten in den letzten 12 Monaten ihrer Arbeit im Durchschnitt während rund 12 Arbeitstagen ferngeblieben. Der gesamte Arbeitszeitausfall infolge Psoriasis beläuft sich damit auf kanpp 14 Tage pro Patient und Jahr.

Die Bewertung des während der Arbeitszeit anfallenden krankheitsbedingten Zeitaufwands erfolgt über die Opportunitätskosten, d. h. es wird der Wert der Arbeitszeit geschätzt, die der Betreffende in dieser ausgefallenen Arbeitszeit sonst hätte verrichten können. Unterstellt wird dabei, der durchschnittliche Bruttoverdienst pro Stunde spiegle grob die Grenzproduktivität des betreffenden Patienten wider. Der durchschnittliche Bruttoverdienst pro Stunde wird als Quotient aus dem erfragten Bruttojahreseinkommen und den geleisteten Arbeitsstunden errechnet und ergibt sich im Mittel mit rund sfr 43. Interessanterweise entspricht dies fast genau dem Betrag, den die Vollerwerbstätigen im Mittel als Wert einer Stunde Freizeit angegeben hatten.

Multipliziert man den gesamten Ausfall an Arbeitszeit durch ambulante und stationäre medizinische Behandlung, psoriasisbedingte Krankheitstage zu Hause sowie Extraurlaube mit den so berechneten Opportunitätskosten, ergeben sich durchschnittliche Arbeitsausfallkosten pro Patient und Jahr von sfr 2827; davon entfallen sfr 313 auf den Arbeitsausfall infolge medizinischer Behandlung während der Arbeitszeit.

Urlaubsmehrkosten. Insgesamt 13% der Befragten gaben an, daß sie im Verlaufe der letzten 12 Monate ein- oder mehrmals einen Extraurlaub einschalten mußten. Im Durchschnitt haben die Befragten dabei 4,6 Tage Extraurlaub genommen. Die daraus für die Patienten resultierenden Urlaubsmehrkosten wurden im Mittel mit sfr 1025 angegeben.

Volkswirtschaftliche Kosten der Psoriasis. Tabelle 2.5 gibt eine zusammenfassende Übersicht über die durch die Psoriasis verursachten Kosten pro befragten Patient und Jahr (1981/82) nach Schweregrad. Die mit Abstand größte Kostenkomponente sind die Zeitkosten für die persönliche Hautpflege mit sfr 8000 bzw. 12 200. Zeit- und Arbeitsausfallkosten zusammen betragen sfr 12 000 bzw. 17 500, während sich die Kosten der medizinischen Behandlung auf sfr 2700 bzw. 4700 belaufen. Insgesamt betragen die Kosten der Psoriasis pro Patient und Jahr sfr 15 700 im Durchschnitt aller befragten Patienten und sfr 23 900 für diejenigen Befragten, die ihre Krankheit als schwer einstufen.

Tabelle 2.5. Kosten der Psoriasis

	Kosten pro Patient und Jahr in 1000 sfr:	
	alle Befragten (n = 465)	schwere Fälle (n = 74)
Kosten der medizinischen Behandlung		
ambulante Behandlung	1,9	2,1
Selbstmedikation	0,2	0,3
Krankenhaus	0,4	1,4
Kuren	0,2	0,9
Zeitkosten		
Freizeitkosten der persönlichen Hautpflege	8,8	12,2
Freizeitkosten der medizinischen Behandlung	0,4	0,7
Arbeitsausfallkosten	2,8	4,6
Urlaubsmehrkosten	1,0	1,7
Gesamt	15,7	23,9

Wie unter 2.1.2 erwähnt, ergaben eigene Untersuchungen, daß in der Schweiz derzeit rund 14000 Psoriatiker in medizinischer Behandlung sind. Rechnet man im Sinne einer groben Schätzung die in Tabelle 2.5 ausgewiesenen Kosten auf diese 14000 Patienten hoch, ergeben sich geschätzte volkswirtschaftliche Kosten in Höhe von sfr 220 Mio pro Jahr. Zwei Einschränkungen müssen hier aber gemacht werden: erstens liegen keine Anhaltspunkte darüber vor, inwiefern die befragten Psoriatiker repräsentativ für die unbekannte Gesamtheit aller Psoriatiker in der Schweiz sind; zweitens liegen die 90-%-Vertrauensgrenzen unserer Prävalenzschätzung – weil es sich bei der Psoriasis um eine relativ seltene Krankheit handelt – recht weit auseinander (1,1‰–3,7‰ der Bevölkerung).

3 Ein MIMIC-Modell zur quantitativen Erfassung der Behinderung infolge Psoriasis

In diesem Kapitel wird ein Strukturmodell der Nachfrage nach medizinischen Leistungen zur Behandlung der Psoriasis entwickelt und ökonometrisch geschätzt. Die Behinderung (Beeinträchtigung der Lebensqualität) wird dabei als latente (unbeobachtbare) Variable interpretiert, die durch prädisponierende Faktoren (Ursachen) einerseits und partielle Behinderungsindikatoren andererseits hinreichend beschrieben wird (vgl. 1.3). Die Schätzung beantwortet im wesentlichen 4 Fragen:

a) Welche Faktoren beeinflussen die Nachfrage nach medizinischen Leistungen zur Behandlung der Psoriasis?
b) Welche Faktoren beeinflussen das Ausmaß der erlebten oder empfundenen Behinderung durch die Psoriasis?
c) Welche Bedeutung kommt den verschiedenen Auswirkungen der Psoriasis im psychosozialen und wirtschaftlichen Bereich für die Gesamtbehinderung durch die Krankheit in den Augen der Befragten zu?
d) Wie groß ist die umfassende, alle Krankheitsdimensionen miteinbeziehende Gesamtbehinderung jedes einzelnen Befragten oder ausgewählter Gruppen von Befragten, ausgedrückt in einem eindimensionalen Behinderungsindex?

Im folgenden Abschnitt (3.1) wird das Psoriasismodell theoretisch entwickelt und vorgestellt. Die Schätzresultate finden sich unter 3.2, während Abschn. 3.3 sich mit dem MIMIC-Behinderungsindex (-BI) auseinandersetzt. Die Identifikation des Modells wird in Anhang A5 mathematisch bewiesen.

3.1 Ein MIMIC-Modell der Nachfrage nach medizinischen Leistungen zur Behandlung der Psoriasis

Abbildung 3.1 zeigt eine schematische Darstellung des verwendeten Schätzmodells. Die Darstellung stützt sich auf die von Andersen (1968) entwickelte Stratifikation der Daten in prädisponierende Variablen, Bedarfsvariablen, Zugangsvariablen und Inanspruchnahmevariablen (vgl. auch Andersen et al. 1975; Kohn und White 1976), wobei sich die einzelnen Variablengruppen hier allerdings z. T. anders zusammensetzen.

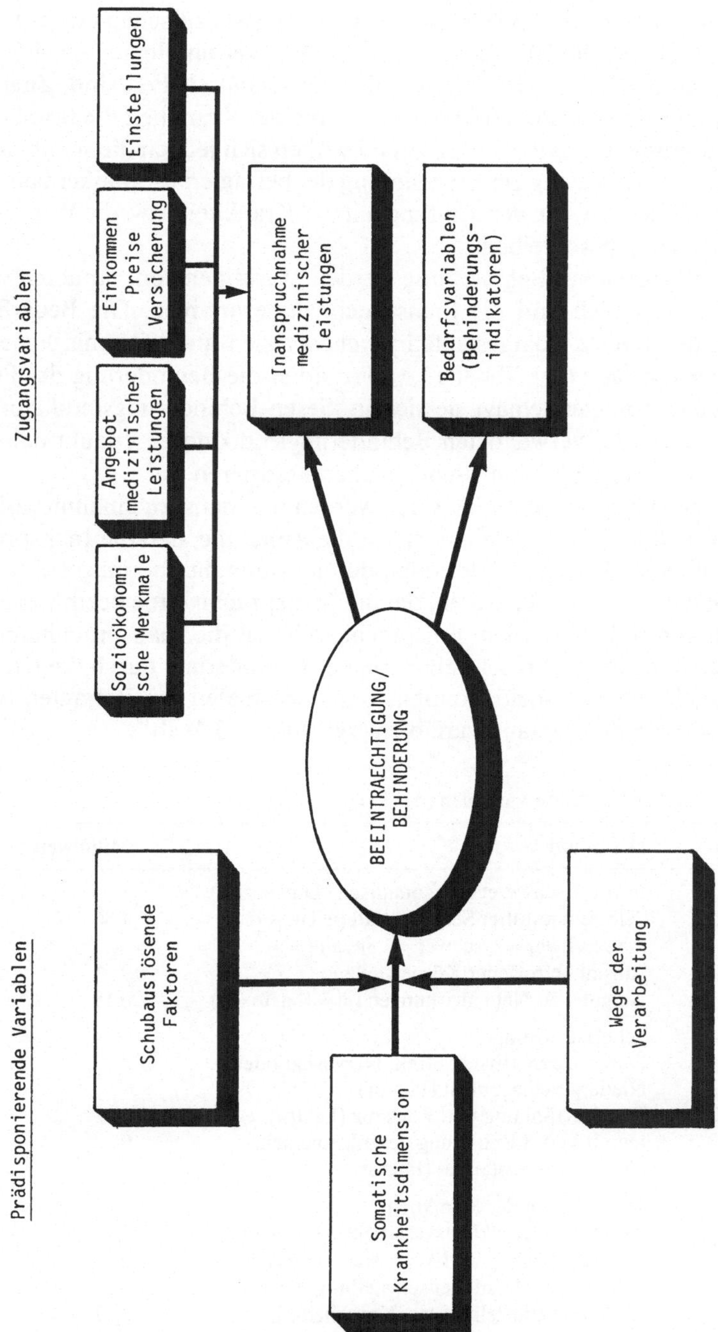

Abb. 3.1. Schematische Darstellung des Nachfragemodells

Ausgangspunkt des Modells sind die krankheitsspezifischen prädisponierenden Variablen (vgl. Tabelle 3.1), die – in der MIMIC-Terminologie (vgl. 1.3 und 1.4) – als Ursachen der Behinderung durch die Psoriasis modelliert sind. Zugrunde liegt die Annahme, daß die somatische Ausprägung der Krankheit die primäre Ursache der Behinderung darstellt. Modifizierend wirken sich jedoch die schubauslösenden Variablen, die gleichzeitig eine Typisierung der befragten Psoriatiker beinhalten, sowie die Variablen aus, die den Umfang mit der Krankheit bzw. die Wege der Krankheitsverarbeitung beschreiben.

Als Indikatoren der Behinderung werden 2 Gruppen von Variablen verwendet: Die Bedarfsvariablen und die Inanspruchnahmevariablen. Die Bedarfsvariablen umfassen die unter 2.4 dargestellten psychosozialen und wirtschaftlichen Auswirkungen der Psoriasis (vgl. Tabelle 3.5). Je stärker die Behinderung des Psoriatikers ist, desto ausgeprägter schlägt sie sich in diesen Behinderungsindikatoren nieder. Die große Zahl der verwendeten Behinderungsindikatoren erlaubt dabei, die Behinderung der Befragten umfassend zu charakterisieren.

Als zweite Gruppe von Indikatoren werden die Inanspruchnahmevariablen verwendet (vgl. Tabelle 3.2). Dahinter steckt die Annahme, daß die Inanspruchnahme mit steigendem Schweregrad der Behinderung zunimmt und umgekehrt. Dies setzt voraus, daß alle übrigen Faktoren, die die Inanspruchnahme beeinflussen können, statistisch kontrolliert werden. Entsprechend hängt die Inanspruchnahme medizinischer Leistungen in Abb. 3.1 außer von der Behinderung durch die Krankheit zusätzlich auch von den sozioökonomischen Merkmalen der Befragten (vgl. Tabelle 3.3) sowie von den Zugangsvariablen (vgl. Tabelle 3.4) ab[16].

Tabelle 3.1. Prädisponierende Variablen (n = 393[a])

Abkürzung	Definition	Mittelwert	Varianz
	Psoriasisschweregrad (somatische Dimension)		
SCHWERE	Selbsteingestufter Schweregrad (leicht = 1, mittelschwer = 2, schwer = 3, invalid = 4)	1,86	0,53
KÖRPER	Anzahl betroffener Körperstellen	9,01	23,07
NEWI	Neigung zu Nebenwirkungen (ja = 1, nein = 0)	0,15	0,12
	Schubauslösung		
STRESS	Durch Überaktivität, Streß, Nervosität oder Niedergeschlagenheit (Faktor)	0	1
KRAENK	Durch Kränkung und Rückzug (Faktor)	0	1
ALGES	Durch Verschlechterung des allgemeinen Gesundheitszustandes (Faktor)	0	1
	Verarbeitung der Krankheit		
AGRES	Aggressive Krankheitsverarbeitung (Faktor)	0	1
BEEIN	Beeinträchtigung und Verunsicherung (Faktor)	0	1
FATAL	Fatalistische Krankheitseinstellung (Faktor)	0	1
HADER	Hadernde Einstellung zur Krankheit (ja = 1, nein = 0)	0,27	0,20

[a] Für die Schätzung des MIMIC-Modells in diesem Kapitel konnten wegen der schlechten Antwortquote in bezug auf die Einkommensvariable nur 393 Fragebögen ausgewertet werden.

---

[16] Im Gegensatz zu einigen kürzlich erschienen Arbeiten (Wolfe und Van der Gaag 1981; Van de Ven und Van der Gaag 1982) ist die Nachfrage nach Versicherungsleistungen als exogen angenommen.

Formal besteht das beschriebene Modell aus einer Behinderungsgleichung („Produktionsfunktion" für das Ausmaß der Behinderung), 5 Nachfragegleichungen und 14 Indikatorengleichungen des Meßmodells. Im folgenden werden diese Gleichungen bzw. Gleichungsgruppen im Detail dargestellt.

3.1.1 Behinderungsgleichung (die „Produktionsfunktion" für das Ausmaß der Behinderung)

Die Behinderungsgleichung kann formal wie folgt geschrieben werden:

$$\eta^* = \gamma_1 X_1 + \zeta_1, \tag{3.1}$$

wobei

η^* latente (unbeobachtbare) Variable BEHINDERUNG,
X_1 ein $10 \cdot 1$-Vektor von prädisponierenden Variablen (SCHWERE, KÖRPER, NEWI, STRESS, KRAENK, ALGES, FATAL, AGRES, BEEIN, HADER; vgl. Tabelle 3.1),
γ_1 ein $10 \cdot 1$-Vektor unbekannter Parameter,
ζ_1 ein Störterm.

Die prädisponierenden Variablen setzen sich aus 3 Gruppen zusammen (vgl. Tabelle 3.1). Die 1. Gruppe beschreibt die somatische Dimension der Krankheit. Der selbsteingeschätzte Schweregrad (SCHWERE) bezieht sich gemäß Fragestellung ausdrücklich auf das Erscheinungsbild der Krankheit und nicht auf deren Auswirkungen. Daß die Zahl der betroffenen Körperstellen (KÖRPER) die empfundene (erlebte) Behinderung beeinflußt, bedarf keiner weiteren Begründung. Wie unter 2.4 erwähnt wurde, muß der Psoriatiker oft auch Nebenwirkungen der verwendeten Medikamente in Kauf nehmen. Treten Nebenwirkungen auf, kann er entweder das Medikament absetzen und sich damit fast sicher dem nächsten Schub aussetzen, oder aber er kann die Nebenwirkungen als das kleinere Übel tolerieren. In beiden Fällen ergibt sich eine Beeinträchtigung im Wohlbefinden des Patienten. Zu erwarten ist daher, daß Patienten, die zu Nebenwirkungen (NEWI) neigen, sich unter sonst gleichen Umständen stärker behindert fühlen als Patienten, die selten Nebenwirkungen verspüren.

Die 2. Gruppe von Variablen enthält die wichtigsten Faktoren, die eine Verschlechterung des Hautzustands bzw. einen Schub auslösen können. Die faktoranalytische Auswertung unter 2.4.3 (S. 185 ff.) hat gezeigt, daß v.a. 2 Arten der Schubauslösung im Vordergrund stehen: Schubauslösung durch Überaktivität und Streß (STRESS) sowie durch Kränkungen von Außenstehenden mit anschließendem Rückzug auf sich selbst (KRAENK). Als weiterer schubauslösender Faktor ist auch die Verschlechterung des allgemeinen Gesundheitszustands (ALGES) in dieser Gruppe miteingeschlossen. Zu erwarten ist, daß Psoriatiker, die durch diese

---

Der Grund liegt darin, daß sowohl gesamtschweizerisch als auch in der untersuchten Stichprobe 95% der Erwachsenen gegen Krankheitskosten versichert sind. Aus Datengründen wurde auch das Familieneinkommen als exogen angenommen, obwohl die Spezifizierung eines simultanen Zusammenhangs zwischen Behinderung und Erwerbseinkommen theoretisch wünschenswert gewesen wäre

häufig auftretenden Situationen immer wieder in Streß geraten, sich durch die Krankheit besonders beeinträchtigt fühlen. Gestützt wird diese Annahme auch durch die korrelationsstatistische Auswertung (vgl. 2.4.3).

Das Ausmaß der erlebten (empfundenen) Behinderung wird wesentlich auch durch die allmählich erworbene Einstellung zur Krankheit mitbestimmt. Die faktorenanalytische Auswertung der Antworten zu diesem Fragenkomplex hat die Faktoren „Fatalismus" (FATAL), „Aggressive Krankheitsverarbeitung" (AGRES) sowie „Beeinträchtigung und Verunsicherung" (BEEIN) ergeben. Dazu kommt als Einzelitem die Variable „Mit der Krankheit hadern" (HADER). Wie unter 2.4.3 (S. 185 ff.) ausgeführt wurde, stellt lediglich eine fatalistische Einstellung zur Krankheit eine günstige Bewältigungsform dar. Entsprechend wird für FATAL ein negativer, für die beiden anderen Faktoren AGRES und BEEIN sowie für HADER ein positiver Zusammenhang zum Ausmaß der empfundenen Behinderung postuliert.

Im Gegensatz zu den auf Grossmann (1972) aufbauenden Modellen der Nachfrage nach Gesundheit und Gesundheitsleistungen (vgl. Van de Ven und Van der Gaag 1982; Wolfe und Van der Gaag 1981) erscheinen die sozio-ökonomischen Variablen nicht in der „Produktionsfunktion". Der Grund liegt darin, daß sich die „Produktionsfunktion" auf die Behinderung durch eine spezifische Hautkrankheit und nicht auf den allgemeinen Gesundheitszustand bezieht. Im Gegensatz zum allgemeinen Gesundheitszustand kann nicht von einem Behinderungskapital ausgegangen werden, das sich über die Lebenszeit je nach Verhalten mehr oder weniger schnell abbaut. Die Psoriasis ist ja primär genetisch bedingt (vgl. 2.1) und systematische alters- oder geschlechtsspezifische Unterschiede im somatischen Krankheitsbild existieren nicht. Die sozioökonomischen Variablen haben für die Behinderung durch die Psoriasis somit nicht die gleiche prädisponierende Bedeutung wie für den allgemeinen Gesundheitszustand.

3.1.2 Nachfragegleichungen

In allgemeiner Form lassen sich die 5 Nachfragegleichungen wie folgt darstellen:

$$\eta = B\eta^* + \Gamma X + \zeta_2, \tag{3.2}$$

wobei

η ein $5 \cdot 1$-Vektor von endogenen Inanspruchnahmevariablen (ARZT, PUVA, SPITAL, KUR, MED; vgl. Tabelle 3.2)

η^* die unbeobachtbare Variable BEHINDERUNG,

X ein $21 \cdot 1$-Vektor exogener Variablen, bestehend aus einem $8 \cdot 1$-Vektor von sozioökonomischen Variablen (ALTER, GESCH, AUSBILD, VOLLER, TEILER, EINKOM, FAM, URBAN; vgl. Tabelle 3.3), einem $10 \cdot 1$-Vektor von Zugangsvariablen (PRIVAT, VORBE, AWEG, WAZEIT, ABEHA, PUWEG, PUBEHA, AKON, ADICHTE, BDICHTE; vgl. Tabelle 3.4),
einem $3 \cdot 1$-Vektor von exogenen Inanspruchnahmevariablen (DERMAT, POKLIN, APRAKT; vgl. Tabelle 3.4),

B ein $5 \cdot 1$-Vektor unbekannter Parameter,

Γ eine $5 \cdot 21$-Parametermatrix,

ζ_2 ein $5 \cdot 1$-Störtermvektor.

Alle 5 Gleichungen enthalten als zentrale Nachfragedeterminante die latente Variable BEHINDERUNG. Ebenfalls in allen Nachfragegleichungen enthalten sind die sozioökonomischen Variablen ALTER, GESCH, AUSBILD, EINKOM, FAM und URBAN sowie – als einzige Zugangsvariable – der Versicherungsvorbehalt (VORBE).

Die allgemeine (unspezifische) Nachfrage nach medizinischen Leistungen nimmt bekanntlich mit dem Alter zu und weist auch deutliche geschlechtsspezifische Unterschiede auf (Sindealer 1982; Frey und Leu 1981). So ist in der Schweiz die Nachfrage der Männer nach ärztlichen Leistungen bis zum Alter von 70 Jahren kleiner, in höherem Alter dagegen leicht größer als diejenigen der Frauen (Leu et al. 1981). Dies deckt sich mit den Ergebnissen von Acton (1975), wonach Männer beim Auftreten gesundheitlicher Probleme weniger rasch einen Arzt aufsuchen als Frauen. Die beschriebene empirische Evidenz rechtfertigt die Aufnahme von ALTER und GESCH in allen 5 Nachfragegleichungen, obwohl eine A-priori-Aussage über den erwarteten Zusammenhang zwischen Alter, Geschlecht und psoriasisspezifischer Inanspruchnahme medizinischer Leistungen nicht möglich ist.

Tabelle 3.2. Inanspruchnahmevariablen (n = 393)

Abkürzung	Definition	Mittelwert	Varianz
	Nachfrage		
ARZT	Arztkonsultationen in den letzten 6 Monaten (logarithmiert)	– 0,04	5,03
PUVA	PUVA-Bestrahlungen in den letzten 6 Monaten (log.)	– 7,30	19,33
SPITAL	Krankenhaustage in den letzten 12 Monaten (log.)	– 35,13	65,24
KUREN	Kurtage in den letzten 12 Monaten (log.)	– 34,22	97,53
MED	Verwendete Salben, Tinkturen, Medikamente etc. (log.)	1,24	0,44

Tabelle 3.3. Sozioökonomische Variablen (n = 393)

Abkürzung	Definition	Mittelwert	Varianz
	Sozioökonomische Variablen		
ALTER	Alter (Jahre)	48,80	191,71
GESCH	Geschlecht (Mann = 1, Frau = 0)	0,58	0,24
AUSBILD	Letzter Ausbildungsabschluß (7 Stufen)	3,07	4,19
VOLLER	Vollerwerbstätig (ja = 1, nein = 0)	0,64	0,23
TEILER	Teilerwerbstätig (ja = 1, nein = 0)	0,12	0,11
EINKOM	Einkommen (logarithmiert)	10,84	0,53
URBAN	Stadtbewohner (> 10 000 Einwohner = 1, sonst = 0)	0,57	0,25
FAM	Familiengröße (Anzahl Personen)	2,48	1,60

Einige jüngere empirische Arbeiten legen den Schluß nahe, daß eine höhere Bildung zwar eine höhere Nachfrage nach Gesundheit, gleichzeitig aber eine niedrigere Nachfrage nach medizinischen Leistungen impliziert (Van de Ven und Van der

Gaag 1982; Colle und Grossman 1978; Grossman 1975; Hershey et al. 1975). Der negative Zusammenhang zwischen Bildung und Inanspruchnahme ist allerdings nicht durchwegs bestätigt worden. So erklärt in der Studie von Manning et al. (1981) Bildung nur einen unbedeutenden Teil der Varianz der Inanspruchnahme. Entsprechend wird ein quantitativ geringer negativer Zusammenhang zwischen AUSBILD und der psoriasisspezifischen Nachfrage nach medizinischen Leistungen postuliert.

Seit Grossman (1972) geht man davon aus, daß Lohn- und Nichtlohneinkommen die Nachfrage unterschiedlich beeinflussen, weil ein hohes Lohneinkommen gleichzeitig eine große Nachfrage nach Gesundheit und hohe Opportunitätskosten der Inanspruchnahme medizinischer Leistungen impliziert. In der vorliegenden Arbeit kann jedoch nicht zwischen den beiden Einkommensbestandteilen unterschieden werden. Den Zusammenhang zwischen Haushaltseinkommen und Nachfrage haben zahlreiche Studien untersucht (vgl. z. B. Van de Ven und Van der Gaag 1982; Newhouse und Phelps 1974, 1976; Fuchs und Kramer 1972; Rosett und Huang 1973; Grossman 1972; Andersen und Benham 1970) und dabei i. allg. einen positiven (direkten) Zusammenhang mit einer Einkommenselastizität zwischen nahe Null und Eins gefunden. Entsprechend wird auch in bezug auf die Nachfrage nach medizinischen Leistungen zur Behandlung der Psoriasis ein positiver Zusammenhang zum Haushaltseinkommen postuliert.

Tabelle 3.4. Zugangsvariablen und Überweisungsmuster (exogene Inanspruchnahmevariablen) (n = 393)

Abkürzung	Definition	Mittelwert	Varianz
	Preisvariablen		
AWEG	Wegzeit zum Arzt und zurück in min	31,91	1.597,03
PUWEG	Wegzeit zur PUVA-Behandlung und zurück in min	16,59	1.793,32
ABEHA	Behandlungszeit beim Arzt in min	10,78	136,71
PUBEHA	Behandlungszeit PUVA-Bestrahlung in min	5,96	107,14
WAZEIT	Allgemeine durchschnittliche Wartezeit pro Konsultation in min	16,58	409,77
VORBE	Krankenversicherungsvorbehalt (ja = 1, nein = 0)	0,15	0,12
PRIVAT	Privatpatientenversicherung (ja = 1, nein = 0)	0,62	0,24
	Angebotsvariablen		
ADICHTE	Ärztedichte pro 1000 Kantonseinwohner	0,63	0,07
BDICHTE	Bettendichte pro 1000 Kantonseinwohner	6,06	11,78
	Einstellungsvariablen		
AKON	Positiver Arztkontakt (Faktor)	0	1
	Überweisungsmuster		
APRAKT	Allgemeinpraktikerkonsultationen in den letzten 6 Monaten	1,47	38,88
DERMAT	Dermatologenkonsultationen in den letzten 6 Monaten	3,61	107,14
POKLIN	Poliklinikbesuche in den letzten 6 Monaten	0,82	34,80

Umgekehrt ist anzunehmen, daß Erwerbstätige wegen ihrer höheren Opportunitätskosten eine geringere Inanspruchnahme aufweisen (Van de Ven und Van der Gaag 1982, S.171). Für die Vollbeschäftigten gilt diese Hypothese für alle Nachfragegleichungen mit Ausnahme der Medikamentengleichung, während für die Teilzeitbeschäftigten eine geringere Inanspruchnahme wegen höherer Opportunitätskosten nur bei der stationären Pflege postuliert wird.

Ein positiver Zusammenhang zur Inanspruchnahme wird für URBAN erwartet (Stadtbewohner suchen unter sonst gleichen Umständen eher einen Arzt auf), während aus den in der Literatur ausführlich diskutierten Gründen (Van de Ven und Van der Gaag 1982; Kasper 1975) ein inverser Zusammenhang für die Familiengröße (FAM) erwartet wird.

Der Einfluß der Krankenversicherung bzw. von unterschiedlichen Selbstbeteiligungssystemen auf die Nachfrage nach Gesundheitsleistungen ist in der Literatur ebenfalls ausführlich theoretisch und empirisch untersucht worden (vgl. z.B. Newhouse et al. 1982; Feldstein 1977; Arrow 1973; P.J.Feldstein 1973; Zeckhauser 1970 sowie Newhouse 1978 für eine Literaturübersicht). In der Schweiz scheint der Einfluß unterschiedlicher Versicherungsmodalitäten wegen der hohen Versicherungsdichte und der weitgehend gesetzlich festgeschriebenen Selbstbeteiligung von geringer Bedeutung zu sein (Zweifel 1983). Eine Ausnahme bildet hier möglicherweise der Versicherungsvorbehalt, d.h. der Ausschluß gewisser Versicherungsleistungen von der Deckungspflicht. Nicht weniger als 15% der Befragten haben einen Versicherungsvorbehalt bezüglich ihrer Psoriasis. Zu erwarten ist, daß sich dieser Vorbehalt negativ auf die Nachfrage auswirkt. Umgekehrt wird für das Vorliegen einer Garantieversicherung für private oder halbprivate Krankenhausbehandlung ein positiver Zusammenhang zur Nachfrage nach stationärer Pflege postuliert.

Der Zeitpreis der Inanspruchnahme ist für ärztliche Leistungen und PUVA-Bestrahlung detailliert erhoben worden. Anzunehmen ist, daß ein inverser Zusammenhang zwischen Zeitaufwand und Inanspruchnahme besteht (Acton 1975, 1976; Phelps und Newhouse 1972, 1974; Simon und Smith 1973). In der Schweiz scheint allerdings auch der Zeitpreis wenig zur Erklärung der Varianz der unspezifischen Inanspruchnahme medizinischer Leistungen beizutragen (Zweifel 1983).

In zahlreichen Studien hat man einen ausgeprägten Zusammenhang zwischen dem Angebot und der Inanspruchnahme medizinischer Leistungen feststellen können (vgl. z.B. van de Ven und Van der Gaag 1982; Richardson 1970; Fuchs 1978; Van der Gaag 1978; Rutten 1978; Reinhard 1973; M.S.Feldstein 1967, 1970, 1971, 1977; Evans 1974; Fuchs und Kramer 1972; Wennberg und Gittelsohn 1973). Entsprechend wird ein positiver Zusammenhang zwischen Ärzte- bzw. Bettendichte und Inanspruchnahme postuliert.

Die Verordnung von PUVA-Bestrahlungen und Kuren oder die Einweisung ins Krankenhaus erfolgen normalerweise über einen Arzt. Entsprechend wird die Nachfrage nach diesen Leistungen als abhängig von vorangegangenen oder begleitenden Arztkonsultationen nach Arztkategorie modelliert. Klare A-priori-Vorstellungen über die erwarteten Vorzeichen bestehen nicht; vielmehr soll getestet werden, ob überhaupt systematische Überweisungsmuster bestehen.

3.1.3 Indikatorengleichungen (Meßmodell)

Das Meßmodell, in dem der Einfluß der latenten Variablen BEHINDERUNG auf die Behinderungsindikatoren spezifiziert wird, läßt sich wie folgt darstellen:

$$Y = \lambda \eta^* + \varepsilon, \tag{3.3}$$

wobei

Y   ein 14·1-Vektor endogener Behinderungsindikatoren (BERUF, ISO, STIG-MA, ZEIT, URLAUB, PFLEGE, BELAST, AGRES, EINFLUSS, BIN-DUNG, INTRO, OPTIM, DEPRESS, VERUN; vgl. Tabelle 3.5),

λ ein 14·1-Vektor unbekannter Parameter,

ε ein 14·1-Störtermvektor.

Als Behinderungsindikatoren werden alle in Tabelle 3.2 ausgewiesenen Bedarfs-variablen verwendet. Es handelt sich dabei ausschließlich um kontinuierliche Variablen. Mit Ausnahme von EINFLUSS und OPTIM wird aus offensichtlichen Gründen in allen Fällen ein positives Vorzeichen erwartet.

Tabelle 3.5. Bedarfsvariablen (n = 393)

Abkürzung	Definition	Mittelwert	Varianz
	Soziale Auswirkungen		
BERUF	Beeinträchtigung im Berufsleben (Faktor)	0	1
ISO	Soziale Isolierung (Faktor)	0	1
STIGMA	Stigmatisierung in öffentlichen Situationen (Faktor)	0	1
	Wirtschaftliche Auswirkungen		
ZEIT	Zeitaufwand für die tägliche Hautpflege in min	45,00	3.206,51
URLAUB	Extraurlaub von mehr als 3 Tagen in den letzten 12 Monaten	0,72	2,73
PFLEGE	Extraausgaben für die Hautpflege und -behandlung pro Monat (sfr)	62,22	5.877,58
BELAST	Belastung durch die Bekämpfung der Krankheitsfolgen (Faktor)	0	1
	Psychische Auswirkungen		
GEREIZT	Aggressive Gereiztheit/Niedergeschlagenheit (Faktor)	0	1
EINFLUSS	Krankheit ohne Einfluß (Faktor)	0	1
BINDUNG	Seelische Bindung an die Krankheit (Faktor)	0	1
INTRO	Introversion/Abkapselung (Faktor)	0	1
DEPRES	Depression/Resignation (Faktor)	0	1
OPTIM	Trotz Krankheit optimistisch (Faktor)	0	1
VERUN	Verunsicherung durch Vorurteile und Diskontinuität im Selbstbild (Faktor)	0	1

3.1.4 Das Gesamtmodell

Das unter 3.1.1–3.1.3 vorgestellte Modell hat damit zusammengefaßt folgendes Aussehen (die Reihenfolge, in der die Variablen in den Gleichungen (1′)–(20′) erscheinen, entspricht der im Anhang A4 dargestellten Struktur des Modells):

Strukturmodell:

$$\text{BEHINDERUNG} = \gamma_1\text{HADER} + \gamma_2\text{FATAL} + \gamma_3\text{AGRES} + \gamma_4\text{BEEIN} + \gamma_5\text{NE-}$$
$$\text{WI} + \gamma_6\,\text{ALGES} + \gamma_7\,\text{SCHWERE} + \gamma_8\,\text{KOERPER} + \gamma_9$$
$$\text{STRESS} + \gamma_{10}\,\text{KRAENK} + \zeta_1 \tag{1'}$$

$$\text{ARZT} = \beta_1\text{BEHINDERUNG} + \gamma_{11}\text{ALTER} + \gamma_{12}\text{GESCH} + \gamma_{13}\text{AUS-}$$
$$\text{BILD} + \gamma_{14}\text{VORBE} + \gamma_{15}\text{EINKOM} + \gamma_{16}\text{AWEG} + \gamma_{17}\text{WA-}$$
$$\text{ZEIT} + \gamma_{18}\text{ABEHA} + \gamma_{19}\text{AKON} + \gamma_{20}\text{VOLLER} + \gamma_{21}$$
$$\text{FAM} + \gamma_{22}\text{URBAN} + \gamma_{23}\text{ADICHTE} + \zeta_2 \tag{2'}$$

$$\text{PUVA} = \beta_2\text{BEHINDERUNG} + \gamma_{24}\text{ALTER} + \gamma_{25}\text{GESCH} + \gamma_{26}\text{AUS-}$$
$$\text{BILD} + \gamma_{27}\text{VORBE} + \gamma_{28}\text{EINKOM} + \gamma_{29}\text{AKON} + \gamma_{30}\text{VOL-}$$
$$\text{LER} + \gamma_{31}\text{FAM} + \gamma_{32}\text{URBAN} + \gamma_{33}\text{PUWEG} + \gamma_{34}\text{PUBE-}$$
$$\text{HA} + \gamma_{35}\text{DERMAT} + \gamma_{36}\text{APRAKT} + \gamma_{37}\text{POKLIN} + \zeta_3 \tag{3'}$$

$$\text{SPITAL} = \beta_3\text{BEHINDERUNG} + \gamma_{38}\,\text{ALTER} + \gamma_{39}\text{GESCH} + \gamma_{40}\text{AUS-}$$
$$\text{BILD} + \gamma_{41}\text{VORBE} + \gamma_{42}\text{EINKOM} + \gamma_{43}\text{VOLLER} + \gamma_{44}$$
$$\text{FAM} + \gamma_{45}\text{URBAN} + \gamma_{46}\text{DERMAT} + \gamma_{47}\text{APRAKT} + \gamma_{48}$$
$$\text{POKLIN} + \gamma_{49}\text{TEILER} + \gamma_{50}\text{PRIVAT} + \gamma_{51}\text{ADICHTE} + \zeta_4 \tag{4'}$$

$$\text{KUREN} = \beta_4\text{BEHINDERUNG} + \gamma_{52}\text{ALTER} + \gamma_{53}\text{GESCH} + \gamma_{54}\text{AUS-}$$
$$\text{BILD} + \gamma_{55}\text{VORBE} + \gamma_{56}\text{EINKOM} + \gamma_{57}\text{VOLLER} + \gamma_{58}$$
$$\text{FAM} + \gamma_{59}\text{URBAN} + \gamma_{60}\text{DERMAT} + \gamma_{61}\text{APRAKT} + \gamma_{62}$$
$$\text{POKLIN} + \gamma_{63}\text{TEILER} + \zeta_5 \tag{5'}$$

$$\text{MED} = \beta_5\text{BEHINDERUNG} + \gamma_{64}\text{ALTER} + \gamma_{65}\text{GESCH} + \gamma_{66}\text{AUS-}$$
$$\text{BILD} + \gamma_{67}\,\text{VORBE} + \gamma_{68}\text{EINKOM} + \gamma_{69}\text{AKON} + \gamma_{70}$$
$$\text{FAM} + \gamma_{71}\text{URBAN} + \gamma_{72}\text{DERMAT} + \gamma_{73}\text{APRAKT} + \gamma_{74}$$
$$\text{POKLIN} + \zeta_6 \tag{6'}$$

Meßmodell

$$\text{STIGMA} = \lambda_6\,\text{BEHINDERUNG} + \varepsilon_6 \tag{7'}$$
$$\text{BELAST} = \lambda_7\,\text{BEHINDERUNG} + \varepsilon_7 \tag{8'}$$
$$\text{VERUN} = \lambda_8\,\text{BEHINDERUNG} + \varepsilon_8 \tag{9'}$$
$$\text{GEREIZT} = \lambda_9\,\text{BEHINDERUNG} + \varepsilon_9 \tag{10'}$$
$$\text{DEPRES} = \lambda_{10}\,\text{BEHINDERUNG} + \varepsilon_{10} \tag{11'}$$
$$\text{BINDUNG} = \lambda_{11}\,\text{BEHINDERUNG} + \varepsilon_{11} \tag{12'}$$
$$\text{INTRO} = \lambda_{12}\,\text{BEHINDERUNG} + \varepsilon_{12} \tag{13'}$$
$$\text{EINFLUSS} = \lambda_{13}\,\text{BEHINDERUNG} + \varepsilon_{13} \tag{14'}$$
$$\text{BERUF} = \lambda_{14}\,\text{BEHINDERUNG} + \varepsilon_{14} \tag{15'}$$
$$\text{OPTIM} = \lambda_{15}\,\text{BEHINDERUNG} + \varepsilon_{15} \tag{16'}$$
$$\text{ZEIT} = \lambda_{16}\,\text{BEHINDERUNG} + \varepsilon_{16} \tag{17'}$$
$$\text{URLAUB} = \lambda_{17}\,\text{BEHINDERUNG} + \varepsilon_{17} \tag{18'}$$
$$\text{PFLEGE} = 1{,}0\,\text{BEHINDERUNG} + \varepsilon_{18} \tag{19'}$$
$$\text{ISO} = \lambda_{19}\,\text{BEHINDERUNG} + \varepsilon_{19} \tag{20'}$$

Die Identifikation dieses Modells ist in Anhang A5 mathematisch bewiesen. Sie wird über Restriktionen auf die unbekannten Parameter sichergestellt. So sind im Strukturmodell gewisse Parameter aus theoretischen Gründen a priori gleich Null gesetzt. Schließlich ist der Parameter λ_{18} a priori auf 1,0 festgelegt. Damit ist auch gleichzeitig die Dimension des Indexes bestimmt. Der Index wird auf einer Intervallskala gemessen und ist somit bis auf eine lineare Transformation festgelegt (vgl. Anhang A3). Damit ist der Index auch unabhängig vom numerischen Wert der Konstanten $\lambda_{18} = c$.

Die Schätzung des Modells erfolgt über das Computerprogramm LISREL V (Jöreskog und Soerbom 1981). Dieses erlaubt die Ermittlung von Maximum-likelihood-Schätzungen der strukturellen Parameter des MIMIC-Modells. Der Lösungsalgorithmus des Programms und die bei der Schätzung verwendeten Annahmen sind in Anhang A1 und A2 dargestellt.

3.2 Schätzresultate

Die Schätzergebnisse sind in den Tabellen 3.5a, 3.5b und 3.5c dargestellt und können insgesamt als zufriedenstellend bezeichnet werden. Der „Goodness-of-fit index" (GFI, vgl. Anhang A2) beträgt 0,861[17], die Schätzkoeffizienten haben weitgehend das erwartete Vorzeichen und sind – soweit sie in der Produktionsfunktion und im Meßmodell enthalten sind – zum größten Teil hochsignifikant. Außerdem haben sich die FIML-Schätzungen als erstaunlich robust erwiesen. – (FIML, Abk. von eng. „full information maximum likelihood", vgl. Kap. 1, letzter Absatz).

3.2.1 Die Behinderungsgleichung

Die Schätzresultate für die Behinderungsgleichung finden sich in Tabelle 3.5a. Mit einer Ausnahme (HADER) sind alle geschätzten Koeffizienten signifikant oder hochsignifikant und weisen das erwartete Vorzeichen auf. Von den 3 ersten Variablen, die die somatische Ausprägung der Krankheit beschreiben, hat die Zahl der betroffenen Körperstellen quantitativ den größten Einfluß, gefolgt vom selbsteingestuften Schweregrad und der Neigung zu Nebenwirkungen. Unter den übrigen Variablen haben die „Schubauslösung durch Kränkung und Rückzug" sowie die „Aggressive Krankheitsverarbeitung" den relativ größten Einfluß auf das Ausmaß der empfundenen Behinderung[18].

3.2.2 Nachfragegleichungen

Tabelle 3.5b enthält die Schätzresultate in bezug auf die Nachfragegleichungen. Zwei Ergebnisse fallen sofort auf: Erstens ist die latente Variable BEHINDERUNG in allen Gleichungen hochsignifikant; zweitens scheinen die übrigen Variablen nur in geringem Maß zur Erklärung der Varianz der Inanspruchnahme beizutragen; nur wenige sind signifikant. Nicht ganz unerwartet ergibt sich somit, daß die spezifische Nachfrage nach medizinischen Leistungen zur Behandlung der Psoriasis weitgehend durch die individuell von den Betroffenen empfundene Behinderung determiniert wird.

Neben der BEHINDERUNG trägt v. a. eine positive Einstellung bzw. ein guter Kontakt zum behandelnden Arzt zur Erklärung der Varianz der Inanspruchnahme bei. Je besser der Kontakt, desto höher ist die Inanspruchnahme. Der Effekt ist am größten in bezug auf die Zahl der Arztkonsultationen, nur um ein Weniges kleiner in bezug auf PUVA-Bestrahlungen und deutlich am kleinsten in bezug auf die Zahl der gleichzeitig benutzten Therapiemöglichkeiten.

Der Einfluß der sozioökonomischen Merkmale ist alles in allem gering. Auffallend ist, daß Männer ceteris paribus signifikant mehr ärztliche Leistungen in Anspruch nehmen (+13%), häufiger zur Bestrahlung gehen (+12%) und auch mehr unterschiedliche Therapiemöglichkeiten benutzen (+10%). Dies bestätigt die

---

[17] Der χ^2-Wert beträgt bei 676 Freiheitsgraden 1.445,92, eignet sich aber aus den in Anhang A2 dargestellten Gründen nicht zu einer Gesamtbeurteilung des Modells

[18] Die Koeffizienten dieser Variablen (Schubauslösung und Krankheitsverarbeitung) können direkt miteinander verglichen werden, da es sich bei allen um Faktoren handelt

Tabelle 3.5 a. FIML-Schätzresultate der Behinderungsgleichung (Produktionsfunktion; n = 393)

Exogene prädisponierende Variablen (Ursachen) X_{li}	Schätzwert[a] γ_{li}
Selbsteingestufter Schweregrad (SCHWERE)	0,106
	(4,48)***
Betroffene Körperstellen (KOERPER)	0,046
	(2,67)***
Neigung zu Nebenwirkungen (NEWI)	0,056
	(3,37)***
Schubauslösung durch Überaktivität, Streß, Nervosität oder Niedergeschlagenheit (STRESS)	0,052
	(3,19)***
Schubauslösung durch Kränkung und Rückzug (KRAENK)	0,085
	(4,21)***
Schubauslösung durch Verschlechterung des allgemeinen Gesundheitszustands (ALGES)	0,026
	(1,75)*
Fatalistische Krankheitseinstellung (FATAL)	-0,031
	(-2,07)**
Aggressive Krankheitsverarbeitung (AGRES)	0,069
	(3,81)***
Beeinträchtigung und Verunsicherung (BEEIN)	0,045
	(2,82)***
Hadernde Einstellung zur Krankheit (HADER)	0,011
	(0,72)

[a] t-Werte in Klammern; Signifikanzstufen: *** 99%, ** 97,5%, * 95%

schon unter 2.4 geäußerte Vermutung einer stärkeren willensmäßigen Steuerung und Kontrolle der Krankheit bei den Männern. Das geschlechtsspezifische Inanspruchnahmemuster der befragten Psoriasiskranken unterscheidet sich damit von demjenigen der gesamten Bevölkerung. Ebenfalls im Gegensatz zur Gesamtbevölkerung ergibt sich ein negativer Zusammenhang zwischen ALTER und Krankenhausbehandlung (−10%). Ältere Psoriatiker werden offenbar weniger häufig zur stationären Behandlung eingewiesen, gehen dafür aber öfter zur Kur (9% mehr Kurtage pro Altersjahr). Ebenfalls ein negativer Zusammenhang ergibt sich zwischen Bildung und Krankenhausbehandlung (−11%). Auch in bezug auf den Beschäftigungsstatus findet sich ein kleiner Effekt in die erwartete Richtung: Vollerwerbstätige gehen weniger oft zur Bestrahlung (−11%). Allerdings ist nicht offensichtlich, warum die höheren Opportunitätskosten nur gerade in der PUVA-Gleichung, nicht aber in den anderen 3 Gleichungen zu einer Reduktion der Nachfrage führen sollen.

Das Haushaltseinkommen ist mit einer Elastizität von $\varepsilon = -0,10$ nur in bezug auf die Nachfrage nach ärztlichen Leistungen signifikant, hat dort aber nicht das erwartete Vorzeichen. Mögliche Gründe für dieses Resultat sind die Verwendung des laufenden statt des permanenten Einkommens (Newhouse 1981), die Spezifizierung des Einkommens als exogene Variable (Van de Ven und Van der Gaag 1982) oder die bekannt niedrige Verläßlichkeit von Primärdaten zur Einkommenslage der Haushalte in der Schweiz (Schweizer 1980). Umgekehrt zeigt sich ein positiver Zusammenhang zwischen URBAN und Arztkonsultationen (+11%). Auch wenn die Ärztedichte sowie der Zeitaufwand statistisch kontrolliert werden, scheinen die

Tabelle 3.5b. FIML-Schätzresultate der Nachfragegleichungen[a]

	Arztkonsultationen (η_1)	PUVA-Bestrahlungen (η_2)	Krankenhaustage (η_3)	Kurtage (η_4)	Medikamente (η_5)
BEHINDERUNG (η^*)	0,68 (2,99)***	0,66 (2,70)***	0,92 (3,60)***	0,55 (2,51)**	0,82 (3,29)***
ALTER	-0,06 (-1,11)	-0,03 (-0,53)	-0,10 (-1,74)*	0,09 (1,71)*	0,01 (0,18)
GESCH	0,12 (2,29)**	0,11 (1,73)*	0,03 (0,58)	0,05 (0,86)	0,10 (1,98)**
AUSBILD	0,02 (0,45)	0,02 (0,32)	-0,11 (-2,23)**	0,07 (1,34)	0,02 (0,43)
VOLLER	-0,01 (-0,23)	-0,11 (-1,64)*	0,03 (0,37)	-0,04 (-0,59	–
TEILER	–	–	-0,02 (-0,44)	0,01 (0,12)	–
EINKOM (log.)	-0,10 (-1,88)*	0,02 (0,28)	-0,02 (-0,32)	0,01 (0,22)	-0,01 (-0,09)
FAM	0,00 (0,07)	0,03 (0,63)	0,02 (0,37)	-0,05 (-1,10)	0,01 (-0,19)
URBAN	0,11 (1,99)**	0,00 (0,02)	0,06 (1,11)	-0,01 (-0,12)	0,08 (1,51)
PRIVAT	–	–	0,02 (0,40)	–	–
VORBE	0,07 (1,45)	0,04 (-0,74)	0,01 (0,12)	-0,08 (-1,68)*	0,08 (1,59)
AWEG/PUWEG	-0,02 (-0,39)	-0,18 (-1,88)*	–	–	–
WAZEIT	0,06 (1,11)	–	–	–	–
ABEHA/PBEHA	0,03 (0,58)	-0,03 (-0,34)	–	–	–
AKON	0,29 (6,34)**	0,24 (4,47)***	–	–	0,13 (2,61)**
ADICHTE	-0,03 (-0,51)	–	–	–	–
BDICHTE	–	–	-0,06 (-1,16)	–	–
DERMAT	–	0,16 (2,71)***	-0,02 (-0,29)	0,03 (0,46)	-0,03 (-0,51)
POKLIN	–	-0,05 (-0,76)	0,23 (3,97)***	0,21 (3,57)***	-0,02 (-0,32)
APRAKT	–	-0,10 (-1,87)*	-0,09 (-1,80)*	0,02 (0,36)	-0,08 (-1,63)

[a] – Koeffizient nicht geschätzt; s. auch Fußnote zu Tabelle 3.5a

Stadtbewohner unter den Befragten mehr ärztliche Leistungen in Anspruch zu nehmen.

Bei den Zugangsvariablen ergeben sich nur beim Vorbehalt und bei der Wegzeit kleine Effekte in die erwartete Richtung: VORBE wirkt sich negativ auf die Nachfrage nach Kurtagen aus (-8%). Desgleichen wirkt sich der Zeitaufwand für den Weg hin und zurück negativ auf die Nachfrage nach PUVA-Bestrahlungen aus. Für die Nachfrage nach ärztlichen Leistungen scheint der Zeitpreis dagegen überhaupt keine Rolle zu spielen. Ebenfalls ohne Bedeutung sind die beiden Angebotsvariablen, die Ärzte- und Bettendichte. Insgesamt kann also festgestellt werden, daß die Zugangsvariablen die spezifische Nachfrage der Psoriaskranken kaum beeinflussen. Ob dieser Unterschied zu den Ergebnissen ausländischer, v. a. nordamerikanischer Studien, darauf zurückzuführen ist, daß hier die Nachfrage einer Population von Kranken und nicht diejenige der allgemeinen Bevölkerung analysiert wird, oder ob es sich um ein durch die räumliche Enge und die hohe Angebotsdichte bedingtes Charakteristikum der Schweiz handelt, ist eine offene Frage.

Interessante Behandlungs- bzw. Überweisungsmuster deuten sich in den 3 untersten Zeilen von Tabelle 3.5 b an. So scheinen Patienten, die bei Dermatologen in Behandlung sind, wesentlich häufiger PUVA-Bestrahlungen in Anspruch zu nehmen als Patienten anderer Ärzte. Umgekehrt werden Patienten, die in der Poliklinik behandelt werden, deutlich häufiger ins Krankenhaus eingewiesen oder zur Kur geschickt. Schließlich werden Patienten von Allgemeinpraktikern weniger oft mit PUVA behandelt oder ins Krankenhaus eingewiesen. Auch hier ist allerdings nicht auszumachen, ob es sich um echte Unterschiede im Verhalten der 3 Arztgruppen oder um eine entsprechende Patientenselektion handelt.

3.2.3 Behinderungsindikatoren (Meßmodell)

Die Schätzresultate für die Behinderungsindikatoren sind in Tabelle 3.5 c dargestellt. Sämtliche Schätzkoeffizienten für den Zusammenhang zwischen der latenten Variablen BEHINDERUNG und den endogenen Behinderungsindikatoren sind hochsignifikant und haben das richtige Vorzeichen. Mit Ausnahme von EINFLUSS und OPTIM ergibt sich ein positiver Zusammenhang, d. h. je höher der Wert der Variablen BEHINDERUNG, desto höher der Wert der Behinderungsindikatoren. Ein inverser Zusammenhang ergibt sich dagegen dann, wenn die Krankheit keinen Einfluß hat oder wenn man trotz der Krankheit optimistisch geblieben ist. Je niedriger der Wert der Variablen BEHINDERUNG ist, desto höher ist in diesen beiden Fällen der Wert der Behinderungsindikatoren und umgekehrt.

Aus dem numerischen Wert der Schätzkoeffizienten kann abgelesen werden, welches die schwerwiegendsten Auswirkungen der Behinderung in der Empfindung der Befragten sind. Danach sind die zentralen Aspekte der Behinderung aus der Sicht der Befragten die Beeinträchtigung im Berufsleben (BERUF) und die soziale Isolierung (ISO). Das Modell bestätigt also quantitativ, was bereits in den Explorationsgesprächen deutlich geworden war: Psoriasis kann mit dem gebräuchlichen Krankheitskonzept nicht adäquat beschrieben werden, weil das körperliche Leiden an der Krankheit relativ gering ist im Verhältnis zum „gesellschaftlichen Leiden". Letzteres entsteht durch die tatsächliche oder befürchtete Zurückweisung des Psoriatikers durch seine Umwelt, weil er durch sein Erscheinungsbild Abwehrreaktionen, Ekel oder Angst vor Ansteckung auslöst. An sich ist es zwar nicht ungewöhnlich, daß mit organischen Krankheitssymptomen auch psychische und soziale Beeinträchtigungen einhergehen. Bei der Psoriasis stellt jedoch die soziale Diskriminierung, die Zurückweisung durch die Mit- und Umwelt, die zentrale Auswirkung der Erkrankung bzw. den zentralen Aspekt der Behinderung dar.

Nach dieser sozialen Behinderung scheinen im Urteil der Befragten als nächstes der große, für die Pflege und Behandlung der Haut notwendige Zeitaufwand sowie

Tabelle 3.5c. FIML-Schätzresultate des Meßmodells

Indikator Y_i	Schätzwert[a] λ_i
Beeinträchtigung im Berufsleben (BERUF)	1,95
	(5,44)***
Soziale Isolierung (ISO)	1,93
	(5,43)***
Stigmatisierung in öffentlichen Situationen (STIGMA)	0,72
	(3,43)***
Zeitaufwand (ZEIT)	1,37
	(4,87)***
Extraurlaub (URLAUB)	1,36
	(4,86)***
Extraausgaben für Hautpflege und -behandlung (PFLEGE)	1,00
	(0,00)
Belastungen durch die Bekämpfung der Krankheitsfolgen (BELAST)	0,68
	(3,29)***
Aggressive Gereiztheit/Niedergeschlagenheit (AGRES)	1,09
	(4,41)***
Krankheit ohne Einfluß (EINFLUSS)	-0,89
	(-3,93)***
Seelische Bindung an die Krankheit (BINDUNG)	0,78
	(3,60)***
Introversion/Abkapselung (INTRO)	0,75
	(3,51)***
Trotz Krankheit optimistisch (OPTIM)	-0,62
	(-3,07)***
Depression/Resignation (DEPRESS)	0,61
	(3,04)***
Verunsicherung durch Vorurteile und Diskontinuität im Selbstbild (VERUN)	0,46
	(2,41)**

[a] Siehe Fußnote zu Tabelle 3.5a

die Notwendigkeit, Extraurlaube mit den entsprechenden finanziellen Folgen in Kauf nehmen zu müssen, von Bedeutung.

Bei den psychischen Äquivalenten der Psoriasis steht der Faktor „Aggressive Gereiztheit/Niedergeschlagenheit" im Vordergrund, der die labile psychische Verfassung vieler Psoriatiker zum Ausdruck bringt. Dieses Ergebnis ist nicht unerwartet. Die 3 wichtigsten in diesem Faktor zusammengefaßten Aussagen sind: „Ich bin unruhig und gereizt", „Ich könnte wegen jeder Kleinigkeit aus der Haut fahren" und „Ich bin oft wütend, in aggressiver Stimmung". In dieser gereizten Verfassung ist es natürlich schwer, dauerhafte Anerkennung durch die Mitwelt zu bekommen. Damit bestätigt sich auch von dieser Seite, daß das Problem bei der Psoriasis ein primär soziales ist und sich v. a. aus der erschwerten Interaktion mit anderen Menschen ergibt.

Die Koeffizienten für die verbleibenden psychosozialen Auswirkungen liegen alle in der gleichen Größenordnung, haben also in den Augen der Befragten eine vergleichbare Bedeutung. Deutlich am schwächsten ist der Zusammenhang zwischen der latenten Variablen BEHINDERUNG und dem Faktor „Verunsicherung durch Vorurteile und Diskontinuität im Selbstbild". Dies erstaunt in Anbetracht der in diesem Faktor zusammengefaßten Items allerdings nicht, drückt sich darin doch lediglich eine sehr abstrakte, symbolisch wahrgenommene Ablehnung durch die Umwelt aus.

Zusammenfassend ergibt sich aus Tabelle 3.5c, daß die Behinderung, wie sie von den Befragten empfunden wird, sich primär als soziale Diskriminierung sowie als zeitliche, finanzielle und psychische Belastung manifestiert.

3.3 Behinderungsindex

Wie unter 1.3 gezeigt worden ist, erlaubt die Struktur des Modells mit Hilfe der geschätzten Koeffizienten die Berechnung eines Behinderungsindexes (BI), der die Behinderung für jeden Befragten eindimensional und umfassend zum Ausdruck bringt. Der große Vorteil des MIMIC-Indexes gegenüber der klassischen Methode der Indexberechnung besteht wie erwähnt darin, daß die Gewichte der einzelnen Behinderungsindikatoren nicht von außen vorgegeben werden müssen, sondern aus den Daten, d. h. über die Antworten der Patienten, geschätzt werden können. Es läßt sich zeigen, daß der gemäß Gl. (1.4) unter 1.3 berechnete Index bis auf eine lineare Transformation bestimmt ist (Van de Ven und Hooijmans 1982, S. 62), d. h. der Index wird auf einer Intervallskala gemessen. „In this sort of measurement, the ratio of any two intervals is independent of the unit of measurement and of the zero point. In an interval scale, the zero point and the unit of measurement are arbitrary" (Siegel 1956, S. 26-28). Im vorliegenden Fall wird der Nullpunkt des Indexes arbiträr mit Null und der Maximalwert mit 100 festgesetzt. Der Indexwert Null bedeutet vollkommene Beschwerdefreiheit bzw. keinerlei Beeinträchtigung durch die Krankheit, während der Indexwert 100 die maximal gemessene Behinderung bzw. Beeinträchtigung anzeigt.

Die Maßeinheit des Indexes ist in Gl. (19') unter 3.1.4 und die beschriebene lineare Transformation des Indexes auf eine Skala von 0-100 festgelegt. Sie spielt aber im vorliegenden Zusammenhang keine Rolle und wird daher nicht weiter diskutiert.

3.3.1 Gesamtverteilung des Indexes

Tabelle 3.6 zeigt die Verteilung des MIMIC-BI nach Dezilen der befragten Psoriasiskranken. Danach liegt der Mittelwert des Indexes für das unterste Dezil, d. h. für die 10% der am wenigsten behinderten Befragten, bei 7 mit einem Minimalwert von Null und einem Maximalwert von 12. Der Mittelwert für das oberste Dezil, d. h. für die 10% der am stärksten Behinderten, liegt dagegen bei 77 mit einem unteren Dezilgrenzwert von 68 und einem Maximalwert von 100. Der Mittelwert des Indexes über alle Befragten liegt vergleichsweise bei 39.

Eine etwas andere Darstellung des Indexes findet sich in Abb. 3.2, die die Verteilung der Psoriasiskranken nach ihrer Behinderung auf einer Zehnerskala des MIMIC-BI zeigt. Danach haben 28 Befragte (7,1%) einen Indexwert zwischen 0 und 10. Die größte Häufigkeit findet sich mit 71 Befragten (18,1%) in der Indexklasse von 20-30, gefolgt von der Indexklasse 30-40 mit 69 Befragten (17,6%).

Abb. 3.3 schließlich zeigt die kumulierte Häufigkeitsverteilung des MIMIC-BI. Danach haben 50% der Befragten einen Indexwert unter 36. Umgekehrt liegen 68%

Tabelle 3.6. Die Verteilung des MIMIC-BI nach Dezilen der befragten Psoriasiskranken (n = 393)

Dezil	Mittelwert	Minimum	Maximum	SD	n
1	76,8	67,6	100,0	8,3	39
2	63,6	59,2	67,2	2,4	39
3	55,5	51,7	59,1	2,0	39
4	48,6	45,6	51,7	1,8	39
5	39,8	36,2	45,0	2,5	40
6	33,4	30,8	36,1	1,6	40
7	27,1	24,0	30,8	2,1	40
8	21,8	19,7	24,0	1,3	39
9	16,0	11,8	19,4	2,6	39
10	7,1	0,0	11,6	3,5	39
Gesamt	38,9	0,0	100,0	21,2	393

der Befragten unter dem Indexwert 50 und entsprechend 32% darüber; die 10% am wenigsten behinderten haben Indexwerte bis 12, umgekehrt haben die 10% am stärksten betroffenen Indexwerte über 65. Eine weitere Auswertung der kumulierten Häufigkeitsverteilung des BI bleibt dem Leser überlassen.

3.3.2 Auswertung des Indexes nach ausgewählten Variablen

Im folgenden wird der BI nach ausgewählten Variablen bzw. nach Merkmalen der Befragten weiter ausgewertet. Dabei werden für jede Variable 2 oder mehr Klassen gebildet. Anschließend wird getestet, ob sich die Mittelwerte des Indexes der Pso-

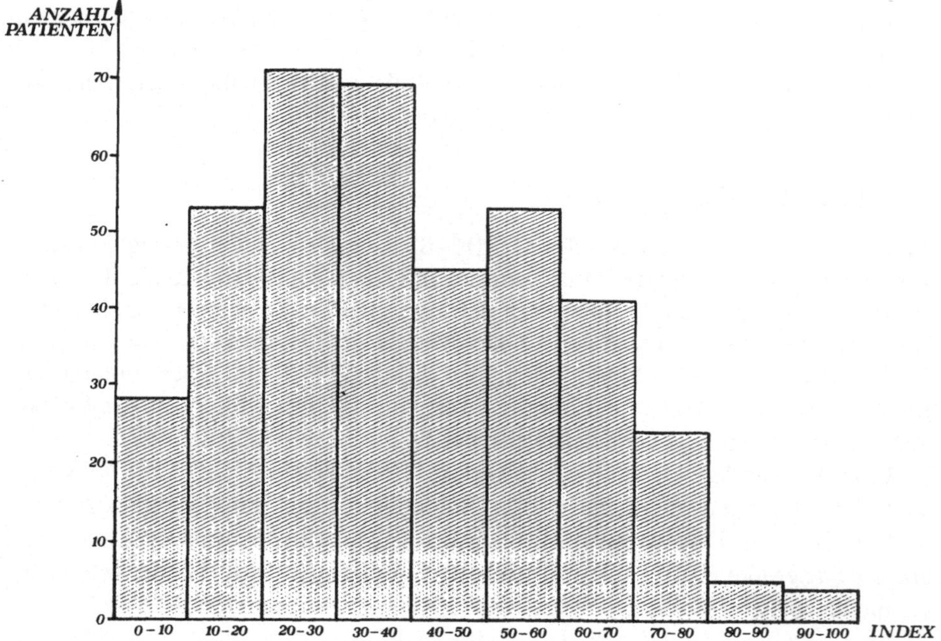

Abb. 3.2. Verteilung der Psoriasiskranken nach Indexklassen des MIMIC-BI

riatiker in den einzelnen Klassen (bzw. mit bestimmten Merkmalen) statistisch voneinander unterscheiden.

Mit dieser Auswertung werden 2 Zwecke verfolgt: Erstens kann so abgeklärt werden, ob unterschiedliche Gruppen von Psoriasiskranken stärker beeinträchtigt sind als andere. Zweitens können diese gruppenweisen Vergleiche auch als eine Art Validierung des berechneten BI angesehen werden, weil nicht nur getestet wird, ob Unterschiede in den Mittelwerten für jeweils 2 Gruppen bestehen, sondern auch, ob eventuelle Unterschiede in ihrer Richtung mit der entsprechenden A-priori-Erwartung übereinstimmen.

Tabelle 3.7a zeigt den BI nach prädisponierenden Variablen. Der Index ist konsistent in dem Sinne, daß er sich entsprechend der A-priori-Erwartung gleichläufig mit diesen Variablen verändert. Besonders ausgeprägt steigt der Index mit dem selbsteingestuften Schweregrad, der Zahl der befallenen Körperstellen, der Schubauslösung durch „Kränkung und Rückzug", der „Aggressiven Krankheitsverarbeitung" und der „Beeinträchtigung und Verunsicherung". Der niedrigste Wert wird erwartungsgemäß für diejenigen Psoriatiker ausgewiesen, die sich durch die Krankheit nur in unbedeutendem Ausmaß beeinträchtigt fühlen. Umgekehrt ergibt sich der höchste Wert für diejenigen Psoriatiker, für die eine ausgeprägt aggressive Krankheitsverarbeitung typisch ist. Die Unterschiede in den Mittelwerten des Index sind bei allen aufgeführten Variablen hochsignifikant.

Tabelle 3.7b zeigt den BI nach sozioökonomischen Variablen. In bezug auf das Alter besteht kein Unterschied in der Behinderung bis und mit der Altersklasse der

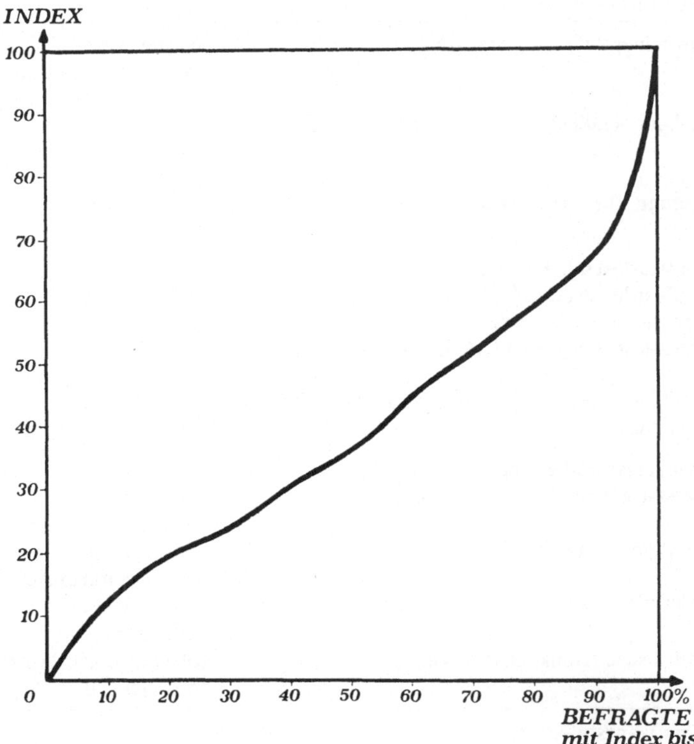

Abb. 3.3. Kumulierte Häufigkeitsverteilung des MIMIC-BI

60- bis 79jährigen. Für die über 80jährigen dagegen ist der Index signifikant höher. Zu vermuten ist jedoch, daß hier ein allgemeiner Alterseffekt durchschlägt, der sich von der Behinderung durch die Psoriasis eben nicht völlig trennen läßt. Frauen fühlen sich gemäß Tabelle 3.7b nicht stärker behindert als Männer. Dies ist insofern erstaunlich, als es sich bei der Psoriasis um eine vor allem ästhetisch störende Hautkrankheit handelt. Aus der Sicht des traditionellen Rollenverständnisses heraus würde man eigentlich erwarten, daß sich Frauen durch die Krankheit stärker beeinträchtigt fühlen. Unsere Ergebnisse implizieren jedoch, daß dem nicht so ist. Zwar sind weibliche Psoriatiker häufiger ohne Partner als die Frauen in der erwachsenen Schweizer Wohnbevölkerung (vgl. 2.4.1). Bei den Männern fällt dagegen die berufliche Behinderung stärker ins Gewicht. Bei den Auswirkungen der Krankheit kommt nach unseren Schätzergebnissen praktisch die gleiche Bedeutung zu. Dies erklärt im wesentlichen, warum der BI keinen geschlechtsspezifischen Unterschied aufweist.

Psoriatiker, die eine höhere Ausbildung besitzen, fühlen sich durch die Krankheit ebenfalls nicht stärker behindert als diejenigen ohne höhere Ausbildung. Ebenfalls kein Unterschied ergibt sich nach Beschäftigungsstatus: Vollbeschäftigte, Teilzeitbeschäftigte und Nichterwerbstätige fühlen sich im Mittel gleich stark behindert. Dagegen fühlen sich Psoriatiker mit höherem Einkommen weniger stark behindert als Psoriatiker in tieferen Einkommensklassen. Eine plausible Erklärung

Tabelle 3.7a. BI nach prädisponierenden Variablen

Somatische Dimension		Indexwert[a]
Selbsteingestufter Schweregrad	leichte Form	21
	mittelschwere Form	43***
	schwere Form	64***
Zahl der befallenen Körperstellen	0– 6	20
	6–12	41***
	12–18	63***
Neigung zu Nebenwirkungen	besteht nicht	37
	besteht	48***
Schubauslösende Faktoren		
Schubauslösung durch Überaktivität, Streß,	trifft nicht zu	31
Nervosität oder Niedergeschlagenheit	trifft in starkem Ausmaß zu	54***
Schubauslösung durch Kränkung und Rückzug	trifft nicht zu	34
	trifft in starkem Ausmaß zu	65***
Schubauslösung durch andere gesundheitliche	trifft nicht zu	37
Belastungen	trifft in starkem Ausmaß zu	47**
Krankheitsverarbeitung		
Aggressive Krankheitsverarbeitung	trifft nicht zu	36
	trifft in starkem Ausmaß zu	75**
Beeinträchtigung und Verunsicherung	trifft nicht zu	14
	trifft in starkem Ausmaß zu	49**
Hadernde Einstellung zur Krankheit	trifft nicht zu	36
	trifft zu	48***
Fatalistische Krankheitseinstellung	trifft in starkem Ausmaß zu	31
	trifft nicht zu	46***

[a] Signifikanzstufen:*** 99%, ** 97,5%, * 95%

kann darin gesehen werden, daß höheres Einkommen mehr Flexibilität im Umgang mit der Krankheit ermöglicht. Umgekehrt kann nicht völlig ausgeschlossen werden, daß es sich beim beschriebenen Einkommenseffekt mindestens teilweise um einen Reflex des mit der Mitgliedschaft in der SPG (vgl. 2.2.3) verbundenen Auswahlmechanismus handelt. Nicht uninteressant ist schließlich auch, daß Psoriatiker, die wegen ihrer Krankheit einen Versicherungsvorbehalt haben, sich im Mittel stärker behindert fühlen als die übrigen Befragten. In Tabelle 3.7d ist der Index zusätzlich zu den hier diskutierten noch für einige sozioökonomische Variablen dargestellt, die nicht explizit im Modell enthalten sind.

Tabelle 3.7c zeigt den BI nach den im Modell enthaltenen Behinderungsindikatoren. Von besonderem Interesse sind dabei die Auswirkungen im sozialen Bereich, hat sich doch im Schätzmodell ergeben, daß dies die zentralen Aspekte der Behinderung sind. In der Tat ergibt sich für Befragte, die sich im Berufsleben stark behindert und (noch ausgeprägter) sozial isoliert fühlen, ein sehr hoher Indexwert. Ein Vergleich mit den übrigen Indexwerten in den Tabellen 3.7a–d zeigt, daß diejenigen Befragten, die sich sozial in starkem Ausmaß isoliert fühlen, als Gruppe die höchste durchschnittliche Behinderung aufweisen. Kein systematischer Zusammenhang ergibt sich dagegen zwischen dem Index und dem Faktor „Stigmatisierung in öffentlichen Situationen".

Bei den Auswirkungen im wirtschaftlichen Bereich sowie bei der Inanspruchnahme medizinischer Leistungen verhält sich der Index mit einer Ausnahme („Belastung durch die Krankheit") durchweg konsistent mit der theoretischen Erwartung. Er steigt mit zunehmenden wirtschaftlichen Auswirkungen und mit der Inanspruchnahme medizinischer Leistungen und umgekehrt. Speziell hervorzuheben ist der hohe Indexwert für Psoriatiker, die in den letzten 12 Monaten wegen ihrer Krankheit in Klinikbehandlung waren. Dies deckt sich mit der begründeten Annahme, daß Psoriatiker heute nur noch in sehr schweren Fällen ins Krankenhaus eingeliefert werden.

Auch bei den Auswirkungen im psychischen Bereich verhält sich der Index zum überwiegenden Teil konsistent zur A-priori-Erwartung. Allgemein kann festgehalten werden, daß die Auswirkungen im psychischen Bereich statistisch weniger stark diskriminieren als andere Variablen in den Tabellen 3.7a–d. Ein Problem besteht hier darin, daß sich im psychischen Bereich der Einfluß der Krankheit eben nicht in allen Fällen sauber von anderen Einflüssen trennen läßt. Dies zeigt sich ausgeprägt beim Faktor „Depression/Resignation". Der Index steigt zwar mit zunehmender Depressivität statistisch gesichert, fällt dann aber bei der stärksten Ausprägung auf einen sehr niedrigen Wert ab. In dieser obersten Ausprägungsklasse finden sich lediglich 7 Befragte. Wir vermuten, daß es sich hier um stark depressive Personen mit einer milden Form der Psoriasis handelt.

Tabelle 3.7d schließlich zeigt den BI nach modellexternen Variablen. Bezüglich Validierung des Indexes sind diese natürlich besonders wichtig. Nicht ohne Genugtuung kann festgestellt werden, daß der Index gerade hier absolut konsistent ist und daß die durchschnittlichen Indexwerte für die unterschiedlichen Gruppen in einem plausiblen Bereich schwanken. So ist der Index um so höher, je schlechter der allgemeine Gesundheitszustand oder der gegenwärtige Hautzustand ist. Liegen andere chronische Krankheiten vor, ist er ebenfalls höher. Von besonderem Interesse sind die modellexternen sozioökonomischen Variablen: Danach fühlen sich körperlich

Tabelle 3.7 b. BI nach sozioökonomischen Variablen

Sozioökonomische Variablen		Indexwert[a]
Alter (Jahre)	< 19	43
	20–39	39
	40–59	38
	60–79	39
	80 >	66**
Geschlecht	Männer	38
	Frauen	40
Ausbildung	höhere Ausbildung	37
	keine höhere Ausbildung	40
Familieneinkommen pro Jahr in Franken	< 24.000	47
	24–48.000	43
	48–72.000	37**
	72–96.000	37
	> 96.000	22***
Versicherungsvorbehalt	besteht nicht	38
	besteht	46***
Erwerbstätigkeit	vollerwerbstätig	37
	teilzeitbeschäftigt	42
	nichterwerbstätig	41

[a] Siehe Fußnote zu Tabelle 3.7 a

Tabelle 3.7 c. BI nach Indikatoren

Indikatoren		Indexwert[a]
Auswirkungen im sozialen Bereich		
Im Berufsleben beeinträchtigt	trifft gar nicht zu	36
	trifft in starkem Ausmaß zu	67***
Sozial isoliert	trifft gar nicht zu	37
	trifft in starkem Ausmaß zu	77***
Stigmatisierung in öffentlichen Situationen	gar nicht störend	35
	↓	35
		44***
	sehr störend	38
Auswirkungen im wirtschaftlichen Bereich		
Täglicher Pflegeaufwand (min)	0–30	28
	30–60	40***
	60–90	48***
	über 90	54*
Extraurlaube von mehr als 3 Tagen in den letzten 3 Jahren	0	35
	1 und mehr	49***
Vom Befragten getragene Ausgaben für Hautpflege und -behandlung pro Monat (sfr)	0– 50	33
	50–100	49***
	100–150	52
	über 150	51
Belastung durch die Krankheit	gar nicht störend	33
	↓	36
		43***
	sehr störend	36

Tabelle 3.7c. BI nach Indikatoren (Fortsetzung)

Inanspruchnahme medizinischer Leistungen		
Arztkonsultationen,	0	31
letzte 6 Monate	1 und mehr	43***
PUVA-Bestrahlungen,	0	37
letzte 6 Monate	1 und mehr	48***
Spitaltage,	0	38
letzte 12 Monate	1 und mehr	62***
Kurtage,	0	38
letzte 6 Monate	1 und mehr	46*
Momentan verwendete Medikamente, Salben,	< 3	32
Tinkturen etc.	3–6	38**
	> 6	49***
Auswirkungen im psychischen Bereich		
Aggressive Gereiztheit/Niedergeschlagenheit	trifft gar nicht zu	33
		41***
		52***
	trifft in starkem Ausmaß zu	47
Krankheit ohne Einfluß	trifft in starkem Ausmaß zu	21
	trifft gar nicht zu	52***
Seelische Bindung an die Krankheit	trifft gar nicht zu	32
	trifft in starkem Ausmaß zu	44**
Introversion/Abkapselung	trifft kaum zu	37
	trifft in starkem Ausmaß zu	45**
Trotz Krankheit optimistisch	trifft in starkem Ausmaß zu	37
	trifft gar nicht zu	44
Depression/Resignation	trifft gar nicht zu	37
		42**
		50
	trifft in starkem Ausmaß zu	25**
Verunsicherung durch Vorurteile und	trifft gar nicht zu	31
Diskontinuität im Selbstbild	trifft in starkem Ausmaß zu	40

[a] Siehe Fußnote zu Tabelle 3.7a

Tabelle 3.7d. BI nach modellexternen Variablen

Modellexterne Variablen		Indexwert[a]
Momentaner allgemeiner Gesundheitszustand	ausgezeichnet	33
	gut	37
	nicht besonders gut	51***
	schlecht	66
Andere chronische Krankheiten	keine	37
	mindestens eine	43**
Gegenwärtiger Hautzustand	ausgezeichnet	29
	gut	35
	nicht besonders gut	44***
	schlecht	56**
Hautzustand im letzten Winter	ausgezeichnet	20
	gut	32
	nicht besonders gut	39***
	schlecht	52***

Tabelle 3.7 d. BI nach modellexternen Variablen (Fortsetzung)

Modellexterne Variablen		Indexwert[a]
Bereitschaft, Lebensjahre gegen völlige	besteht nicht	36
Symptomfreiheit zu tauschen	besteht	47***
Beruf	Schreibtischarbeiter	38
	Körperlich arbeitend	44***
Mit Partner zusammenlebend	trifft zu	30
	trifft nicht zu	43**
Familienprobleme	keine	35
	zutreffend	63***
Gesamte Krankheitskosten pro Jahr (sfr)	< 6.000	26
	6–12.000	40***
	12–18.000	50***
	> 18.000	44

[a] Siehe Fußnote zu Tabelle 3.7 a

arbeitende (Arbeiter und Hilfsarbeiter) stärker behindert als Schreibtischarbeiter. Ebenfalls ein deutlicher Unterschied findet sich in bezug auf die Frage, ob man allein oder mit einem Partner lebt. Die Befragten, die nicht mit einem Partner zusammenleben, fühlen sich klar stärker behindert. Schließlich steigt der Index auch mit steigenden gesamten Krankheitskosten.

4 Zusammenfassung und Schlußfolgerungen

In diesem Beitrag ist eine neue Methode zur quantitativen Erfassung von Gesundheitszustand und Lebensqualität vorgestellt und am Beispiel von Psoriasiskranken ausgetestet worden. Es ergeben sich 4 Gruppen von Schlußfolgerungen: zum MIMIC-Gesundheitsstatusindex aus methodischer Sicht, in bezug auf die psycho-sozialen und wirtschaftlichen Auswirkungen der Psoriasis, in bezug auf die Bestimmungsfaktoren der Nachfrage medizinischer Leistungen zur Behandlung der Psoriasis und schließlich in bezug auf potentielle weitere Anwendungsmöglichkeiten des MIMIC-GSI.

4.1 Schlußfolgerungen aus methodischer Sicht

a) Der MIMIC-Gesundheitsstatusindex (-GSI) eignet sich vorzüglich zur inter-personell vergleichbaren Messung des individuellen Gesundheitszustands. Diese Feststellung gilt sowohl für die Messung des allgemeinen Gesundheitszustands als auch für die Erfassung spezifischer Gesundheitsdimensionen (z. B. physische Gesundheit, psychische Gesundheit). Der vorliegende Beitrag zeigt, daß sich der MIMIC-Index auch zur Evaluation der Beeinträchtigung der Lebensqualität, des Wohlbefindens und der Lebensfreude durch eine spezifische Krankheit eignet, und zwar auch dann, wenn diese Beeinträchtigung primär psychosozialer Natur und damit schwer zu messen ist. Sinngemäß sprechen wir in diesem Falle von einem MIMIC-Behinderungsindex (-BI).

b) Der MIMIC-GSI/BI erlaubt erstens, Personen oder Bevölkerungsgruppen entsprechend ihrem Gesundheitszustand in eine ordinale Rangfolge zu bringen. Man kann also feststellen, ob der Gesundheitszustand von Person oder Bevölkerungsgruppe A besser oder schlechter ist als derjenige von B. Zweitens läßt sich ermitteln, ob der Gesundheitszustand einer Person oder Bevölkerungsgruppe im Zeitablauf besser oder schlechter wird. Drittens schließlich erlaubt der MIMIC-Index die Aussage, daß der Unterschied im Gesundheitszustand zwischen den Personen oder Bevölkerungsgruppen A und B x-mal größer oder kleiner ist als derjenige zwischen B und C. Nicht möglich ist dagegen die Aussage, der Gesundheitszustand der Person oder Bevölkerungsgruppe A sei x-mal besser oder schlechter als derjenige von B.

c) Der MIMIC-GSI vermeidet den wichtigsten Mangel des klassischen Verfahrens zur Berechnung eines Gesundheitsindexes, weil die Gewichte für die in den Index eingehenden Indikatoren (Gesundheits-/Krankheitsdimensionen) nicht von außen vorgegeben, sondern mit Hilfe eines adäquaten Schätzverfahrens direkt aus den Daten geschätzt werden. Diese spiegeln damit die Bedeutung der einzelnen Indikatoren für den Gesundheitszustand aus der Sicht der Befragten wider.

d) Die Zahl der zur Ermittlung des MIMIC-GSI verwendeten Indikatoren kann sehr groß sein und wird eigentlich nur durch das vorhandene Datenmaterial und die verfügbare Computerkapazität begrenzt. Dies ist *erstens* deswegen von Bedeutung, weil bei Verwendung einer limitierten Zahl von Indikatoren jeder Gesundheitsindex sehr empfindlich auf die Wahl dieser Indikatoren reagiert. *Zweitens* können verschiedene Gesundheitsdimensionen (z.B. physische, psychische und soziale Gesundheit) gleichzeitig berücksichtigt werden. Ebenso ist es *drittens* möglich, den evtl. bestehenden Zusammenhang zwischen verschiedenen Gesundheitsdimensionen – das herausragende Beispiel sind die psychosomatischen Erkrankungen – zu untersuchen. Schließlich kann *viertens* auch der Zusammenhang zwischen bestimmten Gesundheitsdimensionen und speziellen Formen der Inanspruchnahme medizinischer Leistungen untersucht werden.

4.2 Beeinträchtigung der Lebensqualität durch die Psoriasis

a) Die Psoriasis manifestiert sich im wesentlichen in 3 Dimensionen bzw. auf 3 Belastungsebenen: der somatischen, der psychosozialen und der wirtschaftlichen Ebene. Als wichtigste intervenierende Variablen erscheinen die verwendete Therapie, das Auftreten psychischer oder körperlicher Belastungen, der Umgang mit der Krankheit bzw. Wege der Krankheitsverarbeitung sowie schließlich die erlebte oder empfundene Reaktion der sozialen Umwelt.

b) Die Beeinträchtigung der Lebensqualität durch die Psoriasis wird in der vorliegenden Studie durch einen alle wesentlichen Krankheitsdimensionen umfassenden MIMIC-Behinderungsindex gemessen. Dadurch ist es möglich, festzustellen, ob bestimmte Gruppen von Psoriasiskranken durch die Krankheit besonders schwerwiegend beeinträchtigt sind. Beispielsweise zeigt sich, daß die empfundene Behinderung unabhängig von Alter und Geschlecht ist; umgekehrt ist sie höher für Arbeiter und Hilfsarbeiter als für Schreibtischarbeiter und für Alleinstehende im Vergleich zu Psoriatikern, die mit einem Partner leben.

c) Die Behinderung, wie sie von den Befragten empfunden oder erlebt wird, manifestiert sich primär als soziale Beeinträchtigung. Im Vordergrund stehen dabei die berufliche Behinderung sowie die soziale Isolierung infolge der Krankheit. Psoriasis kann mit dem gebräuchlichen Krankheitskonzept nicht adäquat beschrieben werden, weil das körperliche Leiden an der Krankheit relativ gering ist im Verhältnis zum „gesellschaftlichen Leiden". Letzteres entsteht durch seine Umwelt, weil er durch sein Erscheinungsbild Abwehrreaktionen, Ekel oder Angst vor Ansteckung auslöst. An sich ist es zwar nicht ungewöhnlich, daß mit organischen Krankheitssymptomen auch psychische und soziale Beeinträchtigungen einhergehen. Bei der Psoriasis stellt jedoch die soziale Diskriminierung, die Zurückweisung durch die Mit- und Umwelt die zentrale Auswirkung der Erkrankung bzw. den zentralen Aspekt der Behinderung dar.

d) Neben der beschriebenen sozialen Behinderung sind im Urteil der Befragten als nächstes die wirtschaftlichen Auswirkungen der Psoriasis von Bedeutung. Im Vordergrund stehen dabei der große, für die Pflege und Behandlung der Haut notwendige Zeitaufwand, die Notwendigkeit, Extraurlaube mit den entsprechenden finanziellen Folgen in Kauf nehmen zu müssen sowie die Extraausgaben für Hautpflege und -behandlung.

e) Die beschriebenen Behinderungen im sozialen und wirtschaftlichen Bereich schlagen auch auf das Lebensgefühl bzw. die psychische Verfassung der Psoriasiskranken durch. Charakteristisch für viele Psoriatiker ist eine labile, zwischen den Polen Aggressivität/Reizbarkeit einerseits und Niedergeschlagenheit/Depressivität andererseits hin und her schwankende Gemütsverfassung. Von der quantitativen Bedeutung her steht dabei die aggressiv-gereizte Grundstimmung im Vordergrund.

f) Das Ausmaß der empfundenen oder erlebten Behinderung hängt stark von der Einstellung zur Krankheit bzw. von der Art der Krankheitsverarbeitung ab. Besonders stark beeinträchtigt sind Psoriatiker, die sich ihrer Krankheit gegenüber in einer aggressiven Abwehrhaltung befinden, mit der Krankheit hadern und sich nicht damit abfinden können.

g) Neben den beschriebenen psychosozialen Auswirkungen sind auch die volkswirtschaftlichen Kosten der Psoriasis ermittelt worden. Die Psoriasis verursacht 4 Arten von Kosten: Behandlungskosten, Zeitkosten der Patienten für die persönliche Hautpflege sowie für die medizinische Behandlung der Krankheit, Arbeitsausfallkosten und Kosten für Extraurlaube im Süden. Nach unseren Berechnungen betragen diese Kosten im Mittel pro Befragten rund sfr 16 000 und bei schweren Fällen rund sfr 24 000. Hochgerechnet auf die geschätzte Gesamtzahl der Psoriatiker in der Schweiz entspricht dies (zu Preisen von 1981/82) volkswirtschaftlichen Kosten in Höhe von sfr 220 Mio. pro Jahr.

4.3 Analyse der Nachfrage nach medizinischen Leistungen zur Behandlung der Psoriasis

a) Der MIMIC-Index ist in der vorliegenden Studie im Rahmen eines MIMIC-Nachfragemodells nach medizinischen Leistungen geschätzt worden. Dabei zeigt sich, daß die von den Betroffenen empfundene Behinderung durch die Krankheit die dominierende Determinante der Inanspruchnahme darstellt. Der Einfluß der übrigen erklärenden Variablen ist demgegenüber eher bescheiden.
b) Neben der empfundenen Behinderung trägt v. a. ein positiver Arztkontakt zur Erklärung der Inanspruchnahme bei. Je besser der Kontakt zum behandelnden Arzt, desto höher ist die Inanspruchnahme und umgekehrt.
c) Der Einfluß der sozioökonomischen Variablen ist alles in allem gering. Auffallend ist, daß Männer unter sonst gleichen Umständen mehr medizinische Leistungen zur Behandlung der Psoriasis beanspruchen als Frauen. Das geschlechtsspezifische Muster der Inanspruchnahme spezifischer medizinischer Leistungen unterscheidet sich damit von demjenigen der Gesamtbevölkerung bezüglich unspezifischer medizinischer Leistungen.
d) Wie schon in früheren Studien zeigt sich auch hier, daß in der Schweiz weder das Einkommen noch der Zeitaufwand (Zeitpreis) für die Inanspruchnahme die Nachfrage nach medizinischen Leistungen wesentlich beeinflussen. Ein Einfluß des Angebots an medizinischen Leistungen (Ärztedichte etc.) auf die Nachfrage spezifischer medizinischer Leistungen zur Behandlung der Psoriasis konnte ebenfalls nicht nachgewiesen werden.

4.4 Potentielle Anwendungsmöglichkeiten des MIMIC-Gesundheitsstatus-Index

Das Potential des MIMIC-GSI für die verschiedensten Anwendungen im Gesundheitsbereich liegt auf der Hand. Im Vordergrund stehen 3 Problemkreise: die Evaluation medizinischer Maßnahmen aus ökonomischer und gesellschaftlicher Sicht, die Analyse der Nachfrage nach medizinischen Leistungen und die Bedarfsplanung.

a) Evaluation medizinischer Maßnahmen aus ökonomischer und gesellschaftlicher Sicht
In der Vergangenheit hat man sich bei der Erfolgs- und Ertragsmessung medizinischer Maßnahmen im Rahmen von Kosten-Wirksamkeits- und Kosten-Nutzen-Analysen in der Regel auf die Erfassung grober Indikatoren, z. B. die Verbesserung der Lebenserwartung oder die Reduktion des Einkommensverlustes infolge der erzielten Gesundheitsverbesserung beschränkt. Diese restriktive Betrachtungsweise kann heute, u. a. bedingt durch das Vordringen der chronisch-degenerativen Krankheiten und das hohe medizinische Versorgungsniveau in den westlichen Industrieländern in vielen Fällen nicht mehr befriedigen. Die meisten medizinischen Innovationen beeinflussen heute nicht mehr primär die Lebenserwartung, sondern in erster Linie das Wohlbefinden der Betroffenen in physischer, psychischer und sozialer Hinsicht. Der geschilderte traditionelle Ansatz der Erfolgs- und Ertragsmessung versagt unter diesen Umständen weitgehend.

Als Ausweg hat man sich in den bestehenden Untersuchungen in der Regel mit der Annahme beholfen, die therapeutische Wirksamkeit der neuen Behandlung sei gleich wie diejenige der bestehenden Alternativen. Gestützt auf diese Annahme hat man sich dann darauf beschränkt, zu untersuchen, ob die Einführung der neuen Therapie die Behandlungskosten reduziert (Geweke und Weisbrod 1982; Stolz 1974). Dieser sog. Alternativkostenansatz ist jedoch dann völlig unbefriedigend, wenn die neue Behandlungsalternative zwar einen bedeutenden therapeutischen Fortschritt darstellt, die Behandlungskosten aber nicht reduziert.

In dieser Situation bietet sich der MIMIC-GSI als das gegenwärtig beste und erfolgversprechendste Evaluationsinstrument an. Die vorliegende Arbeit zeigt, daß die Beeinträchtigung der Lebensqualität durch eine spezifische Krankheit mit Hilfe des MIMIC-Index adäquat gemessen werden kann, und zwar auch dann, wenn es sich bei dieser Beeinträchtigung um quantitativ schwer faßbare psychosoziale Auswirkungen handelt. Bei Verwendung einer geeigneten Studienanlage läßt sich entsprechend die Veränderung dieser Beeinträchtigung, d. h. die Verbesserung der Lebensqualität, durch die Einführung einer neuen Therapie quantitativ erfassen. Transformiert man die Differenz der Indexwerte vor und nach Einführung der neuen Therapie in monetäre Einheiten, z. B. über die Zahlungsbereitschaft der Betroffenen, kann damit erstmals der Ertrag medizinischer Innovationen aus ökonomischer und gesellschaftlicher Sicht im Rahmen von Nutzen-Kosten-Analysen befriedigend erfaßt werden.

b) Analyse der Nachfrage nach medizinischen Leistungen
Für die Analyse der Nachfrage nach medizinischen Leistungen ist die adäquate Messung des Gesundheitszustands von zentraler Bedeutung, da anzunehmen ist, daß Gesundheit eine der wichtigsten Nachfragedeterminanten darstellt. In der vorliegenden Studie jedenfalls hat sich ergeben, daß die Behinderung durch die Psoriasis, gemessen über den MIMIC-BI, wesentlich zur Erklärung der Varianz der Inanspruchnahme spezifischer medizinischer Leistungen zur Behandlung der Psoriasis beiträgt. Wie in Kap. 1 ausführlich dargestellt, hat man sich in der Vergangenheit meist damit begnügt, Einzelgleichungen der Nachfrage nach Gesundheitsleistungen in reduzierter Form zu schätzen, in denen der Gesundheitszustand durch Einschluß einzelner Gesundheitsindikatoren rudimentär statistisch „kontrolliert" wird. Wie gezeigt, weisen auch die von Ökonomen geschätzten simultanen Gleichungssysteme grundsätzlich die gleiche Schwäche auf, obwohl es sich dabei in ökonometrischem Sinne um klassische Strukturmodelle handelt. Das MIMIC-Nachfragemodell überwindet diese Probleme weitgehend, indem der Gesundheitszustand umfassend durch seine Ursachen und Indikatoren beschrieben wird und die komplexen Zusammenhänge zwischen Gesundheit, Angebot an medizinischen Leistungen und Nachfrage nach diesen Leistungen in struktureller Form explizit modelliert und über ein adäquates Schätzverfahren empirisch ermittelt werden können.

c) Bedarfsplanung
Das scheinbar unaufhaltsame Wachstum der Gesundheitskosten macht auch in Ländern mit einem traditionell dezentralisiert organisierten Gesundheitswesen eine zumindest minimale Globalsteuerung unumgänglich. Eine notwendige Voraussetzung der Globalsteuerung stellt die Bedarfsanalyse dar. Nur so kann sichergestellt

werden, daß das Gesundheitswesen die Leistungen erbringt, die als notwendig oder ausreichend erachtet werden. Bei der Bedarfsplanung geht es jedoch nicht nur um das Niveau der Gesundheitskosten, sondern auch um Verteilungsgesichtspunkte. Zusammen mit dem Bildungswesen gehört die medizinische Versorgung nämlich zu jenen Bereichen, in denen Gerechtigkeitsvorstellungen seit jeher eine gewichtige Rolle spielen. Im Vordergrund steht dabei die Frage, ob für unterschiedliche Bevölkerungsgruppen die gleichen Zugangsmöglichkeiten und die gleiche Versorgungsqualität gegeben sind. Die Beantwortung dieser Frage setzt jedoch wiederum voraus, daß der Gesundheitszustand der interessierenden Bevölkerungsgruppen adäquat gemessen werden kann. Auch für die Bedarfsplanung ist der MIMIC-GSI damit von zentralem Interesse.

In den eher dezentralisiert organisierten Gesundheitssystemen hat die systematische, an den Bedürfnissen der Bevölkerung ausgerichtete Bedarfsplanung bisher nur eine untergeordnete Rolle gespielt. In zentral organisierten Gesundheitssystemen hat man dagegen den Ressourceneinsatz seit jeher über die Bedarfsplanung gesteuert. Die verwendeten Gesundheitskennziffern sind dabei jedoch recht rudimentär. So erfolgte im englischen National Health Service (NHS) die Zuteilung von Ressourcen an die einzelnen Regionen bis 1974 über die Inanspruchnahme medizinischer Leistungen in den Vorjahren ohne explizite Berücksichtigung des Gesundheitszustands der Bevölkerung in diesen Regionen. Seit 1974 verwendet man ein etwas verbessertes Verfahren, indem die Inanspruchnahmeziffern pro Region nach Alter, Geschlecht und Mortalitätsraten standardisiert werden. Wie mehrfach erwähnt, sind aber auch Mortalitätsraten als Gesundheitsindikatoren heutzutage nur noch beschränkt aussagefähig. Die Einführung eines regionsspezifischen MIMIC-GSI als Planungsinstrument würde die Situation ohne Zweifel erheblich verbessern.

Anhang

A 1. Das MIMIC-Modell

Das MIMIC-Modell besteht aus einem Strukturmodell, einem Meßmodell für die latenten endogenen und einem Meßmodell für die latenten exogenen Variablen.

Das Strukturmodell kann in Matrixform wie folgt allgemein dargestellt werden:

$$\eta = B\eta + \Gamma\xi + \zeta, \tag{1}$$

wobei

η ein m·1-Vektor der latenten endogenen Variablen,
B die zugehörige m·m-Koeffizientenmatrix,
ξ ein n·1-Vektor der latenten exogenen Variablen,
Γ die zugehörige m·n-Koeffizientenmatrix und
ζ den m·1-Vektor der Residuen darstellen.

Das Meßmodell für die latente endogene Variable η lautet:

$$y = \Lambda_y \eta + \varepsilon, \tag{2}$$

wobei

y   ein $p \cdot 1$-Vektor für die beobachtbaren Indikatoren und
Λ_y die $p \cdot m$-Regressionsmatrix von y auf η ist.
ε ist ein $p \cdot 1$-Vektor des Meßfehlers der y-Variablen mit
p   Anzahl beobachtbarer Indikatoren y.

Das Meßmodell für die latente exogene Variable ergibt sich schließlich wie folgt:

$$x = \Lambda_x \xi + \sigma, \tag{3}$$

wobei

x   ein $q \cdot 1$-Vektor für die beobachteten exogenen Variablen und
Λ_x die $q \cdot n$-Regressionsmatrix von x auf ξ ist.
σ ist ein $q \cdot 1$-Vektor des Meßfehlers der x-Variablen mit
q   Anzahl beobachtbarer Indikatoren für ξ.

A2. Schätzung des MIMIC-Modells

Die Schätzung der unbekannten Koeffizienten des MIMIC-Modells erfolgt in der Regel über das Computerprogramm LISREL (Jöreskog und Sörbom 1981).

Das LISREL-Programm geht von der aus den Rohdaten gewonnenen Korrelations-, Kovarianz- oder Momentenmatrix (S) aus, die als Funktion der zu schätzenden Parameter dargestellt wird. Man geht dabei von der reduzierten Form des Strukturmodells aus:

$$\eta = (I - B)^{-1} \Gamma \xi + (I - B)^{-1} \zeta, \tag{4}$$

wobei I = Einheitsmatrix
Unter den Annahmen, daß

$E(\eta)\ = 0,$
$E(\xi)\ = 0,$
$E(\zeta)\ = 0,$
$E(\varepsilon)\ = 0,$
$E(\sigma)\ = 0,$
$E(\xi\zeta)\ = 0,$

ε unkorreliert mit $\eta,\ \xi,\ \sigma,$
σ unkorreliert mit $\eta,\ \xi,\ \varepsilon,$
$\zeta,\ \varepsilon$ und σ gegenseitig unkorreliert und
y und x multivariat normalverteilt sind,

erhält man durch die Bildung der Erwartungswerte $E(\eta\eta')$, $E(\eta\xi')$, $E(\xi\eta')$ und $E(\xi\xi')$ und durch die Einbeziehung der Meßmodelle in die algebraische Ableitung die Sigmamatrix, welche folgendes allgemeines Aussehen hat:

$$\Sigma= \begin{bmatrix} \Lambda_y(I-B)^{-1}(\Gamma\Phi\Gamma' + \Psi)(I-B)^{-1'}\Lambda_y' + \Theta_\varepsilon & \Lambda_y(I-B)^{-1}\Gamma\Phi\Lambda_x' \\ \Lambda_x\Phi\Gamma'(I-B)^{-1'}\Lambda_y' & \Lambda_x\Phi\Lambda_x' + \Theta_\sigma \end{bmatrix}$$

Dabei bedeutet:

Σ $=\{(p+q)\cdot(p+q)\}$ Kovarianzmatrix für die beobachteten Variablen $(y', x')'$,

Φ $= n\cdot n$-Kovarianzmatrix für die ξ,

Ψ $= m\cdot m$-Kovarianzmatrix für die ζ,

Θ_ε $= p\cdot p$-Kovarianzmatrix für die ε,

Θ_σ $= q\cdot q$-Kovarianzmatrix für die σ.

Das LISREL-Schätzproblem besteht nun darin, die Schätzwerte für die Elemente der Σ-Matrix, d.h. der Koeffizientenmatrizen Λ_y, Λ_x, B, Γ und der Kovarianzmatrizen Φ, Ψ, Θ_ε und Θ_σ zu finden, und zwar derart, daß die Werte der Sigmamatrix möglichst nahe an die Werte der Inputmatrix S herankommen. Die Maximum-likelihood-Lösung des Schätzproblems reduziert sich dabei darauf, die sog. „fitting function" zu minimieren (Goldberger 1974):

$$F(\Sigma)=\log|\Sigma| + \mathrm{tr}(S\Sigma^{-1}) - \log|S| - (p+q). \tag{5}$$

Die ML-Schätzung ist einerseits effizient und erlaubt andererseits über einen „Likelihood-ratio-" bzw. χ^2-Test eine Beurteilung des Gesamtmodells, weil die Größe

$$nF(\Sigma), n = N - 1 \tag{6}$$

bei Gültigkeit der Modellannahmen näherungsweise χ^2-verteilt ist mit den Freiheitsgraden $1/2(p+q)\cdot(p+q+1)-t$ bei unbeobachtbaren exogenen und $1/2p(p+2q+1)-t$ bei beobachtbaren exogenen Variablen im Modell. Dabei stellt t die totale Anzahl der zu schätzenden Parameter in Σ und N die Zahl der Beobachtungen dar (Jöreskog 1977).

Als Maßzahl für die Güte der Anpassung des Modells kann der χ^2-Wert allerdings nur unter den im folgenden aufgeführten Bedingungen verwendet werden (Jöreskog und Sörbom 1981, S.I. 39):

1) die beobachteten Variablen sind multivariat normalverteilt,
2) die Schätzung basiert auf der Kovarianzmatrix,
3) die Stichprobe ist ziemlich groß.

Im Vergleich zu der Zahl der Freiheitsgrade zeigen dann große χ^2-Werte eine schlechte, kleine eine gute Anpassung an. In der Praxis sind jedoch die angeführten Bedingungen selten alle erfüllt.

Für die Gesamtbeurteilung der Anpassung des Modells eignet sich daher der „Goodness-of-fit index" (GFI) besser. Im Gegensatz zum χ^2-Maß ist dieser unabhängig von der Stichprobengröße und relativ robust in bezug auf die Abweichung von der Normalitätsannahme:

$$\mathrm{GFI} = 1 - \frac{\mathrm{tr}(\hat{\Sigma}^{-1}S-I)^2}{\mathrm{tr}(\hat{\Sigma}^{-1}S)^2} \tag{7}$$

Korrigiert um die Zahl der Freiheitsgrade, ergibt sich der „adjusted GFI" (AGFI):

$$\mathrm{AGFI} = 1 - \{k(k+1)/2d\}(1 - \mathrm{GFI}) \tag{8}$$

wobei

d Anzahl Freiheitsgrade
k Anzahl beobachtete Variablen.

Je näher der GFI bzw. der AGFI bei 1 liegt, desto besser ist die Anpassung.

A3. MIMIC-Gesundheitsstatusindex

In diesem Abschnitt werden die zur Interpretation wichtigen numerischen Eigenschaften des MIMIC-GSI abgeleitet; die Darstellung lehnt sich an Hooijmans und Van de Ven (1983) an.

Ausgangspunkt ist die reduzierte Form des MIMIC-Modells [Gl. (1.3)] in Abschn. 1.3:

$$y_i = \sum_{q=1}^{Q_1} \Pi_{1qi} x_{1q} + \sum_{q=1}^{Q_2} \Pi_{2qi} x_{2q} + \sum_{q=1}^{Q_3} \Pi_{3qi} x_{3q} + v_i, \tag{9}$$

wobei

$$\Pi_{1qi} = \gamma_{1qi}, \tag{9a}$$
$$\Pi_{2qi} = \gamma_{2qi} + \lambda_i \beta_{2q}, \tag{9b}$$
$$\Pi_{3qi} = \lambda_i \beta_{3q}, \tag{9c}$$
$$v_i = \varepsilon_i + \lambda_i \zeta. \tag{9d}$$

Eine Möglichkeit zur Identifikation des MIMIC-Modells besteht darin, daß man alle unbekannten Parameter von Gl.(1.3) (unter 1.3) als Funktion der konsistent schätzbaren Parameter von Gl.(9) (unter A3) schreibt. Es läßt sich zeigen (Hooijmans und Van de Ven 1983, S.61), daß für den Fall $x_{2,1} \equiv 1$ die notwendigen Bedingungen für die Identifikation von Gl.(1.3) wie folgt formuliert werden können:

a) $\lambda_{i0} = c$ für ein beliebiges λ_i, wobei c konstant,
b) $\beta_{2,1} = d$, wobei d konstant,
c) für $q \neq 1$: $\gamma_{2qi_q} = 0$ für einige γ_{2qi}.

Löst man (9b) und (9c) unter diesen Bedingungen nach β_{2q} und β_{3q} auf, erhält man

$$\beta_{2q} = \frac{\Pi_{2qi_q}}{c} \cdot \frac{\Pi_{3qi_0}}{c} \tag{9b'}$$

$$\beta_{3q} = \frac{\Pi_{3qi_0}}{c} \tag{9c'}$$

Der MIMIC-GSI ergibt sich gemäß Gl. (1.4) in Abschn. 1.3 wie folgt:

$$\hat{\eta} = E(\eta | x) \tag{10}$$

$$= \sum_{q=1}^{Q_2} \hat{\beta}_{2q} X_{2q} + \sum_{q=1}^{Q_3} \hat{\beta}_{3q} X_{3q},$$

wobei $\hat{\beta}_{2q}$ und $\hat{\beta}_{3q}$ die Schätzkoeffizienten der unbekannten Parameter β_{2q} und β_{3q} sind.

Substituiert man β_{2q} und β_{3q} aus Gl. (9b') und (9c') in Gl. (10), ergibt sich

$$\hat{\eta}(x) = d + \frac{1}{c}\left[\sum_{q=2}^{Q_2} \Pi_{2q i_q} \cdot \frac{\hat{\Pi}_{3q i_0}}{\hat{\Pi}_{3q i_q}} x_{2q} + \sum_{q=1}^{Q_3} \hat{\Pi}_{3q i_0} x_{3q} \right]. \tag{10'}$$

Gemäß Gl. (10') ist $\hat{\eta}$ bis auf eine lineare Transformation bestimmt, d.h. der Gesundheitsstatus wird auf einer sog. Intervallskala gemessen. Bei einer Intervallskala sind der Nullpunkt und die Maßeinheit beliebig wählbar (Siegel 1956, S. 26–28). In Gl. (10') steht c für die arbiträr wählbare Maßeinheit und d für den Nullpunkt $(d = \hat{\eta}(0))$.

A4. Das MIMIC-Modell der Nachfrage nach medizinischen Leistungen zur Behandlung der Psoriasis (Psoriasismodell)

Das für die Nachfrageschätzung verwendete Strukturmodell hat explizit folgende Form:

$$\begin{bmatrix} \eta^* \\ \eta_1 \\ \eta_2 \\ \\ \eta_3 \\ \eta_4 \\ \eta_5 \end{bmatrix} = \begin{bmatrix} 0 & 0 & 0 & 0 & 0 & 0 \\ \beta_1 & 0 & 0 & 0 & 0 & 0 \\ \beta_2 & 0 & 0 & 0 & 0 & 0 \\ \\ \beta_3 & 0 & 0 & 0 & 0 & 0 \\ \beta_4 & 0 & 0 & 0 & 0 & 0 \\ \beta_5 & 0 & 0 & 0 & 0 & 0 \end{bmatrix} \begin{bmatrix} \eta^* \\ \eta_1 \\ \eta_2 \\ \\ \eta_3 \\ \eta_4 \\ \eta_5 \end{bmatrix} +$$

$$\begin{bmatrix} 0 & 0 & 0 & \gamma_1 & \gamma_2 & \gamma_3 & \gamma_4 & \gamma_5 & \gamma_6 & \gamma_7 & \gamma_8 & \gamma_9 & \gamma_{10} & 0 & 0 & 0 & 0 & 0 & 0 & 0 & 0 & 0 & 0 & 0 & 0 & 0 & 0 & 0 & 0 & 0 & 0 \\ \gamma_{11} & \gamma_{12} & \gamma_{13} & 0 & 0 & 0 & 0 & 0 & 0 & 0 & 0 & 0 & 0 & \gamma_{14} & \gamma_{15} & \gamma_{16} & \gamma_{17} & \gamma_{18} & \gamma_{19} & \gamma_{20} & \gamma_{21} & \gamma_{22} & \gamma_{23} & 0 & 0 & 0 & 0 & 0 & 0 & 0 & 0 \\ \gamma_{24} & \gamma_{25} & \gamma_{26} & 0 & 0 & 0 & 0 & 0 & 0 & 0 & 0 & 0 & 0 & \gamma_{27} & \gamma_{28} & 0 & 0 & 0 & \gamma_{29} & \gamma_{30} & \gamma_{31} & \gamma_{32} & 0 & \gamma_{33} & \gamma_{34} & \gamma_{35} & \gamma_{36} & \gamma_{37} & 0 & 0 & 0 \\ \gamma_{38} & \gamma_{39} & \gamma_{40} & 0 & 0 & 0 & 0 & 0 & 0 & 0 & 0 & 0 & 0 & \gamma_{41} & \gamma_{42} & 0 & 0 & 0 & 0 & \gamma_{43} & \gamma_{44} & \gamma_{45} & 0 & 0 & 0 & \gamma_{46} & \gamma_{47} & \gamma_{48} & \gamma_{49} & \gamma_{50} & \gamma_{51} \\ \gamma_{52} & \gamma_{53} & \gamma_{54} & 0 & 0 & 0 & 0 & 0 & 0 & 0 & 0 & 0 & 0 & \gamma_{55} & \gamma_{56} & 0 & 0 & 0 & 0 & \gamma_{57} & \gamma_{58} & \gamma_{59} & 0 & 0 & 0 & \gamma_{60} & \gamma_{61} & \gamma_{62} & \gamma_{63} & 0 & 0 \\ \gamma_{64} & \gamma_{65} & \gamma_{66} & 0 & 0 & 0 & 0 & 0 & 0 & 0 & 0 & 0 & 0 & \gamma_{67} & \gamma_{68} & 0 & 0 & 0 & \gamma_{69} & 0 & \gamma_{70} & \gamma_{71} & 0 & 0 & 0 & \gamma_{72} & \gamma_{73} & \gamma_{74} & 0 & 0 & 0 \end{bmatrix} \begin{bmatrix} \xi_1 \\ \xi_2 \\ \xi_3 \\ \xi_4 \\ \vdots \\ \xi_{31} \end{bmatrix} + \begin{bmatrix} \zeta_1 \\ \zeta_2 \\ \zeta_3 \\ \zeta_4 \\ \zeta_5 \\ \zeta_6 \end{bmatrix}$$

Dabei stellen $\eta_1 - \eta_5$ *beobachtbare* Indikatoren dar, die von verschiedenen exogenen Variablen abhängen[19]. Die Konstante ist in allen Gleichungen gleich Null gesetzt.

Das Meßmodell für die latente endogene Variable η^* schreibt sich explizit wie folgt: (s. S. 240 oben).

Die Regressionskoeffizienten λ_{ij} ($i = 1, \ldots, 5$; $j = 2, \ldots, 6$) werden a priori 1 und die entsprechenden Störterme 0 gesetzt, da die Indikatoren y_i schon im Strukturmodell spezifiziert worden sind ($\eta_i = y_i$).

In bezug auf die exogenen Variablen ist – um das Modell nicht noch weiter zu komplizieren – angenommen, daß sie ohne Meßfehler gemessen sind. Damit entfällt das Meßmodell nach Gl. (3) (unter A1) für latente Variablen ($\Lambda_x = I$, $\sigma = 0$).

---

[19] Um eine formale Äquivalenz zum verwendeten Softwarepaket zu erhalten, wurde die Bezeichnung η beibehalten, obwohl es sich in Wirklichkeit *nicht* um unbeobachtbare Variablen handelt. Zur Abgrenzung wurde die unbeobachtbare Variable mit η^* bezeichnet

$$
\begin{bmatrix} y_1 \\ y_2 \\ y_3 \\ y_4 \\ y_5 \\ y_6 \\ y_7 \\ y_8 \\ y_9 \\ y_{10} \\ y_{11} \\ y_{12} \\ y_{13} \\ y_{14} \\ y_{15} \\ y_{16} \\ y_{17} \\ y_{18} \\ y_{19} \end{bmatrix}
=
\begin{bmatrix}
0 & \lambda_{12} & 0 & 0 & 0 & 0 \\
0 & 0 & \lambda_{23} & 0 & 0 & 0 \\
0 & 0 & 0 & \lambda_{34} & 0 & 0 \\
0 & 0 & 0 & 0 & \lambda_{45} & 0 \\
0 & 0 & 0 & 0 & 0 & \lambda_{56} \\
\lambda_{61} & 0 & 0 & 0 & 0 & 0 \\
\lambda_{71} & 0 & 0 & 0 & 0 & 0 \\
\lambda_{81} & 0 & 0 & 0 & 0 & 0 \\
\lambda_{91} & 0 & 0 & 0 & 0 & 0 \\
\lambda_{101} & 0 & 0 & 0 & 0 & 0 \\
\lambda_{111} & 0 & 0 & 0 & 0 & 0 \\
\lambda_{121} & 0 & 0 & 0 & 0 & 0 \\
\lambda_{131} & 0 & 0 & 0 & 0 & 0 \\
\lambda_{141} & 0 & 0 & 0 & 0 & 0 \\
\lambda_{151} & 0 & 0 & 0 & 0 & 0 \\
\lambda_{161} & 0 & 0 & 0 & 0 & 0 \\
\lambda_{171} & 0 & 0 & 0 & 0 & 0 \\
\lambda_{181} & 0 & 0 & 0 & 0 & 0 \\
\lambda_{191} & 0 & 0 & 0 & 0 & 0
\end{bmatrix}
\begin{bmatrix} \eta^* \\ \eta_1 \\ \eta_2 \\ \eta_3 \\ \eta_4 \\ \eta_5 \end{bmatrix}
+
\begin{bmatrix} \varepsilon_1 \\ \varepsilon_2 \\ \varepsilon_3 \\ \varepsilon_4 \\ \varepsilon_5 \\ \varepsilon_6 \\ \varepsilon_7 \\ \varepsilon_8 \\ \varepsilon_9 \\ \varepsilon_{10} \\ \varepsilon_{11} \\ \varepsilon_{12} \\ \varepsilon_{13} \\ \varepsilon_{14} \\ \varepsilon_{15} \\ \varepsilon_{16} \\ \varepsilon_{17} \\ \varepsilon_{18} \\ \varepsilon_{19} \end{bmatrix}
$$

Damit das Modell definiert ist, müssen Ursprung und Einheitsmaß der latenten endogenen Variablen η^* festgelegt werden (Jöreskog und Soerbom 1981, S. I.7). Der Ursprung des Modells ist durch die Annahme bestimmt, daß alle Variablen den Mittelwert Null haben. Das Einheitsmaß der latenten Variablen (des BI) ist durch die Restriktion $\lambda_{181} = 1$ festgelegt.

Der Behinderungsindex

$$\hat{\eta}^* = \sum_{q=1}^{Q} \gamma_{1q} X_{1q} \tag{11}$$

(vgl. 1.3, S. 7 ff.) ist damit bis auf eine lineare Transformation bestimmt (vgl. Anhang A3).

A5. Identifikation des Psoriasismodells

Um konsistente Schätzungen zu erhalten, müssen die jeweiligen Parameter der Teilmodelle und des Strukturmodells identifiziert sein (Jöreskog 1981). Bezeichnet man mit Θ einen Vektor aller interdependenten freien und beschränkten Parameter, so besteht das Identifikationsproblem darin, abzuklären, ob Θ durch die Σ-Matrix bestimmt ist:

$$\sigma_{ij} = f_{ij}(\Theta), \text{ wobei } i \leqq j. \tag{12}$$

Wenn es nun innerhalb des Modells nur ein Θ für Σ gibt, so ist das ganze Modell identifiziert. Wenn ein Parameter nicht identifiziert ist, so ergibt die LISREL-Schätzung für diesen Parameter keine konsistente Schätzung. Die notwendige Bedingung für die Identifikation aller Parameter lautet (Jöreskog und Soerbom 1981, S. I.22):

$$t \leqq 1/2 (p+q)(p+q+1) \tag{13}$$

wobei

t Anzahl geschätzter Parameter (im Modell: 127),
p Anzahl endogener Variablen y (im Modell: 19),
q Anzahl exogener Variablen x (im Modell: 31).

Diese Bedingung ist erfüllt: $127 < 1275$.

Im folgenden wird gezeigt, daß auch die hinreichenden Bedingungen zur Identifikation des Modells erfüllt sind. Ausgangspunkt ist die Sigmamatrix. Die Kovarianzmatrizen haben darin folgendes Aussehen:

$$\Phi = \Sigma_{xx} \ (\text{da } \xi \equiv x)$$

$$\Psi = \begin{bmatrix} \Psi_{11} & & & & & \\ \Psi_{21} & \Psi_{22} & & & & \\ \Psi_{31} & \Psi_{32} & \Psi_{33} & & & \\ \Psi_{41} & \Psi_{42} & \Psi_{43} & \Psi_{44} & & \\ \Psi_{51} & \Psi_{52} & \Psi_{53} & \Psi_{54} & \Psi_{55} & \\ \Psi_{61} & \Psi_{62} & \Psi_{63} & \Psi_{64} & \Psi_{65} & \Psi_{66} \end{bmatrix}$$

$$\Theta_{\varepsilon} = \begin{bmatrix} \Theta^{\varepsilon}_{11} & 0 & 0. \ldots 0 \\ 0 & \Theta^{\varepsilon}_{22} & 0. \ldots 0 \\ 0 & 0 & \Theta^{\varepsilon}_{33} .. 0 \\ \vdots & \vdots & \vdots \ddots \vdots \\ 0 & 0 & 0. \ldots \Theta^{\varepsilon}_{33} \end{bmatrix} \quad \text{wobei } \Theta^{\varepsilon}_{11}, \ldots, \Theta^{\varepsilon}_{55} = 0$$

$$\Theta_{\sigma} = 0 \ (\text{da } \xi \equiv x).$$

Weil für $\Lambda_x = I$ gilt, folgt für das Element Σ_{xx} in der Σ-Matrix:

$$\Sigma_{xx} = \Lambda_x \Phi \Lambda'_x + \Theta\sigma = \Phi, \tag{14}$$

welches keine zu schätzenden Parameter enthält. Φ ist durch S_{xx} gegeben.
   Für die Elemente $\Sigma_{yx} = \Sigma_{xy}$ in der Σ-Matrix gilt:

$$\Sigma_{yx} = \Lambda_y (I - B)^{-1} \Gamma \Phi \Lambda'_x = \Lambda_y (I - B)^{-1} \Gamma \Sigma_{xx}, \tag{15}$$

wobei für die zu schätzenden Parameter definiert wird:

$$P = \Lambda_y (I - B)^{-1} \Gamma. \tag{16}$$

Dabei ergibt sich für

$$(I - B)^{-1} = \begin{bmatrix} 1 & 0 & 0 & 0 & 0 & 0 \\ \beta_1 & 1 & 0 & 0 & 0 & 0 \\ \beta_2 & 0 & 1 & 0 & 0 & 0 \\ \beta_3 & 0 & 0 & 1 & 0 & 0 \\ \beta_4 & 0 & 0 & 0 & 1 & 0 \\ \beta_5 & 0 & 0 & 0 & 0 & 1 \end{bmatrix}$$

und damit für P die nachfolgend aufgeführte Matrix A-1: (siehe Seite 92 und 93).
   Für das Element Σ_{yy} in der Σ-Matrix gilt schließlich:

$$\Sigma_{yy} = \Lambda_y (I - B)^{-1} (\Gamma \Sigma_{xx} \Gamma' + \Psi)(I - B)^{-1'} \Lambda y' + \Theta_{\varepsilon} \tag{17}$$

Wegen $\xi \equiv x$ sind die strukturellen Gleichungen äquivalent zu

$$\eta = B\eta + \Gamma x + \zeta, \tag{18}$$

mit der reduzierten Form

$$\eta = (I - B)^{-1} \Gamma x + (I - B)^{-1} \zeta, \tag{19}$$

so daß gilt:

$$\Sigma_{yy} = \Lambda_y \eta \eta' \Lambda_y' + \Theta_\varepsilon. \tag{20}$$

Da Ψ unbeschränkt geschätzt wird, sind auch die Elemente von Ψ residual bestimmt durch die Kovarianzmatrix von η, so daß geschrieben werden kann:

$$\Sigma_{yy} = \Lambda_y \Omega \Lambda_y' + \Theta_\varepsilon, \tag{21}$$

wobei Ω die Kovarianzmatrix von η ist, d. h.

$$\Omega = \begin{bmatrix} \omega_{11} & & & & & \\ \omega_{21} & \omega_{22} & & & & \\ \omega_{31} & \omega_{32} & \omega_{33} & & & \\ \omega_{41} & \omega_{42} & \omega_{43} & \omega_{44} & & \\ \omega_{51} & \omega_{52} & \omega_{53} & \omega_{54} & \omega_{55} & \\ \omega_{61} & \omega_{62} & \omega_{63} & \omega_{64} & \omega_{65} & \omega_{66} \end{bmatrix}$$

und damit Matrix A-2 (siehe Seite 94 und 95).

Wegen $\lambda_{181} = 1$ sind die Koeffizienten $\gamma(\gamma_1, \ldots, \gamma_{10})$ in der 18. Zeile der P-Matrix identifiziert mit

$$\gamma_i = P_{18_j}, \; i = 1, \ldots, 10; \; j = 4, \ldots, 13$$

und somit auch die β-Koeffizienten mit

$$\beta_1 = \frac{P_{1_j}}{P_{18_j}}, \; \ldots, \; \beta_5 = \frac{P_{5_j}}{P_{18_j}}, \; j = 4, \ldots, 13.$$

Die λ-Koeffizienten sind ebenfalls alle identifiziert aufgrund der Beziehung

$$\lambda_{61} = \frac{P_{6_j}}{P_{18_j}}, \; \ldots, \; \lambda_{191} = \frac{P_{19_j}}{P_{18_j}}, \; j = 4, \ldots, 13.$$

Desgleichen sind die übrigen noch in der P-Matrix verbleibenden Koeffizienten γ identifiziert durch die entsprechenden p's.

Da alle γ's identifiziert sind, sind in der Σ_{yy}-Matrix auch ω_{12}, ω_{13}, ω_{14}, ω_{15} und ω_{16} identifiziert gemäß

$$\omega_{12} = \frac{\sigma_{i^1}}{\lambda_{i^1}}, \; \ldots, \; \omega_{16} = \frac{\sigma_{i^5}}{\lambda_{i^5}}, \; i = 6, \ldots, 19$$

und sinngemäß auch ω_{11}.

Die noch verbleibenden Nichtdiagonalelemente in Σ_{yy} sind durch die entsprechenden σ's identifiziert.

Für die ersten 5 Diagonalelemente gilt wegen $\Theta_{ii}^\varepsilon = 0$

$$\omega_{jj} = \sigma_{ii}, \; i = 1, \ldots, 5; \; j = 2, \ldots, 6$$

und für die restlichen Diagonalelemente bzw. Θ_{ii}^ε

$$\Theta_{ii}^\varepsilon = \sigma_{ii} - \lambda_{i^1} \omega_{11} \; i = 6, \ldots, 19,$$

womit alle Parameter des Psoriasismodells identifiziert sind.

Matrix A-1

$P =$

γ_{11}	γ_{12}	γ_{13}	$\beta_1\gamma_1$	$\beta_1\gamma_2$	$\beta_1\gamma_3$	$\beta_1\gamma_4$	$\beta_1\gamma_5$	$\beta_1\gamma_6$	$\beta_1\gamma_7$	$\beta_1\gamma_8$	$\beta_1\gamma_9$	$\beta_1\gamma_{10}$
γ_{24}	γ_{25}	γ_{26}	$\beta_2\gamma_1$	$\beta_2\gamma_2$	$\beta_2\gamma_3$	$\beta_2\gamma_4$	$\beta_2\gamma_5$	$\beta_2\gamma_6$	$\beta_2\gamma_7$	$\beta_2\gamma_8$	$\beta_2\gamma_9$	$\beta\gamma_{10}$
γ_{38}	γ_{39}	γ_{40}	$\beta_3\gamma_1$	$\beta_3\gamma_2$	$\beta_3\gamma_3$	$\beta_3\gamma_4$	$\beta_3\gamma_5$	$\beta_3\gamma_6$	$\beta_3\gamma_7$	$\beta_3\gamma_8$	$\beta_3\gamma_9$	$\beta_3\gamma_{10}$
γ_{52}	γ_{53}	γ_{54}	$\beta_4\gamma_1$	$\beta_4\gamma_2$	$\beta_4\gamma_3$	$\beta_4\gamma_4$	$\beta_4\gamma_5$	$\beta_4\gamma_6$	$\beta_4\gamma_7$	$\beta_4\gamma_8$	$\beta_4\gamma_9$	$\beta_4\gamma_{10}$
γ_{64}	γ_{65}	γ_{66}	$\beta_5\gamma_1$	$\beta_5\gamma_2$	$\beta_5\gamma_3$	$\beta_5\gamma_4$	$\beta_5\gamma_5$	$\beta_5\gamma_6$	$\beta_5\gamma_7$	$\beta_5\gamma_8$	$\beta_5\gamma_9$	$\beta_5\gamma_{10}$
0	0	0	$\lambda_{61}\gamma_1$	$\lambda_{61}\gamma_2$	$\lambda_{61}\gamma_3$	$\lambda_{61}\gamma_4$	$\lambda_{61}\gamma_5$	$\lambda_{61}\gamma_6$	$\lambda_{61}\gamma_7$	$\lambda_{61}\gamma_8$	$\lambda_{61}\gamma_9$	$\lambda_{61}\gamma_{10}$
0	0	0	$\lambda_{71}\gamma_1$	$\lambda_{71}\gamma_2$	$\lambda_{71}\gamma_3$	$\lambda_{71}\gamma_4$	$\lambda_{71}\gamma_5$	$\lambda_{71}\gamma_6$	$\lambda_{71}\gamma_7$	$\lambda_{71}\gamma_8$	$\lambda_{71}\gamma_9$	$\lambda_{71}\gamma_{10}$
0	0	0	$\lambda_{81}\gamma_1$	$\lambda_{81}\gamma_2$	$\lambda_{81}\gamma_3$	$\lambda_{81}\gamma_4$	$\lambda_{81}\gamma_5$	$\lambda_{81}\gamma_6$	$\lambda_{81}\gamma_7$	$\lambda_{81}\gamma_8$	$\lambda_{81}\gamma_9$	$\lambda_{81}\gamma_{10}$
0	0	0	$\lambda_{91}\gamma_1$	$\lambda_{91}\gamma_2$	$\lambda_{91}\gamma_3$	$\lambda_{91}\gamma_4$	$\lambda_{91}\gamma_5$	$\lambda_{91}\gamma_6$	$\lambda_{91}\gamma_7$	$\lambda_{91}\gamma_8$	$\lambda_{91}\gamma_9$	$\lambda_{91}\gamma_{10}$
0	0	0	$\lambda_{101}\gamma_1$	$\lambda_{101}\gamma_2$	$\lambda_{101}\gamma_3$	$\lambda_{101}\gamma_4$	$\lambda_{101}\gamma_5$	$\lambda_{101}\gamma_6$	$\lambda_{101}\gamma_7$	$\lambda_{101}\gamma_8$	$\lambda_{101}\gamma_9$	$\lambda_{101}\gamma_{10}$
0	0	0	$\lambda_{111}\gamma_1$	$\lambda_{111}\gamma_2$	$\lambda_{111}\gamma_3$	$\lambda_{111}\gamma_4$	$\lambda_{111}\gamma_5$	$\lambda_{111}\gamma_6$	$\lambda_{111}\gamma_7$	$\lambda_{111}\gamma_8$	$\lambda_{111}\gamma_9$	$\lambda_{111}\gamma_{10}$
0	0	0	$\lambda_{121}\gamma_1$	$\lambda_{121}\gamma_2$	$\lambda_{121}\gamma_3$	$\lambda_{121}\gamma_4$	$\lambda_{121}\gamma_5$	$\lambda_{121}\gamma_6$	$\lambda_{121}\gamma_7$	$\lambda_{121}\gamma_8$	$\lambda_{121}\gamma_9$	$\lambda_{121}\gamma_{10}$
0	0	0	$\lambda_{131}\gamma_1$	$\lambda_{131}\gamma_2$	$\lambda_{131}\gamma_3$	$\lambda_{131}\gamma_4$	$\lambda_{131}\gamma_5$	$\lambda_{131}\gamma_6$	$\lambda_{131}\gamma_7$	$\lambda_{131}\gamma_8$	$\lambda_{131}\gamma_9$	$\lambda_{131}\gamma_{10}$
0	0	0	$\lambda_{141}\gamma_1$	$\lambda_{141}\gamma_2$	$\lambda_{141}\gamma_3$	$\lambda_{141}\gamma_4$	$\lambda_{141}\gamma_5$	$\lambda_{141}\gamma_6$	$\lambda_{141}\gamma_7$	$\lambda_{141}\gamma_8$	$\lambda_{141}\gamma_9$	$\lambda_{141}\gamma_{10}$
0	0	0	$\lambda_{151}\gamma_1$	$\lambda_{151}\gamma_2$	λ_{1513}	$\lambda_{151}\gamma_4$	$\lambda_{151}\gamma_5$	$\lambda_{151}\gamma_6$	$\lambda_{151}\gamma_7$	$\lambda_{151}\gamma_8$	$\lambda_{151}\gamma_9$	$\lambda_{151}\gamma_{10}$
0	0	0	$\lambda_{161}\gamma_1$	$\lambda_{161}\gamma_2$	$\lambda_{161}\gamma_3$	$\lambda_{161}\gamma_4$	$\lambda_{161}\gamma_5$	$\lambda_{161}\gamma_6$	$\lambda_{161}\gamma_7$	$\lambda_{161}\gamma_8$	$\lambda_{161}\gamma_9$	$\lambda_{161}\gamma_{10}$
0	0	0	$\lambda_{171}\gamma_1$	$\lambda_{171}\gamma_2$	$\lambda_{171}\gamma_3$	$\lambda_{171}\gamma_4$	$\lambda_{171}\gamma_5$	$\lambda_{171}\gamma_6$	$\lambda_{171}\gamma_7$	$\lambda_{171}\gamma_8$	$\lambda_{171}\gamma_9$	$\lambda_{171}\gamma_{10}$
0	0	0	$\lambda_{181}\gamma_1$	$\lambda_{181}\gamma_2$	$\lambda_{181}\gamma_3$	$\lambda_{181}\gamma_4$	$\lambda_{181}\gamma_5$	$\lambda_{181}\gamma_6$	$\lambda_{181}\gamma_7$	$\lambda_{181}\gamma_8$	$\lambda_{181}\gamma_9$	$\lambda_{181}\gamma_{10}$
0	0	0	$\lambda_{191}\gamma_1$	$\lambda_{191}\gamma_2$	$\lambda_{191}\gamma_3$	$\lambda_{191}\gamma_4$	$\lambda_{191}\gamma_5$	$\lambda_{191}\gamma_6$	$\lambda_{191}\gamma_7$	$\lambda_{191}\gamma_8$	$\lambda_{191}\gamma_9$	$\lambda_{191}\gamma_{10}$

Matrix A-1 - Fortsetzung -

γ_{14}	γ_{15}	γ_{16}	γ_{17}	γ_{18}	γ_{19}	γ_{20}	γ_{21}	γ_{22}	γ_{23}	0	0	0	0	0	0	0	0
γ_{27}	γ_{28}	0	0	0	γ_{29}	γ_{30}	γ_{31}	γ_{32}	0	γ_{33}	γ_{34}	γ_{35}	γ_{36}	γ_{37}	0	0	0
γ_{41}	γ_{42}	0	0	0	0	γ_{43}	γ_{44}	γ_{45}	0	0	0	γ_{46}	γ_{47}	γ_{48}	γ_{49}	γ_{50}	γ_{51}
γ_{56}	γ_{56}	0	0	0	0	γ_{57}	γ_{58}	γ_{59}	0	0	0	γ_{60}	γ_{61}	γ_{62}	γ_{63}	0	0
γ_{67}	γ_{68}	0	0	0	γ_{69}	0	γ_{70}	γ_{71}	0	0	0	γ_{72}	γ_{73}	γ_{74}	0	0	0
0	0	0	0	0	0	0	0	0	0	0	0	0	0	0	0	0	0
0	0	0	0	0	0	0	0	0	0	0	0	0	0	0	0	0	0
0	0	0	0	0	0	0	0	0	0	0	0	0	0	0	0	0	0
0	0	0	0	0	0	0	0	0	0	0	0	0	0	0	0	0	0
0	0	0	0	0	0	0	0	0	0	0	0	0	0	0	0	0	0
0	0	0	0	0	0	0	0	0	0	0	0	0	0	0	0	0	0
0	0	0	0	0	0	0	0	0	0	0	0	0	0	0	0	0	0
0	0	0	0	0	0	0	0	0	0	0	0	0	0	0	0	0	0
0	0	0	0	0	0	0	0	0	0	0	0	0	0	0	0	0	0
0	0	0	0	0	0	0	0	0	0	0	0	0	0	0	0	0	0
0	0	0	0	0	0	0	0	0	0	0	0	0	0	0	0	0	0
0	0	0	0	0	0	0	0	0	0	0	0	0	0	0	0	0	0
0	0	0	0	0	0	0	0	0	0	0	0	0	0	0	0	0	0
0	0	0	0	0	0	0	0	0	0	0	0	0	0	0	0	0	0

Matrix A-2

$$\hat{\Sigma} = \begin{bmatrix}
\omega_{22}+\Theta^{\xi}_{11} \\
\omega_{32} & \omega_{33}+\Theta^{\xi}_{22} \\
\omega_{42} & \omega_{43} & \omega_{44}+\Theta^{\xi}_{33} \\
\omega_{52} & \omega_{53} & \omega_{54} & \omega_{55}+\Theta^{\xi}_{44} \\
\omega_{62} & \omega_{63} & \omega_{64} & \omega_{65} & \omega_{66}+\Theta^{\xi}_{55} \\
\lambda_{61}\omega_{12} & \lambda_{61}\omega_{13} & \lambda_{61}\omega_{14} & \lambda_{61}\omega_{15} & \lambda_{61}\omega_{16} & \lambda_{61}^2\omega_{11}+\Theta^{\xi}_{66} \\
\lambda_{71}\omega_{12} & \lambda_{71}\omega_{13} & \lambda_{71}\omega_{14} & \lambda_{71}\omega_{15} & \lambda_{71}\omega_{16} & \lambda_{71}\lambda_{61}\omega_{11} & \lambda_{71}^2\omega_{11}+\Theta^{\xi}_{77} \\
\lambda_{81}\omega_{12} & \lambda_{81}\omega_{13} & \lambda_{81}\omega_{14} & \lambda_{81}\omega_{15} & \lambda_{81}\omega_{16} & \lambda_{81}\lambda_{61}\omega_{11} & \lambda_{81}\lambda_{71}\omega_{11} & \lambda_{81}^2\omega_{11}+\Theta^{\xi}_{88} \\
\lambda_{91}\omega_{12} & \lambda_{91}\omega_{13} & \lambda_{91}\omega_{14} & \lambda_{91}\omega_{15} & \lambda_{91}\omega_{16} & \lambda_{91}\lambda_{61}\omega_{11} & \lambda_{91}\lambda_{71}\omega_{11} & \lambda_{91}\lambda_{81}\omega_{11} & \lambda_{91}^2\omega_{11}+\Theta^{\xi}_{99} \\
\lambda_{101}\omega_{12} & \lambda_{101}\omega_{13} & \lambda_{101}\omega_{14} & \lambda_{101}\omega_{15} & \lambda_{101}\omega_{16} & \lambda_{101}\lambda_{61}\omega_{11} & \lambda_{101}\lambda_{71}\omega_{11} & \lambda_{101}\lambda_{81}\omega_{11} & \lambda_{101}\lambda_{91}\omega_{11} & \lambda_{101}^2\omega_{11}+\Theta^{\xi}_{1010} \\
\lambda_{111}\omega_{12} & \lambda_{111}\omega_{13} & \lambda_{111}\omega_{14} & \lambda_{111}\omega_{15} & \lambda_{111}\omega_{16} & \lambda_{111}\lambda_{61}\omega_{11} & \lambda_{111}\lambda_{71}\omega_{11} & \lambda_{111}\lambda_{81}\omega_{11} & \lambda_{111}\lambda_{91}\omega_{11} & \lambda_{111}\lambda_{101}\omega_{11} & \lambda_{111}^2\omega_{11}+\Theta^{\xi}_{1111} \\
\lambda_{121}\omega_{12} & \lambda_{121}\omega_{13} & \lambda_{121}\omega_{14} & \lambda_{121}\omega_{15} & \lambda_{121}\omega_{16} & \lambda_{121}\lambda_{61}\omega_{11} & \lambda_{121}\lambda_{71}\omega_{11} & \lambda_{121}\lambda_{81}\omega_{11} & \lambda_{121}\lambda_{91}\omega_{11} & \lambda_{121}\lambda_{101}\omega_{11} & \lambda_{121}\lambda_{111}\omega_{11} & \lambda_{121}^2\omega_{11}+\Theta^{\xi}_{1212} \\
\lambda_{131}\omega_{12} & \lambda_{131}\omega_{13} & \lambda_{131}\omega_{14} & \lambda_{131}\omega_{15} & \lambda_{131}\omega_{16} & \lambda_{131}\lambda_{61}\omega_{11} & \lambda_{131}\lambda_{71}\omega_{11} & \lambda_{131}\lambda_{81}\omega_{11} & \lambda_{131}\lambda_{91}\omega_{11} & \lambda_{131}\lambda_{101}\omega_{11} & \lambda_{131}\lambda_{111}\omega_{11} & \lambda_{131}\lambda_{121}\omega_{11} & \lambda_{131}^2\omega_{11}+\Theta^{\xi}_{1313} \\
\lambda_{141}\omega_{12} & \lambda_{141}\omega_{13} & \lambda_{141}\omega_{14} & \lambda_{141}\omega_{15} & \lambda_{141}\omega_{16} & \lambda_{141}\lambda_{61}\omega_{11} & \lambda_{141}\lambda_{71}\omega_{11} & \lambda_{141}\lambda_{81}\omega_{11} & \lambda_{141}\lambda_{91}\omega_{11} & \lambda_{141}\lambda_{101}\omega_{11} & \lambda_{141}\lambda_{111}\omega_{11} & \lambda_{141}\lambda_{121}\omega_{11} & \lambda_{141}\lambda_{131}\omega_{11} & \lambda_{141}^2\omega_{11}+\Theta^{\xi}_{1414} \\
\lambda_{151}\omega_{12} & \lambda_{151}\omega_{13} & \lambda_{151}\omega_{14} & \lambda_{151}\omega_{15} & \lambda_{151}\omega_{16} & \lambda_{151}\lambda_{61}\omega_{11} & \lambda_{151}\lambda_{71}\omega_{11} & \lambda_{151}\lambda_{81}\omega_{11} & \lambda_{151}\lambda_{91}\omega_{11} & \lambda_{151}\lambda_{101}\omega_{11} & \lambda_{151}\lambda_{111}\omega_{11} & \lambda_{151}\lambda_{121}\omega_{11} & \lambda_{151}\lambda_{131}\omega_{11} & \lambda_{151}\lambda_{141}\omega_{11} & \lambda_{151}^2\omega_{11}+\Theta^{\xi}_{1515} \\
\lambda_{161}\omega_{12} & \lambda_{161}\omega_{13} & \lambda_{161}\omega_{14} & \lambda_{161}\omega_{15} & \lambda_{161}\omega_{16} & \lambda_{161}\lambda_{61}\omega_{11} & \lambda_{161}\lambda_{71}\omega_{11} & \lambda_{161}\lambda_{81}\omega_{11} & \lambda_{161}\lambda_{91}\omega_{11} & \lambda_{161}\lambda_{101}\omega_{11} & \lambda_{161}\lambda_{111}\omega_{11} & \lambda_{161}\lambda_{121}\omega_{11} & \lambda_{161}\lambda_{131}\omega_{11} & \lambda_{161}\lambda_{141}\omega_{11} & \lambda_{161}\lambda_{151}\omega_{11} & \lambda_{161}^2\omega_{11}+\Theta^{\xi}_{1616} \\
\lambda_{171}\omega_{12} & \lambda_{171}\omega_{13} & \lambda_{171}\omega_{14} & \lambda_{171}\omega_{15} & \lambda_{171}\omega_{16} & \lambda_{171}\lambda_{61}\omega_{11} & \lambda_{171}\lambda_{71}\omega_{11} & \lambda_{171}\lambda_{81}\omega_{11} & \lambda_{171}\lambda_{91}\omega_{11} & \lambda_{171}\lambda_{101}\omega_{11} & \lambda_{171}\lambda_{111}\omega_{11} & \lambda_{171}\lambda_{121}\omega_{11} & \lambda_{171}\lambda_{131}\omega_{11} & \lambda_{171}\lambda_{141}\omega_{11} & \lambda_{171}\lambda_{151}\omega_{11} & \lambda_{171}\lambda_{161}\omega_{11} & \lambda_{171}^2\omega_{11}+\Theta^{\xi}_{1717} \\
\lambda_{181}\omega_{12} & \lambda_{181}\omega_{13} & \lambda_{181}\omega_{14} & \lambda_{181}\omega_{15} & \lambda_{181}\omega_{16} & \lambda_{181}\lambda_{61}\omega_{11} & \lambda_{181}\lambda_{71}\omega_{11} & \lambda_{181}\lambda_{81}\omega_{11} & \lambda_{181}\lambda_{91}\omega_{11} & \lambda_{181}\lambda_{101}\omega_{11} & \lambda_{181}\lambda_{111}\omega_{11} & \lambda_{181}\lambda_{121}\omega_{11} & \lambda_{181}\lambda_{131}\omega_{11} & \lambda_{181}\lambda_{141}\omega_{11} & \lambda_{181}\lambda_{151}\omega_{11} & \lambda_{181}\lambda_{161}\omega_{11} & \lambda_{181}\lambda_{171}\omega_{11} & \lambda_{181}^2\omega_{11}+\Theta^{\xi}_{1818} \\
\lambda_{191}\omega_{12} & \lambda_{191}\omega_{13} & \lambda_{191}\omega_{14} & \lambda_{191}\omega_{15} & \lambda_{191}\omega_{16} & \lambda_{191}\lambda_{61}\omega_{11} & \lambda_{191}\lambda_{71}\omega_{11} & \lambda_{191}\lambda_{81}\omega_{11} & \lambda_{191}\lambda_{91}\omega_{11} & \lambda_{191}\lambda_{101}\omega_{11} & \lambda_{191}\lambda_{111}\omega_{11} & \lambda_{191}\lambda_{121}\omega_{11} & \lambda_{191}\lambda_{131}\omega_{11} & \lambda_{191}\lambda_{141}\omega_{11} & \lambda_{191}\lambda_{151}\omega_{11} & \lambda_{191}\lambda_{161}\omega_{11} & \lambda_{191}\lambda_{171}\omega_{11} & \lambda_{191}\lambda_{181}\omega_{11} & \lambda_{191}\omega_{11}+\Theta^{\xi}_{1919}
\end{bmatrix}$$

Literatur

Acton JP (1975) Nonmonetary factors in the demand for medical services - Some empirical evidence. J Polit Economy 83: 595-614

Acton JP (1976) Demand for health care among the urban poor, with special emphasis on the role of time. In: Rosett RN (ed) The role of health insurance in the health services sector. National Bureau of Economic Research, New York

Aigner DJ, Goldberger AS (1977) Latent variables in socio-economic models. North-Holland, Amsterdam

Aigner DJ, Hsiao C, Kapteyn A, Wansbeek T (1983) Latent variable models in econometrics. In: Griliches Z, Intrilligator M (eds) Handbook of econometrics. Holland, Amsterdam

Andersen RO (1968) A behavioral model of families' use of health services. Research series No. 25. Center for Health Administration Studies, Chicago

Anderson RO, Benham L (1970) Factors affecting the relationship between family income and medical care consumption. In: Klarman HE (ed) Empirical studies in health economics. Hopkins, Baltimore

Anderson RO, Kravits J, Andersen OW (1975) Equity in health services. Ballinger, Cambridge/ Mass

Arrow KJ (1973) Welfare analysis of changes in coinsurance rates. Rand Corporation, Santa Monica

Autorengruppe SOMIPOPS (1981) Die Haushaltsbefragung - Methoden zur Definition und Erfassung von Gesundheits- und Versorgungsindikatoren. Soz Präventivmed 26: 21-25

Becker GS (1965) A theory of the allocation of time. Econom J 75: 493-517

Belloc N, Brewlow L, Hochstim JR (1971) Measurement of physical health in a general population survey. Am J Epidemiol 93: 328-336

Berg RL (1973) Health status indexes. Hospital Research and Educational Trust, Chicago

Brook RH, Ware JE Jr, Davies-Avery A et al. (1979) Overview of adult health status measures fielded in RAND's health insurance study. Med Care (Suppl) 17: 1-131

Champion RH (1981) Psoriasis and its treatment. Br Med J 282: 343-346

Chen MK (1973) The G index for program priority. In: Berg RL (ed) Health status indexes; proceedings of a conference conducted by Health Services Research. Hospital research and educational trust, Chicago, p 28-35

Christophers E, Ständer M (1977) Praxis der Haut- und Geschlechtskrankheiten, 2 Aufl. Urban & Schwarzenberg, München

Colle AD, Grossman M (1978) Determinants of pediatric care utilization. J Human Resour (Suppl) 13: 115-158

Davis K, Reynolds R (1976) The impact of medicare and medicaid on access to medical care. In: Rosett RN (ed) The role of health insurance in the health services sector. National Bureau of Economic Research, New York

Donabedian A, Wheeler RC, Wyszewiansky L (1982) Quality cost and health - an integrative model. Med Care 20: 975-992

Ehlhardt S (1974) Aggression als Krankheitsfaktor. Z Psychosom Med Psychoanal (Beiheft)

Eisenberg L (1979) Die differentielle Verteilung der psychiatrischen Störungen auf die Geschlechter. In: Suillerot E (Hrsg) Die Wirklichkeit der Frau. Bertelsmann, Steinhausen

Ernst C (1981) Mögliche Ursachen für die höheren Gesundheitskosten der Frau. Neue Zürcher Z 275: 35

Evans RG (1974) Supplier-induced demand - Some empirical evidence and implications. In: Perlman M (ed) The economics of health and medical care. Wiley, New York

Feldstein MS (1967) Economic analysis for health services efficiency. North-Holland, Amsterdam

Feldstein MS (1970) The rising price of physician services. Rev Econom Statist 52: 121-133

Feldstein MS (1971) An econometric model of the medicare system. Q J Econom 85: 1-20

Feldstein MS (1977) Quality change and the demand for hospital care. Econometrica 45: 1681-1702

Feldstein PJ (1973) Research on the demand for health services. In: McKinlay JB (ed) Economic aspects of health care. Prodist, New York

Frey RL, Leu RE (1981) Demographie und Inzidenz der öffentlichen Ausgaben im Gesundheitswesen. Schweiz Z Volkswirtsch Statist 3: 319–336

Fuchs VR (1978) The supply of surgeons and the demand for operations. J Hum Resour (Suppl) 13: 36–56

Fuchs VR, Kramer M (1972) Determinants of expenditures for physicians services in the United States, 1948–1968. National Bureau of Economic Research, New York

Gaensslen H, Schubö W (1976) Einfache und komplexe statistische Analyse. – Eine Darstellung der multivariaten Verfahren für Sozialwissenschaftler und Mediziner, 2. Aufl. Reinhardt, München

Geweke J, Weisbrod BA (1982) Clinical evaluation is economic evaluation: The case of a new drug. Med Care 20: 821–830

Gilson BS, Gilson JS, Bergner M, Bobbitt RA, Kressel S, Pollard WE, Vesselago M (1975) The sickness impact profile – Development of an outcome measure of health care. Am J Public Health 65: 1304–1310

Goldberger AS (1972a) Maximum-likelihood estimation of regressions containing unobservable independent variables. Int Econom Rev 13: 1–15

Goldberger AS (1972b) Structural equation methods in the social sciences. Econometrica 40: 979–1001

Goldberger AS (1974) Unobservable variables in econometrics. In: Zarembka P (ed) Frontiers of econometrics. Academic Press, New York

Gomberg ES, Franks V (1979) Gender and disordered behaviour, sex differences in psychopathology. Brunner-Mazel, New York

Grossman M (1972) The demand for health – A theoretical and empirical investigation. Columbia University Press, New York

Grossman M (1975) The correlation between health and schooling. In: Terleckyi NE (ed) Household production and consumption. Columbia University Press, New York

Gygi P, Frei A (1982) Das schweizerische Gesundheitswesen. Krebs, Basel

Henseler T, Wick P, Ude P, Rohde W (1982/83) Statistische Auswertung der Fragebogen des Deutschen Psoriasisbundes E. V. Psoriasis 35: 463–472, 36: 504–512

Hershey JC, Luft HS, Gianaris JM (1975) Making sence out of utilization data. Med Care 13: 838–854

Holland WW (1981) Health indicators. In: Universitaire Instellingen Antwerpen (ed) Health and economy, papers and lectures presented at the international symposium organized by the Universitaire Instellingen Antwerpen. Van Loghem Slaterus, Antwerpen

Hooijmans EM (1981) Estimation of a model of the dutch health care system – 1974, 1975, 1976. Diskussionspapier 82.01. Center for Research in Public Economics, Leyden

Hooijmans EM, Van de Ven WPMM (1983) Implementing a health status index in a structural health care model (Diskussionspapier, Hrsg von Assoc d'Econométrie Appl). Center for Research in Public Economics, Leyden

Hooijmans EM, Van de Ven WPMM (1983) A multiple indicator multiple causes health status index. In: Actes du Xe colloque international d'économétrie appliqueé. Hospices Civils de Lyon, Lyon

Jöreskog KG (1977) Structural equation models in the social sciences – Specification, estimation and testing. In: Krishnaiha PR (ed) Applications of statistics. North-Holland, Amsterdam

Jöreskog KG (1981) Basic issues in the application of LISREL. Data 1: 1–6

Jöreskog KG, Goldberger AS (1975) Estimation of a model with multiple indicators and multiple causes of a single latent variable. J Am Statist 70: 631–639

Jöreskog KG, Sörbom D (1981) LISREL – Analysis of linear structural relationships by the method of maximum likelihood. International Educational Services, Chicago

Kasper J (1975) Physician utilization and family size. In: Andersen R, Kravits J, Andersen OW (eds) Equity in health services – Empirical analysis in social policy. Ballinger, Cambridge/Mass

Kohn R, White KL (1976) Health care – An international study. University Press, London

Kreidel T (1980) Wirtschaftlichkeitsuntersuchungen von Gesundheitsmaßnahmen – Ein Vorschlag zur Ertragsmessung mit Hilfe eines Gesundheitsstatus-Index. Jahrb Sozialwiss 31: 337–354

Lee LF (1979) Identification and estimation in binary choice models with limited (censored) dependent variables. Econometrica 47: 977–996

Lerner M (1973) Conceptualization of health and social well-being. In: Berg RL (ed) Health status indexes – Proceedings of a conference conducted by health service research. Hospital Research and Educational Trust, Chicago

Leu RE, Doppmann R (1983) The demand for health and health care in Switzerland – A latent variable approach. In: Actes du Xe colloque international d'économétrie appliquée (Hrsg von Assoc. d'économétrie Appl). Hospices Civils de Lyon, Lyon

Leu RE, Schaub T, Schulz HR (1981) Utilization patterns, demographic change, and cost estimates for medical care in Switzerland (unveröffentlicht)

Leu RE, Frey RL, Doppmann R, Keller T, Rohrer P (1983) A method for evaluating new drug therapies in terms of improved life quality. In: Actes du Xe colloque International d'Econometrie Appliquée. Hospices Civils de Lyon, Lyon

Manning WG Jr, Morris CN, Newhouse JP et al. (1981) A two-part model of the demand for medical care – Preliminary results from the health insurance study. In: Van der Gaag J, Perlman M (eds) Health, economics and health economics. North-Holland, Amsterdam

Marks JM (1980) Psoriasis – Utilising the treatment options. ADIS Press Australasia Drugs 19: 429–436

Marks R (1981) Psoriasis – A guide to one of the commonest skin diseases. Dunitz, London

Montagu A (1980) Körperkontakt – Die Bedeutung der Haut für die Entwicklung des Menschen, 2. Aufl. Klett/Cotta, Stuttgart

Moosbrugger H (1978) Multivariate statistische Analyseverfahren. Kohlhammer, Stuttgart

Musaph H (1976) Die Psychosomatik dermatologisch Kranker. In: Jones A (Hrsg) Praktische Psychosomatik. Huber, Bern

Muurinen JM (1982) Demand for health – A generalised Grossman model. J Health Econom 1: 5–28

Nasemann T, Sauerbrey W (1981) Lehrbuch der Hautkrankheiten und venerischen Infektion, 4. Aufl. Springer, Berlin Heidelberg New York

Newhouse JP (1978) Insurance benefits, out-of-pocket payments, and the demand for medical care – A review of the literature. Health Med Care Servic Rev 1: 3–15

Newhouse JP (1981) The demand for medical care services – A retrospect and prospect. In: Van der Gaag J, Perlman M (eds) Health, economics and health economics. North-Holland, Amsterdam

Newhouse JP, Phelps CE (1974) Price and income elasticities for medical care services. In: Perlman M (ed) The economics of health and medical care. Wiley, New York

Newhouse JP, Phelps CE (1976) New estimates of price and income elasticities of medical care services. In: Rosett RN (ed) The role of health insurance in the health services sector. National Bureau of Economic Research, New York

Newhouse JP, Williams AP, Bruce WP et al. (1982) Some interim results from a controlled trial of cost sharing in health insurance. Rand Corporation, Santa Monica

Nie NH, Hull CH, Jenkins JG, Steinbrenner K, Bent DH (1975) SPSS – Statistical package for the social sciences, 2nd edn. McGraw-Hill, New York

Phelps CE, Newhouse JP (1972) Effects of coinsurance – A multivariate analysis. Soc Secur Bull 35: 20–29

Phelps CE, Newhouse JP (1974) Coinsurance, the price of time, and the demand for medical services. Rev Econom Statist 56: 334–342

Reinhardt UF (1973) Proposed changes in the organization of health care delivery: An overview and critique. Milbank Memorial Fund Quarterly/Health and Society 51/2: 169–222

Richardson WC (1970) Measuring the urban poor's use of physicians' services in response to illness episodes. Med Care 8: 132–142

Robinson PM (1974) Identification, estimation and large-sample theory for regressions containing unobservable variables. Int Econom Rev 15: 680–692

Robinson PM, Ferrara MC (1977) The estimation of a model for an unobservable variable with endogenous causes. In: Aigner DJ, Goldberger AS (eds) Latent variables in socio-economic models. North-Holland, Amsterdam

Rosett RN, Huang LF (1973) The effect of health insurance on the demand for medical care. J Polit Econom 81: 281–305

Rutten FFH (1978) The use of health care facilities in the Netherlands – An econometric analysis. Dissertation, Universität Leiden

Schweizer W (1980) Die wirtschaftliche Lage der Rentner in der Schweiz, Bd. I und II. Haupt, Bern

Siegel S (1956) Nonparametric statistics for the behavioral sciences. McGraw-Hill, New York

Simon JL, Smith DB (1973) Change in location of a student health service - A quasi-experimental evaluation of the effects of distance on utilization. Med Care 11: 59-67

Sindealer JL (1982) Differential use of medical care by sex. J Polit Econom 90: 1003-1019

Stern RS, Thibodeau LA, Kleinemann RA, Parrish JA, Fitzpatrick TB, Bleich HL (1981) Effects of methoxsalen photochemotherapy on cost of treatment for psoriasis. JAMA 245: 1913-1918

Stewart AL, Ware JE, Brook RH et al. (1978) Conceptualization and measurement of health for adults in the health insurance study, vol II. Rand Corporation, Santa Monica

Stolz P (1974) Psychopharmaka - volkswirtschaftlich analysiert - Eine Nutzen-Kosten-Analyse der Verwendung von Tranquilizern in der Bundesrepublik Deutschland im Jahre 1972. Schulthess, Zürich

Terleckyi NE (Hrsg) (1975) Household production and consumption. Columbia University Press, New York

Theil H (1971) Principles of econometrics. Wiley, New York

Ueberla K (1968) Faktorenanalyse - Eine systematische Einführung für Psychologen, Mediziner, Wirtschafts- und Sozialwissenschaftler. Springer, Berlin Heidelberg New York

Van der Gaag J (1978) An econometric analysis of the Dutch health care system. Dissertation, Universität Leiden

Van de Ven WPMM, Van der Gaag J (1982) Health as an unobservable - A MIMIC-model of the demand for health care. J Health Econom 1: 157-183

Van de Ven WPMM, Hooijmans EM (1982) The MIMIC health status index - What it is and how to use it. Diskussionspapier 82.17. Center for Research in Public Economics, Leyden

Ware JE, Johnston SA, Davis-Avery A et al. (1979) Conceptualization and measurement of health for adults in the health insurance study, vol III. Rand Corporation, Santa Monica

Ware JE, Brook RH, Allyson DR, Kathleen LN (1981) Choosing measures of health status for individuals in general populations. Am Public Health 71: 620-625

Wennberg JE, Gittelsohn S (1973) Small area variation in health care. Science 182: 1102-1108

Wolfe BL, Van der Gaag J (1981) A new health status index for children. In: Van der Gaag J, Perlman M (eds) Health, economics and health economics. North-Holland, Amsterdam

World Health Organization (1948) Constitution of the World Health Organization. In: Basic documents. World Health Organization, Genf

Zeckhauser RJ (1970) Medical insurance - A case study of the trade-off between risk spreading and appropriate incentives. J Econom Theory 2: 10-26

Zellner A (1970) Estimation of regression relationships containing unobservable variables. Int Econom Rev 11: 441-454

Zweifel P (1983) The cost insurance spiral in the Swiss health care sector. In: Actes du Xe colloque international d'économétrie appliquée (Hrsg von Assoc. d'économétrie appl). Hospices Civils de Lyon, Lyon

A Typology of Cost-Benefit Analyses
in the Health Care Sector

P. Joglekar and M. L. Paterson

Introduction

Human life is priceless. Our system of values dictates that no expense or effort be spared to prevent or cure a disease or to save a life. Individually and collectively we devote enormous resources to the fight against illness and death. For example, a heart transplant costs approximately U.S. $ 100000 (Time, 1984); kidney dialysis costs U.S. $ 28000 per patient per year (Business Week, 1984). In 1983, health care costs consumed 10.8% of the gross national product of the United States (Business Week, 1984). Today these staggering figures are forcing us to consider the possibility that we may be very close to the point (if we have not already passed it) of spending all we can or should on health. For if life is priceless, so are national security and freedom; if good health is valuable, so are other things, such as human dignity, morality, education, work, and leisure. Yet our resources are finite, and rarely does a program lead to maximal fulfillment of all human desires simultaneously. Invariably, extended pursuit of one human goal compromises the pursuit of others. Thus by design or default, we trade off one need against another, and sometimes a human life against other needs.

The conflict between what man wants to do and what he can do is as old as human existence. But the health care manifestation of this conflict has never received as much national attention as today. In the past we left individuals to confront this conflict on their own. Medical science in those days was so primitive that the confrontation meant simply submission to human inability. Over the last few decades, the advent of private and public insurance has largely freed individuals from a confrontation between their health care needs and their individual resources. But sparing the individual from the difficult confrontation between the health care he wants and can afford has only shifted the problem to the collective level in a more aggravated form. We must now consider, for example, whether we can afford to provide kidney dialysis for every one of the 70000 patients in need at the cost of U.S. $ 28000 per patient per year (Business Week, 1984). How should recipients be chosen, and who should be denied the treatment? Can society endorse the position of the Governor of Colorado, Richard Lamm (Business Week, 1984), that terminally ill elderly persons "have a duty to die"? While we may disagree with Lamm, it is clear that we must now evaluate the social costs and benefits of specific therapies and of regional or national health care programs. While initial steps toward health care cost containment have been taken with political expediency and without explicit cost-benefit consideration, medical associations and pharmaceutical firms, whose interests have been affected by these decisions or may be threatened by similar decisions in the future, have wasted no time in commissioning explicit cost-benefit analyses (CBAs) to achieve more sympathetic consideration of their interests. Accordingly, the literature on cost-benefits of health care programs has grown considerably over the last two decades. However, this has not been accompanied by methodological circumspection - i.e., evaluation and development of alternative cost-benefit methodologies.

Unfortunately, most CBAs have failed to yield clear and decisive insights for policymakers.[1] Almost every CBA we have seen seems to arouse one of the follow-

---

[1] A 1980 survey by the U.S. Office of Technology Assessment (OTA) also found that the use of for-

ing reactions from its readers (depending upon whether the reader's prior judgment about the social desirability of the studied program is confirmed or contradicted by the study):

Reaction 1, when the reader's prior judgment is confirmed, is: "Great! We knew that all along. I don't believe in the specific cost-benefit ratio that is calculated, but the overall conclusion is all right. Perhaps I can use these numbers as I talk to those who oppose the program."

Reaction 2, when the reader's prior judgment is contradicted, is: "This does not make any intuitive sense. The basic reason is that the study makes so many assumptions, fewer than half of which are supported by any empirical evidence. You can't take such a study seriously."

Only when a reader is a complete novice to the literature and has no vested interest in the program does he accept the study (often incorrectly) to be truly valid.

It was our repeated exposure to these types of reaction among knowledgeable readers that led us to critically examine the various methodologies of cost-benefit analyses in use. In 1978–1979 we surveyed the literature extensively and studied in depth over 70 articles, monographs, and books (Joglekar 1979).

This chapter and the typology of cost-benefit analyses suggested in it is based on a synthesis of that review. Before we provide a framework of our synthesis, we shall summarize the main categories of works we reviewed.

Main Categories of Studies Reviewed

Many types of works were included in our review. While we focussed primarily on studies that provide estimates of the costs and benefits of specific therapies, we also included certain background works that helped us to understand the overall context (of the health care system, of the aims and processes of allocation of public resources to various programs, and of the history of cost-benefit analysis) in which such estimates are sought. We included some other works because they provided useful discussions of pertinent theoretical and methodological issues, and yet others because they provided critical reviews of the general literature or of specific studies estimating the costs and benefits of therapies. Of course, some works performed more than one of these functions and are listed under more than one category, but

---

mal cost-benefit or cost-effectiveness analysis in decision-making in health care is "the exception not the rule." Also, parallel to our findings, OTA found an apparent paradox concerning the "power" of CEA/CBA results. Some people argued that because most decisions are made in a political context, the results of any "objective" analysis will be heavily criticized and overwhelmed by other factors. Yet others argued that one of the factors in the potential misuse of CEA and CBA is their quantitative nature, allowing those involved in the decision process to "anchor" their arguments to what appear to be hard numbers.

It should be noted, however, that CEA and CBA have failed to make an impact on the public decision-making process not only in the health care sector, but in other areas as well. For a discussion of their failure in environmental policy-making, see Fairfax (1978), Gruenfield (1977), and Schindler (1976). In fact, Hammond et al. (1983) have suggested that attempts to improve the use of (any kind of) scientific information in policy formation have generally proven less than successful

we focus on studies that reported on estimates of the costs and benefits of specific therapies. Available literature classifies these studies in a variety of ways. While we have been using the term "cost-benefit analysis", or CBA, to refer to a wide variety of studies, available literature uses that phrase mainly to describe studies that measure costs and benefits in terms of their dollar values. The literature distinguishes between cost-benefit studies and cost-effectiveness studies, the latter being those that measure the benefits of a therapy not in terms of dollars but of the number of lives or quality of life-years saved, while costs are still measured in dollars.

Also included in our review were some economic assessment studies that belong to neither of the two classical categories, for the criteria used for these studies are considerably different from those used in either cost-benefit studies or cost-effec-

Table 1. A partial list of works reviewed (by traditional categories)

1. *Background Works*
   Annals of Internal Medicine (1976); Bunker et al. (1977); Burton et al. (1975); Dudley (1978); Fried (1975); Gellman (1974); Helms (1978); Hiatt (1975); Hoos (1972); Illich (1976); Mechanic (1978); Quade (1975); Sassone and Schaffer (1978); Scitovsky and McCall (1976)

2. *Theoretical and Methodological Works*
   Baumol (1968); Charnes et al. (1973); Churchman (1971); Cooper and Rice (1976); Fein (1977); Gross (1976); Hatry (1970); Kocher (1976); Levin (1975); Luft (1976); Mishan (1971), Mishan (1976); Mushkin (1962); Quade (1975); Rice (1967), Rice (1969); Rothenberg (1975); Self (1975); Weinstein and Stason (1977); Weisbrod (1971); Williams (1974); Zeckhauser (1975)

3. *Reviews*
   Bootman et al. (1979); Charnes et al. (1973); Dudley (1978); Fein (1977); Fried (1975); Gross (1976); Hatry (1970); Hoos (1972); McGhan et al. (1978); Mushkin (1962); Office of Technology Assessment (1982)

4. *Cost-Benefit Studies*
   Abel-Smith (1973); Averill (1977); Baker et al. (1979); Bickley et al. (1978); Bloom and Peterson (1973); Brüngger (1972); Bunker et al. (1977); Cusano et al. (1977); Greenfield et al. (1978); Hannan (1976); Jönsson (1976); Krause et al. (1977); Kristein (1977); Mach and Venulet (1975); Ridings and Isadale (1978); Rufener et al. (1977); Schoenbaum et al. (1976a and b); Steiner and Smith (1978); Stilwell (1976); Williamson et al. (1979)

5. *Cost-Effectiveness Studies*
   Bunker et al. (1977); Geiser and Menz (1976); Greenfield et al. (1978); Hefner (1979); Riddiough (1979); Stange and Sumner (1978); Stason and Weinstein (1977)

6. *Economic Assessment Studies*
   Barlow (1968); Bloom and Peterson (1973); Boudouris (1975); Bunker et al. (1977); Keeler (1976); Krause et al. (1977); Simborg and Derewicz (1975); Stange and Sumner (1978); Weisbrod (1971)

7. *Cost-of-Illness Studies*
   Cooper and Rice (1976); Haunalter and Chandler (1977); Mach and Venulet (1975); Netherlands Economic Institute (1977); Rice and Cooper (1967), Rice (1969); Rufener et al. (1977); Steve Thompson Associates (1978)

8. *Miscellaneous Studies*
   Bloom and Peterson (1973); Boudouris (1975); Brand et al. (1975); Dworkin (1980); Greenfield et al. (1978); Hankin (1977); Johnson and Ward (1972); Jondrow (1972); Krause et al. (1977); Parker (1976); Peltzman (1974); Singer (1973), Singer (1974); Terleckyj (1973); Velez-Gil et al. (1976); Williamson et al. (1979)

tiveness studies. For example, Weisbrod (1971) attempts to measure the rate of return from an investment (rather than cost:benefit ratio); Krause et al. (1977) assesses the time required to recover the costs of a therapy, and Barlow (1968) looks at the effect on per capita income. Also included in our review were cost-of-illness studies that do not measure the costs and benefits of specific therapies, but provide dollar estimates of current direct and indirect costs imposed on society by specific diseases. These estimates and their underlying assumptions have served as important starting points for a number of cost-benefit studies.

Finally, some of the studies we reviewed did not seem to fall clearly under any one of the above categories. We have listed them as miscellaneous studies.

Table 1 provides a partial list of the works we reviewed. In its entirety it is representative of what we call the CBA literature. In what follows, however, we focus on CBAs that are aimed at assisting rational policy-making, and provide a typology of such studies.

Our primary purpose in suggesting this typology and the framework for this synthesis is to help improve the methodological rigor of CBAs and thus increase their influence on policy-making.

To understand the typology we are proposing, it is important first to obtain a perspective of the general methodology of a scientific analysis aimed at assisting rational decision-making.

A Perspective on Scientific Analyses to Assist Rational Decision-Making

Our purpose is to evaluate available CBA methodologies in terms of their ability to assist rational decision-making. Over the last 3 decades, many operations researchers and decision theory scholars have outlined the general methodology of a scientific analysis aimed at assisting rational decision-making (Ackoff 1962; Vollman 1973; Hamburg 1974; Quade 1975). Table 2 presents briefly the important steps involved in their general methodology, and the following discussion elaborates on these steps.

Table 2. Important steps in a scientific analysis aimed at assisting rational decision-making[a]

---

1. Define the decisionmaker and his/her/their objectives
2. Delineate and/or construct feasible alternatives in the pursuit of defined (or chosen) objectives
3. Construct and test hypotheses or theories that help explain the system behavior
4. Compare available alternatives in terms of the attainment of the decisionmaker's objectives and recommend the best alternative

---

[a] It is not our contention that these steps can or should be carried out in exactly the order in which they are listed. Often, work in steps 2 or 3 could lead to a revision of one's understanding of who the decisionmaker is or what the objectives and available alternatives are. Good analysts often go back and forth over these steps before they make their final recommendations.

1. Define the Decisionmaker and His Objectives. In modern organizations decisionmakers are often difficult to pinpoint. Furthermore, decisionmakers have multiple objectives, not all of which are explicitly articulated for the analyst. Often a decisionmaker may himself not know what his real objectives are or what trade-off among his multiple objectives is acceptable, until he can visualize through specific decision alternatives concrete manifestations of the consequences of an assumed set of objectives with assumed trade-offs among them. Lastly, particularly in the public sector, a decisionmaker may want to rely on the analyst's formulation of societal goals (perhaps to avoid any suspicion of bias toward his own goals rather than those of society). Thus, CBAs of health care programs are important in helping to clarify (or to choose among alternative sets of) societal goals. Accordingly, this review evaluates available CBAs in terms of the clarity and validity of their explicit or implicit definition of the decisionmaker and his objectives. In fact we would ideally like to see a study that considers several alternative sets of definitions of societal objectives and reports on the costs and benefits of a given health care program under each one of these sets.

2. Delineate and/or Construct Feasible Alternatives Toward the Pursuit of Defined (or Chosen) Objectives. Students of decision-making have often observed that even successful decisionmakers miss opportunities because they omit the best of the available courses of action from serious consideration, prematurely assuming that certain alternatives are infeasible. Students of general systems theory (who observe that every system consists of several subsystems and is itself contained in a supersystem) find that in almost every situation the number of truly feasible alternatives is virtually infinite. Depending upon the subsystem or the supersystem that the decisionmaker is willing to focus upon, he may be able to construct new alternatives. Cost-benefit analysts often take the view that their primary task is to measure and report the costs and benefits of given alternatives, and deny any responsibility to consider or construct newer alternatives based on their analysis. In this chapter we present a typology of the modes of problem formulation and anlyses, and show that some of the modes are superior because they tend to include (if not force the construction of) a larger set of alternative courses of action.

3. Construct and Test Hypotheses or Theories That Help Explain the System Behavior. This step is traditionally accepted as the focus of any scientific analysis. It is at this point that one tries to understand what causes what or, more appropriately, what factors jointly produce which consequences. In other words, in this step an analyst assesses the degree to which the decisionmaker's objectives would be fulfilled given a particular decision and given the prevailing external circumstances. Defined in this manner, this step requires the analyst to make decisions regarding several subproblems, including:

- How should the degree of attainment of various objectives be measured?
- Given that reality is too complex and time limited, how far may reality be simplified for a meaningful analysis? In other words, how may we identify the most critical factors that have the greatest influence in the attainment of the objectives?
- How should one measure these factors and/or their intermediate consequences?
- How can one measure or otherwise account for factors that are primarily qualitative?
- Given insufficient data (almost always the case), what assumptions could reasonably be substituted for the missing data? How sensitive are the final results to changes in these assumptions?
- When should one seek additional information, and at what cost? How should one revise prior assumptions with the help of additional information?

- Will the decision-making process and/or the decision itself have a significant effect on the environment or the system? If so, what? How should one analyze such effects?

To answer all such questions explicitly and correctly would require an infinite amount of time and effort. Yet the validity and usefulness of an analysis depends upon how reasonably such questions are answered in a timely manner, within the overall context of the problem faced. Therefore, we attempt to judge available cost-benefit studies on the basis of the reasonableness of their explicit or implicit answers to the above types of subproblem.

4. Compare Available Alternatives in Terms of the Attainment of the Decisionmaker's Objectives and Recommend the Best Alternative. To an inexperienced analyst this step sounds trivial. On the surface, it seems that if one performs steps 1 through 3 methodically enough, step 4 should be virtually mechanical. Unfortunately, that is rarely the case. Particularly if one starts with several alternative definitions of the decisionmaker's objectives (as we have recommended analysts to do), then step 4 involves the need to decide which definition makes most sense. Alternatively, when step 3 reveals that there are several important but nonquantifiable consequences associated with one or more of the alternatives studied, it is in step 4 that one must resolve what are the appropriate trade-offs among these nonquantifiable, and the other more quantifiable, consequences. More interestingly, it sometimes happens that once an analyst realizes that his "systematic" analysis of steps 1 through 3 points to an alternative that is not intuitively appealing to him or to his funder (on some criteria that were apparently ignored in the original analysis), step 4 may involve deep soul-searching or may send the analyst back to one of the three earlier steps. This is why in the foot note to Table 2 we emphasize that the four steps of scientific analysis are not necessarily sequential, but often iterative.

Finally, it must also be recognized that the analyst must sometimes complete step 4 before completing one or more of the earlier steps to his satisfaction. For to be effective, decisions must be made at the right time. Another way of looking at it is that when the time comes, a postponement of a decision (in order to arrive at a more rational decision in the future) is in itself a decision. Consequently, analysts have a responsibility to be timely in their recommendations, even if these are based on a less than conclusive analysis. While many analysts might resent an explicit acceptance of this responsibility on the grounds that such an acceptance could politicize the analysis, their actual behavior suggests that they may have a tendency to over-fulfill this responsibility. Often, an analysis that falters in one or more of steps 1, 2, and 3 comes up with recommendations that are inconsistent with or considerably broader in scope than those justified by the analysis. Our review found several cost-benefit studies in which such inconsistencies are apparent. In many cases, the real danger is that the analyst may consciously or unconsciously have manipulated certain parts of his analysis (steps 1 through 3) so as to arrive at preconceived recommendations. For a reviewer, such manipulations, or the analyst's intentions in those manipulations, are almost impossible to identify, and no more than a conjecture may be possible. In our review, we also encountered studies where the conclusions and recommendations based on analysis seem valid and worthy of consideration in spite of flaws in the analysis. While this statement may indicate that we have our own biases, it is nevertheless useful that we present our best possible judgments at this point.

This, then, is our overall perspective on the methodology of scientific analysis aimed at assisting rational decision-making. In what follows we detail how well some of the studies we reviewed perform the four steps of the methodology. Concurrently we propose a typology of CBAs and present several recommendations for future studies.

CBA Methodology and the Definition of Societal Objectives

The studies we reviewed concern the rational allocation of resources to and among health care programs from a societal viewpoint. Such studies should begin by explicitly defining the relevant constituents of society and their objectives. But most CBAs we reviewed do not formulate an explicit definition of the "decisionmaker and his objectives." Instead, on the basis of certain widely received concepts of welfare theory (a branch of economics devoted primarily to the definition of societal objectives), these studies typically and often implicitly assume that society consists of all the human beings born and currently living in a nation state and that the objective of this society is to maximize the sum of the satisfactions (or utilities) of its members. We shall discuss the appropriateness of such a definition in the health care context.

First, however, we point out that this definition is invariably bent to suit the data and the measurement techniques available. For example, instead of measuring the satisfactions derived by all persons from a health care program, some cost-benefit studies attempt to measure the net increase in the production of goods and services brought about by the program (e.g., Kristein 1977; Schoenbaum et al. 1976a, b; Stilwell 1976). In that sense, cost-benefit analysts seem to be interested not in the good health of a patient but in his ability to work. But even if one accepted this change in the definition of societal objectives for the convenience of quantitative measurement, the problems of measurement force us into further compromises. For instance, a person's ability to work depends not only on his health but also on general economic conditions. Consequently, one has to either accept or reject Mushkin's argument (1962) that in estimating the value of a life saved by a therapeutic program (in terms of the present value of its future earnings) one should assume full employment.

Secondly, what we outlined as the typical definition of society and its objectives is by no means universally used. For example, Barlow (1968) uses maximization of per capita income at the end of a planning period as the objective of a society. This definition may seem quite acceptable at first encounter, but becomes less so when it transpires that on the basis of this definition Barlow must conclude that malaria eradication in Ceylon was socially undesirable! As noted earlier, we believe there are situations when, having come to step 4, an analyst must reexamine his work in steps 1 through 3. Barlow's study is a perfect example of that. We believe Barlow should have questioned his definition of societal objectives and should have reported on the implications of using criteria like maximization of total gross national product, maximization of average life expectancy, etc.

It should be noted that Barlow's definition not only deviates from the utility maximization approach, but also implies an unusual way of defining society itself. Under Barlow's criterion, if total income were constant, the smaller the number of persons surviving in a society at the end of the planning period, the better!

We believe that such deviations from the typical definition of society and its objectives are symptomatic of the arbitrariness underlying any definition (including the typical one). However, many cost-benefit analysts, invariably economists by basic training, find it difficult to accept that the fundamental principles of welfare theory, namely Pareto optimality and consumer sovereignty (upon which the typical definition mentioned above is based), are themselves arbitrary ethical positions. The concept of Pareto optimality, for example, states that a resource reallocation is socially desirable if, and only if, it improves the satisfaction of some members of society without reducing the satisfaction of the remaining members. Clearly, this principle does not concern itself with one of the dominant concerns of modern societies – that current patterns of distribution of wealth and income opportunities are inequitable and deserve to be changed through deliberate societal actions. The Pareto principle places a value upon the very maintenance of current patterns of wealth distribution. Similarly, the principle of consumer sovereignty simply states that every person in society is to be the only judge of what constitutes his welfare. Modern societies have rejected, in many domains, an unconditional acceptance of this principle. "Medication by prescription only" is one good example.

More experienced economists justify the classical definition of societal objectives on the grounds that while fundamental principles of welfare theory are not value-free, they are not necessarily inconsistent with potentially different patterns of wealth distribution or with social actions that limit the freedom of some consumers in order to maximize the net welfare of all. They also point out that the principles of Pareto optimality and consumer sovereignty have wide appeal in free societies, at least when the focus of an analysis is on economic efficiency.

These arguments may indeed justify the use of the typical definition in many cases, particularly since the purpose of many such studies is more efficient use of available resources. But blind dependence on the typical definition, without awareness of the underlying limitations, seems dangerous. The use of the criterion of economic efficiency seems particularly vulnerable when the recommendations of a study jeopardize the interests of certain groups. Thus, Schoenbaum et al.'s (1976a) recommendation to provide rubella vaccination only to girls aged 12 years and over has been challenged as discriminatory, since the proportion of black girls who become pregnant before the age of 12 is considerably greater than the proportion of white girls. Similarly, Kristein's (1977) conclusion that a program for mammography tests is not justified in cost-benefit terms could be challenged on the grounds that his approach underestimates the benefits derived from such tests by the female population.

Moreover, there are ethical issues in health care that go beyond considerations of efficiency and equity. For instance, Fried (1975) points out that if physicians could treat their ordinary medical practice as the occasion for continuous testing of alternative methods of treatment on a double-blind randomized basis, it is likely that many "accepted" therapies would be discredited and new therapies established on a scientifically sound basis. This outcome may be economically efficient and equitable. Yet such a scheme is impeded by what we think of as rights in (as distinguished from rights to) medical care: patients expect an individualized judgment when they are treated, they expect to be told of the risks, and they want to be able to participate in the choice between alternatives. The fact that respecting rights in medical care will conflict to some extent with efficient allocation of resources and just distribution of medical care simply argues against the easy assumption that efficiency and equity exhaust our moral universe.

In short, the typical definitions of society and its objectives underlying most cost-benefit analyses are arbitrary and biased toward efficiency considerations (Self 1975). We recommend that cost-benefit analysts, and policymakers who use cost-benefit analyses, should recognize this fact and should not always assume that economic analysis is value-free. Basic principles of welfare theory are themselves ethical positions that are not universally and unconditionally acceptable: in fact, many philosophers have argued that no science is free of human values (Ackoff 1962; Churchman 1961). Research based on these ethical positions may be misleading if it does not report potential violations of other values pursued by society. In fact, Joglekar (1982) considered three different therapies for a hypothetical disease and identified alternative definitions of societal objectives (each fairly consistent with the classical definition) that would be suitable for the advocacy of a chosen therapy. Appendix B presents Joglekar's 1982 paper. Given this scope for defining societal objectives in a manner most appropriate for advocating the program of one's client, an objective cost-benefit analyst must consider several alternative definitions and see if the given program would be the dominant choice regardless of the definition considered.

In view of the above discussion, we propose that CBAs be categorized in terms of the degree of narrowness or comprehensiveness implied in their definition of societal objectives. At one end of this continuum would be studies that consider a singular, primarily economic efficiency-oriented definition of societal objectives. Let us label such studies singular-economic studies. At the other end of this continuum would be studies that consider several alternative sets of societal objectives, each consisting of a multiplicity of economic, ethical, political, and social goals. Let us label such studies pluralistic-multiobjective studies. In between these two extremes are studies that consider either alternative criteria for measuring economic efficiency or one set of multiple (economic and noneconomic) objectives, or studies that display other manifestations of narrowness.

While most of the empirical studies we reviewed are of the singular-economic type, we encountered several studies that made deliberate attempts to move away from that narrow type. Of course, the pluralistic-multiobjective study remains a theoretical ideal. Perhaps the description by Charnes et al. (1973) of Terleckyj's (1973) national goals accounting framework comes closest to our pluralistic-multiobjective type. Under the Terleckyj framework, several goal output indicators (such as average life expectancy, number of persons with major disabilities, number of persons classified as poor, number of persons exposed to bothersome pollution, gross national product etc.) are estimated for a target year (say 1990) in the future, assuming no major changes in current programs or patterns of social behavior. Then, each program under consideration is evaluated in terms of its incremental effect on each of the listed dimensions. For example, a program to change behavior through control of smoking, alcoholism, drug abuse, obesity, etc., is associated with a possible expenditure of U.S. $ 36 billion during 1970–1980, but results in a projected increment of 5.6 years in average life expectancy in 1980. Furthermore, this program is also estimated to result in an increase of 5.4 million persons with major disabilities (presumably because more people would live to be old), a decrease of 186 in violent crimes per 100 000 persons per year, and an increase in the gross national product of U.S. $ 10 billion by 1980. Needless to say, the specific numbers used are simply illustrative. But we agree with Charnes et al. that this type of multidimensional impact analysis seems to be considerably more sensible than the current emphasis in cost-benefit analysis on the use of a single metric which often turns out to be distortive.

Charnes et al. also point out that an "objective" analysis at the national level with the multiple dimensions mentioned above may not be sufficient for prudent choices among alternative action plans at local levels. It may be necessary to supplement the analysis at the national level with additional and probably subjective dimensions as to how a local community perceives the reduction in crime rate resulting from a program or how well the results bridge the "rising expectation gap." For this type of analysis Charnes et al. refer the reader to studies similar to that by Johnson and Ward (1972).

We agree with Charnes et al., but emphasize that both of these approaches are still at an embryonic stage. Their full-scale empirical application may be years away.

Although Brand et al. (1975) do not consider pluralistic sets of multiple objectives, their study stands out in the available literature insofar as it recognizes that a purely economic view does not fully reveal the pros and cons of a therapy. It presents a "medical analysis" and a "social analysis," in addition to the economic analysis, of the benefits and costs of antidepressants in Switzerland. In the medical analysis Brand et al. deal with the effects of antidepressants on the efficiency and effectiveness of the technology of dealing with depression and with the resultant effects on the health of the community. The social analysis deals with such issues as the effects on income distribution and humanization of treatment.

In principle, we find the multidimensional approach of Brand et al. commendable. However, in their study, we find that this approach has left the economic analysis rather incomplete, if not biased. In particular, the following disadvantages of the antidepressant therapy mentioned in the medical and social analyses could easily have been quantified in economic terms (with about as much accuracy as the accuracy of quantification of the advantages and disadvantages that were quantified):

- Use of antidepressants promotes "revolving door psychiatry," whereby patients stay in the psychiatric clinic for shorter periods of time per episode but are readmitted more frequently. Brand et al. report that doctors in their study considered that this phenomenon was of little importance or was not a disadvantage. Even if one agrees with the judgment that there is a net positive advantage in using antidepressants in spite of the revolving door phenomenon, one must suggest that the estimate by Brand et al. of the saving in workdays may be exaggerated.
- Antidepressant therapy promotes such decentralization of treatment that no check can be kept on how and when the patient takes his drugs and that it is generally impossible for the doctor to provide psychotherapeutic support. Consequently, there are large numbers of defaulters, who may be exposed to a higher risk of suicide. Again, Brand et al. report that their expert panel considered these disadvantages to be "of little importance," and they do not attempt to quantify either the economic or the health dimensions of these disadvantages. One cannot help but question the objectivity of the expert panel.
- Antidepressants may be misused by the patients and/or others as moodbrighteners. Brand et al. have chosen not to quantify the magnitude of such a misuse or its consequences.

Methodologically, this study represents a step in the right direction insofar as it emphasizes the multidimensional approach. However, the use of a multidimensional approach is no substitute for the complete and careful analysis of any one dimension. In a sense, the attempt of Brand et al. points to a potential deficiency associated with our ideal type of pluralistic-multiobjective study.

Another example of a substantial deviation from the singular-economic study that we encountered was the study by Luft (1976). Luft argues that from the point of view of the implementation of a proposed health care program, it is necessary to supplement the traditional normative (i.e., one which prescribes what should be done) cost-benefit or cost-effectiveness analysis with "positive," or descriptive, analysis. The positive analysis proposed by Luft consists of benefit-cost calculations from the perspective of each interest group (e.g., the patient, the physician, the insurance companies, patient's employer, family) whose cooperation is essential for the success of the program. Such analysis helps predict whether the program could be successfully implemented without any further modification. When a program is cost-effective from society's point of view but not from the point of view of one or more of the key interest groups, it would be necessary to redesign the program or to develop special incentives for the pertinent interest groups so as to increase the program's likelihood of success. In other words, Luft's idea is to require an indication of how to implement a socially desirable program.

As an example, Luft considers a program that would permit patients who have recently had a myocardial infarction to return to work within 4–6 weeks instead of the usual 8–12 weeks. Since there is no evidence that patients who resume work earlier run any greater risk of death, and since some experts believe that the early resumption of satisfying, productive activity will favorably influence the ultimate outcome of the episode, Luft suggests that such a program would be socially beneficial. However, he finds that the program might not be attractive to some of the interest groups. For example, few physicians may be willing to take a chance that any particular patient who is sent back to work sooner than usual will die. Although statistically the patient may have been at no higher risk, it is unlikely that the jury in a malpractice trial would be convinced.

Similarly, an employer may resist the early return of an employee because of the fear that compensation costs will increase if a claim is made on the basis of a death of such an employee. Even though all employers as a group would benefit from a program of earlier return, a single employer may not want to take the risk of disproportionately higher number of claims. To respond to such potential implementation problems, Luft suggests a rigorous evaluation procedure to separate the relatively risky cases from the low-risk cases. He also suggests other schemes for incentive modification – e.g., during the initial period for the new practice, insurance companies may not be allowed to determine an employer's premium by the number of heart attack cases among his staff.

In short, Luft has made a convincing case for the use of a "positive" approach to cost-benefit analysis.

As mentioned before, however, studies like those by Luft (1976), Brand et al. (1975), Terleckyj (1973), and Johnson and Ward (1972) are the exception rather than the rule. Most of the empirical studies listed in categories 4, 6, and 7 in Table 1 could be labeled singular-economic studies. Studies listed in category 5 (i.e., the cost-effectiveness studies) may be seen as slightly less narrow than those classically known as cost-benefit studies. This is so because while cost-benefit studies insist on converting every impact of a program into dollar terms, cost-effectiveness studies allow health consequences to be measured in such nondollar terms as quality-adjusted life-years (QALYs), while costs are still measured in dollar terms.

The work of Weinstein and Stason (1977) can be seen as a pioneering study in cost-effectiveness analysis. In the Weinstein and Stason framework, the cost-effectiveness of a health care program is expressed as the ratio of the net increase in health care costs to the net increase in QALYs created by that program. The lower the value of this ratio, the higher the priority of the program in comparison with other programs.

Net health care costs include:

- Direct costs of hospitalization, physician time, medication, etc., created by a program
- Health care costs associated with the adverse side effects of the treatment under the program
- Costs of treating the patient for diseases he may have to live through during the extended life that may be bestowed upon him by the program

These costs are then reduced by the savings in health care costs which are brought about by the program and which are due to prevention or alleviation of a disease. Note that this means that monetary benefits of a program are treated as negative costs rather than as positive benefits. This procedure could affect the estimated cost-effectiveness or cost:benefit ratio.

Weinstein and Stason measure the effectiveness of a program by the difference between life expectancies with and without the program, as adjusted for improvement in the quality of life (i. e., reduction of pain, suffering, immobility, etc.) as a result of the alleviation or prevention of morbidity, and deterioration in the quality of life which is due to side effects of the program treatment. Note again that a deterioration in the quality of life is considered to be a negative benefit rather than a cost of the program. The adjustment for quality of life is based on the subjective responses of prospective patients to such questions as: "Taking into account your age, pain and suffering, immobility, etc., what fraction of a year would you be willing to give up to be completely healthy for the remaining fraction of the year?" We recognize that such hypothetical questions may obtain only distortive responses, and that value judgments of different individuals may not be comparable or addable. However, considering the current state of the art (which for the most part ignores the quality of life consideration altogether), we applaud such a pioneering effort.

Another important feature of the Weinstein-Stason approach is the emphasis it places upon sensitivity analysis. The most uncertain features and assumptions in a cost-effectiveness analysis are varied one at a time over the range of possible values. If the basic conclusions of the analysis do not change with these variations, confidence in the conclusions is increased.

We do not, however, agree with Weinstein and Stason on all counts. Specifically, we find their reasoning that future life-year savings be discounted at the same rate as are future dollar flows involves an unwarranted assumption. The reverse is equally tenable – i. e., one could first find the appropriate discount rate for future life-years and use that to discount future dollar flows.

Weinstein and Stason (1977) permit a deviation from their rule only if it is expected that because of technological developments or environmental changes it would be cheaper, or more expensive, to save lives in the future than it is today. We believe the valuation of life-years in the future relative to life-years today is an ethical judgment that need not be determined solely by the costs of saving these life-years. A community threatened with extinction may value the life-years of its future generations more highly than those of the present generation.

More importantly, by requiring that all outputs be measured in a single unit (QALYs), Weinstein and Stason may be compromising the real potential of cost-effectiveness analysis. Despite the pervasive use of the term cost-effectiveness, this type of analysis in fact deals only with cost-efficiency and not cost-effectiveness. In our opinion, an effectiveness analysis must correspond to several societal goals that include economic efficiency, distributional equity, and ethical acceptability. An effectiveness analysis must help society (or its decision-making agent) to choose the right set of goals to attain. As such, we suggest that "cost-effectiveness" proponents

Table 3. Relative values of an averted death in various age brackets using the QALY method and the Cooper-Rice method

Age bracket	Value of an averted death			
	QALY method		Cooper-Rice method	
	QALY	Age 65-69 = 100	Present value of future earnings ($)	Age 65-69 = 100
0- 4	14.65	201	55 433	306
20-24	14.14	194	156 640	865
40-44	12.33	169	144 209	796
60-64	8.37	115	38 588	213
65-69	7.29	100	18 107	100

The QALY Method
On the basis of data from the National Center for Health Statistics reported in *The World Almanac* (1979), the expectancy of remaining life for various age groups for the year 1972 may be estimated to be as follows:
Age 0- 4: 70 years
Age 20-24: 54 years
Age 40-44: 54 years
Age 60-64: 19 years
Age 65-69: 15 years
We further assume that quality adjustments for these life expectancies are as follows:
Age 0- 4: 0.9 for the first 50 years, 0.75 for the last 20
Age 20-24: 0.9 for the first 35 years, 0.75 for the last 19
Age 40-44: 0.9 for the first 15 years, 0.75 for the last 20
Age 60-64: 0.75 for all the remaining 19 years
Age 65-69: 0.75 for all the remaining 15 years
Discounting at a 6% per annum rate (to be comparable with the Cooper-Rice method) the QALYs saved per averted death are presented in the table above. In order to obtain the relative savings per averted death for various age categories, the age bracket 65-69 is treated as 100.

The Cooper-Rice Method
Cooper and Rice (1976), in their Table 4, p. 28, have detailed the present value of lifetime earnings discounted at 6% for various age categories in the United States for the year 1972. Their values for our age brackets are presented in the table above. In order to obtain the relative savings per averted death for various age categories, the age bracket 65-69 is treated as 100.

(who subscribe to the criterion of measuring cost/QALY of each program) have a responsibility to show the difference between their criterion and the classical cost-benefit criterion (i.e., Cooper-Rice's method, published in 1976, of putting dollar values on lives saved) in terms of the relative values each criterion places upon an averted death in various age groups. In Table 3 we present such a comparison. Table 3 shows that in comparison to the Cooper-Rice method, the QALY method is more biased toward programs that attempt to avert mortality and morbidity of the elderly. This is because the QALY method considers a saving of 194 lives in the 65–69 age group to be equivalent to that of 100 lives in the 20–24 age group, whereas the Cooper-Rice method considers a saving of 865 lives in the 65–69 age group to be equivalent to that of 100 lives in the 20–24 age group.

In other words, our analysis suggests that when an analyst wants to promote a health care program for the elderly, he may be well advised to use a cost-effectiveness study (with the QALY method), whereas if he wants to promote programs for the young and middle-aged adults, he may use a cost-benefit approach (with the Cooper-Rice method).

In view of this understanding of the relative biases of the two methods, we find it curious that most of the cost-effectiveness studies we encountered were aimed at programs whose primary beneficiaries were the elderly. One can speculate that some users of the cost-effectiveness approach may not be motivated by a genuine desire for methodological improvements, but rather by a desire to rationalize certain chosen health care programs. We look forward to a more genuine movement toward the pluralistic-multiobjective study in future.

Delineation of Feasible Alternatives in CBAs

The second step in a scientific analysis to assist rational decision-making consists of the identification and/or construction of feasible program alternatives for the decisionmaker. Similar to the typology suggested above, we can propose another typology of CBAs based on how narrowly or comprehensively a given study carries out this second step.

Let us first describe an ideally comprehensive approach. Such an approach considers several different combinations of non-mutually exclusive program alternatives in various sectors of the economy (e. g., national defense, agriculture, industrial production, transportation, education, etc., along with health care) in order to assess the social desirability of each possible combination. We call this approach the program-mix approach, and it is important not only because society's total resources are limited and resources allocated to one sector are not available for allocation to another, but also because actions in different sectors have joint effects that cannot be assessed when these actions are considered independently of one another.

The program-mix approach is an ideal, that is, it is something to aspire for. However, the time, the resources, or the techniques needed to carry out such a comprehensive study are seldom available. The description by Charnes et al. (1973) of a methodology developed by Terleckyj (1973) appears to correspond most closely to this ideal. Terleckyj does not implement his methodology empirically. Rather, he simply illustrates it with hypothetical numbers. But even as a methodology, Terleckyj's approach falls short of the ideal insofar as he attempts to measure the effects of different programs one at a time rather than assessing their joint effects, which may be different from the sum of their individual effects.

Our understanding of the joint effects of several programs is rather limited. Also, comprehensive planning and its implementation are particularly difficult in a democratic society, since society wants to depend primarily on individual initiative in the allocation of resources. Even in an authoritarian system, governmental resources are allocated through a structure which makes it difficult to develop a comprehensive, all-encompassing plan. Consequently, our resources allocation decisions are often "incremental" in nature; that is, we consider one sector at a time, one therapeutic program for one ailment of a time, etc. It is needless to point out that this incrementalism often leads to suboptimal, if not actually counterproductive, decisions. On the other hand, considering the information needs and the time required for comprehensive analysis, many scholars believe that incremental analysis may be the only way out in most situations (Braybrook and Lindblom 1963). While this is essentially correct, most of the studies we reviewed could either have used available information better or obtained additional information, for a more meaningful analysis of the real decision alternatives available to society.

For example, the analysis by Steiner and Smith (1976) concerns itself with only two policy options: (a) the administration of phenylketonuria (PKU) screening to all newborn babies in order to treat those identified as PKU cases; and (b) the administration of PKU screening to none, but continuing provision of institutional care for PKU patients in whom the condition is detected during the normal course of their lives. Both of these options seem to be rather costly. On the other hand, there may be several commonsense arguments for selective screening. For example, based on the differential incidence rates of PKU among the white (1:15000) and nonwhite (1:100000) populations, it seems reasonable to consider the screening of only white babies. Furthermore, the screening of only male white babies could be economically most advantageous, since the calculus of present-value-of-future-earnings indicates that the economic contribution of a cured PKU patient is far smaller for the female or the nonwhite population than for the white male population. Of course, one could reject such alternatives as discriminatory, but the fact remains that if the methodology of Steiner and Smith is used to evaluate the economics of screening nonwhite female babies it shows the costs to be considerably in excess of the benefits. We contend that it is the methodology of evaluation that is discriminatory, rather than the consideration of selective screening. Finally, one could screen only those babies (white and nonwhite) who show signs of mental retardation at the age of 3 or 4 months (as PKU babies do, according to Steiner and Smith). Needless to say, a lack of consideration of such selective screening programs is extremely costly from society's point of view.

Another example of a study that has forgone an opportunity to use available data to consider a broader range of decision alternatives is that by Stilwell (1976). In this study, using Cooper-Rice-type cost-benefit computation, Stilwell concluded that the British shools' BCG vaccination program would be uneconomical by the mid-1980s. A careful examination of Stilwell's data and analysis, however, indicates that BCG vaccination may be uneconomical for female students (whose lost production in case of disease and hospitalization is valued at £39 per week), but quite economical for male students (whose lost production is valued at £69 per week).

Yet Stilwell (1976) does not propose to continue the vaccination program for male students only – perhaps because such a proposal may be seen as discriminatory. Our point is that only an explicit consideration of such alternatives can help society to attain its real goal, be it cost-efficiency or nondiscrimination.

While the program-mix approach is the ideal comprehensive way of defining societal objectives, most cost-benefit studies are at the other end of the spectrum. We call such studies evaluative studies. These studies attempt to evaluate whether or not a given therapy for a given disease affecting a given population is economically justifiable. The narrowness of these studies is apparent from their concern with one therapy (as against comparison of several therapies), from their concern for the prevention or cure of one ailment (as against the prevention or cure of all ailments that a patient may be suffering from), and from their unwillingness to consider different policy postures toward different population groups. In addition to Steiner and Smith (1976) and Stilwell (1976), other examples of evaluative studies in our review include Barlow (1969), Brüngger (1972), and the Netherlands Economic Institute (1977). As pointed out before, evaluative studies fail to identify or construct programs that may be better than those they are evaluating. Furthermore, because an evaluative study must determine whether the benefits of a given therapy outweigh its costs, it must measure these benefits and costs with a common yardstick. The use of a common yardstick is often inappropriate, since, typically, the benefits of a therapy are the saving of priceless lives or life-years and nonquantifiable reduction in pain and suffering, while its costs are the dollars spent on the therapy. Forced to use a common yardstick, researchers have used a variety of approaches to put dollar values on human lives and life-years (Mushkin 1962; Cooper and Rice 1976; Mishan 1971). However, none of these approaches appears to be acceptable (Hoos 1972; Joglekar 1984; Quade 1975; Self 1975).

Another drawback of evaluative studies is that they tend to ignore the simultaneous incidence of multiple diseases for many patients. Available data suggest that as many as 53% of all hospitalized patients suffer from multiple diseases (Commission on Professional and Hospital Activities 1975). In the case of patients with multiple diseases it is difficult, if not irrelevant, to separate the costs of treating one disease from those of treating the remaining ones. Yet, following the cost-of-illness methodology (Rice 1967, 1969; Cooper and Rice 1976), most studies assume that the costs of treating a patient are attributable entirely to his primary disease (or diagnosis). We believe that if one must evaluate the costs and benefits of one therapy for one ailment, one should consider only the additional costs of treating that ailment, given that the patient is already hospitalized and being treated for his other diseases (primary or otherwise). Of course, a better approach might be to consider the costs and benefits of a comprehensive therapeutic program designed to treat all the ailments of a patient.

Finally, in arriving at its conclusions, an evaluative study must assume an arbitrary value for the opportunity cost of various resources. This is true whether the study's method is to compute a ratio of the present value of all benefits to the present value of all costs, as the classical cost-benefit studies do; to compute the internal rate of return on an investment, as Weisbrod (1971) does; or some other method. In theory, the opportunity cost of a resource is the return which that resource could generate through its best alternative use. But then, only a program-mix analysis can help one determine the best use of the various resources. Thus, an evaluative study must either assume that someone else has done the pertinent program-mix analysis and can tell us what the opportunity cost of each resource is (in which case the evaluative study would be redundant), or modify the definition of opportunity cost as "the returns on a resource in its most likely (not the best) use in the absence of the evaluative study being conducted." In any case, the opportunity cost is to be estimated arbitrarily. Studies that fail to recognize this arbitrary nature of the assumed opportunity cost and to present a sensitivity analysis using alternative values for the opportunity cost, must be considered the narrowest among evaluative studies.

While evaluative studies attempt to either accept or reject a given health care program on the basis of a simple criterion like benefit:cost ratio, in our review we encountered several studies that can be labeled comparative studies. The latter type of study attempts to assess the relative social desirability of two or more alternative health care programs for a given ailment and recommend the best among them. A comparative study can also assess the relative costs and benefits of a program aimed at different target population groups. Schoenbaum et al. (1976), for example, compared the benefit:cost ratios of three alternative rubella vaccination policies. They found that the benefit:cost ratio is greatest (25:1) for a policy of vaccinating 12-year-old girls only, compared to policies of vaccinating 2-year-old children (23:1) or 6-year-old children (9:1) of both sexes. Therefore, Schoenbaum et al. advocated a change in the current vaccination policy in United States, which is directed at 2-year-old children of both sexes.[2]

Note that any one of three policies considered by Schoenbaum et al. would be accepted by an evaluative study; however, only a comparative study can identify the one that is most cost-beneficial.

On the basis of some of the reactions[2] to the conclusions of Schoenbaum et al., though, one can conclude that perhaps they did not consider an adequately large set of policy options.

The work by Rufener et al. (1977) is another example of a comparative cost-benefit study. They compare benefit:cost ratios of five modalities of drug abuse treatment. Unfortunately, instead of recommending the best treatment, Rufener et al. (1977) conclude that since the benefit:cost ratio of each of the treatment modalities is greater than 1, the programs of the National Institute for Drug Abuse (NIDA) are socially beneficial. Of course, whether society should support these programs must finally depend on whether there are programs in the areas of health care, crime prevention, national security, etc., that would show even greater benefit:cost ratios. This is an important point, particularly in view of the fact that a number of studies in our review suggest the availability of health care programs with benefit:cost ratios considerably more favorable than those of the NIDA programs as reported by Rufener et al.

Clearly, then, comparative studies are not as comprehensive as our program-mix approach, but they certainly represent an improvement over the evaluative studies:

---

[2] The recommendations of Schoenbaum et al. have proved to be controversial. The policy of vaccinating all girls at the age of 12 has been considered discriminatory because black girls are far more likely to be pregnant before that age than are white girls; see McBride et al. (1976). Perhaps Schoenbaum should have considered different ages for vaccinating white and black girls

for example, they account for the opportunity cost a little more realistically. Comparative studies are broader in scope not only because they compare several alternatives, but also because they have the potential to go beyond economic criteria and include other socially desirable objectives in their assessment. While evaluative studies must measure the benefits and costs of a given therapy with the same yardstick in order to determine the net benefits (or costs), comparative studies need not do so. For example, they can identify the best among the available alternatives by comparing their cost:effectiveness ratios, where costs may be measured in dollars while benefits are measured in QALYs saved by the therapy (Stason and Weinstein 1977). In fact, all of the cost-effectiveness studies listed in Table 1 are comparative studies in terms of our typology.

Finally, in terms of delineation of policy alternatives, we can identify a fourth type of study, which we call the programmatic study and which compares the social desirability of several combinations of preventive and therapeutic measures aimed at the alleviation of multiple diseases. In other words, programmatic studies would help choose among several comprehensive health care programs. Kristein's evaluation (1977) of programs to combat heavy smoking or alcohol abuse may be the closest example of this approach – except that Kristein has restricted himself primarily to economic considerations.

Thus, on the continuum between incrementalism and comprehensiveness we have identified four types of study: (a) evaluative, (b) comparative, (c) programmatic, and (d) program-mix. As far as possible one should opt for the most comprehensive of these types. But limitations imposed by time, information, or one's analytical abilities may necessitate a study which tends more toward incrementalism. In fact, recognizing that resource allocation decisions will be made on an incremental basis by agencies that have divided responsibilities, analysts must address themselves to the concerns of these agencies rather than always adopting a comprehensive societal perspective. However, we believe that incrementalism deserves to be planned and suitably used rather than denied or disguised. On the basis of the examples we have cited, there is reason to believe that some researchers may not be aware that they could improve the degree of comprehensiveness of their analysis without a great deal of additional data collection and analysis. The typology we have proposed should help to increase such awareness.

Construction and Testing of Hypotheses

The third step in our scientific analysis to assist decision-making is the construction and testing of hypotheses regarding system behavior. In theory, the basic approach of cost-benefit analyses is supposed to be very comprehensive in this step. As any one of the methodological works in Table 1 points out, the aim of a CBA is to account for all social costs and benefits of a proposed program. The conceptual foundations of CBA are indeed very rich (the discussion here is substantially borrowed from Joglekar 1984, which is included as Appendix A), as can be seen from the following partial enumeration:

1. The CBA approach recognizes that resources are scarce and deserve to be allocated prudently among alternative social programs in order that their benefits for society may be maximized. On

the other hand, many other types of analyses, particularly in the health care sector, often ignore the scarcity of resources. For example, a typical so-called medical evaluation of alternative therapies may concentrate only on the health outcomes of alternative therapies and ignore the economic and other resources they require.

2. CBA has taught us to account for indirect as well as direct costs. For example, CBA tells us to account for the different time commitments imposed upon a patient and his family by the different therapeutic modes. Such costs are called indirect costs because the provider of care does not incur them. Economic analyses by profit-motivated providers are likely to ignore such indirect costs, although they are, in fact, borne by society as a whole.

3. CBA also tells us to account for the externalities of a program, that is, the benefits and costs of a program which accrue to persons other than the doctor (or medical team/hospital), the patient, and the insurance agency. For example, when a communicable disease is prevented in a specific patient, the beneficiaries may include his neighbors and colleagues.

4. CBA methodology emphasizes that one must account for the incremental costs and benefits of a program or its components, rather than use the current average costs to estimate the realizable benefits of a program. For example, an ulcer patient who abstains from work for 10 days per year because of ulcers may not report any work loss owing to ulcers once they are healed by surgery. However, the worker may continue to abstain from work for as many sick days as are allowed by the union contract, attributing that work loss to other real or fictitious diseases. In such a case, the incremental saving in work loss may be negligible, or CBA correctly tells us not to account for such hypothetical savings from that surgery.

5. CBA emphasizes that resources should be valued at their opportunity cost, that is, at the value of the benefits forgone by the fact that the resources required by a program cannot now be employed in their best possible alternative use. Thus, surgery scheduled in an otherwise idle operating room may be valued at only the incremental cost of the surgical procedure, whereas surgery scheduled in an overbooked surgical ward must be valued at the price another patient (or the insurance company) would be willing to pay if he or she did not have to forgo surgery because this operation was scheduled for another patient.

6. CBA recognizes that costs and benefits accruing in different years are not comparable unless they are discounted to their equivalent values in a specific reference year. The chosen discount rate must account for inflation as well as the annual opportunity cost of the resources involved. Thus, a saving of U.S. $ 1000 in medical treatment costs 5 years from now may be worth a saving of only U.S. $ 621 in today's treatment costs, assuming a discount rate of 10% per year. (Of this 10%, 4% may be for inflation and 6% for the return one would have obtained from the best alternative use of the U.S. $ 621, either in health care or in national defense, etc.)

It is clear that CBA promises important insights for rational resources allocation and cost control in the health care sector. Furthermore, insofar as CBA requires the measurement of all costs and benefits of a program, it has the potential to encourage systematic record-keeping and tracing of the effects of a program – primary, secondary, and tertiary; direct and indirect; internal and external; and medical and nonmedical. Of course, any analysis is based on some axioms or assumptions. CBA methodology requires that these assumptions be made explicit so that they can be critically examined and the effects of alternative assumptions assessed. Such an assessment is called sensitivity analysis. The potential for systematic record-keeping, for detailed and explicit analysis, and for verification of results through sensitivity analysis enhances the theoretical promise of CBA in rational decision-making.

Although the foundation of CBA lies in the determination to account for all (meaning each and every) of the costs and benefits of health care, such a task is impossible in practice, given the inevitable constraints on time and resources any study must face. Consequently, analysts must compromise and attempt to measure only the most significant costs and benefits, which, of course, results in some narrowness. As we said earlier, we would like the analyst's compromises to be "reasonable."

Unfortunately, in our review we encountered many studies where the reasonableness of an analyst's judgment as to which consequences are significant and which not must be questioned, as in the following cases:

1. For example, Steiner and Smith (1976), justify a program for administering PKU screening to each one of the 46 714 live-born babies each year in Mississippi so that an expected number of 1.76 cases of PKU could be detected and cured. Steiner and Smith can do this primarily because they ignore one significant set of social costs associated with such a screening program: the expected cost of the time, the money spent, the work lost, and the anxiety experienced by the parents of the 46 174 babies that must be screened. In another study, Stilwell (1976) concludes that the British schools' BCG vaccination program will be uneconomical by the mid-1980s, primarily because he assumes that a BCG vaccination protects only the child vaccinated. Insofar as TB is a contagious disease, the externalities associated with the BCG vaccination may be significant and ought to be accounted for.

One cannot be sure whether these analysts ignored such significant costs only out of innocence or because ignoring them made it easier to arrive at the specific conclusions. It may be noted further that in their decisions about what to measure and what not, analysts may be tempted to include what is conveniently measurable and exclude what is not – even when what is excluded may be socially significant. For example, in health care-related CBAs, pain, human suffering, and quality of life considerations are often excluded. Stilwell's study might have resulted in a different conclusion had he considered such nonquantifiable costs for the TB cases caused by a discontinuation of the BCG program. In a sense, this inclination to consider only what is quantifiable also influences the analyst's choice of societal objectives mentioned earlier. Most CBAs avoid objectives such as the "maximization of equitable access to health care," because a quantitative determination of what is equitable may be difficult to make.

2. Another issue of concern is the CB analyst's tendency to force quantification on an element that may not be quantifiable. The value of a human life is not quantifiable unless one is willing to restrict oneself to such quantifiable aspects of that life as expected years of survival, expected earnings in the future, or expected health care expenditures in the future. An individual's innovative potential or ethical and moral contributions must be downplayed, for such elements are not quantifiable. Thus, a forced valuation of a human life accounts for only a few of the attributes of human life. No matter which attributes are chosen, such an account is partial and subject to controversy. Proponents of cost-effectiveness analysis often question analyses that put a dollar value on human lives. Instead, they recommend the measurement of the QALYs as the measure of the value of that life. This "quality adjustment" is measured typically in terms of only the physical health of the human being. The fact is that a healthy year of life in poverty and slavery may not be as socially desirable as a healthy year of life in freedom and prosperity. In sum, regardless of the attributes chosen for quantification, a forced quantification of what is basically nonquantifiable is misleading.

3. Although there is a general consensus among CB analysts that costs and benefits accruing in different years are not comparable unless they are adjusted to corresponding discounted values in a specific reference year, experts disagree on the proper numerical value of the discount rate to be used. Some argue for the social

rate of time preference as the conceptual foundation for determining the appropriate discount rate. Such analysts use a rate that is lower than prevalent market rates of interest. Others espouse the social opportunity cost of capital as the conceptual basis, and consequently use a higher discount. This controversy has manifested itself in health care-related CBAs in widely divergent choices of discount rates. What is curious is that the chosen discount rates often seem to favor the conclusions of the studies. For example, Stilwell (1976) uses a 10% discount rate (which discounts future benefits heavily) in a study that concludes that BCG vaccinations may not be economical, whereas Brüngger (1972) uses a − 6% discount rate (which inflates future savings) in a study that concludes that L-dopa is a cost-beneficial treatment for Parkinson's disease insofar as it reduces future demand on long-term hospitals and nursing homes. Of course, outsiders cannot tell whether an analyst chose a discount rate first and simply spelled out the consequent results; but clearly there is considerable scope for the analyst first to choose the results he or she desires and then the discount rate required to obtain those results. In most cases, the reasonableness of the chosen discount rate must be questioned.

4. In performing a CBA, information is required on a variety of pertinent factors, such as the current incidence rate, mortality rate, hospitalization rate, and medical care costs of a disease. Data on such factors are available through numerous sources. The methods employed by different data collection agencies are seldom consistent with each other. Consequently, estimates based on different sources vary widely, and an analyst can choose the source and the data. Again, this situation presents an opportunity for the analyst to justify his or her desired conclusions by using the appropriate sources and data. For example, Robinson Associates (1978) projected that substantial economic savings would result from the introduction of cimetidine for the treatment of duodenal ulcers. However, as Fineberg and Pearlman (1981) pointed out, at the time Robinson Associates conducted their study two independent estimates of the national costs of treating ulcers (in the absence of cimetidine) were available, the lower one prepared by the National Commission on Digestive Diseases (NCDD) and the higher one by Stanford Research Institute (SRI). Robinson Associates based their study on the SRI estimate; we do not know if they were aware of the NCDD estimate. Furthermore, the relative soundness of the methods underlying the two studies may have justified the choice in this specific case. Nevertheless, a higher estimate of costs without cimetidine enables one to attribute greater savings to cimetidine. The purpose here is not to indict Robinson Associates but to demonstrate that it is possible for CBA analysts to use available information, data, or estimates selectively.

5. Perhaps the most fertile method of supporting desired conclusions is to interpret data and analysis conveniently. The literature on health care-related CBAs abounds with examples of such convenient interpretations, including:

a) In his often-quoted study of the costs and benefits of the regulation of pharmaceutical innovation, Peltzman (1974) considers two distinct relationships between (a) the ratio of prices of new drugs to those of other drugs in a particular therapeutic category, and (b) the ratio of the number of new drug prescriptions to the number of all prescriptions in that category. In his equation E2, he considers (b) as a dependent variable and comes up with an R^2 value (i.e., the coefficient of correlation, which expresses the percentage of variation explained by the assumed dependence) of 0.2885. In his equation E3, Peltzman entertains the hypothesis that the prices of new drugs are dependent on the quantity marketed; that is (a) is the dependent variable. E3 results in an R^2 value of 0.8360. Given the R^2 values of the two dependencies hypothesized, a statistician would accept E3 as the "more explanatory" relationship. Yet Peltzman (1974, p.98) argues that since "E3 contains the implausible implicit assumption that sellers of new drugs predetermine output and then find a price which clears the market of this output: E2 is therefore probably closer to the "truth" than E3." The truth is that the relationship implied by E3 may not only be plausible but may be very realistic in the pharmaceutical context. For any new drug, the number of prospective users (probably a percentage of the total number suffering from an illness) may indeed be predetermined – not necessarily by the seller of the drug, but by the circumstances (e.g., the average incidence of the disease, the availability and effectiveness of alternative drugs), so that the only controllable variable for the producer of the new drug may be its price. Nevertheless, one would not mind very much if Peltzman had instead used his equation E2 as the explanatory relationship, for R^2 values do not prove causalities; they only express a degree of association between two variables, and causality is a matter of belief. However, Peltzman transgresses fundamental principles of the theory of statistics when he attempts to construct a new equation (E4) that takes an average of the coefficients determined by E2 and E3. It can be shown that the use of E4 biases the results in favor of Peltzman's conclusions, contrary to his claim that he has deliberately biased them against his conclusions.

b) In a paper aimed at seeking the addition of the drug Keflex to the Medi-Cal formulary, Bickley et al. (1978) use an imaginative approach to support their claim that Keflex would provide a net saving to Medi-Cal. Their data show that the average episode costs using alternative anti-infective therapies are smaller than the episode costs of using Keflex in almost every disease code category. However, Bickley et al. argue that such a comparison (of average episode costs) would obscure the key therapeutic and economic basis for Keflex use: namely, that Keflex therapy may reduce episode costs for some patients in a specified diagnosis code. Consequently, Bickley et al. look at the distribution of episode costs under alternative kinds of anti-infective therapy and assume that in all matched cases of episodes that involved a cost higher than the episode cost of Keflex, these high costs could have been saved by using Keflex. They simply ignore the fact that, at present, physicians have no basis for identifying specific patients whose episode costs with Keflex will be lower. Consequently, once on the formulary, Keflex would be prescribed to any "average patient." It follows that average cost comparison is the only relevant comparison.

In short, the dimensions of narrowness in this step of constructing and testing hypotheses are so many that it is difficult to propose a simple typology of CBAs in terms of their performance in this step.

Comparison of Alternatives and Choice of Recommendations

In an important work, Self (1975, pp.201–203) maintains that CBA, as a set of economic techniques which purport to relay individual preferences about collective decisions in a comprehensive way, is a psychological absurdity and an ethical monstrosity. We recognize that CBA can never be completely comprehensive and that it always begins with arbitrary values and assumptions. But Self's analysis shows that if there is no value-free science, there is also no single justifiable rational approach to "social optimization" (or social betterment). Given the studies examined in this review, together with those examined by Self, there is enough evidence to justify assertions that the current claims of CB analysts about the validity of their methodology and the usefulness of their results are exaggerated. But surely one must expect and contribute to a process of improvement in available techniques and their practice, rather than reject them altogether.

We can identify several studies where the analyst is either unaware of or deliberately plays down the limitations of his assumptions and analyses, but provides recommendations that go far beyond the scope of his analyses (e.g., Cusano et al.

1977; Hankin 1977; Rufener et al. 1977; Schoenbaum et al. 1976b; Schramm 1977; Simborg and Derewicz 1975). There are also studies in which analysts have spelt out the limitations of their own studies and of the underlying assumptions. These limitations are often very severe and tend to render any results of the analysis inconclusive. Nevertheless, once the analysis is completed, the analysts tend to ignore these limitations and make strong recommendations for public policy actions.

There is also the danger pointed out by Fein (1977) that policymakers may receive a misleading impression of precision. Although most analysts are careful about the use of their figures and often point out the limitations of certain assumptions upon which their figures are based, outsiders may impute greater certainty and authority to these figures. There is a danger that their conclusions will be remembered while the fact that these conclusions are derived from a narrow perspective (e. g., the neglect of considerations of equity and distribution) will be forgotten.

This would indicate that policymakers need to be educated in the proper use of available studies, not that such studies should be discontinued.

Despite their limitations, a number of cost-benefit studies are valuable because they explicitly outline (if not precisely measure) the advantages and disadvantages of specific health care programs (e. g., Averill 1977; Barlow 1969; Boudouris 1975; Ridings and Isadale 1978; Stange and Sumner 1978, etc.). In certain cases analysts have been careful to draw conclusions that are well within their scope of analysis (e. g., Greenfield et al. 1978; Stason and Weinstein 1977; Parker 1976; Weisbrod et al. 1978, etc.), but in a substantial number of cases, the conclusions and recommendations seem insensitive to the types and degrees of error introduced by the shortcomings of specific studies (e. g., Krause et al. 1977; Netherlands Economic Institute 1977; Peltzman 1974, etc.).

To sum up: while we feel that cost-benefit studies deserve a healthy degree of circumspection, primarily in regard to methodology, we believe that their current contribution to rational decision-making is not insignificant, and that they deserve prudent but increased use.

Directions for Future CBAs

In this chapter we have taken a critical view of existing CBAs of health care programs and have concentrated more on their weaknesses than on their strengths. Our purpose is not to suggest that CBAs be abandoned, but to identify ways of improving them so that they would be of greater value in the rational allocation of resources. On the basis of the discussion in the preceding sections, the following directions for future cost-benefit studies may be outlined:

1. CB analysts and policymakers who use cost-benefit studies should recognize that the studies are *not objective or value-free*. Analysts must assume the responsibility for clarifying the ethical values underlying their studies and where appropriate point out the potential of their recommendations to violate other values.
2. To the greatest possible extent, CBAs should be designed with the explicit intention of *assisting policymakers to choose among alternative sets* of societal objectives and ethical values.

3. CB analysts should attempt to use *as comprehensive a methodology as possible*. A degree of incrementalism is inevitable in any study, but instead of denying the narrowness of their studies, cost-benefit analysts should make this explicit. In fact, they may want to plan a deliberate degree of incrementalism consistent with the scope of the decisionmaker's authority and concern.

4. Given that no method of valuing human lives or life-years is entirely satisfactory, cost-benefit analysts should avoid such valuations whenever possible. Instead, they should use *comparative studies* that can help make prudent choices even in the absence of such valuations. Such studies also offer the potential for the consideration of costs and benefits in multiple dimensions, and this potential should be actively exploited. When a multidimensional approach is used, it should not be with the aim of avoiding necessary quantification or as an excuse for incompletely analyzing any chosen dimension.

5. A CBA often provides sufficient *insights for the creative design of new health care programs* that may be better than the programs chosen for the analysis; these insights should be actively exploited.

6. Cost-benefit studies should pay careful attention to the exact *cause effect (or producer product) relationships* inherent in the systems they are analyzing. They should account for only the marginal (i. e., additional) costs and benefits of a program. Similarly, when costs and benefits of a particular component (e. g., a drug) of a program are being analyzed, costs and benefits attributable primarily to other components of the program (e. g., physician services, hospitalization, etc.) should be appropriately excluded.

7. When the program-mix approach is used, one can directly compare the costs and benefits of each program-mix with those of another. However, when one deviates from the comprehensive approach one must assume certain *opportunity costs* associated with the use of available resources when comparing either individual therapeutic programs for a given disease or justifying the economic viability of a given program. The opportunity cost of a given resource is the profit (or, in our context, the net social benefits) forgone by the fact that that resource is not being applied in its best possible alternative use. In evaluative models, opportunity costs must be arbitrarily assumed. Given this arbitrariness (typically reflected in the discount rate used), researchers should *use several alternative assumptions and indicate the sensitivity of their recommendations* to the assumed opportunity costs.

8. In order to place the results of individual CBAs in a larger perspective, there should be some *standardization in the assumptions used by CBAs* of various health care programs. Such standardized assumptions may become feasible only when several comprehensive reviews such as that by Joglekar (1979) are available. The emergence of standardized assumptions would certainly call for cooperation from concerned analysts as well as from policymakers.

9. *A critical examination* of each CBA – in terms of its definition of objectives, identification of appropriate alternatives, and construction and testing of hypotheses – seems as important as the CBA itself, since the variety of shortcomings associated with individualized studies is rather large. Policymakers should have all the necessary studies available, as well as careful, third-party appraisals of those studies.

References

Abel-Smith B (1973) Cost-effectiveness and cost-benefit in cholera control. WHO Chron 27: 407–409

Ackoff RL (1962) Scientific method. Wiley, New York

Annals of Internal Medicine (1976) (ed) 1976: An agenda for American medicine. Ann Intern Med 85 (6): 818–819

Averill RF (1977) A cost-benefit analysis of continued stay certification. Med Care XV (2): 158–173

Baker EL, Peterson W, Von Allmen S, Fleming J (1979) Economic impact of a community-wide waterborne outbreak of gastrointestinal illness. Am J Public Health 69 (5): 501–502

Barlow R (1968) The economic effects of malaria eradication. Research series no 5. Bureau of Public Health Economics, The University of Michigan, Ann Arbor

Baumol WJ (1968) On the social rate of discount. Am Econ Rev 58: 788–802

Bickley JH, Cavander DC, Maddox JC (1978) Estimating potential and realizable cost savings from Medi-Cal formulary additions: a pilot study of Keflex use in eight diagnosis codes. Eli Lilly

Bloom BS, Peterson OL (1973) End results, cost and productivity of coronary care units. Engl J Med 288 (2): 101–102

Bootman JL, Rowland C, Wertheimer AI (1979) Cost-benefit analysis: A research tool for evaluating innovative Health programs. Evaluation and the Health Professions 2 (2): 129–154

Boudouris (1975) The economics of methadone programs. Br J Addict 70: 374–380

Brand M, Menzl A, Escher M, Horisberger B (1975) From electroshock therapy to antidepressants: a cost-benefit study. Pharma Information, Basle

Braybrook D, Lindblom CE (1963) A strategy for decision. Free Press, New York

Brüngger H (1972) Health in cost-benefit analyses: the case of the new drug L-dopa. Schweiz Z Volkswirtschaft Statistik 108: 347–375

Bunker JP, Barnes B, Mosteller F (1977) Costs, risks, and benefits of surgery. Oxford University Press, New York

Burton GG, Gee GN, Hodgkin JE, Dunham JL (1975) Respiratory care warrants studies for cost-effectiveness. Hospitals 49: 61–71

Business Week (1984) The corporate Rx for medical costs. Business Week October 15: 138–148

Charnes A, Cooper WW, Kozmetsky G (1973) Measuring, monitoring and modeling quality of life. Management Science 19 (10): 1172–1188

Churchman CW (1961) Prediction and optimal decision. Prentice Hall, Englewood Cliffs

Churchman CW (1971) On the facility, felicity and morality of measuring social change. Accounting Rev January 46 (1): 30–35

Commission on Professional and Hospital Activities (1975) Length of stay in hospitals by diagnosis, United States, North Central Region. CPHA, Ann Arbor, Michigan, p 24

Cooper BS, Rice DP (1976) The economic cost of illness revisited. Social Security Bull 39 (2): 21–32

Cusano PP, Mayo J, O'Connel RA (1977) The medical economics of lithium treatment for manic depressives. Hosp Community Psychiatry 28 (3): 169–173

Dudley HAF (1978) Economics and surgery. J R Soc Med 71: 397–398

Dworkin F (1980) On estimating the impact of regulations: a case study on trade secrets disclosure. Managerial and Decision Economics 1 (4): 197–200

Fairfax SK (1978) A disaster in environmental movement. Science 199: 743–748

Fein R (1977) But, on the other hand: high blood pressure, economics and equity. N Engl J Med 296 (13): 751–753 (editorial)

Fineberg VH, Pearlman LA (1981) Benefit and cost analysis of medical interventions: the case of cimetidine and peptic ulcer disease. The implications of cost-effectiveness of medical technology. Office of Technology Assessment, Congress of the United States, Washington DC

Fried C (1975) Rights and health care - beyond equity and efficiency. N Engl J Med 293 (5): 241–245

Geiser EG, Menz FC (1976) The effectiveness of public dental care programs. Med Care XIV (3): 189–198

Gellman DD (1974) Cost-benefit in health care: We need to know much more. Can Med Assoc J 111: 988–989

Greenfield S, Komaroff AL, Pass TM, Anderson H, Nessim S (1978) Efficiency and cost of primary care by nurses and physician assistants. N Engl J Med 298: 305–309

Gross AM (1976) Is cost-benefit analysis beneficial? Is cost-effectiveness analysis effective? Heller School for Advanced Studies in Social Welfare, Brandeis University. Distributed by National Technical Information Service

Gruenfield J (1977) Environmental impact statements: the program that grew and grew. Am Forests 83: 18

Hamburg M (1974) Basic statistics. Harcourt, Brace and Jovannovich, New York

Hammond KR, Mumpower J, Dennis RL, Fitch S, Crumpacker W (1983) Fundamental obstacles to the use of scientific information in public policy-making. Technological Forecasting Soc Change 24 (4): 287–297

Hankin RA (1977) The cost of providing restorative dentistry in an alternative delivery mode. J Public Health Dent 37 (3): 217–223

Hannan TH (1976) The benefits and costs of methadone maintenance. Public Policy 24 (2): 197–226

Hatry HP (1970) Measuring the effectiveness of nondefense public programs. Operational Res Q October: 772–784

Haunalter GV, Chandler VV (1977) Cost of ulcer disease in United States. Stanford Research Institute, Menlo Park

Hefner DL (1979) A study to determine the cost-effectiveness of a restrictive formulary: the Louisiana experience. National Pharmaceutical Council, Washington DC

Helms RB (1978) Regulating the cost of health care: can we learn from experience? American Enterprise Institute, Washington (Reprint no 85)

Hiatt HH (1975) Protecting the medical commons: who is responsible? N Engl J Med 293 (5): 235–341

Hoos IR (1972) Systems analysis in public policy: a critique. University of California Press, Berkeley

Illich I (1976) Medical nemesis. Bantam, New York

Joglekar P (1979) Cost-benefit studies of therapies: a review of methodologies. La Salle, Philadelphia

Joglekar P (1982) Advocacy through convenient definition of societal objectives: the case of cost-benefit analyses in health care. Evaluation Health Prof 5 (4): 363–379

Joglekar P (1984) Cost-benefit studies of health care programs: choosing methods for desired results. Evaluation Health Prof 7 (3): 285–303

Johnson N, Ward E (1972) A new approach to citizen participation: an exploration tying information and utilization. Management Sci 19 (5): 21–34

Jondrow JM (1972) A measure of the monetary benefits and costs to consumers of the regulation of prescription drug effectiveness. PhD Dissertation, Univ of Wisconsin

Jönsson B (1976) Cost-benefit analysis in public health and medical care. Printlab, Lund, Sweden

Keeler EB (1976) The value of a diagnostic test. Rand Corporation (P-5603), Santa Monica

Klarman HE (1974) Applications of cost-benefit analysis to the health services and the special case of technologic innovation. Int J Health Serv 4: 325–329

Kocher G (1976) Cost benefit analyses in the public system. Pharma Infor. Translated in English by Medical Documents Service, College of Physicians, Philadelphia, Pa

Krause BL, Gibbs DR, Brown AH (1977) Is coronary artery surgery so expensive? N Z Med J 86: 570–572

Kristein MM (1977) Economic issues in prevention. Prev Med 6: 252–264

Levin HM (1975) Cost-effectiveness analysis in evaluation research. In: Guttentag H, Struening EL (eds) Handbook of evaluation research, vol II. Sage, Beverly Hills, pp 89–122

Luft HS (1976) Benefit-cost analysis and public policy implementation: from normative to positive analysis. Public Policy 24 (4): 437–462

Mach EP, Venulet J (1975) The economics of adverse drug reactions. WHO Chron 29: 79–84

McBride AD, Boozer JL, Mertz GJ (1976) Rubella vaccination policies. N Engl J Med 294 (20): 1126

McGhan WF, Rowland CR, Bootman JL (1978) Cost-benefit and cost-effectiveness: methodologies for evaluating innovative pharmaceutical services. Am J Hosp Pharm 35: 133–140

Mechanic D (1978) Approaches to controlling the costs of medical care: short-range and long-range alternatives. N Engl J Med 298 (5): 249–254

Mishan EJ (1971) Evaluation of life and limb: a theoretical approach. J Political Econ 79 (4): 687–705

Mishan EJ (1976) Cost-benefit analysis. Praeger, New York
Mushkin SJ (1962) Health as an investment. J Political Econ 70 (5): 129–159
National Center for Health Statistics (1979) The world almanac and book of facts. Newspaper Enterprise Assoc, New York, p956
Newspaper Enterprise Association (1978) The world almanac and book of facts 1979. Newspaper Enterprise Association, New York
Netherlands Economic Institute (1977) Present cost of peptic ulceration to Dutch economy and possible impact of cimetidine on this cost. NEI, Rotterdam
Office of Technology Assessment (OTA) (1980) The implications of cost-effectiveness analysis of medical technology. Congress of the United States, Washington DC
Parker WA (1976) Dental therapy assistant: cost-performance analysis. Health Care Studies Division, Academy of Health Science, US Army, Fort Sam Houston, Texas
Peltzman S (1974) Regulation of pharmaceutical innovation: the 1962 amendments. American Enterprise Institute, Washington DC
Prest AR, Turvey R (1965) Cost-benefit analysis: a survey. Econ J 75: 683–735
Quade ES (1975) Analysis for public decisions. Rand Corporation, New York
Rice DP, Cooper BS (1967) The economic value of human life. Am J Public Health 57 (11): 1954–1966
Rice D (1969) Measurement and application of illness costs. Public Health Rep 84 (2): 95–101
Riddiough M (1979) Cost-effectiveness analysis of vaccination. In: Office of Technology Assessment (ed) Assessing the efficacy and safety of medical techniques. Washington, chap 4, pp 119–161
Ridings KW, Isadale IC (1978) The day hospital efficacy and cost-effectiveness. N Z Med J February 22: 129–133
Robinson Associates (1978) The impact of cimetidine on the national cost of duodenal ulcers. Bryn Mawr, Pa
Rothenberg J (1975) Cost-benefit analysis: a methodological exposition. In: Guttentag M, Struening EL (eds) Handbook of evaluation research. Sage, Beverly Hills
Rufener BL, Rachal JV, Cruze AM (1977) Management effectiveness measures for NIDA drug abuse treatment programs. In: National Institute on Drug Abuse (ed) Technical paper, vols 1, 2. US Government Printing Office, Washington DC
Sassone PG, Schaffer WA (1978) Cost-benefit analysis: a handbook. Academic, London
Schindler DW (1976) The impact statement boondoggle. Science 192: 509
Schoenbaum SC, Hyde JN, Bartoshesky L, Crampton K (1976a) Benefit-cost analysis of rubella vaccination policy. N Engl J Med 294 (6): 306–310
Schoenbaum SC, McNeil BJ, Kavet J (1976b) The swine-influenza decision. N Engl J Med 295 (14): 759–785
Schramm CJ (1977) Measuring the return on program costs: evaluation of a multiemployer alcoholism treatment program. Am J Public Health 67 (1): 50–51
Scitovsky AA, McCall N (1976) Changes in the costs of treatment of selected illnesses 1951–1964–1971. US Dept of HEW publication HRA 77-3161. National Center for Health Services Research, Washington DC
Self P (1975) Econocrats and the policy process: the politics and philosophy of cost-benefit analysis. MacMillan, London
Simborg DW, Derewicz HJ (1975) A highly automated hospital medication system. Ann Intern Med 83: 342–346
Singer E (1973) Social costs of Parkinson's disease. J Chronic Dis 26: 243–254
Singer E (1974) The effect of treatment with levodopa on Parkinson patients' social functioning and outlook on life. J Chronic Dis 27: 581–594
Stange PV, Sumner AT (1978) Predicting treatment costs and life expectancy for end-stage renal disease. N Engl J Med 298 (7): 372–385
Stason WB, Weinstein MC (1977) Allocation of resources to manage hypertension. N Engl J Med 296 (13): 732–739
Steiner KC, Smith HA (1978) Application of cost-benefit analysis to a PKU screening program. Inquiry X (4): 34–40
Steve Thompson Associates (1978) The cost for treatment of ulcer disease – California MEDI-CAL program. Sacramento

Stilwell JA (1976) Benefits and costs of schools' BCG vaccination programme. Br Med J 1: 1002–1004

Terleckyj NE (1973) National goals accounting. National Planning Association, Washington DC

Time (1984) One miracle, many doubts. Time Dec 10: 70–77

Velez-Gil A, Wilson D, Pelaez RN (1976) A simplified system for surgical operations: the economics of treating hernia. Surgery 77 (3): 391–394

Vollman TE (1973) Operations management. Addison Wesley, Reading

Weinstein MC, Stason WB (1977) Foundations of cost-effectiveness analysis for health and medical practices. N Engl J Med 296 (13): 716–721

Weisbrod BA (1971) Costs and benefits of medical research: a case study of poliomyelitis. J Political Econ 79 (3): 527–544

Weisbrod BA, Test MA, Stein LT (1978) An alternative to mental hospital treatment. III. Economic benefit-cost analysis (unpublished)

Williams A (1974) The cost-benefit approach. Br Med Bull 3: 252–256

Williamson JW, Goldschmidt PG, Jillson IA (1979) Bipolar disorder: a state of the science report. Policy Research, Baltimore

Zeckhauser R (1975) Procedures for valuing lives. Public Policy 23 (4): 419–464

Appendix A

COST-BENEFIT STUDIES OF HEALTH CARE PROGRAMS[1]

Choosing Methods for Desired Results

This article summarizes the results of a critical review of several cost-benefit analyses (CBAs) of health care programs. With pertinent examples, it is demonstrated that the results and conclusions of a study depend upon the assumptions and methods underlying the measurement of costs and benefits in a CBA. Given the incentives for an analyst to comply with the desires of his sponsor, and given the scope of the alternative assumptions and methods available to an analyst, it is recommended that a policymaker should suspect a degree of advocacy in the results and conclusions of every CBA. If CBAs are to be a true decision aid, a policymaker ought to obtain several of them, each of which assesses the costs and benefits of a given action plan using assumptions and methods substantially different from those of the others.

The need for prudent use of scarce national resources in health care dictates that social costs and social benefits of alternative programs be measured carefully. It is encouraging, therefore, that recent years have seen a growing number of such cost-benefit or cost-effectiveness analyses.[2] Analysts have attempted to answer a wide variety of questions pertaining to prudent allocation of resources to and among health care programs. For example, what is the best age for administering rubella vaccination (Schoenbaum et al. 1976)? Do the benefits of BCG vaccinations in school justify their costs (Stilwell 1976)? What are the social costs and benefits of surgery (Bunker et al. 1977)? Do the benefits of methadone maintenance programs outweigh their costs (Hannan 1976)? Can we evaluate the cost-effectiveness of drugs such as antidepressants (Brand et al. 1975; Cusano et al. 1977), L-dopa (Brüngger 1972), and cimetidine (Robinson Associates 1978)? Do benefits of medical research justify their costs (Weisbrod 1971)? What are the benefits and costs of certain government regulations (Peltzman 1974; Dworkin 1980) and restrictive formularies (Hefner 1979)?

Such efforts in conscious and explicit accounting of social costs and benefits of

---

[1] This paper was published in *Evaluation and the Health Professions,* vol. 7, no. 3, September 1984, by Sage Publications, Inc., and has been slightly modified here. The study on which it is based was partially funded by the Smith Kline Corporation. The author is indebted to Dr. Morton L. Paterson, Manager of Cost-Benefit Studies at Smith Kline, for his encouragement and guidance

[2] Available literature distinguishes between two basic types of study. One, called the cost-effectiveness (CE) study, attempts to measure health consequences (e. g., morbidity, mortality) of a program in a standardized but nonmonetary unit such as quality-adjusted life years (QALY$), but other consequences are measured in dollar terms. In CE studies, the objective is to minimize the cost per QALY. The other type, called the cost-benefit (CB) study, attempts to measure all (health and non-health) consequences of a program in dollar terms. It aims at maximizing net benefits of a program, and at times net benefits per dollar of investment. In this article, both of these types are included in the general term cost-benefit analysis, or CBA

various programs are commendable, and represent the first step toward improved societal decision-making. However, detailed examination of these and other CBAs fails to prove that CBAs are worth their costs. This article argues that although the theoretical concepts underlying CBA are rich and insightful, their practical application depends upon a series of assumptions an analyst must make. There is no universally acceptable set of assumptions; often there are many equally reasonable sets of assumptions. The results and recommendations of an analysis could be diametrically opposite when different sets of equally reasonable assumptions are employed. Often, the methods and assumptions chosen by an analyst may be determined by the vested interests and/or the forgone conclusions of the analyst and his clients.

The Promise of CBA

Theoretically, one cannot but applaud the basic approach of CBA, which is to account for all social costs and benefits of a proposed program. The conceptual foundations of CBA (Bunker et al. 1977; Churchman 1971; Drummond 1978; Gross 1976; Hatry 1970; Jonsson 1976; Levine 1975; Quade 1975; Rothenberg 1975; Sassone and Schaffer 1978) are indeed very rich, as can be seen from their partial enumeration below:

1. The CBA approach recognizes that resources are scarce and deserve to be allocated prudently among alternative social programs in order to maximize their benefits for society. On the other hand, many other types of analyses, particularly in the health care sector, often ignore the scarcity of resources. For example, a typical so-called medical evaluation of alternative therapies may concentrate only on the health outcomes of alternative therapies and may ignore the resource inputs required for these therapies.
2. CBA has taught us to account for indirect as well as direct costs. For example, CBA tells us to account for the different time commitments imposed upon a patient and his family by the different therapeutic modes. Such costs are called indirect costs because the provider of care does not incur them. Economic analyses of profit-motivated providers are likely to ignore such indirect costs, although they are, in fact, costs to society as a whole.
3. CBA also tells us to account for the externalities of a program, that is, to account for the benefits and costs of a program accruing to persons other than the doctor (or medical team/hospital), the patient, and the insurance agency. For example, when a communicable disease is prevented in a specific patient, the beneficiaries may include his neighbors and colleagues.
4. CBA methodology emphasizes that one must account for the incremental costs and benefits of a program, or its components, rather than using the current average costs to estimate the realizable benefits of a program. For example, an ulcer patient who abstained from work for 10 days per year because of ulcers may not report any work loss owing to ulcers once they are healed by surgery. However, the worker may continue to abstain from work for as many sick days are allowed by the union contract, attributing that work loss to other real or fictitious diseases. In such a case, the incremental saving in work loss may be negligible, if any. CBA correctly tells us not to account for such hypothetical savings from that surgery.
5. CBA emphasizes that resources should be valued at their opportunity cost, that is, at the value of the benefits forgone by not being able to use the resources required by a program in their best possible alternative use. Thus, surgery scheduled in an otherwise idle operating room may be valued at only the incremental cost of the surgical procedure, whereas surgery scheduled in an overbooked surgical ward must be valued at the price another patient (or the insurance company) may be willing to pay if he or she did not have to forgo surgery because this one was scheduled.
6. CBA recognizes that costs and benefits accruing in different years are not comparable unless thy are discounted to their equivalent values in a specific reference year. Thus, avoiding U.S. $1000 in medical treatment costs 5 years from now may be worth a saving of only U.S. $621 in today's treatment costs, assuming a discount rate of 10% per year.

It is clear that CBA promises important insights for rational resource allocation and cost control in the health care sector. Furthermore, insofar as CBA requires the measurement of all costs and benefits of a program, it has the potential to encourage the systematic record-keeping and tracing of the primary, secondary, and tertiary, direct and indirect, internal and external, as well as medical and nonmedical effects of a program. Of course, any analysis is based on some axioms or assumptions. CBA methodology requires that these assumptions be made explicit so that they can be critically examined and the effects of alternative assumptions can be assessed. Such an assessment is called sensitivity analysis. The potential for systematic record-keeping, for detailed and explicit analysis, and for verification of results through sensitivity analysis accentuates the theoretical promise of CBA's value in rational decision-making.

Unfortunately, a review of available applications of the CBA methodology in the health care sector suggests that this promise has not actually been realized.

Reasons why the Promise Failed

There are many reasons why the promise of the CBA approach is not adequately realized by available empirical studies. The most important of these reasons are the following:

1. Choosing Among Societal Objectives. An attempt to measure the social costs and benefits of a program assumes that societal objectives are known and precisely defined. Unless these objectives are known, one cannot determine what specific consequences constitute "costs" (because they are undesired), and what consequences constitute "benefits" (because they are desired). In democratic societies, societal objectives are plural, everchanging, and, often, mutually conflicting. A truly scientific analysis which recognizes the multiplicity, the dynamism, and the conflict among objectives can, at best, only describe the various consequences of a given program without attaching any values to these consequences. Such a description would leave it to the policymakers to assign values to these consequences, aggregate the sum total of these values, and arrive at the desired course of action. Yet policymakers are not likely to accept such descriptions as "analyses," as they often desire that the analyst should carry the process further and assist their decision-making by imputing values to the various consequences, aggregating these values, and providing definitive recommendations. Available CBA studies indicate that analysts are quite willing to comply with these desires of the policymaker, which is exactly where the process of choosing values, assumptions, and methods for desired conclusions may begin. Analysts who are willing so to comply may be inclined particularly to arrive at conclusions that the policymaker (i. e., their client) may want to hear. Consciously or unconsciously, these analysts may choose among alternative societal objectives so that the chosen objectives are best fulfilled by the program the client favors. In specific cases, it is difficult to prove such a bias in the choice of societal objectives. But there certainly is considerable scope for such a bias. In the health care sector an analyst may choose among a number of societal objectives, including:

a) Maximization of equitable access to health care

b) Maximization of gross national product of a nation state
c) Maximization of per capita income
d) Maximization of number of lives (or life-years) saved per dollar of health care expenditure
e) The most beneficial allocation of a given health care budget
f) The most beneficial allocation of the national budget, etc.

Depending upon the choice among these alternative objectives, the values attached to specific consequences of a program can be substantially different. For example, saving the life of an individual whose contribution to the gross national product (GNP) is likely to be only marginal (i. e., below average) may be seen as a "cost" under objective (c), as a slight benefit under objective (b), as a substantial benefit under objective (d), and as an unavoidable activity in the pursuit of objective (a). Thus, if a client's health care program is aimed at saving the lives of the poor, the black minority, women, or the elderly, the analyst could choose objectives (a) or (d) rather than (c) or (b). Perhaps this is why Riddiough (1979), whose study justifies pneumococcal vaccination for the elderly, uses objective (d); whereas, Barlow (1968), whose study questions the value of malaria eradication in underdeveloped countries, uses objective (c). Of course, one would never know if these analysts had chosen their objectives first and then arrived at their conclusions, or vice versa. However, the existence of the potential for selective definition of societal objectives has been demonstrated by Joglekar (1982).

2. Identifying "Significant" Costs and Benefits. Although the foundation of CBA lies in the determination to account for all (meaning each and every) of the costs and benefits, in practice such a task is impossible considering the inevitable constraints on time and resources any study must face. Consequently, analysts must compromise and attempt to measure only the most significant costs and benefits. Unfortunately, an analyst's judgment as to what consequences are "significant" and what are not, may be incorrect – deliberately or otherwise. For example, Steiner and Smith (1976), justify a program for administering PKU screening to each of the 46714 live-born babies each year in Mississippi so that an expected number of 1.76 cases of PKU could be detected and cured. Steiner and Smith can do this primarily because they ignore one significant social cost associated with such a screening program. They ignore the expected cost of the time, the money spent, the work lost, and the anxiety experienced by parents of the 46714 babies who must be screened. In another study, Stilwell (1976) concludes that the British schools' BCG vaccination program will be uneconomical by the mid-1980s, primarily because he assumes that a BCG vaccination protects only the child vaccinated. Insofar as TB is a contagious disease, the externalities associated with the BCG vaccination may be significant and ought to be accounted for. To repeat, one cannot be sure whether these analysts ignored such significant costs only out of innocence or because ignoring them made it easier to arrive at the specific conclusions. It may be noted further that in their decisions about what to measure and what not, analysts may be tempted to include what is conveniently measurable and exclude what is not – even when what is excluded may be socially significant. For example, in health care-related CBAs, pain, human suffering, and quality of life considerations are invariably excluded. Stilwell's (1976) study may have resulted in a different conclusion had he considered such nonquantifiable costs for the TB cases caused by a discontinuation of the BCG program. In a sense, this inclination to consider only what is quantifiable also influences the analyst's choice of societal objectives mentioned earlier. Most CBAs avoid objectives such as the "maximization of equitable access to health care," because a quantitative determination of what is equitable may be difficult. Thus, CBAs focus on economic efficiency questions (which can be analyzed quantitatively with relative ease), although the history of social decisions pertaining to health care suggests that concerns of equitable access and of patients' rights in and to health care are the more dominant considerations; for an elaboration of this point, see Churchman (1971), Drummond (1978), Fein (1977), Fried (1975), Hoos (1972), and Self (1975). Consequently, most of the available cost-benefit studies can be challenged on the grounds that they violate the true objectives of society. The controversy generated by Schoenbaum et al.'s (1976) analysis of rubella vaccination policy may be a case in point. His recommendation to vaccinate all adolescent girls at the age of 12 has been considered discriminatory because black adolescent girls may be far more likely to be pregnant before being protected by this rubella vaccination policy than are white adolescent girls (McBride et al. 1976).

3. Quantifying the Nonquantifiable. Another issue of concern is the analyst's tendency to force quantification on what may not be quantifiable. The value of a human life may not be quantifiable unless one wishes to restrict oneself to such quantifiable aspects of that life as expected years of survival, expected earnings in the future, or expected health care expenditures in the future. An individual's innovative potential or ethical and moral contributions must be downplayed, for such are not quantifiable. Thus, forcing the valuation of a human life is to account for only a few of the attributes of human life. No matter which attributes are chosen, such an account is partial and subject to controversy. Proponents of cost-effectiveness analysis often question analyses that put a dollar value on human lives (typically using the human capital approach).[3] Instead, they recommend the measurement of quality-adjusted life years (QALYs) as the measure of the value of that life.[4] This "quality adjust-

---

[3] For discussions of alternative approaches to valuing human lives in dollar terms, see Card and Mooney (1977), Gross (1976), Jonsson (1976), Mishan (1971), Mushkin (1962), and Rothenberg (1975). The human capital approach (Cooper and Rice 1976) uses lifetime earnings of an individual as the basis for valuing his or her life. Other approaches include a measure of the willingness to pay to avoid a death on the part of the individual or society (imputed by using expenditures per life saved resulting from past decisions). Card and Mooney (1977) discuss the limitations and controversies surrounding several approaches. Their discussion indicates that the estimated value of a life using one method may be as much as a 1000 fold different from the estimated value using another method

[4] On the surface of it, the QALY method seems to circumvent the equity questions surrounding the human capital approach, which imputes a considerably lower dollar value to the life of a black person or a woman than to that of a white male. But the QALY method is not really as free of value judgments and questions of equity as some of its proponents have implied. For example, the QALY method places a substantially higher value on the life of a child than on the life of a 60-year-old person. It also values the life of a female more highly than the life of a male of the same age. In any case, the use of alternative quality adjustment methods and/or alternative discount rates can make one estimated QALY value of a life severalfold different from another estimated QALY value of the same life

ment" is typically in terms of the physical health of the human being. The fact is that a healthy year of life in poverty and slavery may not be as socially desirable as a healthy year of life in freedom and prosperity. In sum, regardless of the attributes chosen for quantification, a forced quantification of what is basically nonquantifiable will be misleading. More importantly, insofar as there are alternative methods of quantification, there is scope for choosing suitable methods for desired conclusions. As pointed out earlier, analysts who want to justify programs for the poor, the minorities, or the elderly may use the QALY method of valuing human life, whereas analysts who want to justify health care programs that benefit primarily white, young, adult men may insist upon the use of the human capital approach.[5]

4. Choosing the Discount Rate. Although there is a general consensus among CBA analysts that costs and benefits accruing in different years are not comparable unless they are adjusted to corresponding discounted values in a specific reference year, experts disagree on the proper numerical value of the discount rate to be used. Some argue for the social rate of time preference as the conceptual foundation for determining the appropriate discount rate. Such analysts use a rate that is lower than prevalent market rates of interest. Others espouse the social opportunity cost of capital as the conceptual basis and consequently use a higher discount. This controversy has manifested itself in health care-related CBAs in widely divergent choices of discount rates; for a better understanding of the discount rate controversy, see Baumol (1968). What is curious is that the chosen discount rates often seem to favor the conclusions of the studies. For example, Stilwell (1976) uses a 10% discount rate (which discounts future benefits heavily) in a study that concludes that BCG vaccinations may not be economical, whereas Brüngger (1972) uses a -6% discount rate (which inflates future savings) in a study that concludes that L-dopa is a cost-beneficial treatment for Parkinson's disease insofar as it reduces future use of long-term hospitals and nursing homes. Of course, outsiders cannot tell whether an analyst chose a discount rate first and simply spelled out the consequent results, but clearly there is considerable scope for the analyst first to choose the results he or she desires and then the discount rate suitable for those results.

5. Using Available Information Selectively. In carrying out a cost-benefit analysis, information is required on a variety of pertinent factors, such as the current incidence rate, mortality rate, hospitalization rate, and medical care costs of a disease. Data on such factors are available through numerous sources, and the methods employed by different data collection agencies are seldom consistent with each other. Consequently, estimates based on different sources vary widely, and an analyst can choose the source and the data he or she would prefer to use. Again, this situation presents an opportunity for the analyst to justify his or her desired conclusions by using sources and data which are most suitable for such a justification. For example, Robinson Associates (1978) projected substantial economic savings resulting from the

---

[5] For example, a rough computation (using simple but reasonable assumptions) indicates that a user of the human capital approach would rather save one 20-year-old man than eight 65-year-old men, but a user of the QALY method would rather save two 65-year-old men than one 20-year-old man

introduction of cimetidine for the treatment of duodenal ulcers. However, as Fineberg and Pearlman (1981) have pointed out, at the time Robinson Associates conducted their study, two independent estimates of the national costs of ulcer disease (in the absence of cimetidine) were available, the lower one prepared by the National Commission on Digestive Diseases (NCDD) and the higher one prepared by Stanford Research Institute (SRI). Robinson Associates based their study on the SRI estimate. Although the relative soundness of the methods underlying the two studies may have justified the choice in this specific case, the fact is that a higher estimate of costs without cimetidine enables one to attribute greater savings to cimetidine. Again, the purpose here is not to indict Robinson Associates, but to demonstrate the scope for CBA analysts to use available information, data, or estimates selectively.[6]

6. Interpreting Data and Analysis Conveniently. Perhaps the most fertile method of supporting desired conclusions is to interpret data and analysis conveniently. The literature on health care-related CBAs is abundant with examples of such convenient interpretations, including the following:

a) In his often-quoted study of the costs and benefits of regulation of pharmaceutical innovation, Peltzman (1974) considers two distinct relationships: between the prices of new drugs in a particular therapeutic category, and the ratio of the number of new drug prescriptions to the number of all prescriptions in that category. In his equation E2, he considers the latter as a dependent variable and comes up with an R^2 value (i.e., the coefficient of correlation, which expresses the percent of variation explained by the assumed dependence) of 0.2885. In his equation E3, Peltzman (1974) entertains the hypothesis that the prices of new drugs are dependent on the quantity marketed. E3 results in an R^2 value of 0.8360. Given the R^2 values of the two dependencies hypothesized, a statistician would accept E3 as the "more explanatory" relationship. Yet Peltzman (1974, p.98) argues that "since E3 contains the implausible implicit assumption that sellers of new drugs predetermine output and then find a price which clears the market of this output, E2 is probably closer to the truth than E3." The truth is that the relationship implied by E3 may not only be plausible but may be very realistic in the pharmaceutical context. For any new drug, the number of prospective users (probably a percentage of the total number suffering from an illness) may, indeed, be predetermined – not necessarily by the seller of the drug, but by the circumstances (i.e., the average incidence of the disease, and the availability and effectiveness of alternative drugs), so that the only controllable variable for the producer of the new drug may be its price. Nevertheless, one would not mind very much if Peltzman had instead used his equation E2 as the explanatory relationship, for R^2 values do not prove causalities, they only express a degree of association between two variables, and causality is a matter of one's belief. However, in his 1974 study, Peltzman transgresses fundamental principles of the theory of statistics when he attempts to construct a new equation (E4) that takes an average of the coefficients determined by E[2 and E3. It can be shown that the use of E4 biases the results in favor of Peltzman's conclusions, contrary to his claim that he has deliberately biased them against his conclusions.

b) Bickley et al. (1978), in a paper aimed at seeking the addition of the drug Keflex to the Medi-Cal formulary, use an imaginative approach to claim that Keflex would provide a net saving for Medi-Cal. Their data show that the average episode costs using alternative anti-infective therapies are smaller than the episode costs using Keflex in almost every disease code category. However, Bickley et al. argue that such a comparison (of average episode costs) would obscure the key therapeutic and economic basis for Keflex use: namely, that Keflex therapy may reduce episode costs for some patients in a specified diagnosis code. Consequently, Bickley et al. look at the distribution of episode costs under alternative anti-infective therapy and assume that all matched

---

[6] Boden (1979) has made a similar point in the context of CBAs in pollution control

cases of episodes that involved a cost higher than the episode cost with Keflex could have saved these extra costs by using Keflex. Bickley et al. simply ignore the fact that at present physicians have no basis for identifying specific patients whose episode costs with Keflex will be smaller. Consequently, once on the formulary, Keflex would be prescribed to any "average patient." It follows that average cost comparison is the only relevant comparison.

c) In evaluating a multiemployer alcoholism treatment program, Schramm (1977) finds that the costs of treating a referred alcoholic in the 1st year are U.S.$2462, but the average savings from reduced absenteeism during the 1st year (calculated as the employee's hourly wage rate times the reduction in hours absent) are only U.S.$586.42. Although he points out that the 2nd- and 3rd-year treatment costs will have fallen nearly to 50% of those for the 1st year, the data presented suggest that the program may not be cost-efficient even in the 2nd or the 3rd year. Yet in his conclusion, Schramm claims that the program is cost-effective.

Although these types of convenient interpretation may be detected by a careful analyst, casual readers and policymakers may easily be misled by them. It is this potential of CBAs to mislead policymakers that makes one wonder whether these studies are worth their costs.

Some Positive Trends ... With Their Own Limitations

A number of analysts seem to have recognized the arbitrariness of the chosen objectives, assumptions, and methods in a CBA. Consequently, they have attempted to overcome the limitations of CBA through a series of steps, which, unfortunately, have their own limitations. For example:

1. An increasing number of analysts seem to warn their readers of the potential indecisiveness of their conclusions. For examples see Brüngger (1972), Bunker et al. (1977), Haunalter and Chandler (1977), Conley (1975), Robinson Associates (1978), Weinstein and Stason (1977), and Weisbrod et al. (unpublished data), among others. Unfortunately, these warnings are rarely repeated in the abstracts of the CBAs and hardly imprinted upon the policymakers.[7] As Fein (1977) points out, numbers have the danger of implying false precision. Although analysts are more careful about the use of their numbers and often point out the limitations of certain assumptions upon which their numbers are based, outsiders may impute greater certainty and authority to these numbers. There is a danger that a study's conclusions will be remembered, but the fact that they are derived from a narrow perspective (e.g., the neglect of considerations of equity and distribution) will be forgotten.

2. An increasing number of analysts are also including sensitivity analysis (that is, a presentation of the effects of alternative assumptions upon the results of a study) in their reports. For examples, see Geiser and Menz (1976), Hannan (1976), Netherlands Economic Institute (1977), Riddiough (1979), Rufener et al. (1977), Stason and Weinstein (1977), and Weisbrod et al. (unpublished), among others. Unfortunately, this sensitivity analysis is invariably carried out on assumptions (about discount rates, incidence rates, drug penetration rates, etc.) that are of lesser importance than assumptions about the pertinent societal objectives, such as the choice between the human capital approach and the QALY method of valuing a life. Furthermore, sensitivity analysis cannot really be extended to anything more than a few parameters. This difficulty can be appreciated from the following quotation from Sassone and Schaffer (1978, p.142):

   For concreteness, let us suppose that the calculations for each of two alternative projects involve 10 parameters, each a candidate for sensitivity analysis. A selective sensitivity analysis on the 10 parameters would produce 20 NPVs (Net Present Values) for each project, in addition to the initial 'best' estimate. The analyst must present to the decision maker a total of 42 NPVs when

---

[7] In fact, these warnings are rarely sounded even by the technical reviewers of these reports. For examples, see the reviews by Bootman et al. (1979), Jönsson (1976), Levine (1975), Rothenberg (1975), and Sasson and Schaffer (1978)

comparing two alternative projects. Such a large number of figures may not aid the decision maker at all. In fact, the presentation of all NPV estimates might even violate the analyst's charge to present the decision maker with results in a format convenient for use.

3. This reviewer has come across at least one CBA that incorporates the concept that a purely economic view does not fully reveal the pros and cons of a therapy. Brand et al. (1975) present a multidimensional study (including a medical analysis and a social analysis, in addition to the economic analysis) of the benefits and costs of antidepressants in Switzerland. In principle, the multidimensional approach is very commendable. However, in this particular study the use of the multidimensional approach has left the economic analysis rather incomplete, if not biased. Some of the disadvantages of the antidepressant therapy mentioned in the medical and social analyses could have been quantified easily in economic terms (with about as much accuracy as the advantages and disadvantages that are quantified), but were not. In view of that omission, one wonders whether Brand's study may also represent one case of choosing suitable methods for desired conclusions.

4. Lastly, there is a growing number of critiques of empirical CBAs. For examples, see Conley (1975), Churchman (1971), Fein (1977), Fineberg and Pearlman (1981), Gross (1976), Hatry (1970), Hoos (1972), Joglekar (1979), Jönsson (1976), Levine (1975), and Self (1975), among others.[8] Although one of the basic principles of CBA methodology is to make the study's assumptions explicit and open for criticism, it is only human on the part of proponents of CBA to be alienated by such critiques. Consequently, these critiques have received a cold shoulder from those whose admittedly courageous and perhaps well-intentioned works have been criticized. Instead of adding a value, available critiques seem to have generated only conflicting emotions among analysts. Clearly, there is an urgent need for an attitudinal change among analysts as well as their critics.

In short, although there are a few positive trends in the practice of CBA, at present these trends cannot realize their full potential because of the limitations mentioned above.

Conclusion

The need for prudent use of scarce national resources in health care dictates that the social costs and benefits of alternative programs be measured carefully. The literature on cost-benefit methodology provides a rich conceptual base for the conduct of such studies. Unfortunately, in practice, analysts have considerable leverage for choosing the objectives, assumptions, data, analytical methods, and interpretations that would yield desired conclusions. Given the current state of the art and the actual practice, the value of CBA in the rational allocation of societal resources seems dubious. In all fairness to the CBA methodology, however, it must be recognized that if the value of CBA is dubious, so is the value of the profit and loss (P & L) statement of a company for an outsider. Time and again, analysts have pointed out the scope available to the comptroller of a company in choosing depreciation and inventory valuation methods (among other more subtle methods) so as to dramatically alter a company's profitability picture. The validity of such indices as the GNP in measuring national productivity or the consumer price index (CPI) in measuring inflation has also been frequently questioned. Yet P & L statements or CPIs have

---

[8] Not many of these critiques treat a large number of studies in adequate depth. Except for Joglekar (1979), they do a marginal job by either being too specific to a few studies (e. g., Fineberg and Pearlman 1981) or being too general (e. g., Hoos 1972). Joglekar (1979) presents detailed reviews of approximately 20 CBAs along with an integrative structure for the review

proved to be valuable information sources in the majority of circumstances. The reason is that there is a degree of standardization and year-to-year consistency in the P & L statements or CPIs. More significantly, the preparation and the use of such statements and indices have reached a level of maturity. It is hoped that CBA will also reach a level of maturity in the coming decade or two. This process of maturation would necessitate, among other things:

a) Some explicit or implicit agreement among policymakers and analysts on the appropriate societal objectives.
b) Some standardization in the use of alternative methods of valuing human life.
c) Standardization in the range of discount rates to be used.
d) Availability of more complete and consistent data.
e) Simultaneous conduct of several CBAs using alternative objectives, alternative assumptions, and alternative methods.
f) A recognition of the value of independent critiques of CBAs.
g) An attitude of tolerance towards the critics.
h) An education of the policymakers in the value and the limitations of CBAs.
and, above all,
i) A code of ethics to guide the choice of societal objectives, data, assumptions, methods, and interpretations.

In the meantime, every available CBA ought to be approached with care and caution to detect any elements of the types of bias suggested by this article. At present, CBAs are more likely to choose suitable methods to rationalize their desired conclusions than to be impartial aids for policy decisions.

References

Barlow R (1968) The economic effects of malaria eradication. Research series 5. Bureau of Public Health Economics. University of Michigan, Ann Arbor
Baumol WJ (1968) On the social rate of discount. Am Econ Rev 58, 4: 788–802
Bickley JH, Cavander DC, Maddox JC (1978) Estimating potential and realizable cost savings from Medi-Cal formulary additions: a pilot study of Keflex use in eight diagnosis codes. Lilly
Boden LI (1979) Cost-benefit analysis: caveat emptor. Am J Public Health 69, 12: 1210–1211
Bootman JL, Rowland C, Wertheimer AI (1979) Cost-benefit analysis: a research tool for evaluating innovative health programs. Evaluation and the Health Professions 2 (2): 129–154
Brand M, Menzl A, Escher M, Horisberger B (1975) From electroshock therapy to antidepressants: a cost-benefit study. Pharma Information, Basle
Brüngger H (1972) Health in cost-benefit analyses: the case of the new drug L-dopa. Schweiz Zeitschr Volkswirt Stat 347–375
Bunker JP, Barnes B, Mosteller F (1977) Costs, risks, and benefits of surgery. Oxford University Press, New York
Card WJ, Mooney GH (1977) What is the monetary value of human life? Br Med J 2: 1627–1629
Churchman C (1971) On the facility, felicity and morality of measuring social change. Account Rev 46: 30–35
Conley RW (1975) Issues in benefit-cost analysis of the vocational rehabilitation program. Am Rehabil (November/December): 19–24
Cooper BS, Rice DP (1976) The economic cost of illness revisited. Soc Secur Bull 39, 2: 21–32
Cusano PP, Mayo J, O'Connel RA (1977) The medical economics of lithium treatment for manic depressives. Hosp Community Psychiatry 28, 3: 169–173
Drummond MF (1978) Evaluation and the National Health Service. In: Culyer AJ, Wright KG (eds) Economic aspects of health services. Robertson, London

Dworkin F (1980) On estimating the economic impact of regulations: a case study on trade secrets disclosure. Managerial Decision Econ 1, 4: 197-200

Fein R (1977) But, on the other hand: high blood pressure, economics and equity. N Engl J Med 296, 13: 751-753

Fineberg VH, Pearlman LA (1981) Benefit and cost analysis of medical intervention: the case of cimetidine and peptic ulcer disease. The implications of cost-effectiveness of medical technology. Office of Technology Assessment, Congress of the United States, Washington DC

Fried C (1975) Rights and health care - beyond equity and efficiency. N Engl J Med 293, 5: 241-245

Geiser EG, Menz FC (1976) The effectiveness of public dental care programs. Med Care XIV, e: 189-198

Gross AM (1976) Is cost-benefit analysis beneficial? Is cost-effectiveness analysis effective? Heller School for Advanced Studies in Social Welfare. Brandis University National Technical Information Service and US Department of Commerce, Waltham

Hannan TH (1976) The benefits and costs of methadone maintenance. Public Policy 24, 2: 197-226

Hatry HP (1970) Measuring the effectiveness of nondefense public programs. Operational Res Q (October): 772-784

Haunalter GV, Chandler VV (1977) Cost of ulcer disease in the United States. Stanford Research Institute, Menlo Park

Hefner DL (1979) A study to determine the cost-effectiveness of a restrictive formulary: the Louisiana experience. National Pharmaceutical Council, Washington DC

Hoos IR (1972) Systems analysis in public policy: a critique. University of California Press, Los Angeles

Joglekar PN (1979) Cost-benefits of health care programs: a review of methodologies used. Presented at national conference of the Operations Research Society of America, New Orleans

Joglekar PN (1982) Advocacy through convenient definition of societal objectives: the case of cost-benefit analysis in health care. Evaluation Health Professions 5: 363-379

Jönsson B (1976) Cost-benefit analysis in public health and medical care. Printlab, Lund

Levine HM (1975) Cost-effectiveness analysis in evaluation research. In: Gettentag M, Struening EL (eds) Handbook of evaluation research, vol II. Sage, Beverly Hills, pp 89-112

McBride AD, Boozer JL, Mertz GJ (1976) Rubella vaccination policies. N Engl J Med 294: 1126

Mishan EJ (1971) Evaluation of life and limb: a theoretical approach. J Polit Econ 79, 4: 687-705

Mushkin SJ (1962) Health as an investment. J Polit Econ 70, 5: 129-159

Netherlands Economic Institute (1977) Present cost of peptic ulceration to Dutch economy and possible impact of cimetidine on this cost. Rotterdam

Peltzman S (1974) Regulation of pharmaceutical innovation: the 1962 amendments. American Enterprise Institute for Public Policy Research, Washington DC

Quade ES (1975) Analysis for public decisions. Elsevier, New York

Riddiough M (1979) Cost-effectiveness analysis of vaccination. Office of technology assessment report 4. Washington DC

Robinson Associates (1978) The impact of cimetidine on the national cost of duodenal ulcers. Bryn Mawr

Rothenberg J (1975) Cost-benefit analysis: a methodological exposition. In: Gettentag M, Struening EL (eds) Handbook of evaluation research. Sage, Beverly Hills: 55-88

Rufener BL, Rachal VJ, Cruze AM (1977) Management effectiveness measure for NIDA drug abuse treatment programs, vol I, II. National Institute on Drug Abuse. Government Printing Office, Washington DC

Sassone PG, Schaffer WA (1978) Cost-benefit analysis - a handbook. Academic, New York

Schoenbaum SC, Hyde JN Jr, Bartodhesky L, Crampton K (1976) Benefit-cost analysis of rubella vaccination policy. N Engl J Med 294: 306-310

Schramm CJ (1977) Measuring the return on program costs: evaluation of a multi-employer alcoholism treatment program. Am J Public Health 67, 1: 50-51

Self P (1975) Econocrats and the policy process: the politics and philosophy of cost-benefit analysis. Macmillan, London

Stason WB, Weinstein MC (1977) Allocation of resources to manage hypertension. N Engl J Med 296: 732-739

Steiner KC, Smith HA (1976) Application of cost-benefit analysis to a PKU screening program. Inquiry X, 4: 34–40
Stilwell JA (1976) Benefits and costs to schools' BCG vaccination programs. Br Med J 1: 1002–1004
Weinstein MC, Stason WB (1977) Foundations of cost-effectiveness analysis for health and medical practices. N Engl J Med 296: 716–721
Weisbrod BA (1971) Costs and benefits of medical research: a case study of poliomyelitis. J Polit Econ 79, 3: 527–544

Appendix B

ADVOCACY THROUGH CONVENIENT DEFINITION OF SOCIETAL OBJECTIVES[1]

Cost-Benefit Analyses in Health Care

In modern democracies, societal objectives are pluralistic, varied, and often mutually conflicting. Consequently, cost-benefit analysts have considerable scope for defining societal objectives in a manner most suitable for advocating their clients' programs. Three different therapies for a hypothetical disease are considered. Alternative definitions of societal objectives suitable for the advocacies of the different therapies are outlined. Some generalized principles of advocacy through convenient definition of societal objectives are identified.

In a recent paper (Joglekar 1980), I reported some important findings from an earlier review (Joglekar 1979) of the literature on cost-benefit/cost-effectiveness analyses (CBAs)[2] of health care programs. I pointed out:

The need for prudent use of scarce national resources in health care dictates that social costs and social benefits of alternative programs be measured carefully. The literature on cost-benefit methodology provides a rich conceptual base for the conduct of such studies. Unfortunately, in practice, analysts have considerable leverage for choosing objectives, assumptions, data, analytical methods, and interpretations that would yield desired conclusions.

I (1980) pointed to several studies in the available literature where this leverage for choosing among alternative assumptions and methodologies could be suspected of having been used by analysts to arrive at a result justifying their (or their clients') predetermined choice. Specifically, in the context of choosing among alternative societal objectives for a study, I said:

An attempt at measuring the social costs and benefits of a program assumes that societal objectives are known and precisely defined. Unless these objectives are known, one cannot determine what specific consequences constitute "costs" (because they are undesired), and what consequences constitute "benefits" (because they are desired). In democratic societies, societal objectives are plural, everchanging, and, often, mutually conflicting. A truly scientific analysis which recognizes the multiplicity, the dynamism, and the conflicts among objectives can, at best, only describe the various consequences of a given program without attaching any values to these consequences. Such a description would necessitate that policymakers themselves assign values to these consequences, aggregate the sum total of these values, and arrive at the desired course of action. Yet a policymaker who considers such descriptions as an "analysis" may be rare. Policymakers often desire that the

---

[1] This paper was published in *Evaluation and the Health Professions,* vol. 5, no. 4, December 1982, by Sage Publications, Inc. The study on which it is based was partially funded by the Smith Kline Corporation. The author is indebted to Dr. Morton L. Paterson, manager of Cost-Benefit Studies at Smith Kline, for his encouragement and guidance

[2] We refer to all studies that evaluate societal advantages and disadvantages of specific health care programs as CBAs. In the available literature, of course, there are some fine distinctions between the cost-benefit studies (which attempt to estimate all benefits and costs in dollar terms), the cost-effectiveness studies (which attempt to measure all monetary costs or benefits in dollar terms and all nonmonetary costs and benefits in life-year terms), and others

analyst should carry the process further and simplify their choice by imputing values to the various consequences, aggregating these values, and coming up with definitive recommendations.

Available CBA studies indicate that analysts are quite willing to comply with these desires of the policymaker. But this is exactly where the process of choosing values, assumptions, and methods for desired conclusions may begin. Analysts who are willing to so comply may be particularly inclined to arrive at conclusions that the policymaker (i. e., their client) may want to hear. Consciously or unconsciously, these analysts may choose among alternative societal objectives so that the chosen objectives are best fulfilled by the program their client favors. In specific cases, it is difficult to prove such a bias in the choice of societal objectives. But certainly there is considerable scope for such a bias. In the health care sector an analyst may choose among a number of societal objectives, including:

a) Maximization of equitable access to health care
b) Maximization of gross national product of a nation state
c) Maximization of per capita income
d) Maximization of number of lives (or life-years) saved per dollar of health care expenditure
e) The most beneficial allocation of a given health care budget
f) The most beneficial allocation of the national budget, etc.

Depending upon the chosen societal objective, the values attached to specific consequences of a program can be substantially different. For example, saving the life of an individual whose contribution to the gross national product (GNP) is likely to be only marginal (i. e., below average) may be seen as a "cost" under objective (c); as a slight benefit under objective (b); as a substantial benefit under objective (d); and as an unavoidable activity in the pursuit of objective (a). Thus, if a client's health care program is aimed at saving the lives of the poor, the black minority, women, or the elderly, the analyst should choose objectives (a) or (d) rather than (c) or (b). Perhaps this is why Riddiough (1979), whose study justifies pneumococcal vaccination for the elderly, uses objective (d); whereas Barlow (1968), whose study questions the value of malaria eradication in underdeveloped countries, uses objective (c).

But in all fairness to Riddiough (1979), Barlow (1968), and other analysts, I felt it necessary to add: "Of course, one would never know if these analysts chose their objectives first and then arrived at their conclusions or vice versa."

It is quite possible that well-meaning analysts may inadvertently choose objectives and assumptions that lead to specific conclusions contradictory to their original beliefs. Such analysts may then begin to be the advocates of the policy postures their study recommended, particularly if they never knew the policy implications of alternative definitions of societal objectives. On the other hand, it is often difficult to take the data presented in a published study and show the implications of alternative definitions of societal objectives, the primary reason being that such data presentations are rather brief and selective.

Consequently, an important warning in my earlier paper (Joglekar 1980) seemed to be ignored by a number of readers. The warning stated that when policymakers are really in doubt as to which program is the best among a set of competitive health care programs, a typical CBA is as likely to mislead them as it is to indicate the right course of action. I believe that the CBA methodology provides such a large potential for the manipulation of objectives, assumptions, data, methods, and interpretations, that any CBA study ought to be suspected of an advocacy unless proven innocent. Some readers, on the other hand, seem to adhere to the norm of the American judicial system of accepting a study as impartial until proven guilty of advocacy.

Some readers and analysts believe so implicitly in the CBA methodology that they even recommend the results of a CBA as the ultimate criterion for the approval of a new drug for marketing in the United States by the Food and Drug Administration (FDA). In this article, therefore, I make my case once more by showing that within the general context of the CBA methodology, each one of the advocates of a set of competitive drugs can easily choose among alternative definitions of societal objectives to justify the approval of his or her own drug.

The Setting

Imagine that there is a children's disease for which, at present, there is no FDA-approved therapy. Assume that the disease is fatal and kills 10000 one-year-old children in the United States every year. Physicians have refused to treat the disease except in an experimental setting. Assume that three pharmaceutical firms have developed and tested three new drugs to combat the disease and want to obtain FDA approval to market these drugs.

Drug A from manufacturer M_A can be given on an outpatient basis to babies who have contracted the disease. The episode cost of therapy is estimated to be U.S.\$200 per patient – U.S.\$50 for physician visits and U.S.\$150 for the drug itself. Drug A is effective only if the disease is detected in its early stage. In clinical trials, drug A saved one out of every four babies, whereas only one of every ten babies was saved in the control group (receiving identical physician care but a placebo A' instead of the active drug). Babies saved by either A or A' are expected to lead a normal life, as if they had never had the disease. Neither drug A nor placebo A' has any side effects. Assume that the cost of placebo A' is insignificant. Thus, if drug A is used to treat all 10000 cases, 2500 deaths will be avoided.

Manufacturer M_B has developed a vaccination, B, which would have to be administered to 1000000 babies who may be most prone to contracting the disease. The cost of this vaccination is estimated to be U.S.\$9 per baby – U.S.\$6 for the nurse's charge and U.S.\$3 for the drug – and would immunize 95% of the potential cases of this disease. That is, 9500 cases will be avoided each year. Only 500 cases will continue to occur. Drug B has a side effect that would require 1% of all vaccinated babies (i.e., 10000 babies each year) to be hospitalized and treated at a cost of U.S.\$200 per case of side effect. Note that vaccination B is not tested against a placebo.

Drug C from manufacturer M_C is meant for administration on an inpatient basis to babies who have contracted the disease. The episode cost of therapy with drug C is estimated to be U.S.\$750 per patient — U.S.\$600 for hospitalization and physician fees and U.S.\$150 for the drug. In clinical trials, drug C saved 99% of all babies treated, whereas only 18% of the babies in the control group (receiving identical hospitalization and physician care but placebo C' instead of drug C) were saved. Assume further that only 97% of babies receiving drug C are expected to lead normal lives, while 2% are disabled for the rest of their lives and would need nursing home care at the cost of U.S.\$5000 per year per disabled child (in today's dollars, adjusted for inflation). Thus, if all 10000 children contracting the disease were treated by drug C, a total of 9900 children would survive. Of these 9900 children, 9700 would be normal, whereas 200 children would be permanently disabled. Drug C and placebo C' have no other side effects. Assume that the cost of placebo C' is insignificant.

Using the prevalent criterion of risk:benefit ratio, it would seem that the FDA should approve all three of these drugs for marketing and leave it up to individual physicians, patients, or state asand local reimbursement agencies to choose what drug to use or what therapy to reimburse for.

Suppose, however, that following the advice of some economists, Congress has changed the FDA's mandate. Given the scarcity of national health care resources, the FDA is to approve only one among the competing therapies. Furthermore, this approval is to be based on an economic study indicating which therapy is socially most beneficial. Given this FDA mandate, it would be up to manufacturers M_A, M_B, and M_C to provide studies that show their own drugs to be socially most beneficial.

The Common Set of Assumptions

Now, as my (1979) review of the available CBAs has indicated, economists hired by these manufacturers will have several equally justifiable choices for assumptions regarding such important factors as:

a) The life expectancy of a child saved by their therapy
b) The quality of that extended life
c) The production capacity of the children saved
d) The expected health care costs during the extended life
e) The social time preference rate, i.e., appropriate discount rate for future costs and benefits
f) The rise in prices of drugs or hospital costs relative to inflation

Economists could choose among these assumptions carefully so as to obtain results that are most favorable to their client's drug. Of course, the FDA has its own economists who would recognize the arbitrariness (if not the bias) underlying these assumptions. Presumably, they would require rather extensive sensitivity analysis to verify the effect of alternative assumptions. Now, sensitivity analysis may not always identify the vulnerability of certain conclusions; since what it often requires is changing the value of one variable at a time. It may be that only when a combination of variables obtains alternative values does the recommended choice change. However, that point will not be dealt with here. The purpose of this article is to show that even when there is complete agreement regarding such assumptions, analysts could advocate their own choices simply through convenient definitions of societal objectives.

Let it be said, therefore, that there is a consensus about the following assumptions:

1. A normal 1-year-old child in the United States is expected to live for 70 years. Furthermore, using the Weinstein and Stason (1977) definition of quality-adjusted-life-years (QALYs), let us assume that such a normal baby values the first 50 years of his or her life at 0.95 QALY each, and the last 20 years at 0.85 QALY each.
2. Assume further that a normal child expects to spend U.S. $100 per year on his or her health care until the age of 35; U.S. $500 per year between the ages of 36 and 60; and U.S. $3000 per year between the ages of 61 and 70. Assume that all dollar values here are in terms of today's money, that is, they are already adjusted for inflation and for any differences between hospital or drug cost changes relative to inflation.
3. However, it should be recognized at this stage that the dollar figures in item 2, as well as the QALY numbers expressed in item 1, deserve to be adjusted further to reflect society's time preference. It is assumed that society values a life-year saved today more than a life-year saved 30 years hence, just as it values an inflation-adjusted dollar saved today at a greater premium than an inflation-adjusted dollar saved 30 years hence. It is also assumed that this social preference for time is fully accounted for by discounting all future benefits and costs (whether in dollar terms or in QALY terms) at 5% per year.

4. Thus, when a 1-year-old child's death is avoided, and he or she is not disabled, he or she would save 18.27 discounted QALYs,[3] and would expect to spend U.S.$4155.13 (discounted dollars)[4] on his or her health care during the extended life span.
5. Assume also that side effects of drug B do not cause children to revise their perceptions of the 1st year's QALY (which is set at 0.95 for all normal children), so that a child saved by drug B is also expected to save 18.27 discounted QALYs. His or her health care costs would depend on whether or not he or she has side effects. The side effect costs will be accounted for separately.
6. Assume that a child belonging to the 200 diabled by the use of drug C would survive for 70 years, but would value each year of his or her life at 0.5 QALY. Thus, he or she would save 9.67 discounted QALYs[5] (compared to death), and expect to spend U.S.$96713.38 (discounted dollars)[6] on his or her nursing home care.
7. Assume that a baby restored to normality by one of the drugs (or placebos) in our example will earn nothing at all until the age of 20, will earn an average of U.S.$6000 per year (in today's dollars) between the ages of 41 and 65, and nothing after the age of 65. Thus, the present value of the production contribution of a baby restored to normality is U.S.$48201,[7] using a real discount rate of 5%.
8. Assume further that the babies disabled by drug C earn on an average only one-fourth of what they would have earned if they were restored to normality. Therefore, the present value of the production contribution of such a disabled baby is U.S.$12050.25.[8]

With these commonly agreed-on assumptions about the consequences of various therapies, the next step is to see how economists hired by M_A, M_B, or M_C could still make a case for the approval of their clients' drugs. The trick lies in the suitable choice of a definition of societal objectives.

Advocacy of Drug A

The economists hired by M_A recognize that their client's drug is medically not the most effective, for it can only save 25% of the 10000 babies that would otherwise die. But they also recognize that A is relatively inexpensive. They therefore argue that given limited health care resources, it is in the best interests of society to seek the most "cost-effective" treatment for each disease. That is, society should seek the "biggest bang" for each dollar of expenditure. Quoting earlier works in CBA literature – particularly the work by Weinstein and Stason (1977) – they point out that the criterion for cost-effectiveness is the ratio of the net increase in health care costs attributable to a therapy to the net increase in life expectancy and quality of life due to the same therapy.

Net health care costs include:

- The incremental cost of the therapy (ΔC_{RX})
- The increase in treatment costs resulting from an increase in cases of morbidity, as in the case of drug C (ΔC_{MORB})

---

[3] Present value (PV) of 0.95 QALY each for the first 50 years (17.343) added to the PV of 0.85 QALY each for the last 20 years (0.923). The discount rate is 5% per year
[4] PV of U.S.$100 per year for 35 years (U.S.$1637.42) plus the PV of U.S.$500 per year for the next 25 years (U.S.$1277.55) plus the PV of U.S.$3000 per year for the last 10 years (U.S.$1240.16)
[5] PV of a flow of 0.5 QALY each for 70 years
[6] PV of U.S.$5000 (nursing home care cost) per year for 70 years
[7] PV of U.S.$6000 per year from year 21 to year 40 (U.S.$28181.16) plus the PV of U.S.$10000 per year from years 41 to 65 (U.S.$20019.84)
[8] One-fourth of U.S.$48201

- The costs of treating side effects of a therapy, as in the case of drug B (ΔC_{SE})
- The costs of treating any other diseases that occur in the added years of life expectancy conferred by treatment and which, therefore, would not have occurred in the absence of the treatment ($\Delta C_{RX\Delta LE}$)

Net health effectiveness is measured in terms of increased years of life expectancy, adjusted to account for changes in the quality of life due to pain, suffering, morbidity, side effects, and so on. It is measured by the algebraic sum of:

- The increase in life expectancy resulting from a therapy as adjusted by the quality-of-life considerations (ΔY_{LE})
- The reduction in the value of the extended life-years, owing to morbidity caused by therapies like drug C ($-\Delta Y_{MORB}$)
- The reduction in the quality of life resulting from side effects like those caused by drug B ($-\Delta Y_{SE}$)

Given these measures, the cost-effectiveness of a therapy would be judged by the cost-to-effectiveness *(C: E)* ratio calculated as:

$$\frac{C}{E} = \frac{\Delta C_{RX} + \Delta C_{MORB} + \Delta C_{SE} + \Delta C_{RX\Delta LE}}{\Delta Y_{LE} - \Delta Y_{MORB} - \Delta Y_{SE}}$$

The lower the $C:E$ ratio, the more cost-effective a therapy is. Hence, the appropriate decision rule using this criterion is to select from among competing therapies the one that minimizes the $C:E$ ratio.

Having argued all this, an advocate of drug A would then present Table 1, which summarizes the costs and health effectiveness consequences of the three therapies compared with the alternative of no treatment at all. As can be seen, compared to no treatment at all, drug A costs U.S.\$2000000 for the therapy, and U.S.\$10387825 for health care costs during the life extended by the drug, for a total cost of U.S.\$12387825. On the other hand, drug A saves 45675 discounted QALYs and

Table 1. Comparison of therapies using cost-effectiveness ratios

	Cost consequences (U.S.$)					Effectiveness consequences (QALY)				C: E ratio (U.S.$ QALY)
Alternative	ΔC_{RX}	ΔC_{MORB}	ΔC_{SE}	$\Delta C_{RX\Delta LE}$	Total incremental cost	ΔY_{LE}	$-\Delta Y_{MORB}$	$-\Delta Y_{SE}$	Total incremental QALYs	
No treatment	0	0	0	0	0	0	−0	−0	0	NA
Drug A	2000000	0	0	10387825[a]	12387825	45675[b]	−0	−0	45675	271.22
Drug B	9000000	0	2000000	39473735[c]	50473735	173565[d]	−0	−0	173565	290.81
Drug C	7500000	19342676[e]	0	40304761[f]	67147437	180873[g]	−1720[h]	−0	179153	374.80

[a] 2500 babies saved each requiring U.S.\$4155.13 of health care cost.
[b] 18.27 discounted QALYs multiplied by 2500 babies saved.
[c] 9500 babies saved each requiring U.S.\$4155.13 of health care cost.
[d] 18.27 discounted QALYs multiplied by 9500 babies saved.
[e] 200 babies each costing U.S.\$96713.38.
[f] 9700 babies saved each requiring U.S.\$4155.13 of health care cost.
[g] 18.27 discounted QALYs multiplied by 9700 babies saved.
[h] A normal baby saved provides a saving of 18.27 discounted QALYs, but a disabled baby provides a saving of only 9.67 discounted QALYs. Therefore, net morbidity loss is 8.6 QALYs each for the 200 disabled babies.

has no associated QALY reductions as a result of morbidity or side effects caused by the drug. Thus, for drug A, the $C:E$ ratio is U.S.\$271.22 per discounted QALY.

Similarly, a therapy by drug B costs U.S.\$9 million in treatment, U.S.\$2 million in the treatment of resultant side effects, and U.S.\$39.47 million in health care costs during the extended life-years. On the other hand, drug B saves .173 565 discounted QALYs due to treatment, and indicates no further loss in QALYs due to either morbidity or side effects. The resultant $C:E$ ratio for the therapy with drug B is U.S.\$290.81 per discounted QALY.

In Table 1, a similar computation for the therapy with drug C indicates a $C:E$ ratio of 374.80 per discounted QALY.

Thus, an economist favoring drug A has a clear-cut recommendation that drug A be approved, for it is the most cost-effective.

Table 2. Cost-effectiveness comparisons on an incremental basis

Alternative	Cost consequences					QALY consequences				$C:E$ ratio
	ΔC_{RX}	ΔC_{MORB}	ΔC_{SE}	$\Delta C_{RX\Delta LE}$	Total cost	ΔY_{LE}	ΔY_{MORB}	ΔY_{SE}	Total QALY	
No treatment	0	0	0	0	0	0	0	0	0	NA
Placebo A' compared to no treatment	500 000	0	0	4 155 130[a]	4 655 130	18 270[b]	0	0	18 270	254.80
Drug A compared to placebo A'	1 500 000[c]	0	0	6 232 695	7 732 695	27 405	0	0	27 405	282.16
Drug B compared to no treatment	9 000 000	0	2 000 000	39 473 735	50 473 735	173 565	0	0	173 565	290.81
Placebo C' compared to no treatment	6 000 000	0	0	7 479 234[d]	13 479 234	32 886[e]	0	0	32 886	409.88
Drug C compared to placebo C'	1 500 000	19 342 676	0	32 825 527	53 668 203	147 987	−1720	0	146 267	366.92

[a] 1000 babies × U.S.\$4 155 133 health care cost per baby.

[b] 1000 babies × 18.27 discounted QALYs.

[c] Note that in Table 1, all costs and benefits were attributed to drug A, whereas in this table, they are shown separately for placebo A' and drug A. The same is true for drug C.

[d] 1800 babies × U.S.\$4155.13 health care cost.

[e] 1800 babies × 18.27 discounted QALYs.

Advocacy of Drug B

Now, the economists hired by manufacturer M_B recognize that drug B is not the most cost-effective therapy for the disease under consideration. But they suggest that cost-effectiveness is not the right objective for society. Drug A may be least costly per QALY saved, but it cannot save as many QALYs as do drugs B or C. Secondly, if one must adhere to the cost-effectiveness criterion, the best decision for society would be to administer placebo A' and not drug A. Table 2 shows that when placebo A' is compared with no treatment, its $C:E$ ratio turns out to be only U.S.\$254.80 per QALY, substantially smaller than the $C:E$ ratio for drug A. But, of course, to approve a placebo treatment would not be ethical.

The advocates of drug B say that society ought to be concerned with maximizing the net present value of production benefits less health care costs. They summarize their analysis as in Table 3. The health care costs of each therapy are derived in the same manner as in Table 1. However, instead of accounting for the QALYs saved by each therapy, Table 3 reports the discounted value of future earnings of the children saved by each therapy. Net benefits are obtained by subtracting the health care costs from the earnings. From Table 3, it is clear that drug B contributes the greatest benefit to society.

Table 3. Comparison using the net benefit criterion

Alternative therapy compared to no treatment	Present value of total health care costs[a]	Present value of earnings by children saved	Net benefit
No treatment	0	0	0
A	12387825	120502500[b]	108114675
B	50473735	457909500[c]	407435765
C	67147437	469959750[d]	402812313

[a] Figures taken
  from Total Incremental Cost column in Table 1.
[b] Present value (PV) earnings
  of U.S. $ 48201 per baby for 2500 babies saved.
[c] PV earnings
  of U.S. $ 48201 per baby for 9500 babies saved.
[d] PV earnings
  of U.S. $ 48201 per baby for 9700 babies saved (U.S. $ 467549700) plus the PV earnings of U.S. $ 12050.25 (¼ of U.S. $ 48201) per baby for the 200 disabled babies (U.S. $ 2410050).

Advocacy of Drug C

The economists hired by manufacturer M_C recognize that their drug is neither the most cost-efficient nor the most beneficial in terms of the net present value of benefits less costs. But they can still advocate the approval of drug C on the basis of a more convenient (and ustifiable) definition of societal objectives.

First, they can argue that society's objective ought to be to save as many human lives as possible unless costs are truly prohibitive. Drug C's average cost of U.S. $ 374.80 per QALY saved cannot be considered prohibitive. In other health care programs, as well as in other sectors of the economy, the United States spends a considerably larger amount of money per QALY. Hence, drug C should be approved since it promises to save the greatest number of lives among the three therapies.

If, however, the criterion of saving the largest number of lives is unacceptable to the FDA, manufacturer M_C can point out that the only reason its drug does not do as well as drug A or drug B on the other two criteria (namely, $C : E$ ratio and net benefit criterion) is because drug C saves 200 babies, albeit disabled, who would not otherwise have been saved. M_C could, therefore, devise a clever scheme of administering a lethal poison, Z, to babies who are disabled by drug C, as soon as their disability is detected. All M_C now claims is that it has developed a new therapy, D, that consists of administering drug C and adding Z in case of adverse side effects. The new therapy D saves and restores to normal life 97% of the babies suffering from this disease.

M_C's economists can then claim that therapy D is most cost-effective, since its health care costs are only U.S. \$ 47 804 761,[9] while its QALYs saved are 177 219[10] for a $C\!:\!E$ ratio of U.S. \$ 269.75[11] per QALY.

Therapy D also turns out to be the best if one wants to use the criterion of net benefit. As said before, the health care costs of therapy D are U.S. \$ 47 804 761, while the production contribution of the 9700 babies saved by D is U.S. \$ 467 549 700.[12] Consequently, the net benefit of D (U.S. \$ 419 744 939) is far greater than the net benefit promised by either drug A or drug B.

Manufacturer M_C would recognize that this type of administration of a lethal dose to disabled babies might not have been ethical in an earlier era, but may feel that it is justifiable when the FDA insists on economic evaluation as the sole criterion for drug approval.

Conclusion

In modern democracies, societal objectives are pluralistic, varied, and often mutually conflicting. The forgoing examples have shown that policy analysts have considerable scope for defining societal objectives in a manner most suitable for advocating their clients' programs. Readers would agree that there was nothing inherently right or wrong about the three alternative definitions used in the forgoing examples; they seem to be equally justifiable, depending on the circumstances. Furthermore, these alternatives are not the only options available. In constructing a definition of societal objectives most suitable for their positions of advocacy, analysts may use one or more of the principles presented in Table. 1. (The list of principles

Table 1. Some principles for convenient definitions of societal objects

---

1. When your favored program saves a relatively small number of lives but at a smaller cost, try the cost:effectiveness ratio or the cost:benefit ratio, rather than the present value of net benefits criterion.
2. When your program saves relatively more lives, even if at a higher cost per life saved, try the present value of net benefits criterion.
3. When your program saves the greatest number of lives, even if at a high cost, insist upon the ethics of saving human lives.
4. When your program saves the lives of the poor, the elderly, the black minority, or women, avoid monetary valuation of earnings. Instead, insist upon the cost-to-QALY ratio.
5. When your program is aimed at 25-year-old white men, insist upon the cost:benefit ratio or the net benefit criterion, rather than the cost-effectiveness criterion.
6. If your program does not necessarily save lives but alleviates pain and suffering, use maximization of consumer surplus as the criterion.
7. If the program you disfavor saves the poor, the elderly, etc., use the effect on per capita income as the criterion.
8. When a program you disfavor saves primarily the lives of 25-year-old white men, insist on equitable access to health care as the primary objective of society.

---

[9] The U.S. \$ 7 500 000 cost of prescription plus the U.S. \$ 40 304 761 health care cost during extended life-years for 9700 babies

[10] 18.27 discounted QALYs multiplied by 9700 babies saved by drug C

[11] 47 804 761 divided by 177 219

[12] U.S. \$ 48 201 times 9700

in Table 1 is clearly preliminary and incomplete. The author would appreciate any additions to that list from the reader.)

Meanwhile, I would like to reiterate my position that CBA methodology affords such a large potential for the manipulation of objectives, assumptions, data, methods, and interpretations, that any CBA study ought to be suspected of a desired advocacy unless proven innocent. The potential for advocacy through suitable definition of societal objectives is a particularly serious problem, since one rarely expects a sensitivity analysis on the definition chosen.

Given this scope for advocacy, one wonders if making a CBA mandatory in the FDA's drug approval process would really lead to better decision-making, since most probably the FDA would require each applicant to submit his or her own CBA. It is also questionable whether society should avail itself of only one of the types of alternative therapies discussed. The current posture is to approve all therapies justified by simple risk-benefit considerations. This may be the best approach.

References

Barlow R (1968) The economic effects of malaria eradication. Research series 5. Bureau of public health economics. University of Michigan, Ann Arbor

Joglekar P (1979) Cost-benefits of health programs: a review of methodologies. TIMS/ORSA, New Orleans

Joglekar P (1980) Cost-benefit studies of health care programs: choosing methods for desired results. TIMS/ORSA, Washington DC

Riddiough M (1979) Cost-effectiveness analysis of vaccination. Office of Technology Assessment, Washington DC

Weinstein MC, Stason WB (1977) Foundations of cost-effectiveness analysis for health and medical practices. N Engl J Med 296: 716–721

Die Bewertung von Arzneimitteln

B. Horisberger

Der Einsatz öffentlicher Mittel im Gesundheitswesen hat überall zugenommen und damit Politiker und Gesundheitsökonomen veranlaßt, sich vermehrt mit dem Gesundheitswesen zu befassen. Die Planung im Gesundheitswesen umfaßt in diesem Zusammenhang insbesondere folgende 3 Problemstellungen:

- Aufteilung der knappen Ressourcen zwischen dem Gesundheitswesen und den übrigen öffentlichen und privaten Aufgaben,
- Aufteilung der Mittel innerhalb des Gesundheitswesens auf die verschiedenen Bereiche (Allokationen),
- Auswahl zwischen alternativen Programmen, Projekten und Verfahren.

Kosten-Nutzen-Analysen sind Entscheidungsinstrumente, die zur Programm- und Projektauswahl sowie zur Beobachtung alternativer Verfahren eingesetzt werden.

Da es bei der Planung und Entscheidung über Maßnahmen im Gesundheitswesen indirekt auch um die Vermeidung von Erkrankungen und Todesfällen geht, muß der Planer bei der Vorbereitung der Entscheidung mit besonderer Sorgfalt ans Werk gehen. Aus diesem Grunde werden auch immer wieder Methoden der Kosten-Nutzen-Analyse im Gesundheitswesen entwickelt, die die Schwierigkeit der Bewertung von Gesundheit und Menschenleben besser zu meistern versuchen.

Die Kosten-Nutzen-Analyse mißt Nutzen und Kosten eines Vorhabens im Gesundheitswesen in Geldeinheiten, um beides auf dem gemeinsamen Nenner „Geld" einander gegenüberstellen zu können. Ziel der Analyse ist es, den effizientesten Projektvorschlag zur Lösung einer bestimmten Aufgabe herauszufinden. Effizienz bedeutet in diesem Zusammenhang also

- den größten Gesundheitsoutput mit einem Minimum an Mitteln zu erreichen und damit
- unnötige Ausgaben im Gesundheitswesen einzusparen.

Welches sind nun die Effizienzkriterien im Gesundheitswesen? Marktkriterien kommen zur optimalen Ressourcenallokation im Gesundheitswesen nicht in Frage, da der Marktmechanismus aus folgenden Gründen nicht zum Tragen kommen kann:

- Gesundheitsversorgung trägt den Charakter eines öffentlichen Gutes,
- fehlende Markttransparenz,
- oligopolistischer Marktzutritt,
- Immobilität der Ressourcen,
- Fehlende Souveränität des Patienten als Konsument.

Daher ist nach anderen Kriterien zu suchen. Als solche werden von der Ökonomie genannt:

1. Kostengünstigkeit,
2. Nachfragegerechtigkeit (Anpassung der Produktion an die Präferenzstruktur der Konsumenten),
3. optimale Verteilung (Pareto-Optimalität).

Zusätzlich bedeuten diese Kriterien eine Ausweitung der mehr eindimensionalen Ausrichtung des Sozialproduktansatzes auf die weiteren dimensionalen Präferenz- und Verteilungsapparate. Eine rationale Ressourcenallokation bedeutet weiterhin, daß in den optimalen Entscheidungsfindungsprozeß neben rein ökonomischen auch die Aspekte der Nachfragegerechtigkeit und der Verteilungswirkungen einfließen müssen.

Eine Kosten-Nutzen-Analyse im Gesundheitsbereich muß somit trotz ihres evaluativ-komparativen und pragmatischen Charakters insoweit umfassender sein, als verschiedene Dimensionen die rein ökonomische Betrachtungsweise ergänzen oder relativieren. Rein ökonomische Betrachtungsweisen führen im Gesundheitswesen nicht zu optimalen Entscheidungen. Auf der einen Seite ist es mit fast unüberwindlichen Schwierigkeiten verbunden, zentrale menschliche Werte wie Gesundheitszustand, Lebensjahre, Schmerzfreiheit o. ä. in Geld zu bewerten. Andererseits werden solche Bewertungsversuche von den Entscheidungsträgern nicht akzeptiert, da sie im Widerspruch zu den Zielen des Arztes stehen, Leben zu erhalten, unabhängig von ökonomischen Überlegungen.

Aus diesem Grunde haben verschiedene Untersucher immer wieder einen Ansatz gewählt, der dem vielfältigen Zielsystem im Gesundheitswesen und speziell in der Therapie der Ulkuserkrankungen besser gerecht wird: die mehrdimensionale Kosten-Nutzen-Analyse. Der mehrdimensionale Ansatz bedeutet, daß die Vor- und Nachteile eines therapeutischen Verfahrens nicht nur aus ökonomischer Sicht betrachtet werden, sondern auch aus medizinischer und sozialer Sicht. Damit ist es möglich, ökonomische Werte dort einzusetzen, wo eine Bewertung in Geld sinnvoll ist, und die anderen Werte des Gesundheitswesens in gesonderten Analysen zu berücksichtigen.

Die Arzneimittel stellen die Ressourcen mit der weitesten Verbreitung in allen Gesundheitssystemen dar. Ihre Anwendung ist die häufigste Folge einer Begegnung zwischen Arzt und Patient, sie finden eine häufige Anwendung nach Verordnung, aber auch auf Initiative des einzelnen. Die sog. traditionelle Medizin in den wenig industrialisierten Ländern verwendet Heilmittel als ihr hauptsächliches Instrument, und auch die Volksmedizin der entwickelten Länder kennt eine Vielzahl von medikamentösen Anwendungen. Heilmittel und Medikamente werden tagtäglich von Millionen eingenommen, eingerieben, eingespritzt, in Körperöffnungen eingeführt, infundiert und auf andere Weise appliziert – und trotzdem existieren nur relativ wenige Untersuchungen über den Erfolg dieser Praktiken.

Zwar gibt es zahlreiche Erhebungen über den Anteil der Arzneimittelkosten an den Gesamtkosten des Gesundheitswesens, aber nur soweit diese Kosten von der öffentlichen Hand oder den Versicherungsträgern übernommen werden. Diese Kosten liegen für die meisten Länder zwischen 15 und 20% der Gesamtkosten. Soweit wir die Situation überblicken, hat der Verbrauch von Arzneimitteln in den letzten 20 Jahren etwa proportional zu den Gesamtkosten zugenommen. Bei einer stagnierenden Bevölkerungszahl bedeutet dies, daß immer mehr Menschen Medikamente oder Arzneimittel einnehmen oder daß immer mehr Menschen mehrere Arzneimittel gleichzeitig einnehmen. Bei der Spezialisierung der Medizin ist es zudem immer wahrscheinlicher, daß jemand zur gleichen Zeit bei mehreren Ärzten in Behandlung steht und damit Arzneimittel von mehr als nur einer Stelle verschrieben bekommt. Bei solchen Mehrfachverschreibungen ist es praktisch ausgeschlossen, wissenschaftlich gesicherte Untersuchungen über die Auswirkungen des Medikamentenkonsums anzustellen. Es bleibt tatsächlich wenig mehr übrig, als die Kosten der Arzneimittelverschreibungen zu erfassen. Wahrscheinlich gibt es nur wenige Menschen, die im Verlaufe eines Jahres überhaupt keine Medikamente zu sich nehmen, denn auch solche, die sich selbst als gesund bezeichnen würden, konsumieren Arzneimittel, harmlose (z. B. Vitamine) und andere (z. B. Schmerz-, Schlaf- und Abführmittel).

Die Beziehungen zwischen dem Arzneimittelverbrauch und den Motiven, die ihn veranlassen, sind vielfältig und nicht leicht zu analysieren. Nur in ausgewählten Fällen besteht ein direkter Zusammenhang zwischen dem Medikamentenkonsum und einer bestimmten Erkrankung. In vielen Untersuchungen konnte noch am ehesten eine positive Beziehung zum Alter (junge Leute nehmen weniger Medikamente), zur Chronizität eines Leidens und zur Zahl der Symptome gefunden werden. Auch die Höhe des Einkommens scheint eine Rolle zu spielen; in Schweden (1970), Finnland (1969), Großbritannien (1972) und USA (1966) war der Medikamentenkonsum in den unteren Einkommensklassen höher als in den wohlhabenden Einkommensschichten.

Man darf auch nicht außer acht lassen, daß die Ärzte in ihren Verschreibungsgewohnheiten bei ein und demselben Leiden stark variieren. Man kann also nicht davon ausgehen, daß bei einer Krankheit ein mehr oder weniger einheitliches Behandlungsmuster eingehalten wird.

Alle diese Faktoren erschweren eine wissenschaftliche Analyse von Kosten und Nutzen beim Arzneimittelverbrauch.

Die Variablen

Die Anwendung von Arzneimitteln hängt von einer Reihe von unabhängigen Variablen ab, die nichts mit der Morbidität der Bevölkerung oder mit dem Schweregrad einer Erkrankung zu tun haben. Einige wurden genannt; Milieu, Erziehung, Versicherungsschutz, persönliche Bereitschaft, familiäre Umstände, Wohnort usw. kommen dazu. Die Freiheit und die Möglichkeit, neben verordneten Medikamenten eine ganze Palette nicht verordneter (und auch nicht rezeptpflichtiger) Medikamente anzuwenden oder zu beschaffen und dann doch nicht zu gebrauchen, machen es außerordentlich schwierig, eine Gesamtübersicht über die tatsächliche Verteilung des Arzneimittelkonsums in der Bevölkerung zu erstellen. Ein Ausweg aus dem Dilemma böten Längsstudien für bestimmte Bevölkerungsteile (Kohorten) oder die sog. Familienstudien bei zufällig ausgewählten Erhebungsfamilien. Abgesehen vom Widerstand gegen solche Untersuchungen aus Kreisen der Berufsgruppen (Apotheker, Drogisten, Ärzte) scheitern solche Vorhaben in den meisten Fällen an den Kosten, die sie verursachen würden. Man muß sich auch fragen, welchen Nutzen die Untersuchungen an sich hätten, d. h. welche Informationen sich aus solchen Erhebungen gewinnen ließen und was mit den Ergebnissen anzufangen wäre. Sie mögen zwar soziologisch von Interesse sein, bleiben aber meist ohne Konsequenzen für die zukünftige Ausgestaltung des Gesundheitswesens. Auch könnte man sich nicht mit der einmaligen Erhebung dieser Daten über einen bestimmten Zeitabschnitt begnügen, sondern müßte die Erhebungen über längere Zeit - Jahrzehnte - fortsetzen, wenn die Auswirkung einer Neuregelung erfaßt werden sollte.

Erfolgversprechender ist die Beurteilung der Anwendung von Arzneimitteln in Beziehung zu bestimmten Krankheiten oder Krankheitsbildern. In diesem Zusammenhang stellt der Arzneimittelverbrauch eine abhängige Variable dar. Die Abhängigkeit besteht in der Art der Diagnose und in der Verordnung einer bestimmten Therapie. Da eine ganze Reihe von Medikamenten eine spezifische Wirkung - und damit eine spezifische Indikation - aufweisen, müssen wir uns beim Versuch, zwischen Kosten und Nutzen eine Beziehung herzustellen, in erster Linie auf diese Gruppe von Spezifika konzentrieren.

Wenn wir erkannt haben, daß eine umfassende Wertanalyse der medikamentösen Behandlung im Gesundheitswesen nicht möglich ist, erhebt sich die Frage, ob und allenfalls wie der therapeutische Wert und der volkswirtschaftliche Nutzen eines bestimmten Medikaments, das zur Behandlung einer definitiven Erkrankung zur Anwendung gelangt, quantifiziert werden kann. Eine solche Einschränkung der Fragestellung macht eine Untersuchung nicht von vornherein uninteressant, nur weil sie auf die Beantwortung der generellen Frage nach den Kosten und dem Nutzen des Systems von Arzneimittelverordnungen, -konsum und -wirkung verzichtet. Im Gegenteil, mit den schärferen Bestimmungen der Rahmenbedingungen einer solchen Untersuchung und der Abgrenzung gegenüber Verallgemeinerungen wird eine solche Untersuchung wissenschaftlicher, d.h. aussagekräftiger und allenfalls sogar reproduzierbar.

Wirtschaftliche Ansätze zur Kosten-Nutzen-Analyse von Arzneimitteln

Obschon man annehmen darf, daß die Mehrzahl der spezifischen Medikamente aufgrund von Symptomen oder Befunden verordnet, gekauft oder angewandt wird oder mit der Absicht, solche Manifestationen zu vermeiden, ist es schwierig, eine solche Beziehung in jedem Fall herzustellen. Ein Symptom mag zwar für eine bestimmte Diagnose *hin*weisend, muß aber nicht *be*weisend sein. In manchen Fällen verlangt aber der Zustand der Patienten oder die Situation (Sprechstunde!) eine sofortige Behandlung. Später kann sich die Annahme des ersten Augenblicks als falsch erweisen. Wird nun die Anwendung eines Medikaments unter falschen Prämissen dem Medikament angelastet (als Kosten) oder als „nicht angemessene Anwendung" aus der Erhebung gestrichen? Diese Frage ist sehr zentral und stellt sich bei jedem spezifisch wirksamen Medikament. Es ist die Frage nach der Bewertung der Kosten und der Wirkung eines Medikaments bei bestmöglicher Indikation und Anwendung („best possible use") gegenüber der Bewertung der Kosten- und Leistungsfolgen nach erfolgter verbreiteter Anwendung („average use"). Die Wirkung bei bestmöglicher Anwendung wird im englischen Schrifttum oft als „efficacy" bezeichnet und die damit verbundene Kosten-Nutzen-Studie als „cost efficacy study". Demgegenüber wird bei der Untersuchung von Kosten und Nutzen bei der durchschnittlich beobachteten Genauigkeit von Diagnose und Indikation von „cost effectiveness study" gesprochen. Anders ausgedrückt, die Wirksamkeit („efficacy") eines Medikaments beschreibt dessen Fähigkeit, in einer bestimmten Situation so und nicht anders zu „wirken", d. h. den Krankheitsverlauf oder die Situation zu „beeinflussen". Unter Effektivität („effectiveness") wäre demgegenüber das Ausmaß zu verstehen, in welchem eine Anwendung des Medikaments bei allen Mitgliedern der Gesellschaft den Zustand der von der Krankheit betroffenen Personen verändert. Es muß ja auch damit gerechnet werden, daß ein bestimmtes, spezifisch wirksames Medikament unter falschen Voraussetzungen verwendet wird oder überflüssig ist, wo es sich um geringgradige Veränderungen handelt, die von selbst oder allenfalls durch Anwendung einfacherer (d. h. billigerer) Mittel in Ordnung kommen oder gebracht werden können. Entscheidend für den Erfolg und damit für den Nutzen einer bestimmten Investition ist im Einzelfall die Qualität der Diagnose. Bei vielen Kosten-Nutzen-Studien steht diese außer Zweifel, wenn die Untersuchungen unter idealen Bedingungen geplant und durchgeführt werden können. In der Praxis sieht es dann wieder ganz anders aus. Neben der schon besprochenen Situation, daß eine Therapie ex juvantibus eingeleitet werden muß, bevor die Diagnose gesichert ist, sind es oft die Versicherungsträger, die einer u. U. aufwendigen Diagnose mit Widerstand begegnen. Der Arzt, der beispielsweise jeden Verdacht auf ein Geschwür des Zwölffingerdarms durch eine Endoskopie (Magen-Darm-Spiegelung) sichern lassen möchte, bevor er mit der Therapie beginnt, sähe sich sehr bald gezwungen, die Mehrkosten zu rechtfertigen. Für eine Verschreibung unter falschen Prämissen ist dagegen eine Rechtfertigung nicht notwendig, solange seine Medikamentenkosten insgesamt im Rahmen bleiben.

Auch spielt die Bereitschaft der Patienten, ein zu Recht und korrekt verordnetes Medikament anzuwenden oder einzunehmen, eine Rolle, ein Umstand, der als Patientencompliance bezeichnet wird.

Führt nun die ungenügende Menge oder die zu kurze Dauer der Anwendung eines an sich wirksamen Medikaments zum Mißerfolg, so stellt sich wiederum die Frage, wie dieser Sachverhalt in einer Kosten-Nutzen-Rechnung zu berücksichtigen ist.

Mit anderen Worten: es kommt bei der Bewertung von Kosten und Nutzen eines Medikaments nicht nur auf dessen klinische Wirksamkeit unter idealen Voraussetzungen an, sondern auch auf das Ausmaß seiner adäquaten Verwendung in der Praxis insgesamt. Ein Teil der verordneten Substanz wird immer verlorengehen, sei es durch Fehlindikation, durch Unterdosierung (oder ungenügende Befolgung der Vorschriften) oder durch vorzeitigen Abbruch einer Therapie.